国家卫生和计划生育委员会“十三五”规划教材
全国高等学校教材

供康复治疗学专业用

临床康复工程学

CLINICAL REHABILITATION ENGINEERING

第2版

主　编　舒　彬

编　者　（以姓氏笔画为序）

Fan Gao　美国德克萨斯大学西南医学中心
Li-Qun Zhang　美国马里兰大学康复工程系
丁　桃　昆明医科大学第一附属医院
于旭东　温州医科大学附属眼视光医院
王振宇　重庆医科大学附属永川医院
方　新　北京社会管理职业学院假肢矫形康复系
龙顺波　武警总医院
刘夕东　成都中医药大学康复工程教研室
刘旭东　承德医学院附属医院
闫松华　首都医科大学生物医学工程学院
李春龙　哈尔滨医科大学附属第五医院
杨志金　桂林联勤保障中心昆明总医院
何林宜　暨南大学附属珠海医院
余　茜　电子科技大学附属四川省人民医院
林建强　浙江大学明州医院
侯文生　重庆大学生物工程学院
姜　丽　中山大学附属第三医院
蒋宛凌　陆军军医大学第三附属医院
舒　彬　重庆大学生物工程学院

学术秘书　白川川　重庆医科大学附属大学城医院
　　　　　蒋宛凌（兼）

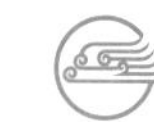

人民卫生出版社

图书在版编目（CIP）数据

临床康复工程学/舒彬主编．—2版．—北京：人民卫生出版社，2018

全国高等学校康复治疗专业第三轮规划教材

ISBN 978-7-117-26250-7

Ⅰ.①临… Ⅱ.①舒… Ⅲ.①康复医学－医学工程－高等学校－教材 Ⅳ.①R496

中国版本图书馆CIP数据核字（2018）第071534号

临床康复工程学

第2版

主　　编：舒　彬

出版发行：人民卫生出版社（中继线010-59780011）

地　　址：北京市朝阳区潘家园南里19号

邮　　编：100021

E - mail：pmph @ pmph.com

购书热线：010-59787592　010-59787584　010-65264830

印　　刷：河北新华第一印刷有限责任公司

经　　销：新华书店

开　　本：850×1168　1/16　　印张：19

字　　数：535千字

版　　次：2013年3月第1版　　2018年3月第2版

2024年11月第2版第15次印刷（总第24次印刷）

标准书号：ISBN 978-7-117-26250-7

定　　价：59.00元

打击盗版举报电话：010-59787491　E-mail：WQ @ pmph.com

（凡属印装质量问题请与本社市场营销中心联系退换）

全国高等学校康复治疗学专业第三轮规划教材修订说明

全国高等学校康复治疗学专业第二轮规划教材于2013年出版，共17个品种，通过全国院校的广泛使用，在促进学科发展、规范专业教学及保证人才培养质量等方面，都起到了重要作用。

为深入贯彻教育部《国家中长期教育改革和发展规划纲要（2010—2020年）》和国家卫生和计划生育委员会《国家医药卫生中长期人才发展规划（2011—2020年）》文件精神，适应我国高等学校康复治疗学专业教育、教学改革与发展的需求，通过对康复治疗学专业第二轮规划教材使用情况和反馈意见的收集整理，经人民卫生出版社与全国高等学校康复治疗学专业第三届教材评审委员会研究决定，于2017年启动康复治疗学专业第三轮规划教材的修订工作。

经调研和论证，本轮教材新增《儿童康复学》和《老年康复学》。

康复治疗学专业第三轮规划教材的修订原则如下：

1. 坚持科学、统一的编写原则 根据教育部培养目标、卫生计生部门行业要求、社会用人需求，在全国进行科学调研的基础上，充分论证本专业人才素质要求、学科体系构成、课程体系设计和教材体系规划后，制定科学、统一的编写原则。

2. 坚持必需、够用的原则 根据专业培养目标，始终强调本科教材"三基""五性""三特定"的编写要求，进一步调整结构、精炼内容，满足培养康复治疗师的最基本需要。

3. 坚持紧密联系临床的原则 强调康复理论体系和临床康复技能的培养，使学生毕业后能独立、正确处理与专业相关的康复常见实际问题。

4. 坚持教材创新发展的原则 本轮教材采用了"融合教材"的编写模式，将纸质教材内容与数字资源内容相结合，教材使用者可以通过移动设备扫描纸质教材中的"二维码"获取更多的教材相关富媒体资源，包括教学课件、自测题、教学案例等。

5. 坚持教材立体化建设的原则 从第二轮修订开始，尝试编写了服务于教学和考核的配套教材，本轮19种理论教材全部编写了配套《学习指导及习题集》，其中13种同时编写了配套《实训指导》，供教师授课、学生学习和复习参考。

第三轮康复治疗学专业规划教材适用于本科康复治疗学专业使用，理论教材共19种，计划于2018年秋季出版发行，全部数字资源内容也将同步上线。

希望全国广大院校在使用过程中提供宝贵意见，为完善教材体系、提高教材质量及第四轮规划教材的修订工作建言献策。

全国高等学校康复治疗学专业第三轮规划教材目录

1. 功能解剖学（第 3 版）
   主编　汪华侨　　副主编　臧卫东　倪秀芹

2. 康复生理学（第 3 版）
   主编　王瑞元　　副主编　朱进霞　倪月秋

3. 人体发育学（第 3 版）
   主审　李晓捷　　主编　李　林　武丽杰　　副主编　陈　翔　曹建国

4. 人体运动学（第 3 版）
   主编　黄晓琳　敖丽娟　　副主编　潘燕霞　许　涛

5. 康复医学概论（第 3 版）
   主编　王宁华　　副主编　陈　伟　郭　琪

6. 康复功能评定学（第 3 版）
   主编　王玉龙　　副主编　高晓平　李雪萍　白玉龙

7. 物理治疗学（第 3 版）
   主编　燕铁斌　　副主编　姜贵云　吴　军　许建文

8. 作业治疗学（第 3 版）
   主编　窦祖林　　副主编　姜志梅　李奎成

9. 语言治疗学（第 3 版）
   主审　李胜利　　主编　陈卓铭　　副主编　王丽梅　张庆苏

10. 传统康复方法学（第 3 版）
   主编　陈立典　　副主编　唐　强　胡志俊　王瑞辉

11. 临床疾病概要（第 3 版）
主编 周 蕾 副主编 许军英 范慧敏 王 嵘

12. 肌肉骨骼康复学（第 3 版）
主编 岳寿伟 副主编 周谋望 马 超

13. 神经康复学（第 3 版）
主编 倪朝民 副主编 胡昔权 梁庆成

14. 内外科疾病康复学（第 3 版）
主编 何成奇 吴 毅 副主编 吴建贤 刘忠良 张锦明

15. 社区康复学（第 2 版）
主编 王 刚 副主编 陈文华 黄国志 巩尊科

16. 临床康复工程学（第 2 版）
主编 舒 彬

17. 康复心理学（第 2 版）
主编 李 静 宋为群

18. 儿童康复学
主编 李晓捷 副主编 唐久来 杜 青

19. 老年康复学
主编 郑洁皎 副主编 桑德春 孙强三

全国高等学校康复治疗学专业第三届教材评审委员会名单

主编简介

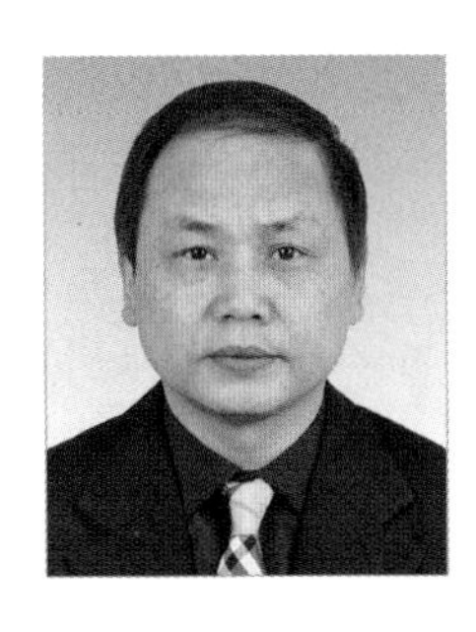

舒　彬

男，1968 年 10 月出生，重庆人。教授，主任医师，博士研究生导师，重庆市健康促进与健康教育学会理事长，重庆明州康复医院院长，*Journal of Health Promotion and Rehabilitation* 执行主编。

1994 年获得南京医科大学运动医学专业硕士学位，2000 年获得第三军医大学康复医学与理疗学专业博士学位，2009—2010 年获得国家留学基金管理委员会全额资助赴美国托马斯·杰弗逊大学留学（访问学者）。1987—2000 年于第三军医大学西南医院康复理疗科工作，2000—2013 年任第三军医大学大坪医院康复医学科副主任、主任，兼大坪创伤专科医院副院长，2013—2016 年任重庆医科大学附属大学城医院副院长，2015—2016 年兼重庆医科大学附属康复医院副院长。专业特长创伤康复、康复工程。出版教材专著 27 部，主编《创伤康复学》《临床康复工程学》等规划教材 13 部。以第一作者或通讯作者发表论文 82 篇，以第一完成人获得军队医疗成果二等奖 1 项，国家发明专利 1 项，实用新型专利 4 项。现任学术职务有美国物理医学与康复医学会（AAPRM）会员，重庆市医师协会康复医师分会会长，重庆市健康促进与健康教育学会康复医学专业委员会主任委员，中国康复医学会理事，中国医师协会康复医师分会理事，中国康复医学会重症康复专业委员会常务委员等。

前言

近年，国务院及相关部委先后发布了《国务院关于加快发展康复辅助器具产业的若干意见》《国家康复辅助器具产业综合创新试点工作方案》《支持国家康复辅助器具产业综合创新试点工作政策措施清单》，这些文件及政策措施的出台，必将极大地推动我国康复工程产业的发展。为满足全国高等学校本科康复治疗学专业的教学以及时代发展的需要，我们组织了国内外19位专家对第1版教材进行了修订。与第1版相比，再版教材主要有以下特点：

1. 新增“自助具”章节。
2. 在每章前增加了学习要点。
3. 新增数字资源，包含多媒体课件、同步练习、知识拓展、图片、微视频等。

本教材第一章绪论由舒彬撰写，第二章临床康复工程学基础由闫松华撰写，第三章康复评定和治疗设备由姜丽、余茜、Fan Gao、Li-Qun Zhang撰写，第四章矫形器由舒彬、刘夕东、王振宇、杨志金撰写，第五章假肢由舒彬、方新撰写，第六章轮椅与助行器由蒋宛凌、侯文生撰写，第七章自助具由刘旭东撰写，第八章坐姿系统与坐垫由李春龙撰写，第九章无障碍环境由舒彬、林建强撰写，第十章交流与智力障碍的辅助器具由龙顺波、于旭东、何林宜、丁桃撰写。

本教材不仅适用于全国高等学校本科康复治疗学专业教学，而且可作为康复医学、康复工程专业研究生的参考书，以及继续教育用书。

本教材的微视频、图片等数字资源得到了重庆市康健假肢矫型器有限公司、奥托博克（中国）工业有限公司、广州市三好计算机科技有限公司、佛山市第一人民医院耳鼻喉科、国际健康集团有限公司（香港）、*Journal of Rehabilitation Research & Development*（美国）、*Journal of Neuroengineering and Rehabilitation*（英国）、Dr.Li-Qun Zhang（美国）、Dr.Fan Ng（美国）等单位与个人的支持，本教材的编写还得到了我家人及同事的大力支持与帮助，在此一并感谢。

由于编者水平有限，本书的缺点与错误在所难免，敬请读者批评指正。

舒　彬

2018年3月

目录

05
第五章 假肢

06
第六章 轮椅与助行器

07
第七章 自助具

08
第八章 坐姿系统与坐垫

09
第九章 无障碍环境

10
第十章 交流与智力障碍的辅助器具

第一章 绪论

【学习要点】

掌握：临床康复工程学的定义与对象，辅助器具的定义及 ISO 9999:2011 分类标准。

熟悉：临床康复工程学的实施途径，康复工程及辅助技术的含义。

了解：临床康复工程学的形成与发展，康复工程产品的分类及辅助技术的组成。

第一节 临床康复工程学概述

1981 年，世界卫生组织（World Health Organization，WHO）将康复定义为：应用各种有用的措施以减轻残疾的影响和使残疾人重返社会。在这些措施中，不仅有医学的、教育的，而且有社会的、职业的，更有工程的措施。康复工程是现代科学技术与人体康复需求相结合的产物，是全面康复的重要内容。随着科技的发展，社会的进步，人口的老龄化，越来越多的康复工程技术与产品呈现并应用于临床，极大地推动了我国临床康复工程学的发展。

一、定义与对象

（一）定义

临床康复工程学（clinical rehabilitation engineering，CRE）是在临床实践中，采用工程学的原理和方法，改善功能障碍者的活动和参与，使之重返社会，提高其生活质量的一门学科。

（二）对象

临床康复工程学的对象是各种功能障碍者。根据《国际功能、残疾与健康分类》（International Classification of Function， Disability and Health，ICF）观点，功能障碍者（persons with disability，PWD）是指有一种或多种损伤，一种或多种活动受限，一种或多种参与限制，或三者兼有的人。

功能障碍者主要来自于以下三类人群。

1. 残疾人 残疾人是指带有永久损伤的人，我国将残疾分为六大类，分别是肢体残疾、视力残疾、听力残疾、语言残疾、智力残疾和精神残疾，每类残疾均有严格的定义和分级标准。以肢体残疾为例，它是指人的肢体残缺、畸形、麻痹所致人体运动功能障碍。肢体残疾的分级是以残疾人在无辅助器具帮助下，对端坐、站立、行走、穿衣、洗漱、进餐、如厕、写字等项目进行评分，评分标准是实现 1 项算 1 分，实现困难算 0.5 分，不能实现算 0 分。根据评分结果，将肢体残疾分为四个等级，一级残疾最重，四级残疾最轻。据世界卫生组织 2005 年统计，全世界共有残疾人 6 亿，约占总人口的10%，其中儿童约2亿，80%在发展中国家。据2006年第二次全国残疾人抽样调查结果，我国有残疾人8296万，约占总人口数6.34%。所有残疾人都是功能障碍者。

2. 老年人 我国于2000年11月进行了全国第五次人口普查，总人口为12.95亿，其中65岁以上人口为8811万，占总人口比例为6.96%，标志着我国已进入老龄社会。预计到2040年，60岁以上人口将达到3.74亿，占人口总数24.48%。随着年龄增长，老年人在视力、听力、语言、活动等方面都会出现不同程度的功能减退，但其功能减退程度尚未达到残疾的标准，因此这些老年人仅仅属于功能障碍者，而不是残疾人。

3. 伤病人 创伤与疾病所致功能障碍，多数为暂时性或者过渡性，仅少部分会转化为真正的残疾人。以脑外伤为例，其致残率极高，但在美国2001年统计的23万例脑外伤病人中，仅有9万例伴有持续性功能障碍。

（三）途径

采用工程学原理与方法来改善功能障碍者的活动和参与，主要依靠三条途径。

1. 补偿 当功能障碍者由于身体功能减弱或丧失以致造成了某些活动的困难，但如果还有残留潜能可利用时，则通过辅助器具的补偿，增强已经减弱或丧失的原有身体功能来克服活动困难，即补充原有的功能。例如：有残存听力者（听力潜能），通过佩戴助听器来补偿减弱的听力后，就可以重新听到外界的正常声音，即助听；有残存视力者，通过佩戴电子助视器来补偿减弱的视力后，就可以重新看到外部世界，即助视；有残存言语能力（言语潜能）的语言障碍者，通过扩音器或人工喉来补偿减弱的言语功能后，就可以恢复交流能力，即助说；上肢截肢者安装功能性假肢后，基本恢复上肢原有的自理功能，即助动；下肢截肢者安装假肢后恢复行走功能，即助行。

2. 代偿 当功能障碍者的原有功能基本丧失（无潜能），又无法通过补偿方式来增强原有功能时，就只能通过辅助器具发挥其他功能的潜能来代偿失去的功能，以克服活动困难，即代替原有的功能。例如：视觉障碍者（盲人）可以使用发挥触觉和听觉潜能的辅助器具来代偿失去的视觉功能，如盲杖、超声导盲装置、盲文读物、语音血压计等，即代视；听觉障碍者（聋人）可以使用发挥视觉和触觉潜能的辅助器具来代偿失去的听觉功能，如电视字幕、振动闹钟等，即代听；言语障碍者可以使用交流板来代偿失去的言语功能，即代说；下肢功能障碍者可以使用轮椅的转动来代偿失去的行走功能，即代行；常年卧床的四肢瘫痪者，通过眼控鼠标或舌控鼠标，来代偿手操作电脑，即代动。

3. 适应 当功能障碍者使用辅助器具获得的功能补偿或代偿仍不能全面参与活动时，就只能采用适应性辅助器具来创建无障碍环境。例如：视觉障碍者越过公路时，目前的任何导盲装置都不能识别红绿灯，就只能安装蜂鸣器，用不同频率的声音来表示红绿灯；视觉与听觉障碍者越过公路时，就只能安装振动器，用不同频率的振动来表示红绿灯；助听器佩戴者参加报告会时，由于会场嘈杂影响听报告，则可安装感应环路来直接听到报告者的声音；轮椅乘坐者在遇到台阶时就显得无能为力，只能用坡道和扶手来适应轮椅上台阶。

二、形成与发展

（一）假肢矫形器学是临床康复工程学的基础

临床康复工程学的前身是假肢矫形器学。最早的假肢文献记载是公元前484年，公元前4世纪希腊名医希波克拉底采用各种夹板治疗骨折、脱臼和先天畸形。中世纪，出现了金属假肢和矫形器。

1656年，在柏林成立了世界上第一个假肢行会。1740年，巴黎大学医学教授Nicholas Andry提出了“矫形”概念。19世纪的美国南北战争促进了假肢，尤其是下肢假肢的发展。第一次世界大战出现的大批截肢者，促使假肢制作在许多国家成为一个行业。期间矫形器技术也得到很大发展，特别是20世纪40年代发明的密尔沃基式脊柱侧凸矫形器，开创了脊柱矫形技术的新时代。第二次世界大战后，由于战争中有许多士兵截肢、瘫痪，美国政府非常重视这些退伍军人的康复，1945年，美国退伍军人管理部在巴尔的摩建立了康复研究和开发服务院，组织工程师和康复医生、物理治疗师、作业治疗师、假肢师一起工作，并制订了以伤残退伍军人为服务对象的假肢研究计划，还成立了假肢研究开发委员会，设立专项资金进行假肢矫形器的研究与开发。第二次世界大战的客观需求促使假肢矫形器从古老的传统手工艺技术发展为一门学科。

（二）临床康复工程学是假肢矫形器学的继承与发展

20世纪50—60年代初，西方国家相继发生了流行性脊髓灰质炎以及怀孕早期妇女使用药物“反应停”和止痛药而导致的大批新生儿肢体畸形这两大国际性灾难。这批残疾儿童长大后要生活、学习、工作和娱乐，除假肢外还需要许多特殊器具的帮助。为此，美国、日本、加拿大等国政府先后出资成立了康复工程研究所，如1967年美国成立国立康复工程研究所，1971年日本成立东京都补装具研究所等。之后，越南战争又造成许多军人脊髓损伤，这些伤残军人的康复需求促进了轮椅、感觉辅助装置和环境控制系统等技术的发展。1970年，美国假肢研究开发委员会制订了一个5~10年的国家级发展计划，将医药、工程和相关科学结合起来，探索全面康复的途径。之后，美国卫生、教育和福利部在各医疗中心和康复医院相继建立了康复工程中心（rehabilitation engineering center，REC）。1973年，康复工程中心计划被列入美国康复法，1978年，美国教育部设立了国家残疾与康复研究院，专门负责管理康复工程中心计划及其他科研项目。1979年，北美洲康复工程与辅助技术协会（Rehabilitation Engineering and Assistive Technology Society of North America，RESNA）成立，标志着北美洲康复工程学的诞生。

20世纪80年代后，机电一体化、微电子、生物电技术、信息技术、网络技术以及材料科学取得迅猛发展，人工智能（artificial intelligence，AI）、3D打印（3 dimension printing）技术在近年取得快速进步，使一大批具有高科技含量的康复工程产品不断问世，并应用于临床。①在假肢和矫形器方面：有活动自如的万向踝脚，高性能的储能脚，高强度、高弹性的飞毛腿假肢，气压或液压控制的膝关节假肢，可交替上下楼梯且防水的智能仿生腿，加速感应手，比例控制肌电假手，五指联动的智能仿生手，通过意识控制假手活动的神经控制假肢，不需要接受腔的骨植入式假肢，能让偏瘫、截瘫病人站立行走的各种助行矫形器等；②在康复评定与治疗设备方面：有平衡仪，等速测试训练仪，心肺运动测试仪，表面肌电图仪，三维步态分析系统，步态评估与反馈训练仪，远程康复系统，虚拟现实技术，康复机器人等；③在轮椅与助行器方面：有爬楼梯的轮椅，智能轮椅以及动力式助行器等；④在视觉、听觉康复方面：有以超声、光电技术和计算机处理技术为核心的盲人用步行辅助器、自动翻页读书器、自动判别盲文复制系统、盲人用三维信息显示系统，带有微型电视摄像机与超声测距传感器的电子眼（视网膜假体），植入式人工中耳超小型助听器，用于重度、极重度耳聋或全聋病人的电子耳蜗，能测量出听力特征并能自适应调整参数的数字助听器等；⑤在言语认知康复方面：有语言增强与交流替代系统，用于恢复喉切除病人语音功能的人工喉，计算机辅助的认知评定与训练系统，定位跟踪系统等。总之，正是在全面康复理论的指导下，以无数功能障碍者的客观需求为牵引，工程技术人员与医务工作者之间密切合作，将各种新材料、新技术、新方法和新产品不断应用于临床，促使了临床康复工程学的形成与发展。

我国最早的假肢文献记载是公元前539年，《晏子春秋》中晏婴为劝诫齐景公消减酷刑而说的“踊贵而屦贱"，"踊"就是春秋之前受刖足之刑者所用的一种特制鞋，即现代意义上的假肢。20世纪30年代初，北京、上海、武汉等地医院中一些新成立骨科设立了假肢矫形器室，培养了中国早期的一批假肢矫形器师。此期间的北京"万顺"、上海"天工洋行"等规模很小的假肢矫形器作坊，形成了我国最早的假肢矫形器行业。1945年，在河北张家口建立了我国第一所公立假肢厂。1949年后，国家民政部先后在全国各省会城市建立了假肢厂，为革命伤残军人装配假肢、矫形器。20世纪60年代初中科院自动化研究所和清华大学开始肌电假肢的研究。1970年，我国自行研制的前臂肌电假肢应用于临床。20世纪80年代，西方国家的现代康复理念传播到中国，康复医学在我国兴起，促进了我国康复工程的大发展。清华大学、上海交通大学等高校先后成立了康复工程研究中心（所），国家民政部成立了北京假肢科学研究所（1979年成立，2006年组建为国家康复辅具研究中心 http://kffj.mca.gov.cn）、中国假肢矫形器协会（1986年成立，2014年更名为中国康复辅助器具协会 http://www.crda.com.cn），中国残疾人联合会设立了直属的中国残疾人用品开发供应总站（1993年成立，2006年更名为中国残疾人辅助器具中心 http://www.cjfj.org），全国各省市残联也设立了相应机构。进入21世纪，北京、重庆、广州、武汉、南京等卫生系统的许多综合医院、康复医院都纷纷成立了假肢矫形器中心（室），直接为临床服务。2011年，我国原卫生部印发的《综合医院康复医学科建设与管理指南》，规定二级（含二级）以上综合医院应当按照《综合医院康复医学科基本标准》独立设置科室开展康复医疗服务，康复工程是二级以上综合医院康复医学科必须开展的服务项目之一；2012年，原卫生部印发《康复医院基本标准（2012年版）》，将康复工程室列为三级康复医院必须设置的治疗科室；2016年10月23日颁发了《国务院关于加快发展康复辅助器具产业的若干意见》（国发〔2016〕60号），提出如下发展目标：到2020年，康复辅助器具产业自主创新能力明显增强，创新成果向现实生产力高效转化，创新人才队伍发展壮大，创新驱动形成产业发展优势。产业规模突破7000亿元，布局合理、门类齐备、产品丰富的产业格局基本形成，涌现一批知名自主品牌和优势产业集群，中高端市场占有率显著提高。产业发展环境更加优化，产业政策体系更加完善，市场监管机制更加健全，产品质量和服务水平明显改善，统一开放、竞争有序的市场环境基本形成。为实现此目标，2017年9月11日国家民政部、发展和改革委员会、科技部、工业和信息化部、质量监督检验检疫总局、中国残疾人联合会联合制定了《国家康复辅助器具产业综合创新试点工作方案》（民发〔2017〕150号），要求在全国选择12个地区开展试点，通过试点将康复辅助器具产业打造成为推动经济转型升级的先导产业，产业增长速度超过本地区GDP增长速度，不断满足老年人、残疾人和伤病人多层次、多样化的康复辅助器具配置服务需求。随后不久，民政部、发展和改革委员会、教育部、科技部、工业和信息化部等24个部门和单位又联合制定并颁发了《支持国家康复辅助器具产业综合创新试点工作政策措施清单》（民发〔2017〕151号）（民政部网站 http://www.mca.gov.cn）。这些文件及相关政策措施的出台，必将极大地推动我国康复工程产业的发展，我国康复工程学迎来了发展的春天。

第二节　康复工程与辅助技术

一、康复工程

康复工程（rehabilitation engineering，RE）是研究并应用现代科学技术手段，最大限度地开发功能障碍者的潜能，以帮助功能障碍者实现全面康复。

（一）康复工程的含义

康复工程至少有以下三层含义。

1. 康复工程代表一类技术或手段 康复工程与医学康复、教育康复、社会康复、职业康复构成全面康复。根据美国公共法 99-506 定义：康复工程是技术、工程方法，或科学原理的系统应用，以满足功能障碍者在教育、康复、就业、交通、独立生活、娱乐等方面的需要。因此，康复工程是一类技术或手段的统称。

2. 康复工程代表一个领域 康复工程是现代科学技术与人体康复要求相结合的产物，其理论基础是人 - 机 - 环境一体化和工程仿生，涉及康复医学、生物力学、生理解剖学、生物物理学、生物信息学、神经科学、机械学、人体工效学、生物材料学、微电子学、机器人学、仿生学等诸多现代科学与技术，领域十分广泛。

3. 康复工程代表一种产业 康复工程属于生物医学工程的应用部分，这一实际应用学科的最终成果是形成产品，并提供给消费者。它涉及产品的研发、生产、销售和售后服务，构成一个完整的产业链。

（二）目的与任务

1. 康复工程的目的 充分应用现代科学技术手段克服人类由于意外事故、先天缺陷、疾病、战争和机体老化等因素产生的功能障碍，使功能障碍者原有的功能得到最大限度地恢复或代偿，实现最大限度的生活自理乃至回归社会。

2. 康复工程的任务 应用一切现代科学和工程技术的手段，研究“残疾”和“健全”状态之间的“边界”，提取功能障碍者本身存在的残留控制信息，建立“功能障碍者 - 机器设施 - 社会、空间环境系统”的接口装置，为功能障碍者提供工具和环境，使功能障碍者能从事健全人所能做的一切事情。

（三）康复工程产品

康复工程产品是指能帮助功能障碍者恢复其独立生活、学习、工作、回归社会和参与社会活动的能力而开发、设计、制作或者改制的特殊产品。

康复工程产品可以分为五大类。

1. 康复评定设备

（1）运动功能评定设备：肌力测试仪、步态分析仪、平衡仪等。

（2）心肺功能评定设备：肺功能仪、运动平板、心肺运动测试仪等。

（3）电生理评定设备：肌电诱发电位仪、表面肌电图仪等。

2. 康复治疗与训练设备

（1）物理因子治疗设备：电疗仪、光疗仪、超声波治疗仪、冲击波治疗仪、磁疗仪、蜡疗仪、气压治疗仪、体外反搏仪、生物反馈治疗仪、牵引治疗仪等。

（2）康复训练器械：用于基础训练的康复器械、维持和改善关节活动范围的器械、增加肌力和耐力的器械、改善平衡与协调功能的器械、改善日常生活活动（activities of daily living，ADL）能力的器械等。

3. 康复预防与保健设备

（1）康复预防设备：跑步机、健身车、扭腰器等。

（2）康复保健器械：按摩器、热敷袋、拔罐器、家用理疗设备等。

4. 内置式假体 通常需要手术植入体内才能发挥作用的康复工程产品，如人工关节、人工耳蜗、植入式仿生眼、骨植入式假肢、植入式人工喉、种植牙等。

5. 辅助器具 辅助器具（assistive products，AP）是一个专用术语，简称辅具，是功能障碍者个人使用的，用于改善功能障碍者的活动与参与的任何产品，包括器械、仪器、设备、工具和软件。可以是特别生产的，也可以是一般获得的。辅具治疗（assistive products therapy，APT）是指利用辅具来预防、补偿、监护、减轻或抵消病人损伤、活动受限和参与局限的治疗。辅具治疗的目的：①提高功能障碍者的参与性；②对功能障碍者的身体功能（结构）和活动起保护、支撑、训练、测量或替代作用；③防止损伤、活动受限或参与限制。辅助器具的种类很多，为规范管理，国际标准化组织（International Standard Organized，ISO）颁布了辅助器具分类的国际标准，并进行了多次修订。

（1）1992 年版：由 ISO 首次颁布，标准名称为《残疾人辅助器具 - 分类》（ISO 9999:1992），该标准中将 622 种辅助器具分为 10 个主类（class），123 个次类（subclass），599 个支类（division）。1996 年我国将之等同采用，作为国家标准（GB/T 16432—1996）。

（2）1998 年版：1998 年 4 月颁布的第 2 版国际标准（ISO 9999:1998），标准名称为《残疾人辅助器具—分类》，该标准中，辅助器具的种类从 622 个增加到 723 个。

（3）2002 年版：2002 年 ISO 颁发的第 3 版国际标准（ISO 9999:2002），标准名称为《残疾人辅助器具—分类、术语》，将"治疗和训练辅助器具"划分为 2 个主类：个人医疗辅助器具和技能训练辅助器具。该标准中，将 743 种辅助器具分为 11 个主类，135 个次类，724 个支类。2004 年，我国将之等同采用，作为国家标准（GB/T 16432—2004）。

（4）2007 年版：2007 年 ISO 颁发的第 4 版国际标准（ISO 9999:2007），标准名称为《功能障碍者辅助器具—分类、术语》，在第 4 版国际标准中，将 725 种辅助器具分为 11 个主类，129 个次类，707 个支类。

（5）2011 年版：2011 年 ISO 颁布的第 5 版国际标准（ISO 9999:2011），标准名称为《功能障碍者辅助器具—分类与术语》（assistive products for persons with disability—classification and terminology），2016 年我国将之等同采用为国家标准予以颁布（GB/T 16432—2016）。在第 5 版国际标准中，将 794 种辅助器具分为 12 个主类，130 个次类，781 个支类，内容如下。

知识链接

标准化管理与标准化组织

标准化管理是指符合外部标准（法律、法规或其他相关规则）和内部标准（企业所倡导的文化理念）为基础的管理体系。标准化是制度化的最高形式，可运用到生产、开发设计、管理等方面，是一种非常有效的工作方法。

国际标准化组织 https://www.iso.org 下设 197 个技术委员会（technical committee，TC），其中与残疾人有关的技术委员会是：假肢与矫形器技术委员会（TC168）、残疾人辅助产品技术委员会（TC173）。假肢与矫形器技术委员会成立于 1977 年，秘书处设在德国，工作范围是假肢和矫形器的标准化；残疾人辅助产品委员会成立于 1978 年，秘书处设在瑞典，工作范围是残疾人辅助器具的标准化。

1）个人医疗辅具：个人医疗辅具（assistive products for personal medical treatment）包括呼吸辅具，循环治疗辅具，预防瘢痕形成的辅具，身体控制和促进血液循环的压力衣，光疗辅具，透析治疗辅具，给药辅具，消毒设备，身体、生理和生化检测设备及材料，认知测试和评估材料，认知治疗辅具，刺激器，热疗或冷疗辅具，保护组织完整性的辅助器具，知觉训练辅助器具，脊柱牵引辅助器具，运动、肌力和平衡训练的设备，伤口护理产品。

2）技能训练辅助器具：技能训练辅助器具（assistive products for training in skills）包括交流治疗和交流训练辅助器具，增强与交流替代训练辅助器具，失禁训练辅助器具，认知技能训练辅助器具，基本技能训练辅助器具，各种教育课程训练辅助器具，艺术训练辅助器具，社交技能训练辅助器具，输入器件控制和操作产品及货物的训练辅助器具，日常生活活动训练辅助器具。

3）矫形器和假肢：矫形器和假肢（orthoses and prostheses）包括脊柱和头部矫形器，腹部矫形器，上肢矫形器，下肢矫形器，功能性神经肌肉刺激器和混合力源矫形器，上肢假肢，下肢假肢，不同于假肢的假体，矫形鞋。

4）个人生活自理和防护辅助器具：个人生理自理和防护辅助器具（assistive products for personal care and protection）包括衣服和鞋，穿着式身体防护辅助器具，稳定身体的辅助器具，穿脱衣服的辅助器具，如厕辅助器具，气管造口护理辅助器具，肠造口护理辅助器具，护肤和洁肤产品，排尿装置，大小便收集器，吸收大小便的辅助器具，防止大小便失禁的辅助器具，清洗、盆浴和淋浴辅助器具，修剪手指甲和脚趾甲的辅助器具，护发辅助器具，牙科护理辅助器具，面部和皮肤护理辅助器具，性活动辅助器具。

5）个人移动辅助器具：个人移动辅助器具（assistive products for personal mobility）包括单臂操作助行器，双臂操作助行器，助行器配件，轿车、厢式货车和敞篷货车，公共交通车辆，车辆配件和车辆适配件，机动脚踏两用车和摩托车，替代机动车，自行车，手动轮椅，动力轮椅，轮椅配件，替代人力车，转移和翻身辅助器具，升降人的辅助器具，导向辅助器具。

6）家务辅助器具：家务辅助器具（assistive products for housekeeping）包括准备食物和饮料辅助器具，清洗餐具辅助器具，食饮辅助器具，房屋清洁辅助器具，纺织品编织和保养辅助器具。

7）家庭和其他场所的家具及其适配件：家庭和其他场所的家具及其适配件（furnishings and adaptations to homes and other premises）包括桌，灯具，坐具，坐具配件，床具，可调节家具高度的辅助器具，支撑手栏杆和扶手杆，大门、门、窗和窗帘开关器，家庭和其他场所的结构构件，垂直运送辅助器具，家庭和其他场所的安全设施，储藏用家具。

8）交流和信息辅助器具：交流和信息辅助器具（assistive products for communication and information）包括视觉辅助器具，听觉辅助器具，发声辅助器具，绘画和书写辅助器具，计算辅助器具，记录、播放和显示视听信息的辅助器具，面对面交流辅助器具，电话传送（信息）和远程信息处理辅助器具，报警、指示、提醒和发信号辅助器具，阅读辅助器具，计算机和终端设备，计算机输入设备，计算机输出设备。

9）操作物品和器具的辅助器具：操作物品和器具的辅助器具（assistive products for handling objects and devices）包括操作容器的辅助器具，操控设备的辅助器具，远程控制辅助器具，协助或代替臂部、手部、手指或其组合功能的辅助器具，延伸取物辅助器具，定位用辅助器具，固定用辅助器具，搬运和运输辅助器具。

10）用于环境改善和评估的辅助器具：用于环境改善和评估的辅助器具（assistive products for environmental improvement and assessment）包括环境改善辅助器具，测量仪器。

11）就业和职业训练辅助器具：就业和职业训练辅助器具（assistive products for employment and vocational training）包括工作场所的家具和装饰元素，工作场所运输物品的辅助器具，工作场所用物品吊装和变换位置的辅助器具，工作场所固定、探取、抓握物品的辅助器具，工作场所用机械和工具，工作场所测试和监控设备，工作中办公室行政管理、信息存储和管理的辅助器具，工作场所健康保护和安全辅助器具，职业评估和职业训练的辅助器具。

12）休闲娱乐辅助器具：休闲娱乐辅助器具（assistive products for recreation）包括玩耍辅助器具，运动辅助器具，奏乐和作曲辅助器具，相片、电影和录像制作辅助器具，手工工艺工具、材料和设备，个人用园艺和草坪照料辅助器具，打猎和钓鱼辅助器具，野营和旅行辅助器具，吸烟辅助器具，宠物照顾辅助器具。

与2007年版相比，2011年版国际标准不仅增加了一项主类，而且辅助器具的次类、支类数量都有较大变化（表1-1），详见附录。

表1-1 2011年版与2007年版辅助器具的次类、支类数量比较

主类编码	主类名称	次类		支类	
		2011版	2007版	2011版	2007版
04	个人医疗辅助器具	18	15	64	58
05	技能训练辅助器具	10	11	49	56
06	矫形器和假肢	9	12	101	95
09	个人生活自理和防护辅助器具	18	19	128	120
12	个人移动辅助器具	16	14	103	86
15	家务辅助器具	5	5	46	45
18	家庭和其他场所的家具及其适配件	12	11	72	69
22	交流和信息辅助器具	13	13	91	89
24	操作物品和器具的辅助器具	8	13	38	58
27	用于环境改善和评估的辅助器具	2	5	17	19
28	就业与职业训练辅助器具	9	–	44	–
30	休闲娱乐辅助器具	10	11	28	12

知识拓展

智能辅助器具

智能辅助器具（intelligent assistive products）是指辅助器具的智能化，或者人工智能在辅助器具中应用。它是充分模仿人类感觉器官采集信息、大脑分析归纳整理信息、肢体服从大脑指令进行行动的能力，使之能被迅速感知，并且实时作出调整以适应完成任务的需求。

智能辅助器具不仅包括了智能假肢、智能矫形器、智能轮椅、智能移动辅助器具、智能家居与环境控制辅助器具、智能生活辅助器具、智能信息交流辅助器具，还包括了护理机器人、康复机器人等，已经成为国际机器人领域的一个研究热点。

二、辅助技术

辅助技术（assistive technology，AT）是指为改善功能障碍者的活动与参与而设计和利用的各种

装置、服务、策略和实践。

（一）辅助技术的含义

辅助技术至少有以下三层含义。

1. 在通常使用中含义 “辅助技术”是指用于处理和解决功能障碍者面临问题的科学知识和方法，辅助技术渗透到每个辅助技术装置。

2. 在研究工作中含义 “辅助技术”通常指某个领域，该领域既有技术创新，又有辅助技术装置，而且该辅助技术装置结合了这些创新并应用在特定的问题上。

3. 在商业上含义 “辅助技术”是指生产和销售辅助器具的部门，如“辅助技术公司”，同时它还作为一个普通的术语用来描述所有类型的辅助技术装置，如“功能障碍者可以使用辅助技术无障碍地进入互联网”。

（二）辅助技术的组成

辅助技术包括辅助技术服务和辅助技术装置。

1. 辅助技术服务 辅助技术服务（assistive technology service，ATS）是指能直接帮助功能障碍者在选择、获得或应用辅助技术装置方面提供的服务。主要有四个方面的内容：

（1）需求评估：包括对功能障碍者在其习惯环境中提供适宜辅助技术和适宜服务的功能评估。

（2）提出功能障碍者所需辅助技术装置的要求。

（3）选择、设计、制作、维修或更换辅助技术装置。

（4）培训：对功能障碍者以及陪伴功能障碍者使用辅助技术装置的人员进行的培训。

2. 辅助技术装置 辅助技术装置（assistive technology devices，ATD）是指任何能够解决功能障碍者在日常生活、工作、娱乐和生活自理中的问题，能给功能障碍者提供更多的选择，增加功能障碍者的参与性，使功能障碍者有更多控制力或耐受力，获得更多娱乐和自主能力的装置。辅助技术装置与辅助器具是同义词，既用于硬件，又用于软件，或者硬件与软件的结合。

（1）辅助技术装置的特点

1）个体性：每一种装置的应用都是独立的、特殊的。

2）广泛性：由于每个人都有可能受伤或者患病，每个人都必然进入老年，因此，每个人实际上迟早都要使用辅助技术装置。

3）多样性：辅助技术装置的种类繁多，既有成品、又有半成品，还可定制。

（2）辅助技术装置的作用

1）自理生活的帮手：辅助技术装置涉及起居、洗漱、进食、行动、如厕、家务、交流等生活的各个层面，是功能障碍者发挥潜能、实现生活自理的帮手。

2）全面康复的工具：辅助技术装置涉及医疗康复、教育康复、职业康复、社会康复和康复工程的各个领域，它是促使功能障碍者全面康复必不可少的工具。

3）回归社会的桥梁：功能障碍者的活动受限和参与限制是由于自身损伤和环境障碍交互作用的结果，通过辅助技术装置构建的无障碍环境，为功能障碍者在潜能与障碍之间架起一座回归社会的桥梁。

（3）辅助技术装置（辅助器具）与医疗器械的关系：有些辅助技术装置本身就属于医疗器械，如个人医疗用辅助技术装置，世界上有不少国家是将辅助技术装置纳入医疗器械管理。但辅助技术装置又不同于医疗器械（表 1-2）。医疗器械是用来治病和挽救生命必不可少的重要工具和手段，医疗器械的好坏关系到诊断的精准、手术的成败以及治疗的有效性，甚至会直接影响到病人的生命安危。辅助技术装置是根据个人意愿提供的辅助性工具和手段，辅助技术装置能够加快病人的康复进程，提高病人生活质量，在整个医疗过程中起着重要的补充作用。

表1-2 辅助技术装置（辅助器具）与医疗器械的区别

序号	项目	辅助技术装置	医疗器械
1	服务对象	功能障碍者	伤病人
2	使用目的	改善功能障碍、提高生活质量	治病和挽救生命
3	使用方式	多数为个人专用	多数为公用
4	使用时间	长期个人使用	短期轮流使用
5	设计特色	个性化	通用化
6	安装特色	体外装置	体内、体外均有
7	购买方式	个人购买为主	机构购买为主
8	购买价格	便宜	昂贵

总之，辅助技术装置与医疗器械相互交叉，又是一个相对独立的新兴行业。随着现代科学技术的进步及各学科领域的相互渗透，这一行业得到了快速发展。许多国家已经为功能障碍者专门建立了多种特殊的界面/接口设备，并初步形成了衣、食、住、行、休闲娱乐、社会交往、教育、就业和创造发明等生存发展全方位多层次回归社会的辅助技术装置及服务体系。

（舒 彬）

第二章 临床康复工程学基础

【学习要点】

掌握：肌骨系统的生物力学；人体运动的生物力学；与假肢矫形器设计有关的生物力学。

熟悉：基本力学概念；与坐姿系统及设计有关的生物力学。

了解：人-机界面、环境控制技术。

第一节 生物力学

生物力学（biomechanics）是应用力学原理和方法对生物体中的力学问题进行定量研究的学科。生物力学的相关知识是康复工程学的基础之一。

一、基本力学概念

（一）力

力是物体间的相互作用，这种作用使物体的运动状态发生变化或使物体产生变形。力分为外力和内力。

1. 外力 力的外部效应，是使物体的运动状态发生变化，称为外力或载荷，包括体积力和表面力，简称体力和面力。

（1）体力：是指分布在物体体积内的力，不直接接触物体，例如重力和惯性力。

（2）面力：是指分布在物体表面上的力，例如流体压力和接触力（地面反作用力、压力、摩擦力、撞击力等）。

2. 内力 力的内部效应，是使物体产生变形，甚至使物体发生破坏，称为内力。

若将人体看作一个力学系统，则外界对人体作用的力称为人体外力。人体各环节的运动只能是环节以外的力对环节作用的结果，引起人体运动状态改变的直接原因是其他物体对人体的作用力；人体内部各部分相互作用的力称为人体内力。其中最重要的是肌肉收缩力，它是维持人体姿势和产生运动的动力；其次是各种组织器官的阻力和内部约束力。人体内力虽然可以引起力学系统各部分之间的相对运动，但不能引起人体整体运动状态的改变。

（二）力矩、力偶和力偶矩

1. 力矩 力矩（moment of force）表示力对物体作用时产生转动效果的物理量。研究人体运动时，由于受力情况不一样，对力矩的称谓也不同。如：肌肉拉力矩（肌肉拉力 × 肌力臂）、阻力矩

（阻力 × 阻力臂）、重力矩（重力 × 重力臂）。

2. 力偶 大小相等、方向相反、作用线互相平行但不重合的两个力作用在物体上，物体会产生转动，这一对力称为力偶（couple）。如：拧钥匙开锁、司机用双手转动方向盘所施加的力就是力偶。

3. 力偶矩 力与力偶臂的乘积称为力偶矩（moment of couple），即力偶中一个力的大小F乘以力偶臂（两个力作用线之间的垂直距离d），Fd。使物体产生逆时针方向转动的力偶矩取正值，反之为负值。通常力偶矩用符号M表示：$M=\pm Fd$。力偶作用在刚体上，能改变刚体的转动状态。力偶的转动效应决定于力偶矩。

力偶矩和力矩都能使物体产生转动，但两者属于不同的概念。

（三）材料力学相关概念

1. 应力 物体由于外因（受力、湿度、温度场变化等）而变形时，在物体内各部分之间产生相互作用的内力，以抵抗这种外因的作用，并力图使物体从变形后的位置回复到变形前的位置。应力（stress）是指单位面积上的内力，代表结构内某一平面对外部负荷的反应。

2. 应变 物体受力产生变形时，体内各点的变形程度一般不同。描述某一点变形程度的力学量就是该点的应变，即结构内某一点受载时所发生的变形，称为应变（strain）。应变分为线应变和切应变。

3. 弹性模量 是描述物质弹性的物理量，指材料在弹性变形阶段，应力和应变的比值。弹性模量（elastic module）分为线弹性模量（又称杨氏模量）、剪切模量和体积模量。

4. 强度 强度（strength）是指构件抵抗外力破坏的能力，即在外力作用下，保持自身的连续性和完整性，不发生中断的能力。若外力超过骨的最大承载能力时，就会发生骨折。

5. 刚度 又称硬度（stiffness），是指构件抵抗外力而不发生变形的能力，即：在外力作用下，骨能保持其固有形状和尺寸不发生改变的能力。当外力大于其最大刚度时，骨则会发生变形。

6. 稳定性 稳定性（stability）是指构件保持原有平衡形态的能力。

各种假肢、矫形器、骨固定器等都需要有足够的强度。骨外固定器的刚度，要具有可调性，以满足骨折早期坚强固定和中后期弹性固定的需要。下肢假肢要具有良好的稳定性，才能确保行走的安全。

7. 承载能力 承载能力指构件在受到外力作用时不会发生破坏，要求构件满足一定的强度、刚度和稳定性。

8. 应力集中 应力集中（stress concentration）指受力构件由于几何形状、外形尺寸发生突变而引起局部范围内应力显著增大的现象。

9. 弹性变形 材料在外力作用下产生变形，当外力撤除后，材料变形即可消失并能完全恢复原来形状的性质称为弹性，这种可恢复的变形称为弹性变形。

10. 弹性极限 如果应力超过了一个特定的值，当卸载时，样本不能完全恢复它的大小和形状，这个特定的值，称为弹性极限。

11. 塑性变形 物质（包括流体及固体）在一定的条件下，受到外力的作用而产生形变，当施加的外力撤除或消失后该物体不能恢复原状的一种物理现象，称为塑性变形。

12. 蠕变 若应力保持一定，物体的应变随时间的增加而增大的现象称为蠕变。

13. 应力松弛 当物体突然发生应变时，若应变保持一定，相应的应力将随时间的增加而下降的现象叫做应力松弛。

二、肌骨系统生物力学

在人体运动过程中，骨是杠杆，关节是枢纽，肌肉是动力，三者在神经系统的支配和调节下，协同一致，共同准确地完成各种动作。

（一）骨生物力学

1. 骨的生物力学特性 骨最重要的力学特性是它的强度和刚度。通过检查它在载荷下的行为（即：外力对它的影响），可以较好地理解骨的力学特性。了解骨材料的应力 - 应变关系可以区分骨的力学特征。

骨主要由骨密质和骨松质组成。骨松质与骨密质的结构不同，其力学特性也有明显差异。通过将标准化的骨组织样本放在力学实验机上直至破坏，可以获得骨材料的应力 - 应变曲线。图 2-1 示拉伸实验时皮质骨样本的应力 - 应变曲线。曲线表明：在弹性范围，载荷不能引起永久变形，一旦超过屈服点，一些变形将是永久变形。材料的强度以能量储存形式体现，以曲线与坐标轴围成的面积表示。刚度由弹性范围内曲线的斜率表示。刚度的值为弹性部分任何一点的应力与该点应变的比值，这个值称为弹性模量，弹性模量越大，材料的刚度越大。

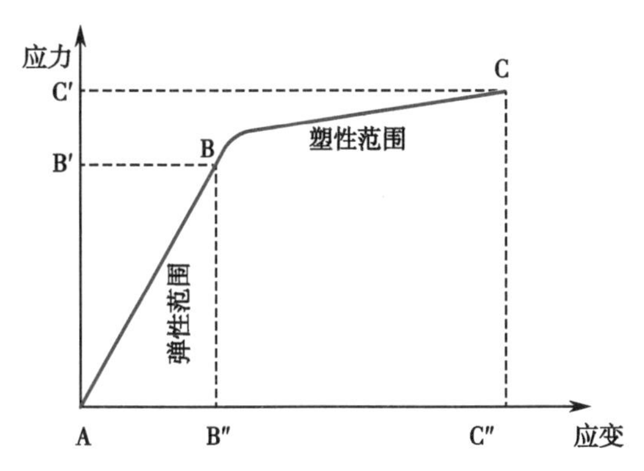

图 2-1 骨密质的应力 - 应变关系示意图
B. 屈服点；C. 极限断裂点；B′. 屈服应力；B″. 屈服应变；C′. 极限应力；C″. 极限应变

（1）屈服应力和屈服应变：如果应力超过了一个特定的值，当卸载时，样本不能完全恢复它的大小和形状。这个特定的值称为弹性极限，又称屈服强度（yield strength）或屈服应力，该点称为屈服点（yield point）。屈服点所对应的应变值称为屈服应变。

（2）极限应力和极限应变：超过屈服点的最大应力称为极限应力，其对应的应变值称为极限应变。

皮质骨的刚度大于松质骨，在骨材料被破坏之前承受比较大的应力，但应变较小。当应变超过 2% 时皮质骨就会骨折，而松质骨在应变超过 75% 时才会骨折，这是因为松质骨的多孔结构，具有储存很大能量的能力。

2. 骨的受力形式 人体骨骼的受力形式多种多样，根据外力和外力矩自不同方向施加于骨的情况，将骨的受力分为拉伸、压缩、弯曲、剪切、扭转和复合载荷六种（图 2-2）。

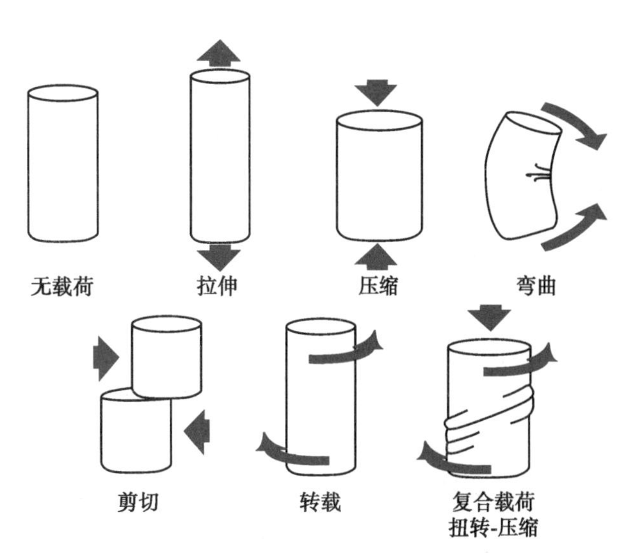

图 2-2 骨的受力形式示意图

（1）拉伸载荷：指在骨表面向外施加大小相等而方向相反的载荷，骨在较大载荷作用下会伸长同时变细。

（2）压缩载荷：指在骨表面向内施加的大

小相等而方向相反的载荷，骨在较大载荷作用下会缩短同时变粗。

（3）弯曲载荷：指骨受到垂直于轴线的横向力或大小相等、方向相反、作用于包含轴线的纵向平面内的一对力偶，使骨沿其轴线发生弯曲的载荷。骨在弯曲时一侧受到压缩应力，另一侧受拉伸应力。

（4）剪切载荷：施加载荷的方向与骨表面平行，形变由大小相等、方向相反、作用线垂直于骨骼的某相近部位的一对外力引起，使骨骼的两部分沿外力的方向发生相对错动的载荷。

（5）扭转载荷：加于骨上大小相等、方向相反、作用面都垂直于轴线的两个力偶，使其沿轴线产生扭曲的载荷。

（6）复合载荷：上述两种或两种以上载荷的组合。复合载荷引起的形变则为复合形变。

（二）肌肉生物力学

人体肌肉有骨骼肌、心肌和平滑肌三种，肌肉生物力学主要涉及对象是骨骼肌。

1. 肌肉结构的力学模型 1950年，由英国著名生理学家希尔提出了由三个元素组成的骨骼肌结构力学模型，又称三元素模型（图2-3），以此来模拟肌肉的力学性能，简化肌肉的结构，反映肌肉的功能。

（1）收缩元：代表肌节中的肌动蛋白微丝及肌球蛋白微丝。当肌肉兴奋时可产生张力，称主动张力。张力大小与肌动蛋白和肌球蛋白之间的相对位置和横桥数目有关。当骨骼肌处于静息状态时，收缩元对张力没有贡献。

（2）并联弹性元：代表肌纤维膜、肌束膜等结缔组织，当肌肉被牵拉时，产生弹力，称被动张力。代表肌肉被动状态下的力学性质。

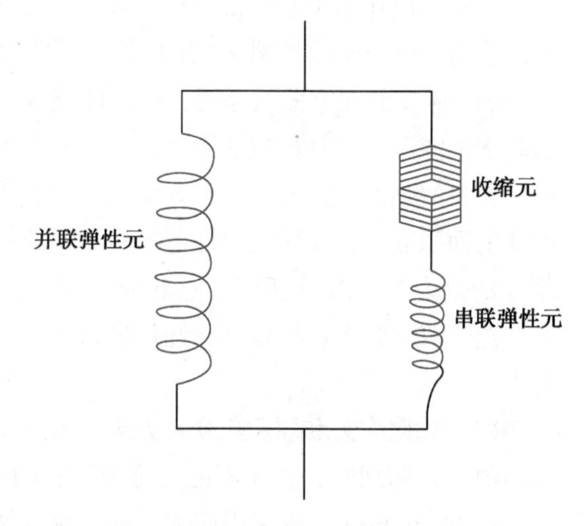

图2-3 骨骼肌的三元素模型

（3）串联弹性元：主要代表微丝、横桥的固有弹性，并与部分结缔组织包括肌纤维排列方向上的所有结缔组织及肌腱有关。当收缩元兴奋后，使肌肉具有弹性。

模型的串联构成肌肉的长度，模型的并联构成肌肉的厚度，整块肌肉的力学性质，就由这些模型组成的系统来描述。因此，可以把肌肉看成由多个模型串联与并联而成。

2. 肌肉收缩的类型 肌肉产生力时，长度有三种变化：缩短、不变和变长。以此将肌肉收缩划分为三种类型。

（1）向心收缩：是指肌肉作用产生力时，其长度缩短，此时肌力大于外部力。

（2）等长收缩：是指肌肉作用产生力时，其长度不变，此时肌力等于外部力。

（3）离心收缩：是指外力作用于受刺激肌肉，并且这个力大于受刺激肌肉产生的最大肌力，此时肌肉被拉长，称为离心收缩。

同一肌肉产生的最大力，离心收缩最大，等长收缩其次，向心收缩最小。在收缩方向上，习惯上把向心收缩的缩短方向作为正，等长收缩为0，离心收缩的拉长方向为负。

3. 肌肉的力学特性 通常采用力 - 长度关系、力 - 速度关系、力 - 时间关系来描述。

（1）力 - 长度关系：依据肌肉结构的力学模型，肌肉收缩时总张力是由收缩元产生的主动张力、并联弹性元产生的被动张力叠加而成，因此肌肉的力 - 长度关系（tension-length relationship）是肌肉

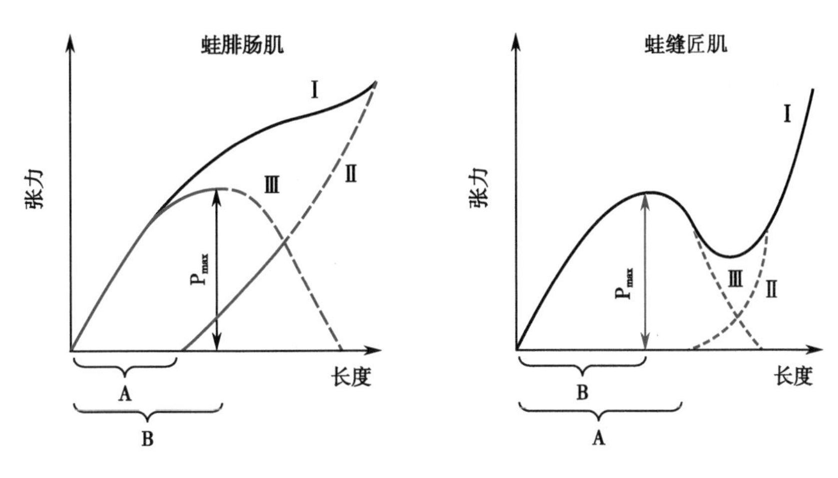

图 2-4 肌肉的力 - 长度关系示意图

A. 平衡长度（被动张力为零时的最大长度）；B. 静息长度（收缩元最大张力时的长度）

Ⅰ. 肌肉在被动状态下所表现的被动张力；Ⅱ. 肌肉收缩时产生的总张力；Ⅲ. 肌肉除去组织的被动张力外的净收缩力

三元素力 - 长度特性的综合表现（图 2-4）。

知识拓展

关于肌肉收缩的术语

肌肉收缩产生力的术语为肌肉收缩（muscle contraction），“收缩”这个词含有“缩短”的意思，而肌肉产生力时却并非一定要“缩短”，如离心收缩时肌纤维反而被拉长。基于此，有学者提出用肌肉作用（muscle action）来代替肌肉收缩的术语。

关于等张收缩、等速收缩术语：只要出现关节运动，肌张力就要增加或减少，因为存在着速度与加速度问题。同样，肌肉从静止到收缩，再从收缩到静止，不可能始终保持速度不变，肌张力不变（等张收缩）或者速度不变（等速收缩）只可能发生在一段有限的时间内。为此，有学者提出等张收缩、等速收缩的概念不准确，要尽量避免使用此术语。

（2）力 - 速度关系：力 - 速度关系（load-velocity relationship）用于描述肌肉最佳长度（肌肉产生最大等长收缩力的长度）时力与肌肉收缩速度之间的关系。向心收缩时，肌肉缩短的速度与外力呈反比关系，当外部载荷为零时，缩短速度最大。随着载荷的增加，肌肉缩短越来越慢，当外部载荷等于肌肉的最大力时，肌肉缩短的速度变为零，肌肉做等长收缩。当载荷进一步增大，肌肉开始进行离心收缩，并随着载荷的增加，肌肉延长越来越快（图 2-5）。

（3）力 - 时间关系：肌肉的力 - 时间关系（force-time relationship）表明肌肉产生的张力与收缩时间呈一定的比例关系，即：肌肉收缩的时间越长，产生的力越大，直到最大张力（图 2-6）。

（4）影响因素：包括①预拉伸对肌肉产力的影响：肌肉向心收缩时被拉伸后立即缩短比它在做等长收缩时缩短做的功多，这是因为不但在肌肉的串联弹性元储存有弹性能，而且在收缩元也储存有弹性能；②温度对肌肉产力的影响：在一定范围内，肌肉温度升高可以增加肌肉产生的力。

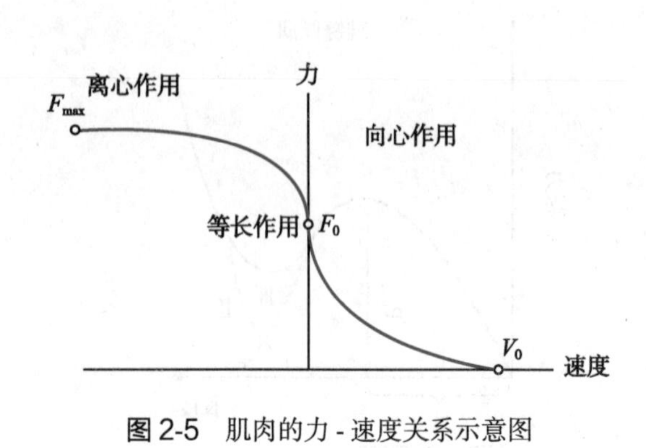

图 2-5　肌肉的力 - 速度关系示意图

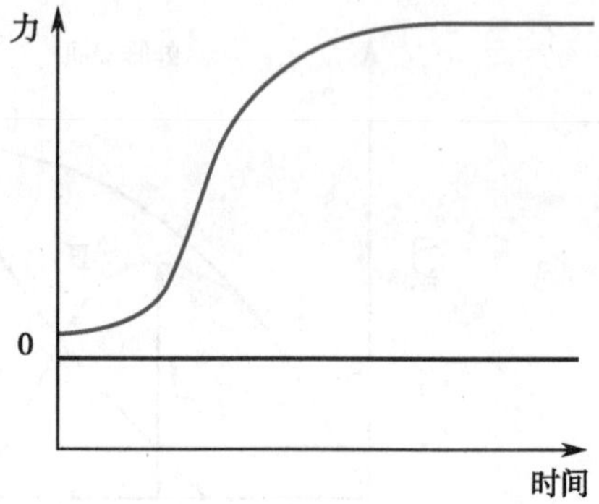

图 2-6　肌肉的力 - 时间关系示意图

（三）关节生物力学

人体结构是以脊柱为中轴，内骨骼为支架，躯体左右对称。关节运动是人体于标准解剖位（人体直立、双目直视前方，上肢在躯干两侧自然下垂，手心向前，双脚并拢，趾尖向前），环节在三个主要平面绕三个相应的轴进行运动。

1. 关节运动的类型　关节运动可以分解为环节绕三个相互垂直的轴，在三个相互垂直的平面上进行的运动。即：环绕冠状轴在矢状面上的屈伸运动，环绕矢状轴在冠状面上的内收、外展运动，环绕垂直轴在水平面上的旋转（旋内、旋外）运动。

2. 关节运动的自由度　一个关节在二维或三维空间中可能具有的运动数目。如果没有约束，在二维空间中，一个关节有三个自由度；在三维空间中，一个自由关节有六个自由度，即在空间沿三个坐标轴所做的平动和绕这三个轴所做的转动。

3. 人体运动链　人体关节运动本质上就是运动链的运动。人体运动链活动的主要目的是让运动链的末端效应器完成人体的各种运动。人体可以模拟为一个多刚体系统，由若干个通过关节连接起来的身体环节组成，其中包括运动副和运动链。

（1）环节：一个环节是相邻两个关节中心之间的肢体部分，如：大腿、小腿、上臂、前臂等；远侧最后环节是指末端效应器或末端环节，如：头、手、足等。

（2）运动副：两个环节通过一个关节连接起来就组成了一个运动副。在机械原理中，根据两构件连接面的形状把运动副分成低副和高副，以点或线接触组成的运动副叫高副，在人体中，关节面形状中没有以点或线接触的情况，因此，人体中没有高副。

（3）运动链：三个或三个以上环节通过关节相连，组成运动链，运动链是研究人体运动的基础。运动链分为开放链和闭合链。开链运动指肢体近端固定而远端关节活动的运动，如步行时的摆动相；闭链运动指肢体远端固定而近端关节活动的运动，如步行时的支撑相。

4. 关节活动度与稳定性　关节的功能取决于其活动度（或柔韧性）和稳定性。一般情况下，稳定性好，关节活动度小。上肢关节有较大的活动度，而下肢关节与脊柱有较好的稳定性。这些因素可影响关节的活动度和稳定性：①构成关节两个关节面的弧度之差；②关节囊的厚薄与松紧度；③关节韧带的强弱与多少；④关节周围肌群的强弱与伸展性。骨骼和韧带对关节的静态稳定起主要作用，而动态稳定则主要由肌肉来承担。

5. 关节运动力学　简单而言，关节运动力学就是分析关节所受到的力及其运动情况。实际运动过程中，各个组织的受力、运动是很复杂的。关节是人体运动的枢纽，是传递载荷、协助运动的重要器官。很多因素可导致关节疾病的形成，如关节畸形、超生理载荷以及环境影响。作为分析关节力学特性、疾病成因、治疗和预防手段的关节生物力学，可为骨科医疗器械、假肢矫形器和人工关节设计等提供理论依据。

三、人体运动的生物力学

（一）人体站立状态的力学分析

1. 姿势 姿势（posture）是身体环节在空间的相对排列。可以从静态和动态两种情况来看姿势。静态的姿势就是保持一个姿势；动态的姿势指身体或环节移动时的姿势。在任何一种姿势下，为了保持直立姿势，身体必须抵抗重力或作用在其上的其他力的影响。重力对身体的影响，一般由内力来反抗，内力即肌肉、韧带或其他软组织的拉力以及骨与骨之间的压力。神经系统也起着重要的作用，一个完整的神经系统提供本体感觉和肌肉的信息。

2. 重心 重心（center of gravity，COG）在人体运动中是很重要的一个基本参数，人体全部环节（整个人体）所受重力的合力的作用点就称为人体重心。人体重心的位置是一个随机变量，随着呼吸、消化、血液循环等生理过程的进行，在一定范围内移动。在相对静止的状态下，其变化范围一般在 1.5~2cm 左右。

在人体运动中，由于身体姿势的变化，重心位置也随之变化。例如，手臂上举、重心升高；身体后伸，重心后移；下蹲，重心下降；向左体侧屈，重心左移。做大幅度的体前屈，人体重心可以移出体外，重心移动的方向总是与环节移动方向一致，并且重心移动的幅度取决于环节移动的幅度，环节运动的幅度大，重心移动的幅度也大；并且其环节质量愈大，则重心移动幅度愈大。

直立人体的平衡和稳定，取决于重心的位置及其与支撑面之间的关系。人体直立时，人体重心位于第二颈椎齿突，髋关节之后，膝、踝关节之前的解剖位置。

3. 重力作用线 重力作用线（line of gravity，LOG）简称力线，总是垂直指向地心。重力作用线与关节轴的关系非常密切。

一般健全人直立时，力线通常是通过关节的一侧，因此关节仍受到扭力抵抗；关节自身受到关节软骨、关节囊和关节内外韧带的张力；在关节外则有皮肤、筋膜、肌腱及肌肉内结缔组织的被动牵张力；只有少数力是骨骼肌主动收缩的结果。

当重力作用线通过关节轴时，重力作用表现为拉力或压力（图 2-7）。当重力作用线不通过关节轴时，将有力矩产生，力矩的大小与关节轴到重力作用线的垂直距离（力臂）成比例（图 2-8）。力臂越长，力矩越大，当力线垂直于杠杆臂时，产生的力矩最大；力臂越短，力矩越小，产生线性影响的压力或拉力越大。

人体直立时，重力对于髋、膝、踝关节的力臂小于屈膝时的力臂。随着力臂的增加，髋关节和膝关节屈曲程度增加，踝关节跖屈度增大（图 2-9）。为了抵抗重力的影响，肌肉必须产生更大的力矩，当某些病变导致神经控制能力减弱或者丧失，肌肉不能产生这个力矩时，佩戴矫形器可以提供抵抗重力矩的力。

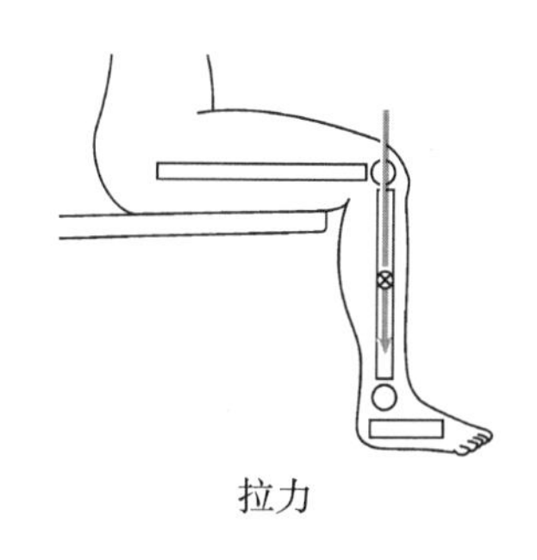

拉力

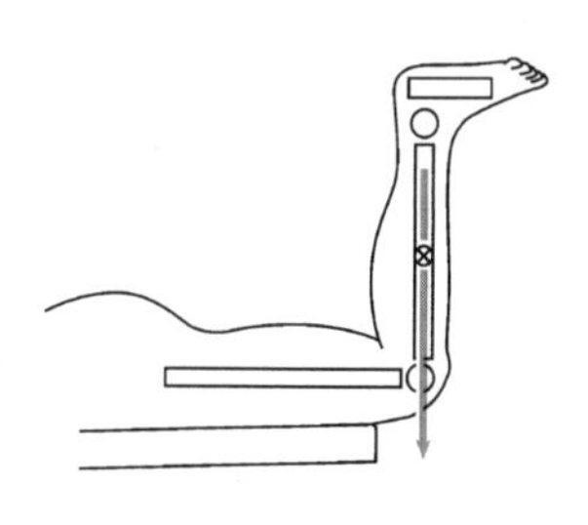

压力

图 2-7　重力作用线通过关节轴时产生的线性力

4. 足踝对整体重量的支撑 在站立时，体重通过下肢骨落于距骨与足弓之上，最后通过力的传递，作用于跟骨及第 1~5 跖骨小头。正常站立时，

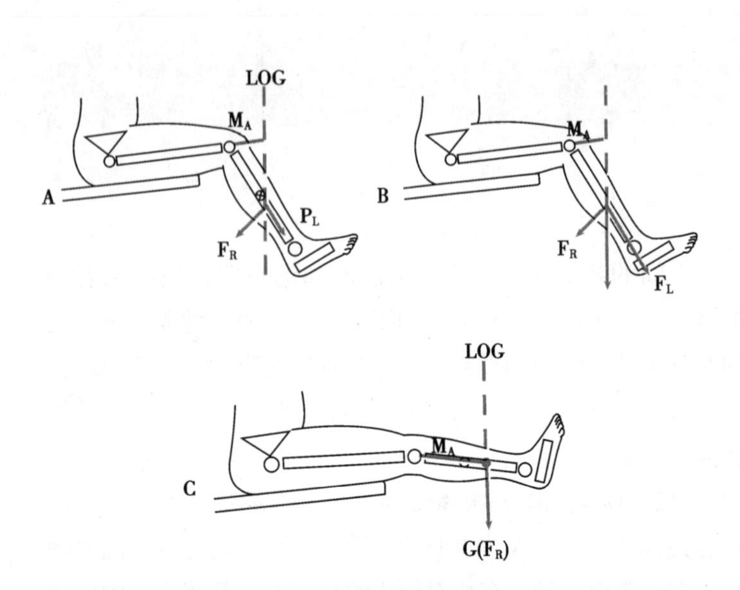

图 2-8 重力作用线不通过关节轴时产生的重力力矩

LOG 代表重力作用线；M_A 代表力臂；F_R 代表转动的分力；F_L 代表线性或平动的分力；A、B、C 代表重心的力矩，A 比 B 小，C 为最大力矩

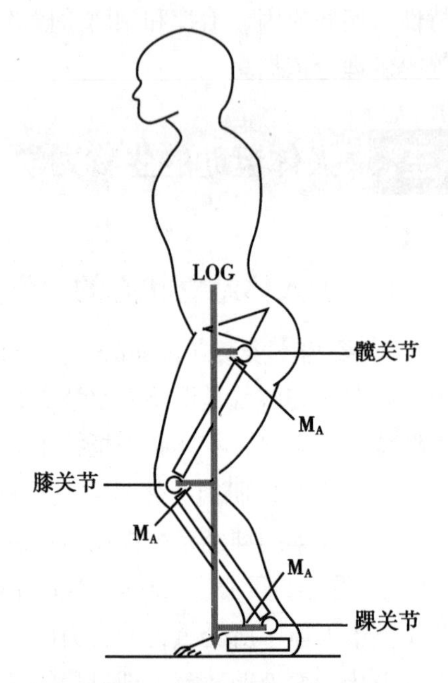

图 2-9 屈膝姿势下重力作用线和重力矩

LOG 代表重力作用线；M_A 代表力臂

小腿三头肌收缩，可减轻跟骨的负荷。人体站立的静力学分析，主要研究在地心引力作用下，肌肉主动收缩的耗能活动和有关被动组织（肌腱、韧带、筋膜等）的抵抗阻力和稳定及弹性储能问题。对这些问题的基本研究，可为假肢、矫形器等辅助器具的设计、制造、装配和操作使用奠定基础。

（二）人体运动状态的力学分析

1. 人体运动分析常用的基本参数 根据牛顿力学的基本公式 $[F]=[m]\cdot[a]$，大致分为三类：人体惯性参数、动力学参数和运动学参数。

（1）人体惯性参数：是与被测量者的人体形态有关的参数，主要有人体各分体的质量 m_i，各分体的质心位置 C_i，各分体绕三个轴的转动惯量（总称为人体惯性张量）J_{ix}、J_{iy}、J_{iz}，这些是人体质量基本参数。

（2）动力学参数：主要包括外力、外力矩及人体各分体间的内力与内力矩。

（3）运动学参数：主要包括人体各分体运动的位移、速度、加速度及角位移、角速度、角加速度、身体姿位和关节角度等。

2. 正常功能下的运动及作用力 一个人的直立行走是在意念支配下，经过日常训练，养成了适合自身的习惯，建立了固定的神经通路，由此调节有关肌群协同收缩 / 舒张，带动双腿交替迈步 / 站立，借助地面反作用力，推动人体不断移动的一种整体性运动。

步态（gait）是指行走时的人体姿态。步态受到人体解剖结构、生理功能、运动控制能力及心理状态等多种因素的影响。对行走功能的测量、分析和评价方法称为步态分析。

（1）步态分析中的一些基本概念

1）步态周期：行走过程中，从一侧足跟着地开始到该足跟再次着地构成一个步态周期。一个步态周期分为两个时相：支撑相和摆动相。正常情况下，支撑相又可细分为两个双支撑期和一个单支撑期，占整个步态周期的60%，其中每个双支撑期占10%，单支撑期占40%。摆动期占整个步态周期的40%。根据传统Perry分类法（图2-10），一个步态周期分为：开始触地期（initial contact）、承重反应期（loading response）、支撑中期（mid stance）、支撑末期（terminal mid stance）、摆动前期（pre-swing）、摆动早期（initial swing）、摆动中期（mid swing）和摆动末期（terminal swing）。

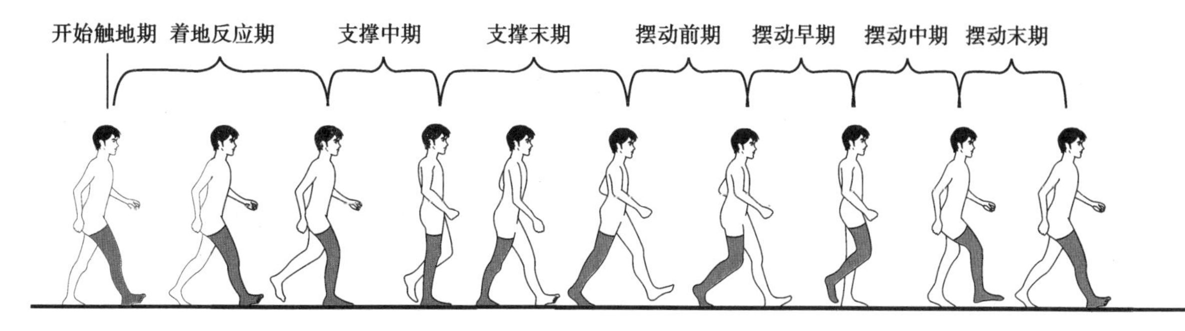

图2-10 步态周期的划分（Perry分类法）

2）步长与跨步长：行走时左右足跟（或趾尖）间的纵间距离称为步长（step length），而同侧足跟（或趾尖）两次着地间的距离称为跨步长（stride length），又称步幅。一个跨步长等于两个步长。

3）步态分析参数：包括时空参数、运动学参数、动力学参数、肌电活动参数和能量代谢参数。

（2）行走时的受力：站立时，身体除受到竖直向下的重力作用外，地面通过双足产生一个向上的力。在行走等动力性活动中，由于身体某些环节的加速运动，对地面产生更大的反作用力，这个反作用力可以分解为竖直方向上的作用力、水平前后方向的作用力和水平左右方向的作用力。

重力本身以及身体某些环节加速产生的外力，简称为外力系统，受该系统的影响，在下肢的不同平面产生作用力以及运动。运动系统中每一种力成分的多少取决于身体的运动状态和肢体所处平面的高低。

正常情况下，身体组织内产生的作用力系统，称之为内力系统。通过身体相应组织活动抵抗或控制外力和力矩。比如行走时的膝关节，沿小腿轴向的作用力由胫骨髁和其上的股骨髁抵抗，而与轴向垂直的平面力矩由屈膝肌或伸膝肌控制。

在行走时应着重强调地面反作用力、外力系统和内力系统的相互依存，地面反作用力的任何改变都会导致外力系统和内力系统的变化。相反，内力系统的改变也会导致外力系统和地面反作用力的变化。

3. 病理状态下的运动及作用力 在病理情况下，正常的身体组织因不同程度损伤，不能作为内力系统发挥抵抗或控制的正常作用。例如：骨可因骨折后愈合不良、韧带撕裂及肌无力或瘫痪而不稳定，肌痉挛是较为独特的病理情况。这些病人并不是不能控制或产生必需的内力，而是肌肉收缩的时间和力量大小不合适，脑卒中步态就是典型的代表。临床常见异常步态有臀大肌步态（髋伸肌步态）、臀中肌步态、股四头肌步态、跨越或垂足步态、减痛步态、帕金森步态、偏瘫步态、剪刀步态、痉挛性截瘫步态、小脑共济失调步态和短腿步态等。佩戴对线差的矫形器和假肢，也会引起步态异常。步态异常会引起病人运动时下肢力线存在问题，继而导致下肢受力不均，甚至损伤。

四、与假肢矫形器设计有关的生物力学

（一）与假肢设计有关的生物力学

1. 与上肢假肢设计有关的生物力学 上肢假肢只起运动（包括平衡）上肢环节的作用，而没有

负重的作用。上肢假肢的设计应根据人体上肢解剖学的构造和各部分的配合关系，通过对线来调整和确定假手、腕关节、肘关节、肩关节和接受腔之间的位置和角度关系，使之既符合人体的自然肢位，又便于假手在日常生活和工作中发挥操持物体的代偿功能。自然肢位：两手放松垂直于身体两侧，肘关节轻度屈曲，前臂无旋前、旋后，腕关节伸展，手掌平行于躯干，掌心向内，各关节轻度屈曲。

2. 与下肢假肢设计有关的生物力学

（1）地面反作用力：地面反作用力（ground reaction force，GRF）涉及下肢假肢的设计装配问题。正常人步行时，从足跟触地到足尖离地，髋、膝、踝关节的运动都会受到GRF的影响。GRF对下肢各关节的影响，随着地面反作用力线与髋、膝、踝关节运动轴心的位置变化而变化。在单足支撑期，地面反作用力至少等于或大于体重。因此，在进行下肢假肢设计时应充分考虑GRF对下肢各关节运动的影响。

（2）重心：设计下肢假肢时要考虑重心的影响。肢体失去远端部分，重心就移向近端；当佩戴的假肢比原有肢体轻时，新的合重心就位于原始肢体更近端处；假肢越重，重心就越接近假肢。此外，身体的总重心将向上和远离假肢侧移动。佩戴假肢者的躯干可能向健侧倾斜，重新安排上肢的重量，移动重心偏离中线。

（二）与矫形器设计有关的生物力学

1. 人体关节的转动与稳定 关节转动所受到的作用力可能来自肌肉收缩，即内力，也可能来自人体以外的力，即外力。当人体关节轴一侧的旋转力矩与另一侧的旋转力矩相等时则关节处于力的平衡状态，即关节的稳定状态。正常人体关节的稳定是依靠关节囊、周围韧带、肌肉协调收缩保证的。一旦这种正常的稳定被破坏，则必须依靠外力产生的力矩才能对抗关节的异常运动。这种引起异常运动的力矩越大，需要稳定的力矩就越大。在矫形器设计中，为保持关节的稳定多采用在某一平面的三点力控制系统（图2-11）。设计中为了增加稳定力矩，在允许的情况下尽量将矫形器边缘向上下延长，以扩大固定范围，增加稳定力臂的长度。同时还可以增加作用力的总面积，以增强作用力。

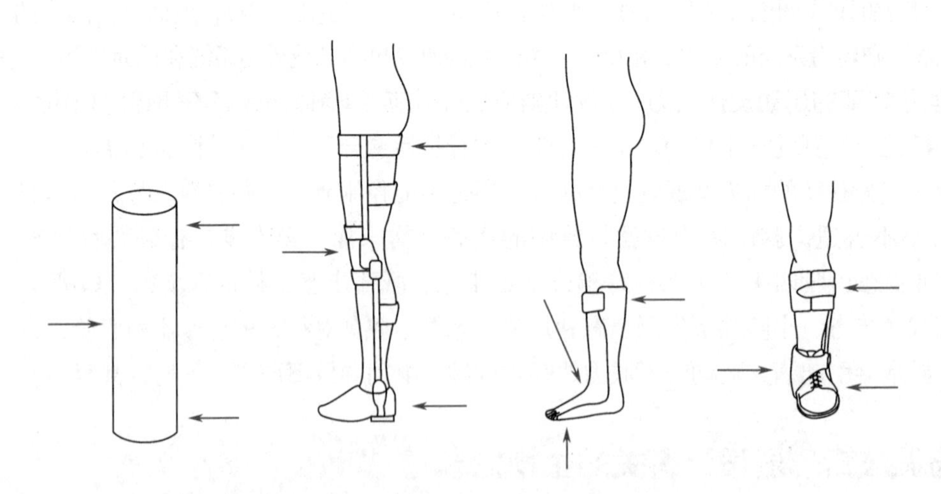

图2-11 应用三点力系统的下肢矫形器

2. 人体关节的平移 人体关节在剪切力的作用下可以产生平移。当膝关节承重时，膝关节的屈曲角度越大则膝关节平移越大。为了能在屈膝位控制膝关节的平动，需要应用四点力系统的下肢矫形器（图 2-12）。这种矫形器要求严格地进行模塑，最好应用双轴的膝关节铰链。双轴膝关节铰链的运动特性比单轴系铰链的运动特性更接近正常的解剖特性。

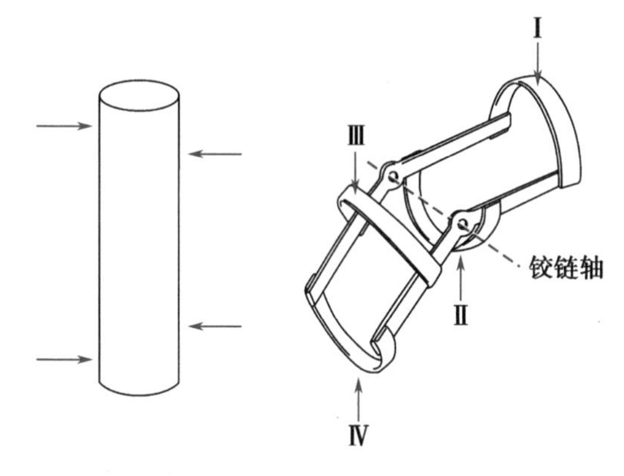

图 2-12　应用四点力系统的下肢矫形器

3. **骨与关节的轴向力**　正常躯干、下肢承重来源于体重和地面的反作用力，是顺着躯干、下肢的长轴传递。当脊柱、下肢骨折与关节损伤时可能引起病变部位的疼痛、畸形和支撑动能的丧失。为了促进病变的痊愈，减少疼痛，改进支撑功能，可以应用矫形器减轻其纵向承重，如佩戴坐骨承重的大腿矫形器、髌韧带承重的小腿矫形器。

4. **地面反作用力**　在矫形器的设计中也应该了解步行周期中不同时期 GRF 对下肢关节运动的影响。例如，佩戴硬踝的踝足矫形器者足跟触地和足平放时可推动小腿向前，促使膝关节屈曲，而佩戴跖屈位硬踝的踝足矫形器者，足平放时可向后推动小腿，促使膝关节伸直。

5. **皮肤表面压力的均匀分布**　在可能的情况下，应该尽量加大矫形器对肢体局部皮肤的加压面积，并使压力均匀分布，以避免压力过分集中，造成皮肤损伤。所以，在矫形器的压力部位，特别是在骨的凸起部位应当精密地进行模塑，使用硅凝胶垫、塑料海绵垫，使皮肤表面的压力分布尽量均匀。

五、与坐姿系统和坐垫设计有关的生物力学

为了有效地为功能障碍者设计和实现姿势支持与压力释放，首先要了解人体姿势的控制及各种力的影响，这对于设计合适的坐姿系统、辅助病人进行正确的姿势维持有很大帮助。

（一）坐姿下的力

人体在坐位时，主要有以下三种力。

1. **重力**　坐位时，如果人体产生的重力作用点与身体重心重合，就会维持稳定的姿势；如果不重合，则容易翻倒，出现损伤。因此在设计坐姿系统时应考虑到，使病人在座椅上保持的重力作用点与重心重合，必要时可以添加辅助支撑系统。

2. **压强**　压强为施加在单位面积上的力，同一个力作用于较小面积时比作用于较大面积所产生的压强要大，而压强越大，对接触面的软组织损伤也越大，因此必须将压力进行合理分解，才能最大限度地保护接触面的软组织，避免压疮产生。在设计坐垫时，通常采用增加受力面积来分解压力，避免应力集中。

3. **摩擦力**　人体坐姿时会产生两种摩擦力，即：静摩擦力和动摩擦力。

（1）静摩擦力：是身体在坐具中开始运动时必须克服的力。最大静摩擦力与维持身体和坐具接触的垂直力成正比。人体与坐具接触越紧密，身体移动时需要克服的阻力也就越大。

（2）动摩擦力：是身体在坐具中运动时与接触面之间产生的力。通常情况下，动摩擦力小于静摩擦力。

这两种摩擦力都会受到接触面状况的影响，包括温度、湿度和接触面的光滑程度等。摩擦力越大，身体运动越困难，所需克服的阻力也就越大，同时还会加重压疮的产生，但适当的摩擦力

对人体稳定在坐姿系统内具有一定的帮助。因此在选择和设计坐姿系统时，摩擦力是必须考虑的问题。

（二）坐姿与坐姿下的运动

1. 坐姿 重力恒作用于人体并影响着人体的平衡和运动，适时调整人体重心的位置对于掌握平衡和动态控制至关重要。在重力条件下，需要多少力来维持一种姿势与这种姿势的有效性直接相关。支撑点的数量对于姿势的稳定有很大帮助。比如：坐姿时，用单个坐骨结节支撑体重比用两个坐骨结节维持坐姿需要更多的肌肉活动和能量。

在设计和选配坐姿系统时，应将人体、支撑底座与机体的有效平衡和控制联系起来。保持人体重心位于支撑底座正上方，这样有利于维持平衡，并且重心越低，稳定性越好，同时底座越大，身体的平稳运动范围越大。在坐位时，重心越低，出现更多的支撑点，如臀部、大腿股二头肌及脚等，这时，髋关节弯曲，被动锁定机制接触，骨盆后旋，脊柱后凸弯曲，如果下肢伸展，会使骨盆后倾加剧。这种放松的姿势使身体重心后移至坐骨结节后方，腰椎前方，这时的稳定性就会相对降低，需要通过扶手和靠背等装置进行校正。

2. 坐姿下的运动 在设计坐姿系统时，不仅要考虑人体静止状态的软组织力学，也要考虑到人体的运动状态。坐姿下运动时，身体会产生两种基本位移：平动和转动。当身体的所有部分都在同一时刻往相同方向运动相同的距离时，就出现平动；但如果运动的时间、距离相同，而方向不同，运动会经历一个角度，就出现转动。坐位中的身体大部分运动都属于转动，如肘部和臂部的弯曲，肩部的伸展和弯曲等。所以在设计和选配坐姿系统时必须考虑如何使机体的运动不受空间限制，同时又不会因为空间过大而失去应有的支撑。

3. 皮肤表面压力的均匀分布 在可能的情况下，尽量加大坐垫对肢体局部皮肤的加压面积，并使压力均匀分布，以避免压力过分集中，造成皮肤损伤。所以，在坐垫的压力部位，特别是在骨的凸起部位应当精密地进行模塑，使皮肤表面的压力分布尽量均匀。

第二节 人机工程学

人机工程学（ergonomics）是研究“人 - 机 - 环境”系统中人、机、环境三大要素之间的关系。

一、 人 - 机界面

人机界面（human-computer interface，HCI）又称用户界面或使用者界面，是人与计算机之间传递、交换信息的媒介和对话接口，是计算机系统的重要组成部分。它实现信息的内部形式与人类可以接受形式之间的转换。辅助器具中的人 - 机界面是指辅助器具中与人进行信息交互作用的界面。

功能障碍者通过使用辅助器具极大地扩展了生存空间，提高了生活质量。如：上肢功能障碍者通过使用上肢辅助器具实现了生活自理，下肢功能障碍者通过使用轮椅走出户外，言语或听觉障碍者通过语言交流与替代系统实现了与外界的交流。而这些辅助器具的使用，所涉及的最基本部件就是人 - 机界面。

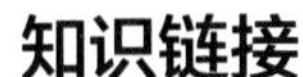

知识链接

人-机交互的原理与方法

在通常的人-机系统模型中，人与机之间均存在一个相互作用的“面”，人与机之间的信息交流和控制活动都发生在此“面”上。人通过这个界面，控制辅助技术装置，形成人→机信息的传递；而辅助技术装置的各种显示又“作用”于人，实现机→人传递；人通过视觉和听觉等感官接收来自机器的信息，经过脑的加工和决策，然后作出反应，再次实现人-机之间的信息传递。人-机界面的设计直接关系到人-机之间的合理性。

在人-机系统中，人体的任何生物信息都可作为人-机交互的信息源。可用的信息源有肌电信号、神经电信号、脑电信号、呼吸信号和眼球运动等。脑电信号可直接探测人的意图，实现对环境和机械的控制，而肌电信号除了用于人体意念识别外，还可用于对环境的识别，从而提高人-机与环境的适应性，并且广泛用于功能训练系统中的生物反馈信息。对于不同的信息源，需要用不同的传感器将它们转变成可以被接收的信号，通过采集和处理系统，识别人体的意图或状态，以便控制机械系统。

（一）人-机界面的分析与设计

在进行人-机交互系统设计时，界面设计很重要，关系到系统的功能。轮椅上的坐垫对保证使用者血液流通和避免压疮起着重要的作用；训练器械与人体接触部分不仅要考虑接触压力分布合理，还要考虑其对人体随意动作的适应性；假肢接受腔与残端的接触界面直接影响残端软组织的压力分布，不仅影响到使用者的舒适感，而且不合理的分布会造成二次伤害。

（二）人-机交互系统的设计

人-机交互系统的设计不同于一般的机械设计，在确定机械与人组成一体后，系统的功能设计有以下几个方面：

1. 整体性能分析与设计 由于人体生物学参数与系统的最终性能密切相关，在分析设计系统的运动学、动力学性能时必须结合人体的生物学参数，建立一体化模型。例如小腿假肢，使用者佩戴后，需要满足走路时步态的要求和站立时的稳定性要求。在设计时，除了对关节的运动学规律进行研究使其能仿照人体关节的运动外，还需将假肢与人体合为一体，以髋关节力矩作为动力源进行动力学分析。

2. 人-机交互与接触界面设计 确定机械与人的交互方式是系统设计的又一个重要问题，包括采用何种信息和采集处理方法。有直接接触时，界面的形状、材质、接触时的应力分布以及长期效应等都是需要关注的问题。例如，假肢与残端之间的接受腔质量，对关节活动范围和佩戴舒适性都有较大影响。

3. 系统的个体适应性 多数系统需要为不同个体使用，因此系统对人与人之间差异的适应能力也是设计的重要问题。对身高、体重的适应能力，对轮椅乘坐者坐姿状态的调整等是最普遍的问题；比较复杂的问题是对不同程度和不同表现的功能障碍者的适应性。例如：在设计康复训练机器人时，机器人除了满足所需要的特定运动模式外，还要使驱动系统适应于偏瘫或截瘫病人的肌肉和关节状态。

（三）人-机系统中机械系统对生理功能的影响

机械对人体的反作用能引起人体运动控制功能和生物组织的变化，包括矫形器矫正畸形骨骼；康复训练中，把运动状态检测和运动质量分析结果反馈给受训者，利用生物反馈原理增强受训者的主观意识，促进运动功能的恢复和提高等。

二、环境控制技术

环境控制技术指利用各种设备来提高功能障碍者实现一种或多种操作能力的方法，其研究目的在于为功能障碍者创造一个全新、可控的、人工的积极环境，全面辅助功能障碍者的工作、学习和日常生活。

（一）环境控制技术的基本概念

环境控制技术的关键是建立一个功能障碍者尚存功能与各种常用工具、物品及电器设备之间的人-机接口。功能障碍者可利用的身体功能包括某部分肢体的微动、下颌的运动、舌头的运动、眼球的运动、吹气吸气、语言、肌电信号和脑电信号等。

人的运动是在大脑的控制和调节下完成的，对无法产生自主运动，无法使用下颌控制开关、吹气吸气开关、肌电控制设备等的一些重残者（如高位截瘫病人），通过截获其脑部活动信息，并对这些信息进行分析、识别，寻找脑部信息与实现目标或完成动作之间关系，然后通过操作一系列机械电子装置，从而协助功能障碍者完成某项运动或实现目标。

（二）与环境控制有关的辅助器具

1. 一般用途的辅助器具 这类辅助器具能满足多种需要，完成多种任务，最常见辅助器具有接口棒、头控指示器和延伸器等（图 2-13）。

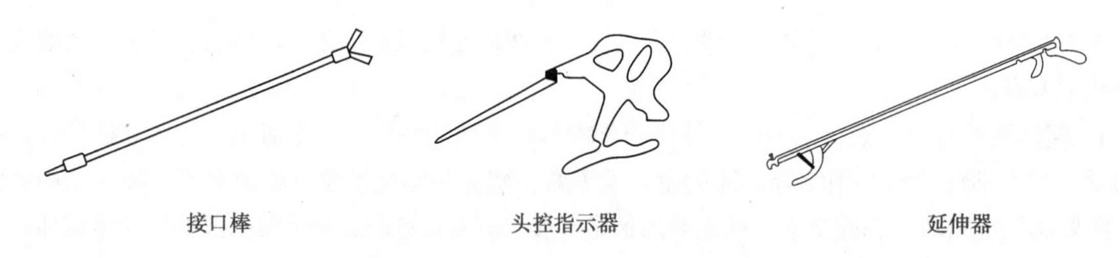

图 2-13 接口棒、头控指示器和延伸器

接口棒、头控指示器通常是与控制界面一起使用，以增强功能障碍者的控制能力，但在有些情况下，也可以不经过控制界面，直接完成操作。例如：用接口棒或头控指示器都可以完成翻书的操作；把圆珠笔顶端或铅笔附在接口棒的末端完成书写操作；在接口棒末端安装夹钳，夹钳依赖舌头完成开合动作；在接口棒末端安装吸盘，吸盘通过在接口棒的另一端吸气来吸住物体；延伸器可以帮助功能障碍者扩大可触及的物理空间范围。

2. 特殊用途的辅助器具 大多数特殊用途的辅助器具都进行了改良，如加长手柄的长度或减小所需要触及的范围，改良用具的手柄使之便于掌握和操作，两手操作任务转换为单手操作任务，放大使用者手部能够产生的力量等。图 2-14 展示了一些特殊用途的辅助器具，如加大把手的杯子（图 2-14A）、改进手柄后的勺子（图 2-14B）、改进手柄后的牙刷（图 2-14C）等。

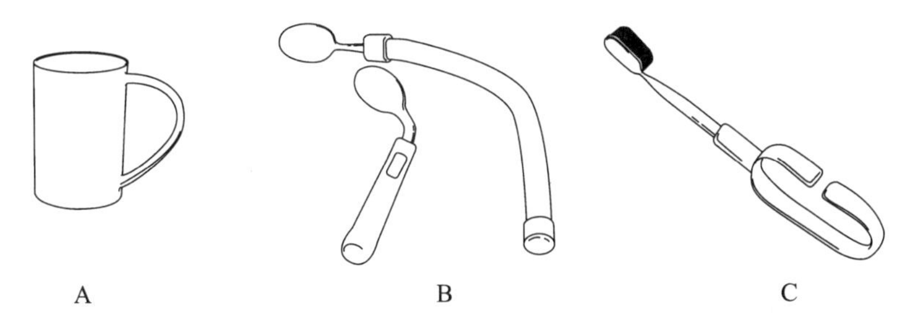

图 2-14 一些特殊用途的辅助器具

3. 电子机械操作辅助器具 常见的电子机械操作辅助器具有电动进食器、电动翻页机和语音书籍等。

（1）电动进食器

1）电动进食器的功能：有三个功能。①第一个功能是完成食物的定位：在旋转的平台上放置一个盘子，进食者能够控制平台的旋转，当食物到达正确位置时，进食者按下按钮，使平台停止旋转。②第二个功能是将食物放到汤勺里：实现这个功能的模式可以分为两种：移动汤勺铲取食物或固定汤勺，推动食物进入汤勺。这两种模式，汤勺和盘子都要设计成可以自由卸载的形式，以便拆卸下来进行清洗。③第三个功能是将食物放到嘴边：借助于一个末端附有汤勺的活动臂来完成，活动臂调节汤勺到桌面的距离。

2）活动臂的类型：有双段关节式和伸缩式两种类型。①双段关节式：活动臂能够承载较重的负荷，并可将汤勺指向更多的位置；②伸缩式：活动臂活动空间小，但运送食物更加方便。进食器一般需要一个或两个开关。如果是两个开关，其中一个负责盘子的转动；另一个负责将食物铲进汤勺，并且操纵汤勺的升降活动。如果只安装一个开关，那么第一次开关操作将控制盘子的旋转，第二次操作开关将控制把食物推进汤勺，然后把汤勺移动到嘴边，如此循环。

（2）电动翻页机：分离书页和翻页是电动翻页机最重要的行为功能。

1）分离书页：从所有书页中分离出待翻的书页。目前有两种方法完成该任务：①一种是使用真空吸气泵吸住某一页，使之脱离其他的页面；②另一种是使用一个棍状的滚轮，滚轮放置在书页上面，滚轮表面使用橡胶之类的材料来增加摩擦力，当滚轮滚动的时候，下面的书页就会与其他的书页分离开来。

2）翻页：将页面从一边移动到另一边，包括向前翻、向后翻或翻到特定页等。在成功分离出页面后，翻页机必须把书页移动到书籍或杂志的另一边。翻页任务可以采用移动式框架、半圆形盘、斜臂、摆臂等将页面推到对侧。除了这两种基本功能外，电动翻页机的设计还需要考虑一些问题，例如：书本的固定、动力问题、障碍处理、是否可以遥控、纸张保护、环保问题、适应能力和操作人员的舒适度等。

（3）语音书籍：应用一种简单的环境控制单元，功能障碍者能够控制磁带录音机，以其自己的阅读速度阅览语音书籍；还有一种方法是应用计算机硬盘上的书籍，这些书籍能够被读入词处理器，想要阅览书籍的人通过标准的计算机操作完成翻页、浏览材料、查找关键词等任务。有视觉障碍的人也可以用这种方法。但是语音书籍和基于计算机的阅读都面临一个问题，即：不是所有的书籍都能够提供这些格式的版本。

（三）环境控制系统

环境控制系统（environmental control system，ECS）是专为四肢瘫痪或其他重度残疾者设计的一种自动控制系统。系统可以帮助病人利用其尚存的活动能力，有效地控制病床周围环境中的一些常用设施，并按照编好的程序完成特定的任务。环境控制系统应根据病人的特征和需要实施任务，进行恰当的环境控制选择。如病人不能自我喂食，但有正常的神经功能，足以把送往嘴边的食物摄入口腔，则可通过一个开关和勺子来控制进食。在为病人选择电子装置及其相应装备时，必须考虑其适用性。环境控制系统是功能障碍者与环境间的桥梁，可以帮助功能障碍者不同程度地减少日常生活依赖程度、提高生活自理能力，在提高重度功能障碍者的生活质量方面有着积极的意义。

1. 环境控制系统的组成 环境控制系统一般由接口单元、控制单元、输出单元和控制信号监视单元四部分组成。

（1）接口单元：又称界面单元，它提供了功能障碍者或残疾人与环境控制装置的联系。人-机接口的设计要充分利用残疾人的残存能力，至少产生一个开关动作。对于高位截瘫病人，其残存能力就是晃头、眨眼、皱眉、咬牙、叼口棒、吹气吸气、语音、注视等。最常用的接口单元是特殊设计的机械开关，包括头触微动开关、脚踏开关、颌触开关、头指点器和口指点器用的指点键盘、吹吸气开关、皱纹开关、操纵杆、鼠标等；此外，还有各种电子开关、生物电位开关等。其中，声控采用的是语言识别技术，是残疾人最便利的接口方式；注视采用的是摄像和图像处理技术；利用眼球转动的环境控制系统，可实现“看到什么就得到什么”的设想。

（2）控制单元：又称处理单元或分配与控制单元，是环境控制装置的核心，它指那些用来控制电力驱动的家庭用品的辅助设备。电力驱动的家庭用品有电视机、电灯、空调、电扇、搅拌机、电饭锅等。用户通过控制接口与环境控制单元进行交互，并通过显示器获得控制产生的行为信息。控制接口和显示器提供人-机界面，这两者和整个环境控制系统的其他部分之间通过方式选择器的模块连接起来。在电力驱动的家庭用品和方式选择器之间也存在一个联系模块，称为输出分配器。方式选择器和输出分配器一起组成处理器，处理器以无线或有线的方式与家庭用品连接。图2-15为环境控制单元的组成示意图。

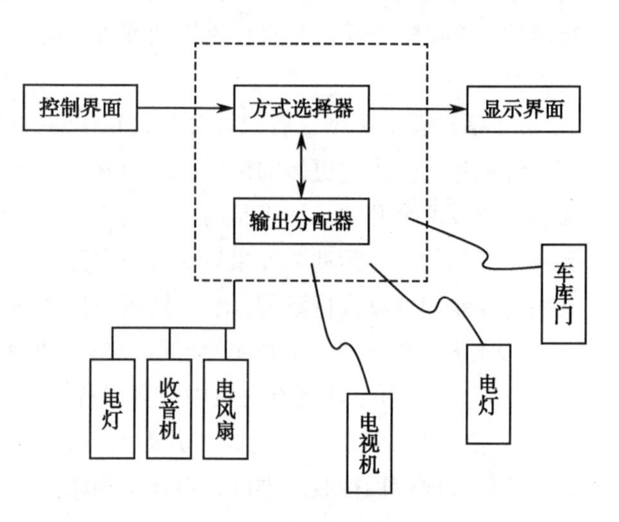

图2-15 环境控制单元组成示意图

大多数环境控制单元（environmental control unit，ECU）可以使用的控制开关，有瞬时型和闭锁型两种。①瞬时型开关模式适用于完成一些连续行为，如关闭帷帐、打开窗帘，使用者希望这些行为输出保持多长时间就能够保持多长时间；②闭锁型开关则在用户第一次按下开关后，电路被接通，相关设备保持激活的状态；第二次按下开关后，电路被断开，相关设备进入非激活状态。由于闭锁型开关每次按键后，开关都保持在一种状态，因而对于电灯、电扇之类的设备非常适用。

（3）控制信号监视单元：控制信号监视是控制信号的视觉反馈信息，它为功能障碍者指示其选择的项目，常用视觉反馈有LED陈列指示、LCD数码指示或电视监视器字符、图符指示等，还可采用音响指示或语音指示等听觉反馈形式。

（4）输出单元：输出单元接收控制单元的控制命令，对受控环境设备执行操作。被控生活设施的类型可根据实际需要而设定。主要由周围环境设备组成，如电灯、收音机、电视机、窗帘开合器、警报器、门锁、电动床、加热器、电话、对讲机、打字机、翻书页器、进食辅助器、洗澡辅助器、大小便辅助器以及各种家用电器等。

2. 典型环境控制系统 环境控制系统能帮助高位截瘫病人利用尚存的活动能力，按照编好的程序，对室内各种护理和服务设施进行控制。嘴控生活环境控制系统是由吹 - 吸指令管控制的生活环境系统，利用该系统，四肢瘫的病人仅靠呼吸的力量，通过吹吸管和控制选择器，就可随意控制电灯、窗帘、电视和空调器的开关，以及电话和电动床等环境设施，完成开关门、拉窗帘、控制电扇、开电视、控制对话机和打电话等任务。

有的环境控制系统还配备医用机器人，可以根据指令从冰箱或食品柜中取出饮料、食品，并根据病人的需要喂食；有的环境控制系统具有字符处理能力，病人利用吸气、呼气选择字母、符号并完成编辑，再通过与系统连接的打印机将信件等输出。

（闫松华）

第三章 康复评定和治疗设备

【学习要点】

掌握：肌力测试仪的类型，等速肌力测试仪的测试原理，康复机器人的分类，虚拟现实技术的特性，功能性电刺激的原理与临床应用。

熟悉：等速肌力测试仪、步态分析仪的主要检测指标，功能性电刺激的参数选择，虚拟现实技术的原理及临床应用。

了解：平衡仪、肺功能仪、运动心肺测试仪、物理因子治疗设备的原理与结构，康复训练器械的分类及结构组成，康复机器人的结构与临床应用。

第一节 常用康复评定设备

一、运动功能评定设备

（一）肌力测试仪

肌力是肌肉主动收缩时表现出的力量、幅度和速度。临床常见的肌力测试仪主要有等长肌力测试仪和等速肌力测试仪。

1. 等长肌力测试仪 肌肉收缩产生张力但不产生明显的关节运动，称为肌肉的等长收缩。等长肌力测试（isometric muscle testing，IMMT）即在标准姿位下用特制测力器测定一块或一组肌肉等长收缩时所产生的最大张力。常用类型有握力测试仪、捏力测试仪、拉力测试仪、四肢等长肌力测试台等。

（1）握力测试仪：又称握力计，是指用于测定手握力大小的仪器。握力测试仪分机械握力测试仪和电子握力测试仪，临床上使用较多的是电子握力测试仪。

1）机械握力测试仪：主要由弹簧、带指针的刻度盘、握力测试手柄组成。工作原理是利用胡克定律，即在弹性范围内，弹簧的伸长与弹簧所受拉力成正比。

2）电子握力测试仪：主要由压力传感器、液晶显示屏、握力测试手柄组成。工作原理是通过精准的压力传感器，感受力的变化，并将力的信号转变成电信号，通过液晶显示屏显示读数。测试结果比较精确。

进行握力测试时，能站立的受试者，两脚自然分开成站立姿势，上肢在身体两侧下垂进行测试；不能站立的受试者，选择适宜体位进行测试。测试握力 2~3 次，记下握力计指针的刻度，记录最大值。握力体重指数主要反映人前臂和手部肌肉的力量，同时也与其他肌群的力量有关，是反映

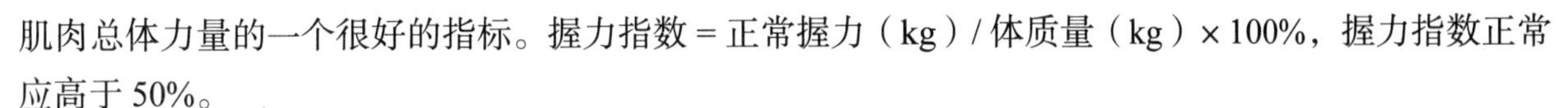

肌肉总体力量的一个很好的指标。握力指数 = 正常握力（kg）/ 体质量（kg）× 100%，握力指数正常应高于 50%。

（2）捏力测试仪：又称捏力计，用于测试拇指指尖对食指指尖（tip pinch）、拇指指掌对食指指侧（key pinch）、拇指指掌对食指和中指指掌（palmar pinch）的捏力。临床上使用较多的是电子捏力测试仪，它主要由压力传感器、液晶显示屏、捏力手柄组成，原理与电子握力测试仪相同。测试时，调整好捏力测试仪，用拇指和另一手指捏压捏力计手柄两侧，即可从捏力测试仪上得出读数，其正常值约为握力的 30% 左右。正常人的手指的指力大小与性别、年龄、左右手有关。

（3）拉力测试仪：是指用于测定拉力大小的仪器。拉力测试仪分指针式和数显式两种类型，其结构、原理与握力测试仪基本相同。临床上使用较多的是背拉力测试仪，测试时两膝伸直，将手柄调节到膝盖高度，然后用力伸直躯干向上拉把手。通常以拉力指数来反映拉力大小。拉力指数 = 拉力（kg）/ 体质量（kg）× 100%，正常男性 150%~200%，女性 100%~150%。

（4）四肢等长肌力测试台：是一种综合测力仪器，它由钢丝绳、滑轮、测力计构成，主要用于测试四肢大关节各组肌群的肌力。

2. 等速肌力测试仪 等速肌力测试（isokinetic muscle testing）是在肢体被动地进行等速运动时，通过测定反映肌肉负荷的系列参数，来评定肌肉的功能状态。

（1）工作原理：等速肌力测试借助变速电机或液压设备使关节运动时的角速度保持恒定。等速肌力测试时，在预先设定角速度后，肌肉收缩所产生的关节运动带动等速肌力测试仪的动力臂绕其轴心转动，由于动力臂转动角速度已被预先设定而不能加速，因此肌肉收缩产生的关节力矩与等速肌力测试仪产生的反向力矩保持平衡。

（2）主要检测指标：峰力矩、峰力矩体重比、峰力矩角度、峰力矩时间、力矩加速能等。

1）峰力矩：峰力矩（peak torque，PT）是指在整个关节活动中肌肉收缩产生的最大力矩输出，即力矩曲线上最高一点的力矩值。它反映被测者的绝对肌肉力量，PT 值具有较高的准确性和可重复性，被视为等速肌力测试的黄金指标。通常情况下，PT 值随着年龄的增大而呈直线下降趋势，同名肌运动速度相同时，男性 PT 值大于女性；体重越大，身高越长，PT 值越大；PT 值可在任一角度及时间点测试。

2）峰力矩体重比：又称相对峰力矩，指单位体重的峰力矩值。峰力矩体重比（peak torque to body weight，PT/BW）反映了肌肉的相对肌力，消除了因体重因素带来的峰力矩个体性差异，可用于不同体重人群之间的肌力对比。

3）峰力矩角度：力矩曲线中，峰力矩所对应的角度称为峰力矩角度（peak torque angle，PTA），代表肌肉收缩的最佳用力角度。

4）峰力矩时间：肌肉从开始收缩到产生最大力矩所需的时间称为峰力矩时间（peak torque time，PTT），反映肌肉快速产生力矩的能力。

5）力矩加速能：力矩加速能（torque acceleration energy，TAE）是指肌肉最初 1/8 秒收缩时的做功量，即前 1/8 秒力矩曲线下的面积。TAE 反映了肌肉最初收缩时运动单位的募集速率，代表肌肉收缩的爆发力。

6）峰力矩屈伸肌比值：屈伸肌比值（flexion/extension，F/E）是指屈伸两组肌群的峰力矩比值。可用 PTA 计算，也可用在运动时不同角度下的力矩计算。此值主要反映了屈伸肌群的平衡状况，对评价关节稳定性有一定意义。

7）平均功率：单位时间内肌肉的做功量称为平均功率（average power，AP），反映了肌肉做功的效率。等速肌力测试中，AP 与测试速度有关，即在一定范围内，测试速度越快，AP 越大，即肌肉做功的效率越高。

8）总功：肌肉单次收缩所做的功称为总功（total work，TW），即肌肉一次收缩所得力矩曲线下所有面积之和，反映肌肉收缩功能。

9）耐力比：耐力比（endurance ratio， ER）是反映肌肉重复收缩时耐受疲劳的能力。不同的测试仪器有不同的计算方法，一种计算方法是作一组重复运动后，后半组肌肉做功量与前半组肌肉做功量之比；另一种是作一组重复运动后，最后5次肌肉做功量与最初5次肌肉做功量之比。还可以通过计算疲劳指数（fatigue index）来反映肌肉耐受疲劳的能力，疲劳指数 =（前3次做功—后3次做功）/前3次做功。

10）变异系数：变异系数（coefficient of variance）是原始数据标准差与原始数据平均数的比，反映数据离散程度的绝对值。代表测量值与中心值之间的距离，反映离散趋势。大肌肉的变异系数≤15%，小肌肉的变异系数≤20%。

11）差异：差异（defecit）是指被测肢体左右侧测量值的相差值，两侧相差 ±10% 为正常参考范围，负值说明患侧肌力大于健侧。

（3）临床应用：可进行等速离心、等速向心、等长、等张等多种模式的肌力测试，还可提供多种模式的肌力训练。

1）在康复评定中应用：等速测试训练仪主要由操作系统、电子计算机处理系统组成（图3-1），前者可使肢体在预定速度下进行肌肉力量的测试与训练，后者记录反映肌肉负荷的一系列参数，如峰力矩、功率、耐力、爆发力、达到峰力矩的时间和角度、标准位置和标准时间下的力矩、屈/伸比值、双侧同名肌的力量差异、肌力占体重的百分率等，这些参数对运动损伤的诊断和治疗具有很大意义。由于等速测试训练仪可以提供重复性较好的客观数据，特异曲线的异常又能提示某部分关节结构受损，因此它可以用于运动系统伤病的评估，以及手术与非手术治疗后的疗效评价。

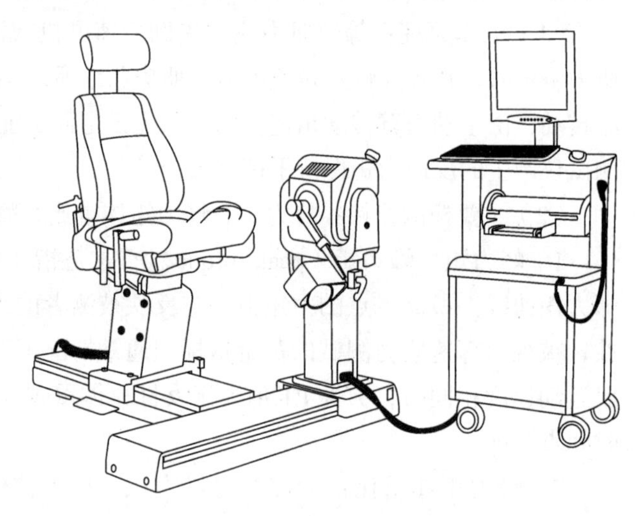

图3-1　等速测试训练仪

2）在康复治疗中应用：有别于等长、等张肌力训练，等速肌力训练具有安全、有效、即时反馈及客观记录等优点。根据病人情况，可选择不同形式进行训练。①多重速度训练：不同的预设速度下训练，获得肌力也不同，可满足运动或日常生活中不同速度的动作需求；②耐力训练：采用低强度，提高病人耐力；③限弧训练：限定运动的角度或范围，即在一定范围内运动，避开疼痛或强化某一角度的肌力训练。

（二）步态分析仪

人类的步态就是行走时的人体姿态，是人体结构与功能、运动调节系统、行为及心理活动在行走时的外在表现，任何神经、肌肉以及骨关节疾患均可能导致步态异常。判断步态异常需要经过系统的步态分析，通常包括时空参数、运动学参数、动力学参数、肌电活动参数以及能量代谢参数等几个方面。

1. 时空参数　时空参数是国内外研究最多、临床应用最广泛的步态分析指标。主要包括步长、步幅、步宽、足偏角、步速、步频、步长时间、平均步幅时间、单腿支撑时间、双腿支撑时间等。除足印法外，时空参数常用电子步垫（gait mat）测定。电子步垫测定仪包括硬件与软件两部分，硬件部分的核心技术是电子步垫，它由基体层、胶垫层以及设置在基体层与胶垫层之间的压力传感装置组成。压力传感装置包括若干串联的压力传感器组合，各压力传感器组合又分别包括若干压力传感器。电子步垫通过呈阵列布置的压力传感器，实时采集人体步态特征，并将采集的人体步态参数转化为数据信号（图 3-2）。电子步垫测定具有客观准确、简单快速的优点，适合于教学、步态异常的筛查。

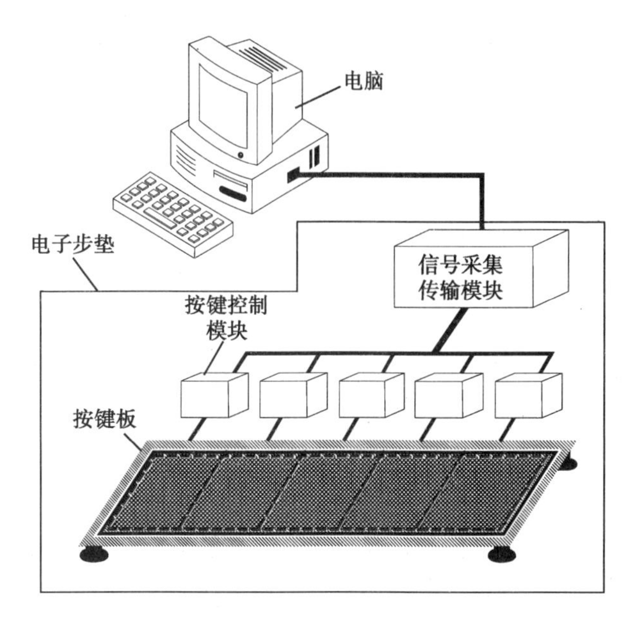

图 3-2　电子步垫测定仪原理示意图

2. 运动学参数　指运动的形态、速度和方向等参数，包括跨步特征、关节角度曲线、角度 - 角度图等。运动学参数的获取方法主要有三种：摄像法、红外线法、超声波法。

（1）摄像法：通过视频设备将人体行走过程摄录下来，然后逐帧、逐点进行点阵分析，这种方法设备简单，且受试者容易达到比较自然的步态，但是由于其分析定位主要依靠人工，误差较大。三维空间分析的精确度得不到保证。

（2）红外光法：通过红外摄像头接收体表标记点发射或反射的红外光线，进行模型三维重建，从而得出人体各部分的三维运动轨迹，这种方法获得的数据精确可靠，但对于数据采集场地有一定要求，且设备昂贵，操作复杂，主要应用于科学研究。

（3）超声波法：与红外光法相似，通过超声探头接收体表携带的超声发射探头发出的超声波，进行模型三维重建，得出人体各部分的三维运动轨迹，这种方法设备价格低廉，操作简单，数据相对也比较精确，但是对周围环境要求高，同时超声发射探头体积较大，人体一次携带点数有一定限制，从而影响结果。

3. 动力学参数　是指专门引起运动的力的参数。常用指标是地面反作用力。地面反作用力（GRF）是指人在站立、行走及奔跑过程中足底触及地面产生作用于地面的力量时，地面同时产生的一个大小相等、方向相反的力。人体借助于地反作用力推动自身前进。该参数反映行走过程中支撑足的负重和离地驱动能力，可以揭示特异性步态产生的原因。动力学参数的测定通常是借助于三维测力台，即将 2 块三维测力板并置于步道中央，测定人体经过测力板行走时的地面反作用力，包括垂直分力、水平分力、侧向分力等。这种测试方法客观准确，缺点是不能移动。

4. 肌电活动参数　为观察步行中下肢各肌肉的电活动，在相应的肌肉体表表面涂上电极胶后固定表面肌电电极，引线通向挂在病人腰背部的小型肌电发射器上。在肌电图机旁设有专门从发射器接收电波的天线和前置放大系统，将接收到的肌电讯号传输给肌电图机进行放大，以图形的方式在显示屏上显示及记录，通过肌电图不同肌肉肌电活动的时序、起止时间、肌电的波形及波幅等反映步行中肌肉活动的模式、肌肉活动的开始与终止、肌肉在行走过程中的作用、肌肉收缩的类型以及和体位相关的肌肉反应水平，分析与行走有关的各肌肉的活动。

5. 能量代谢参数　分析人体行走时的能量消耗。被测者佩戴便携式氧分析仪，步行的同时采集呼出的气体，进行耗氧量分析，结果再与步行距离相除，得到氧价数值。氧价越低，说明被测者步行运动的能量消耗越少，任何步行训练效果的“金标准”就是减低耗氧量，因此能量代谢参数可作为评定康复疗效的敏感指标。

（三）平衡仪

平衡仪是测量不同状态下人体重心变化并据此分析其平衡功能的一种测试设备。包括静态平衡仪和动态平衡仪，分别可以评定人体静态平衡能力和动态平衡能力。其中静态平衡是指相对静止状态时控制身体重心的稳定性，动态平衡是指在活动中控制身体重心并调整姿势平衡的能力。

1. 静态平衡仪 静态平衡仪采用高精度传感器，利用计算机测量技术，将人体质心的微小移动的距离、沿水平平面内 X、Y 轴移动速度等指标实时地以图形的形式显示，根据测量结果计算出 X、Y 轴上的速度动差、移动的总距离和 X、Y 轴上平均速度，并采用自动优化的计算方法，对测试者的平衡能力进行评定。

静态平衡仪由受力平台、计算机及分析软件三部分组成。静态平衡测试要求受试者站在受力平台上保持直立静止姿势，此时人体基本处于以自身平衡点为中心的微小晃动状态，这种生理性姿势动摇可以反映人体姿势的自控反射能力。受力平台的压力传感器实时记录两脚间压力在微小晃动时的改变情况，该信号通过模数转换后输入计算机，计算机在分析软件的支持下，对接收到的数据进行分析，实时描绘出人体重心的平面投影与时间关系曲线，即静态姿势图。通过对数据的进一步分析可得到一系列测试指标，如重心偏移幅度、重心分布区域和面积、晃动轨迹长度，以及可用于评定视觉对姿势控制的影响值—Romberg 商（即闭眼与睁眼测试时姿势图面积的比值）等。不同型号设备的测试内容及观测指标在上述基础上有所不同，还可包括不同脚位测试、稳定极限范围测试等。

静态平衡仪仅对静立时压力中心的变化情况进行描述和分析，以此了解平衡功能，不足是无法区分影响平衡功能三个感觉系统（躯体感觉、视觉及前庭系统）分别的作用和相互的影响。

2. 动态平衡仪 动态平衡仪综合测试不同感觉系统（前庭、视觉、躯体感觉）对姿势控制的影响及自主姿势反应和运动协调能力。

动态平衡仪是在静态平衡仪基础上将其固定的受力平台加以控制，使其可以水平移动或转动，有的设备还提供一定视觉干扰，模拟一系列运动环境。动态平衡仪可记录人体在不同运动状态和姿势改变时的重心改变情况，绘制动态姿势图并进行数据分析。测试内容主要包括感觉整合测试和运动控制测试，前者用于测定前庭、视觉和本体感觉的不同协同形式对平衡的影响，后者用于测试自主姿势反应和运动协调能力。不同分析软件还可提供能量直方图、频谱图等更为直观的信号分析手段。

二、心肺功能评定设备

（一）肺功能仪

肺功能检查是临床上胸肺疾病及呼吸生理的重要检查内容。肺功能检查通常包括通气功能、换气功能、呼吸调节功能及肺循环功能。对于早期检出肺、气道病变，鉴别呼吸困难的原因，诊断病变部位，评估疾病的病情严重度及其预后，评定药物或其他治疗方法疗效，评估肺功能对手术的耐受力或劳动强度耐受力及对危重病人的监护等，肺功能检查均是必不可少的。

1. 组成 肺功能的试验仪器主要由肺量计、气体分析仪及压力计组成，通过它们的组合，可测

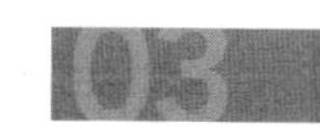

出肺功能的大多数指标，如肺容量、通气、弥散、呼吸肌肉力量、氧耗量、二氧化碳产生量等，其中肺量计在肺功能检测中最为常用。

（1）肺量计：是指用于测定肺容量或流量的仪器。包括：①容量测定型：先测定流体的体积，而后得出流量。又分水封式、滚桶式；②流速测定型：先测出流经截面积一定的管路的流体速度，然后求出流量，也称为间接测量式流量计，又分压差式、热敏式、叶轮式和涡轮式。

（2）气体分析仪：常见类型有物理气体分析仪、电子分析仪、电化学分析仪、质谱仪、气相色谱仪、红外 CO_2 监测仪。

（3）压力计：是指测量流体压力的仪器，有 U 形管压力计、膜片偏位式压力计两种。

2. 主要检测指标

（1）肺容积：是指肺内容纳的气体量，通过测定不同幅度的呼吸动作所产生的容量改变，协助评价肺功能。其组成包括八项指标：潮气量、补吸气量、补呼气量、残气量、深吸气量、功能残气量、肺活量和肺总量。除残气量和肺总量需先测定功能残气量后求得外，其余指标可用肺量计直接测定。

1）潮气量：潮气量（tidal volume，TV）是指平静呼吸时每次吸入或呼出的气量。正常成人为 8~10ml/kg，小儿 6~10ml/kg。

2）深吸气量：从平静呼气末作最大吸气时所能吸入的气量为深吸气量（inspiratory capacity，IC），即潮气量加补吸气量。是衡量最大通气潜力的一个重要指标。正常男性约 2.6L，女性约 1.9L。

3）补呼气量：平静呼气末再用力呼气所呼出的气量为补呼气量（expiratory reserve volume，ERV）。ERV 反映了肺的气储备功能。正常男性约 0.91L，女性约 0.56L。

4）补吸气量：平静吸气后，再用力吸气所能吸入的最大气量为补吸气量（inspiratory reserve volume，IRV）。它反应肺胸的弹性和吸气肌的力量。正常男性约 2100ml，女性约 1500ml。

5）肺活量：一次最大吸气后再尽最大能力所呼出的气体量为肺活量（vital capacity，VC）。反映一次呼吸时的最大通气能力，为潮气量、补吸气量和补呼气量之和。

6）功能残气量：平静呼气后肺内残留的气量为功能残气量（functional residual capacity，FRC）。FRC 在生理上起着稳定肺泡气体分压的缓冲作用，FRC 增加提示肺泡扩张，FRC 减少说明肺泡缩小或陷闭。正常男性约 2.27 ± 0.81L，女性约 1.86 ± 0.55L。

7）残气量：最大深呼气后残留于肺内的气量为残气量（residual volume，RV）。反映了肺泡静态膨胀度。限制性疾患残气量与功能残气量减少，阻塞性疾病则增高。正常男性约 1.38 ± 0.63L，女性约 1.3 ± 0.49L。

8）肺总量：肺所能容纳的最大气体量称为肺总量（total lung capacity，TLC）。肺总量 =VC+RV=IC+FRC=IRV+TV+ERV+RV。正常成年男性约 5.0L，女性约 3.5L。

（2）通气功能：肺通气功能是衡量空气进入肺泡及废气从肺泡排出过程的动态指标。常用的分析指标有静息分钟通气量、最大通气量、时间肺活量及肺泡通气量一些流速指标。

1）静息分钟通气量：静息分钟通气量（minute ventilation，MV）指在基础代谢情况下每分钟所呼出的气量，由潮气量乘每分钟呼吸次数求得。正常男性约 $6.66 \pm 0.2l$L，女性约 4.22 ± 0.16L。

2）最大通气量：最大通气量（maximal voluntary ventilation，MVV）是指单位时间（一分钟）内所能呼吸的最大气量。实际测定时，测定时间一般取 15 秒，将测得通气量乘 4 即为最大通气量。它取决于三个因素：①胸部的完整结构和呼吸肌的力量；②呼吸道的通畅程度；③肺组织弹性。正常男性约 104 ± 2.71L，女性约 82.5 ± 2.17L。确定被检者最大通气量是否正常时，应将实测值与预测值比较，若实测值占预测值 80%~100%，为基本正常，60%~70% 为稍减退，40%~50% 为显著减退。其可用于胸部手术前肺功能评价及职业病劳动能力鉴定等。

3）用力肺活量：用力肺活量（forced vital capacity，FVC）又称时间肺活量，是深吸气后以最大用力、最快速度所能呼出的气量。略小于没有时间限制条件下测得的肺活量。该指标是指将测定肺活量的气体用最快速呼出的能力，是测定呼吸道有无阻力的重要指标。有通气阻塞时，用力肺活量 > 肺活量。根据 FVC 描记曲线可计算出第 1、2、3 秒所呼出的气量及其各占 FVC 的百分率。正常值分别为 83%、96%、99%，正常人在 3 秒内可将肺活量几乎全部呼出。其中，开始呼气第一秒内的呼出气量为一秒钟用力呼气容积（forced expiratory volume in one second，$FEV_{1.0}$），实际上常用 $FEV_{1.0}$ 占整个用力肺活量百分比（$FEV_{1.0}$/FVC%）表示，称 1 秒率。正常人大于 80%，低于 80% 表明气道阻塞性通气障碍的存在，如哮喘。

4）肺泡通气量：肺泡通气量（alveolar ventilation，VA）是指静息状态下单位时间内进入肺泡的气体总量，它是直接进行气体交换的有效通气量。每分钟肺泡通气量 =（潮气量 – 无效腔气量）× 呼吸频率。VA 能确切反映有效通气的增加或减少。

（二）运动平板

受检者按预先设计的运动方案，在能自动调节坡度和速度的活动平板上，随着活动平板坡度和速度（运动强度）的提高进行走 - 跑的运动，给心脏以负荷，增加心肌耗氧量，诱发心肌缺血，辅助临床对心肌缺血作出诊断。其优点是运动中便可观察心电图的变化，运动量可按预计目标逐步增加。平板运动是所有目前常用的器械运动中心肌氧耗最高的运动方式，是最接近理想的生理运动形式，病人主观的干扰作用亦小（图 3-3）。

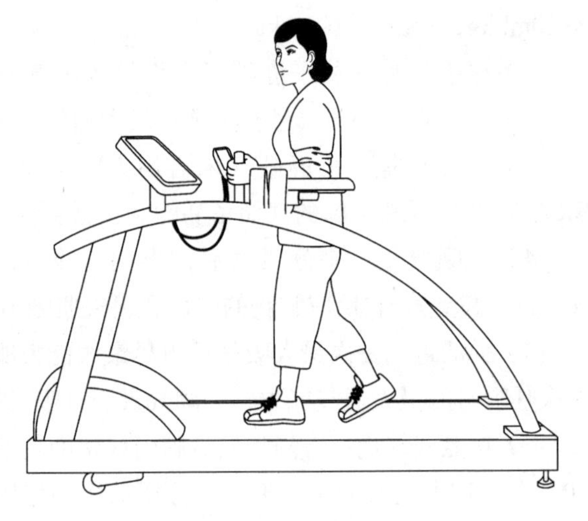

图 3-3　运动平板

1. 运动平板参数

（1）ST 段抬高：有异常 Q 波的梗死区域，出现运动诱发的 ST 段抬高是左心室室壁运动异常较为严重的指标，提示预后不佳。无 Q 波的导联诱发出 ST 段抬高，应考虑有可能存在冠状动脉痉挛，或高度狭窄所致的透壁性心肌缺血。

（2）最大 ST/ 心率斜率：此项指标被认为是敏感性和特异性均高于单纯 ST 的一项指标，但计算复杂，心肌梗死早期易致假阴性，而心肌病及主动脉瓣膜病变可出现假阳性。

（3）QT 离散度：运动试验中 QT 离散度的增大是预测心肌缺血敏感指标。运动试验中诱发心绞痛者，QT 离散度增大，且早于 ST 段压低，说明心肌缺血可导致复极异常。

（4）血压：运动试验中，正常的反应是随运动负荷量的增大，收缩期血压逐渐增高，直至峰值水平运动过程中，收缩压增高未能超过 120mmHg，或反复出现 15 秒内持续降低超过 15mmHg，反映收缩期左心功能不全，心排血量不能随运动相应增加或全身血管阻力过度降低。收缩压反应异常者冠状动脉病变范围较大。

2. 运动平板试验的临床意义

（1）为制定运动处方提供依据。

（2）冠心病的早期诊断。

（3）判定冠状动脉病变的严重程度及预后。

（4）发现潜在的心律失常和鉴别非器质性及器质性心律失常。

（5）确定病人进行运动的危险性。

（6）评定运动锻炼和康复治疗的效果等。

（三）心肺运动评估仪

心肺运动评估仪通过测量气道内气体交换、同步评估心血管系统和呼吸系统对同一运动应激的反应情况。在一定功率负荷下检测摄氧量（oxygen uptake，VO_2）、二氧化碳排出量（carbon dioxide output，VCO_2）等代谢指标、通气指标及心电图、心率、血压变化，这种评估方式称为心肺运动试验（cardiopulmonary exercise testing，CPET）。与传统运动平板测试相比，心肺运动试验可更全面客观地把握病人心肺储备功能和功能受损程度，已被列为可进行心脏移植手术的慢性心力衰竭病人和不明原因劳力性呼吸困难个体的临床标准测试。

心肺运动评估仪的基础配备由面罩或咬口、气体采集与分析系统、计算机系统、心率遥测系统组成（图 3-4），可根据试验目的不同，可连接跑台或功率车，利用多种运动试验方案进行测试。气体分析是心肺运动评估的核心技术，通常采用每次呼吸气体法（又称一口气法）进行分析，即分析每次呼吸产生气体的各项参数。依靠口部通气装置上的流量传感器、氧传感器、二氧化碳传感器持续监测气体参数。

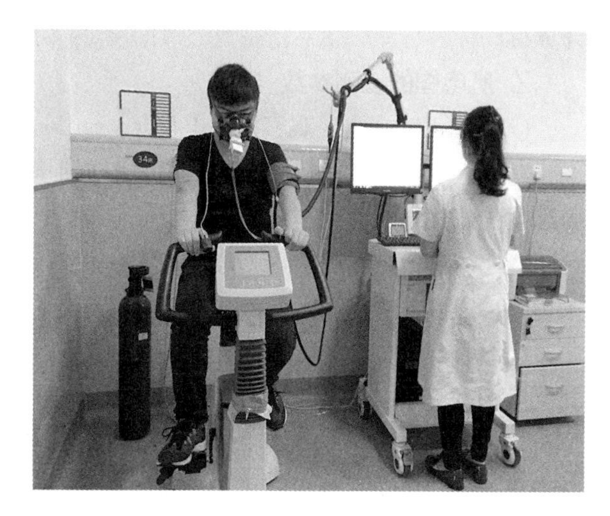

图 3-4 心肺运动测试仪

1. 最大摄氧量 最大摄氧量（maximal oxygen uptake，VO_2max）是指在大量肌肉群参与的长时间剧烈运动中，当心肺功能和肌肉利用氧的能力达到本人极限水平时，单位时间内（通常以每分钟为计算单位）所摄取的氧量。其数值大小取决于循环、呼吸、运动三大系统的生理功能及耦联活动，反映了个体摄入、运输和利用氧气的最大能力，其界定了受试个体功能性有氧代谢能力，是心肺运动试验过程中最重要的测量参数。

2. 无氧阈 无氧阈（anaerobic threshold，AT）是指人体在负荷递增的运动过程中，体内代谢方式由有氧代谢向无氧代谢转变的临界点，也就是有氧代谢尚不需要无氧代谢补充供能时的最大 VO_2 值。有氧阶段运动肌肉产生乳酸程度较低，血乳酸水平没有大幅变化；随着运动肌肉代谢需求增加，无氧代谢出现，血乳酸开始聚集，因此无氧阈又称乳酸阈。一般用 AT 点时 $\dot{V}O_2$ 占 VO_2max 的分数表示 AT 值。正常人 $AT>40\%VO_2max$。

3. 呼吸交换率 呼吸交换率（respiratory exchange ratio，RER）又称呼吸换气率，是机体二氧化碳排出量与摄氧量的体积比值（$RER=VCO_2/VO_2$），可作为描述细胞呼吸过程中氧气供应状态的一种指标。$RER<1$ 时，表示机体在进行有氧运动；$RER>1$ 时，表示机体进行无氧运动。

4. 氧脉搏 是指心脏每次搏动输出的血量所摄取的氧量，可以用每分摄氧量除以心率（VO_2/HR）来计算，是评估心脏输送氧气至周边组织的效率的最佳指标。氧脉搏越高说明心肺功能越好，效率越高。

三、电生理评定设备

（一）肌电诱发电位仪

肌电诱发电位仪是由肌电图与诱发电位仪两部分组成，通常所说的肌电图是指针极肌电图，即将针电极插入肌肉记录电位变化的一种电生理检查。通过观察肌肉的电活动，了解下运动神经元即脊髓前角细胞、周围神经（根、丛、干、支）、神经肌肉接头和肌肉本身的功能状态；诱发电位指中枢神经系统在感受内部或外部刺激过程中产生的生物电活动，包括躯体感觉诱发电位、脑干听觉诱发电位和视觉诱发电位、运动诱发电位等。

1. 肌电诱发电位仪的组成 主要包括电极、放大器、扬声器、显示器、记录器，以及辅助处理计算机。

2. 肌电图的检测参数

（1）插入时：主要观察插入电位（insertion potential）与终板噪声。

1）插入电位：在针电极插入肌肉或在肌肉内移动时，因针的机械刺激，导致的肌纤维去极化，而产生的短促电活动，即为插入电位。

2）终板噪声：针极插到正常肌肉运动终板附近时，可出现不规则电位，波幅10~40μV，发放频率为每秒20~40Hz，并听到海啸样声音，为终板噪声。

（2）放松时：观察肌肉在完全放松时是否有异常自发电活动。正常为电静息，即不出现肌电活动，显示器上呈一条平线。

（3）轻收缩时：肌肉轻收缩时可记录到运动单位电位。由于运动单位本身结构、空间排列和兴奋程序不同，可记录到不同形状、时限及不同波幅的电位。运动单位的分析主要有3个参数：时限、波幅、位相。

（4）大力收缩时：观察运动单位电位募集类型。

1）单纯相：轻度用力时，只有几个运动单位参加收缩，肌电图上表现为孤立的单个电位。

2）混合相：中度用力收缩时，募集的运动单位更多，有些运动单位电位互相密集不可区分，有些区域仍可见到单个运动单位电位。

3）干扰相：最大用力收缩时，肌纤维募集更多，放电频率增高，致使运动单位电位重叠在一起无法分辨单个电位。

3. 诱发电位的检测参数 在生理学上，把有意识的刺激感觉器官、感觉神经、感觉通路上的任何一点，而在中枢神经系统的任何部位所产生的可测出的电位变化，叫做诱发电位。根据刺激的方法，诱发电位可分为：躯体感觉诱发电位（somatosensory evoked potential，SEP）、脑干听觉诱发电位（brainstem auditory evoked potential，BAEP）、视觉诱发电位（visual Evoked Potential，VEP）、运动诱发电位（motor evoked potential，MEP）。

（1）躯体感觉诱发电位：刺激周围神经（上肢：腕部尺神经、正中神经；下肢：踝部胫神经、腓神经），在头皮相应的投射部位记录。主要检测参数是远场电位、近场电位的潜伏期与波幅。

（2）脑干听觉诱发电位：短声刺激双耳，在头皮记录。主要检测参数是Ⅰ、Ⅲ、Ⅴ波的潜伏期与波幅。

（3）视觉诱发电位：视觉刺激（棋盘格翻转或闪光刺激），头皮枕部记录，主要检测参数是P100潜伏期及波幅。

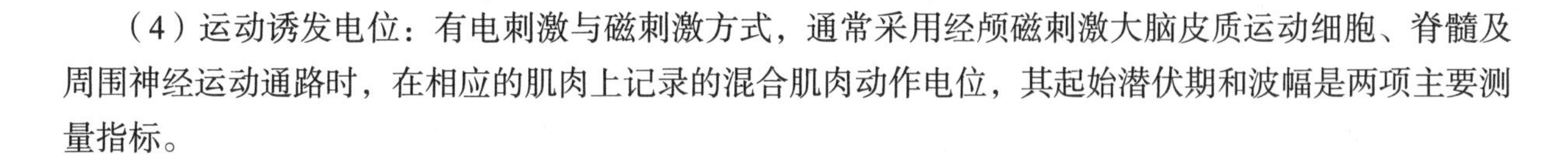

（4）运动诱发电位：有电刺激与磁刺激方式，通常采用经颅磁刺激大脑皮质运动细胞、脊髓及周围神经运动通路时，在相应的肌肉上记录的混合肌肉动作电位，其起始潜伏期和波幅是两项主要测量指标。

（二）表面肌电图仪

表面肌电图（surface electromyography，sEMG）又称为动态肌电图，是用表面电极采集肌肉活动产生的电活动图形。用于测试较大范围内的肌电信号，并较好地反映运动过程中肌肉生理、生化等方面的改变。

1. sEMG 的特点 sEMG 测试一般不需要刺入皮肤，具有安全、简便、无创、无痛的特点。不仅可以在观察静止状态下肌肉活动，而且可以在运动过程中持续观察肌肉活动的变化。既是一种对运动功能有用的诊断方法，同时也是一种较好的生物反馈治疗技术（图 3-5）。

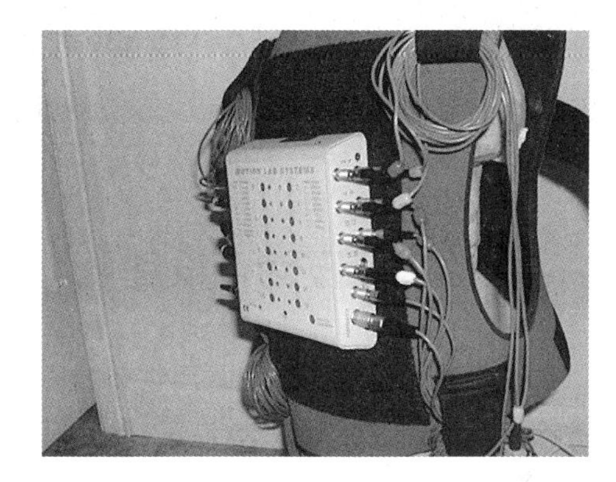

图 3-5 表面肌电图仪
（图片来源和授权：MOTIONLAB SYSTEMS）

2. sEMG 的常用指标

（1）原始的 sEMG 信号：未经处理的、叠加的运动单位动作电位被放大后的视觉显示形式，其波幅特点是在正、负极间振荡，密集程度和高度随时间变化。原始 sEMG 信号作为最简单的形式可显示肌电活动的发生和静息期情况，在不考虑波幅的情况下可分析肌电活动的起始和结束关系。此外，在分析不同肌肉活动时序变化以及肌肉活动的潜伏期等方面有参考价值。

（2）时域分析：将 sEMG 信号看作时间的函数，用来刻画时间序列信号的振幅特征，主要分析指标包括积分肌电值（integrated electromyogram，iEMG）、平均振幅（mean amplitude，MA）和均方根值（root mean square，RMS）。由于 iEMG 和 RMS 均可在时间维度上反映肌肉收缩时 sEMG 信号振幅的变化特征。因此，常被用于实时、无损伤地反映肌肉活动状态，具有较好的实时性。

1）积分肌电值：是指对所得 sEMG 信号进行整流滤波后单位时间内曲线下面积的总和，其值的高低反映运动时参与肌肉收缩的肌纤维数目多少和每个运动单位的放电大小。该指标主要体现肌肉在单位时间内的收缩特性。iEMG 与肌肉收缩的力量之间存在着线性关系。当肌肉收缩的力量增强时，参加工作的运动单位数量增多并且每个运动单位的放电增加，因此，iEMG 随之增加，反之亦然。

2）平均振幅：反映肌电信号的强度，与参与的运动单位数目及放电频率同步化程度有关。

3）均方根值：反映肌肉收缩放电的有效值，其大小决定于肌电幅值的变化，一般认为与运动单位募集和兴奋节律的同步化有关，其峰值表示波幅或收缩强度的大小，主要取决于肌肉负荷性因素和肌肉本身生理、生化过程之间的内在联系。RMS 值被认为是时域中最可靠的参数，用于估计肌力的大小。

（3）频域分析：是指对 sEMG 信号进行快速傅立叶变换后，获得 sEMG 信号的频谱或功率谱，能较好地在频率维度上反映 sEMG 的信号变化特征。常用指标主要为平均功率频率（mean power frequency，MPF）和中位频率（median frequency，MF）。

1）平均功率频率：表示的是通过功率谱曲线重心的频率，其高低与外周运动单位动作电位的传导速度、参与活动的运动单位类型及其同步化程度有关。

2）中位频率：是指骨骼肌收缩过程中肌纤维放电频率的中间值，在正常情况下人体不同部位骨骼肌的 MF 值高低差异较大，主要受肌肉组织中的快肌纤维和慢肌纤维的组成比例影响，即快肌纤维兴奋主要表现为高频放电，慢肌纤维则以低频电活动为主。

表面肌电图在运动医学方面用于观察不同肌肉收缩时的生理变化、间接评定肌力、客观地评定肌肉的疲劳程度；在康复医学方面用于康复评定如肌力、肌张力、平衡、步态等，同时也用于指导制订康复训练计划或评价康复训练疗效。

（姜　丽）

第二节　常用康复治疗设备

一、物理因子治疗设备

设备种类很多，临床常用物理因子治疗设备有电疗仪、光疗仪、超声波治疗仪、冲击波治疗仪、磁疗仪、蜡疗仪、气压治疗仪、体外反搏仪、生物反馈治疗仪、牵引治疗仪等。

（一）电疗仪

1. 工作原理　人体内除含大量水分，还有很多能导电的电解质和非导电的电介质，因此人的机体实际上是一个既有电阻又有电容性质的复杂导体，这是电疗的物质基础。电能作用于人体引起体内的理化反应，并通过神经 - 体液作用，影响组织和器官的功能，达到消除病因、调节功能、提高代谢、增强免疫、促进病损组织修复和再生的目的。机体对不同性质的电流反应不一，治疗机理亦不同。低频电流可改变神经和肌肉细胞的膜电位，使之兴奋而产生收缩；低频调制的中频电流可使感觉神经的粗纤维兴奋，抑制细纤维冲动的传入，因此镇痛作用较强；高频电流对机体组织产生热效应和非热效应，从而达到治疗目的。同种电流在使用方法和剂量大小不同时，引起人体的反应也有差异。此外，人体的不同器官和组织、不同的功能状态和病理改变，对电流的反应也不尽相同。

2. 结构与功能

（1）直流电疗仪：电压在 100V 以下，能输出经整流滤波的 50~100mA 直流电，输出插口应标明（+）、（-）极性；有的仪器有极性转换开关和电流量程分流器，小部位、弱电流治疗时须有 1~10mA 的小量程分流器。当直流电作用于人体时，体液中电解质发生电解作用，产生正、负离子，正、负离子各向其极性相反的电极移动。直流电正、负极下组织内发生的理化变化，有调整神经的兴奋性，使局部小血管扩张，促进血液循环和代谢功能，改善局部水肿或脱水现象等作用，并可通过分节反射，改善内脏的活动功能。

（2）低频电疗仪：频率在 1kHz 以下的低频脉冲电流，在人体内可引起离子和电荷微粒的迅速移动，因而对感觉神经和运动神经有明显的刺激作用，起到刺激神经肌肉及止痛等作用。常用低频电疗仪有经皮神经电刺激治疗仪、低频脉冲治疗仪和温热低频治疗仪。

1）经皮神经电刺激治疗仪：输出 1~150Hz 的单相或双相不对称方波或三角波，脉冲宽度 2~500 微秒，电流强度可达到 80mA。有单通道和双通道输出，脉冲宽度与频率可调。袖珍型仪器可由电池供电，可随身携带使用，也可外接变压电源。

2）低频脉冲治疗仪：输出三角波与方波电流，电流频率 0.5~100Hz，波宽 1~1000 毫秒，脉冲上升时间和下降时间均可调，电流输出强度 0~100mA，调制频率每分钟 1~30 次。

3）温热低频治疗仪：又称低周波治疗仪，通常有三个温热电极，其中一个正级，两个负极。

（3）中频电疗仪：频率 1~100kHz 的中频正弦电流，具有镇痛止痒、促进血液循环、软化瘢痕及松解粘连的作用，常用中频电疗仪有等幅中频电疗仪、调制中频电疗仪和干扰电疗仪。

1）等幅中频电疗仪：电极为铅片、铜片或导电橡胶板，衬垫由 2 层或 3 层绒布制成，稍大于电极，有布套可插入电极，能输出 2、4 或 10kHz 的等幅正弦电流。

2）调制中频电疗仪：能输出调制中频电流，其低频调制波频率为 1~150kHz，波形有正弦波、方波、三角波、梯形波、微分波等；中频载波频率为 2~8kHz，有四种调制波形：连续调制波、间歇调制波、断续调制波、变频调制波，有 0~100% 的调幅度，一般为 25%、50%、75%、100% 四种。各种调制波能以全波、正半波或负半波出现。调制中频电疗仪的各种调制波能分别调节。电脑中频电疗仪所输出的治疗处方中预置了由不同类型调制波组合的电流处方，适用于多种疾病的治疗，可以按处方号选用。

3）干扰电疗仪：能同时输出频率为 4000Hz 与 4000 ± 100Hz，差频为 0~100Hz 的两路等幅中频电流。其附件有两对铅片电极或导电橡胶电极和 2~3 层绒布制成的薄衬垫或以海绵制成的衬垫。有的治疗仪带有负压装置，电极装在吸盘内，吸盘内可加负压，治疗时可使之吸附在皮肤上。

（4）高频电疗仪：常用高频电疗仪包括短波电疗仪、超短波电疗仪和微波电疗仪。

1）短波电疗仪：能输出波长 22.12 米、频率 13.56MHz 或波长 11.06 米、频率 27.12MHz 的短波电流，以其产生的高频交变磁场作用于人体。常用短波治疗仪的输出功率为 200~300W，附有电缆电极、由电缆电极盘绕成的盘形电极或鼓形电极、不同大小的涡流电极、不同大小的圆形、矩形电容电极，并附有毡垫、梳状分割器、氖光灯管。

2）超短波电疗仪：能输出波长 7.7 米、频率 38.96MHz，波长 7.37 米、频率 40.68MHz 或波长 6 米、频率 50MHz 的超高频电场。常用超短波治疗仪有两种：一种是小功率治疗仪，功率为 50~80W，附有不同大小的圆形电容电极；另一种是大功率治疗仪，功率为 200~300W，附有不同大小的圆形或矩形电容电极。仪器均带有连接治疗仪与电极的电缆。

3）微波电疗仪：微波分为分米波（波长 0.1~1m）、厘米波（波长 1~10cm）和毫米波（1~10mm）。常用微波电疗仪有三种。①分米波治疗仪：常规分米波治疗仪能输出波长 33cm、频率 915MHz 与波长 69cm、频率 434MHz 的分米波，附有圆形、长形、凹槽形辐射器；②厘米波治疗仪：能输出波长 12.24cm、频率 2450 MHz 的厘米波，附有圆形、长形、马鞍形的体表辐射器，以及用于外耳道、阴道、直肠、食管的体腔辐射器、聚焦辐射器；③毫米波治疗仪：能输出波长 8mm、频率 37.50GHz，波长 7.1mm、频率 42.25GHz 的毫米波，有的治疗仪可输出方波调制的毫米波或噪声毫米波，以辐射场作用于人体。

（二）光疗仪

1. 工作原理　化学能等可由低能级跃迁到高能级，这一过程称为激发，但处于激发态的粒子极不稳定，会自发地跃迁到低能级上，并辐射出具有一定能量的量子，不同能量的量子即为不同频率的电磁波向周围传播，构成各种波长的光线，如果按波的长短来排列各种光线，可以得到一系列从长到短的光谱。光线具有反射、折射、吸收等物理特性，当光线穿透人体生物组织时，一部分被吸收，从而产生一些理化学改变，光被组织吸收得愈多，穿透能力愈小，不同组织对光的穿透能力不同。

2. 结构与功能

（1）红外线治疗仪：红外线位于光谱的红光以外，是不可见光。常用的红外线治疗仪有三种。

1）发光红外线灯：即白炽灯和钨丝红外线灯，功率100~300W，有台式和落地式两种。

2）不发光红外线仪：由电阻丝或有涂料的辐射板构成，功率200~300W，有台式和落地式两种。

3）光浴器：将多个白炽灯泡安装在半圆筒状光浴器内，适用于肢体、半身或全身（头部除外）治疗用。

（2）可见光治疗仪：可见光波长为760~400nm，由红、橙、黄、绿、青、蓝、紫等七色光线组成。常用可见光治疗仪有红光灯、蓝光灯及蓝紫光治疗仪等。

（3）紫外线治疗仪：紫外线的光量子能量较高，可引起显著的光化学效应和生物学作用。医用紫外线的波长范围在400~180nm之间，分为三段。①长波紫外线（400~320nm）；②中波紫外线（320~280nm）；③短波紫外线（280~180nm）。紫外线波长不同，皮肤的反射和吸收有区别，除反射和吸收外其余经皮肤穿透至皮下，波长愈短，穿透皮肤愈浅，紫外线照射具有消炎、镇痛、杀菌、促进组织再生等作用。常用紫外线治疗仪有高压汞灯和低压汞灯。

1）高压汞灯：主要产生中长波紫外线，落地式灯功率500W，台式灯功率200~300W，用于局部与全身体表照射。

2）低压汞灯：主要产生短波紫外线，并有少量中波紫外线。落地式灯功率30W，手提式灯功率10~15W，用于体表、局部与全身体表照射。体腔式等功率5~8W，用于体腔照射，配有适用于不同体腔的各种形状、直径的石英导子。

（4）激光治疗仪：激光是一种受激辐射的光，具有发散角小、方向性好、光谱纯、单色性好，能量密度高、亮度大，相干性好等特点，具有消炎、止痛、促进组织生长修复、刺激与调节的作用。常用低强度激光治疗仪为氦氖激光治疗仪，能输出波长632.8nm的红光激光。

（三）超声波治疗仪

1. 工作原理 超声波是指频率在20 000Hz以上，不能引起正常人听觉反应的机械振动波。超声波在介质中传播时，因克服介质内摩擦阻力其能量会逐渐衰减，即声能转化为热能，从而产生各种生物学效应，如机械作用、温热作用、生物理化作用等，超声治疗就是利用超声波作用于人体所产生的生物效应来达到治病的目的。

2. 结构与功能 超声波治疗仪常用频率为0.8MHz、1MHz、3.2MHz，有连续式和脉冲式两种，声头直径有1cm、2cm、5cm等多种，接触剂为水、液状石蜡、蓖麻油、甘油按不同用途配制的乳剂（水、油、胶的混合物）、溶胶等。

（四）冲击波治疗仪

1. 工作原理 冲击波是物体高速运动或爆炸时引起递质强烈压缩并以超音速传播的过程，是一种通过物理学机制介质（空气或气体）传导的机械性脉冲压强波，在康复领域中日益受到人们的关注，尤其是在肌肉骨骼疾病的应用。事实上，冲击波不是声波也不是一种气流，而是激波的一种。冲击波治疗仪的工作原理是通过冲击波源发出的聚焦冲击波经耦合方式进入体内（焦点的压力可达30~100MPa），在连续数千次冲击下从而达到治疗目的。其中，冲击波治疗仪的波源种类有液电式、电磁式和压电式三种。

2. 结构与功能 冲击波治疗仪主要由冲击波源、耦合装置、治疗床、控制台和定位系统组成。其中，冲击波源和定位系统是冲击波治疗仪的核心技术。冲击波的两种效应：物理效应和生物效应。

前者即冲击波的材料破坏机制，多应用于体外碎石和治疗钙化性疾病，如跟骨刺；后者主要包括成骨效应、镇痛效应和代谢激活效应。体外冲击波治疗的标准指征包括：①肩关节钙化性肌腱炎；②肱骨外髁炎；③足底筋膜炎（足跟刺）；④假关节。

（五）磁疗仪

1. 工作原理 磁性是物质的属性之一，人体也具有一定的磁性。磁疗是利用人体内部的生物磁效应来影响人体电流分布、电荷微粒的运动、肌膜系统的通透性和生物高分子的磁矩取向等，调整和恢复人体内各种不平衡或不正常的机能状态，使组织细胞的生理、生化过程改变，产生镇痛、消肿、促进血液及淋巴循环等作用。

2. 结构与功能

（1）旋转磁场治疗仪：带有两个磁头，每一磁头内有一个可水平旋转的圆盘，盘上安装 2~4 片磁感应强度为 0.1~0.2T 的永磁体。治疗仪内电动机启动后可带动磁头内磁片旋转，而产生旋转磁场，其磁感应强度为 0.06~0.15T，因磁片表面磁极性的异同而产生交变磁场或脉动磁场。

（2）电磁治疗仪：因治疗仪所利用电流种类不同而产生不同类型的磁场，如低频交变磁场、脉动直流电磁场、脉冲磁场。治疗仪多带两个或多个电磁头，其磁感应强度为 0.1-0.4-0.5T 不等。

（3）磁振热治疗仪：可产生磁场、振动，温度可调，附有传感治疗带。

（六）蜡疗仪

1. 工作原理 蜡疗是一种热疗，主要利用传导热产生的温热作用，以及石蜡冷却产生的机械压迫作用和油性石蜡的润滑作用来达到治疗目的。

2. 结构与功能 蜡疗仪具有电热熔蜡槽，采用熔点为 50~55℃的白色医用石蜡，上层为蜡液，底层为水，在槽底以电热法加热熔蜡，也可采用双层套锅隔水加热熔蜡。其他用品有耐高温塑料布、铝盘、搪瓷盆、挂蜡小铲刀、毛巾等。

（七）气压治疗仪

1. 工作原理 一般组织液静水压为 1.33kPa，肢体加压时，经组织间压力传导，可使组织液静水压提高，由此克服毛细管内压及组织间胶体渗透压的作用，促使组织间液向静脉及淋巴管内回流；当套在肢体上的气囊由远端向近端序贯充气（挤压）及排气（松弛）时，可对静脉和淋巴管起到唧筒作用，从而迫使静脉和淋巴回流。

2. 结构与功能 气压治疗仪由主机（气泵和控制系统）、导气管和气囊组成。工作时由远端向近端序贯充气，压力可调。气压治疗仪可用于肢体淋巴水肿、缺血性疾病等。

（八）体外反搏仪

1. 工作原理 体外反搏是一种通过体外无创性按压的方法，改善机体重要脏器的缺氧缺血状态，同时也是一种用于防治心脑血管疾病的医疗设备。它是通过包裹在四肢和臀部的气囊，在心脏舒张期对气囊充气加压，促使肢体动脉的血液驱返至主动脉，使舒张压明显增高，为心脏增加血流，降低心脏后负荷；在心脏收缩期气囊迅速排气，压力解除，促使主动脉内收缩压下降，最大限度减轻心脏射血期阻力，血液加速流向远端，从而达到反搏效应。

2. 结构与功能 该系统主要由信号检测、控制器和气囊执行机构等组成。在信号检测回路中利用作用在人体表面的电极直接检测皮肤表面两点间的电位差，从而得到心电图信号；另一路是利用光电传感器检测动脉脉搏，以得到脉搏跳动的频率，此信号用于反搏过程中脉搏和血压的监控。

（九）生物反馈治疗仪

1. 工作原理 常用生物反馈治疗仪是肌电生物反馈治疗仪，它是借助肌电接收设备记录自主收缩肌肉时的微弱电信号，并以此为源，通过视觉或听觉通路提供反馈信号，将人们平时不易感知的体内功能变化转变为可以感知的视听信号，并让病人根据这些信号通过指导和自我训练学会控制自身不随意功能。

2. 结构和功能 肌电生物反馈治疗仪能描记并显示肌电的数值，可发出不同颜色的灯光和声音信号，并附有表面记录电极（传感器），有的仪器还附有供病人使用的耳机。

（十）牵引治疗仪

1. 工作原理 牵引治疗是用特制的牵引带和装置，对人体某部位进行牵拉，增大椎体间隙，解除神经根的压迫和椎动脉的扭曲，缓解肌肉痉挛。

2. 结构及功能 牵引治疗装置可利用重锤、弹簧秤或旋紧螺旋杆作牵引力的非机动牵引床，或使用电子装置自控的机动牵引床。

二、康复训练器械

康复训练器械的种类繁多，一般根据使用目的分为用于基础训练的康复器械、维持和改善关节活动范围的器械、增加肌力和耐力的器械、维持和增加平衡与协调功能的器械、改善 ADL 功能的器械等。

（一）用于基础训练的康复器械

1. 平行杠 一种供病人在进行站立、步行等训练时，用手扶住以支撑体重的康复训练器械。一般是由杠体、立柱和底板等构成，常见类型为移动折叠式平行杠（图 3-6）。

2. 阶梯 一种训练病人步行功能的装置。一般是由扶手杆、立柱和台阶体构成（图 3-7）。有三侧式、双侧直线式、双侧拐角式和单侧式等类型。

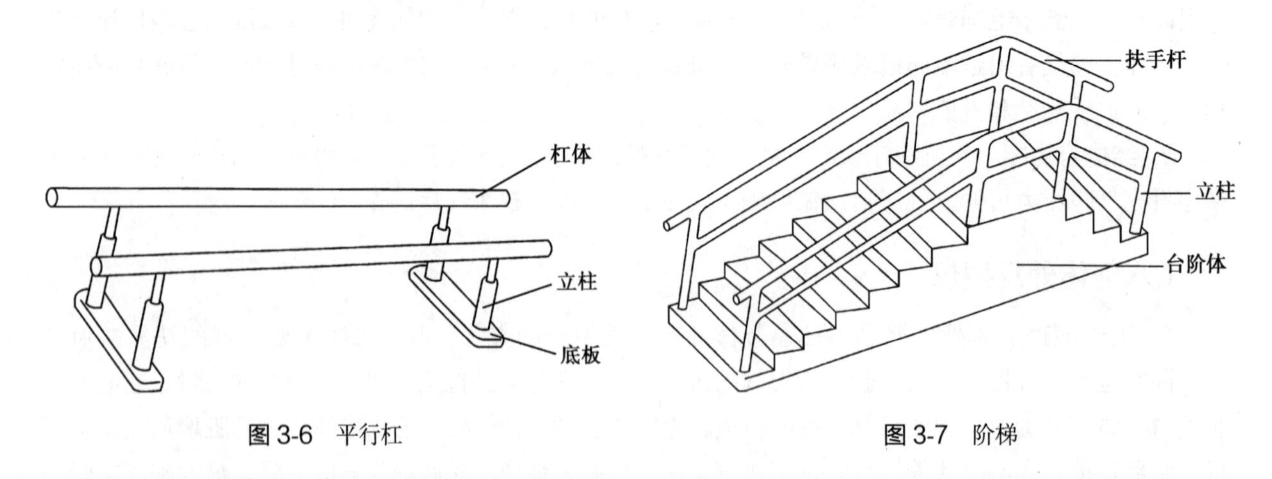

图 3-6 平行杠　　图 3-7 阶梯

3. 姿势矫正镜 供病人对身体异常姿势进行矫正训练的大镜子，可以映照全身。有的固定在墙壁上，有的带有脚轮，可以移动；有的是仅看正面像的正面镜式，有的是可同时看到侧面像的三面镜式。姿势矫正镜一般是由镜面、镜框和脚轮组成。

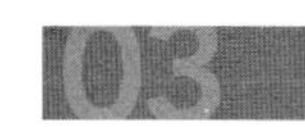

4. 训练台 供病人坐、卧其上进行多种康复训练的台子，一般由台架和台面组成。

5. 运动垫 供病人坐、卧其上进行多种康复训练的垫子。运动垫和训练台在用法上有许多相似之处，可以在一定程度上互相替代使用。通常采用泡沫塑料或者人造革面料制作。

6. 支撑器 供病人在床上或者训练台上用手支撑以抬起身体的U形小支架。一般由支撑杆、支撑架组成。

（二）用于维持和改善关节活动范围的器械

1. 肋木与肩梯 肋木是靠墙壁安装的、具有一组横杆的平面框架，一般是由肋杆、边框、安装件组成（图3-8）；肩梯是一种通过手指攀爬一定高度，训练肩关节活动度的装置，一般是由梯齿、骨架和联结调整装置构成（图3-8）。肋木与肩梯可以单独使用，也可以组合在一起使用。

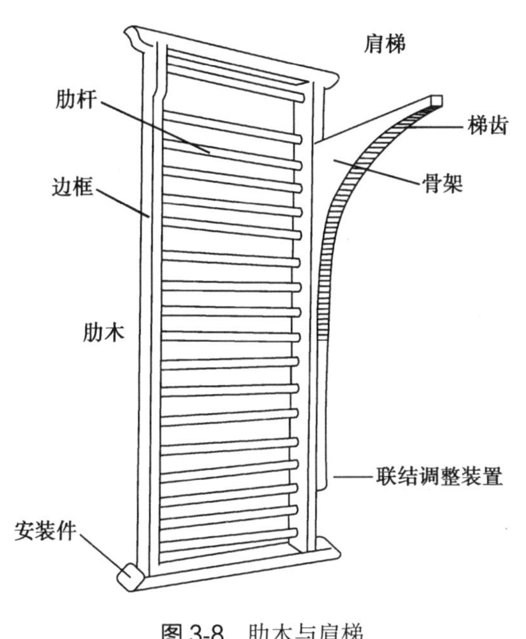

图3-8 肋木与肩梯

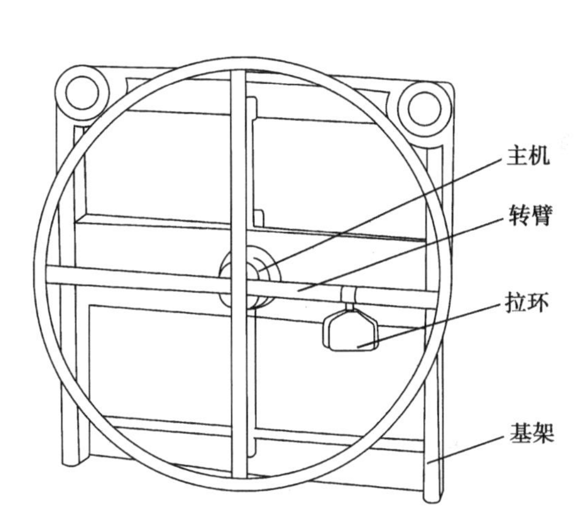

图3-9 肩关节旋转训练器

2. 肩关节旋转运动器 一种肩关节运动训练装置。一般是由主机、转臂、拉环和基架构成（图3-9）。主机一般为钢质，包括与导轨间的连接固定装置、主轴轴承、主轴、主轴阻尼装置、主轴阻尼调整装置；转臂与主轴相连，可绕主轴转动，有转动杆型、转动盘型两种；拉环为钢质，或钢-塑料；基架为钢质，或钢-木，包括导轨、调整用平衡重，平衡重的目的是使主机在导轨上进行上下位置的调整变得轻便；基架可安装在墙壁上，呈窄条型，也可以为落地式者，呈宽面型。

3. 前臂内外旋运动器 一种训练前臂内外旋运动功能的装置。一般是由基架、主机、转动拉环构成，结构与肩关节旋转训练器相仿。

4. 腕关节旋转运动器 一种训练腕关节旋转功能的装置。一般是由底板、支架、主机、转动盘、手把、臂托块、臂固定带组成（图3-10）。主机一般为钢质，包括主轴、主轴

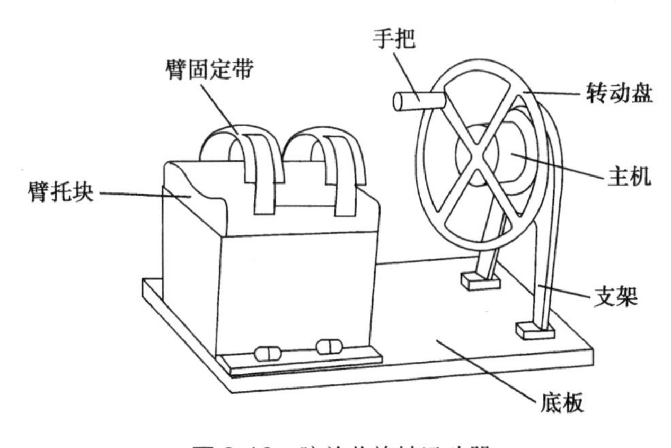

图3-10 腕关节旋转运动器

轴承、阻尼装置和阻尼调整装置。

5. **踝关节矫正站立板** 一种矫正下肢姿势、防止出现畸形的装置。一般是由墙固定装置、靠板、防护带、扶手杆、踝关节矫正板等组成。可以采用木结构，是一系列具有不同楔角的楔形木板块；也可以采用钢结构，是一块能够调整与地面夹角的钢板。

6. **持续被动运动训练仪** 一般是由活动关节的托架和控制运动的机械组成，包括针对下肢、上肢，甚至手指等外周关节的专门训练设备，用于对不同关节进行持续较长时间的被动运动训练。

（三）用于增加肌力和耐力的器械

1. **股四头肌训练器** 一种训练大腿股四头肌的装置。一般是由框架、座椅、主轴、重锤、抵抗杆、足挂和动杆等组成（图 3-11）。

2. **悬吊架** 一种将肢体悬吊起来进行训练的装置。一般是由网板、网板拉杆、网板的墙壁固定装置、滑轮训练单元等构成。滑轮训练单元包括各种钩、滑轮、绳索。

3. **墙壁拉力器** 一种固定于墙壁上的具有重力负荷的装置，通过拉动重锤，可以进行肌力训练等。一般由滑轮、墙固定板、手拉环、导轨、绳索、重锤、重锤拉杆等构成。

4. **手指肌训练台** 一种进行手指活动、训练手指肌力和关节活动度的装置。一般是由台架、滑轮、悬吊框架、指套、绳索、重锤等构成。

5. **减重训练仪** 通过吊带进行控制，根据需要减轻病人步行中下肢的承受重量，保证行走安全。用于骨关节、神经系统疾患引起的下肢无力、疼痛、痉挛的病人，帮助他们及早进行步态功能训练。一般是由减重框架、减重吊带、控制装置（手动、电动或气动控制）等组成。

（四）用于改善平衡与协调功能的器械

1. **起立床** 又称倾斜台，是能够把病人从平卧位逐步转动到 0°~90°之间任一倾斜位置来进行训练的装置。根据控制方式，起立床分手动起立床和电动起立床。一般是由台板、防护带、传动机构、驱动力输入装置（摇把或电动机）、脚轮或地脚、台架、脚托板等组成（图 3-12）。

2. **平衡板** 一块可晃动的木板，一般为弧形状，用于平衡功能训练。

3. **站立架** 一种训练病人站立功能的装置，一般是由人体固定装置、框架和桌面等组成。站立架可分为儿童、成人站立架，也可分为单人、双人和多人站立架。

4. **姿势矫正椅** 供患儿坐用，矫正患儿异常姿势，保持其身体于正常功能位，防止出现畸形的

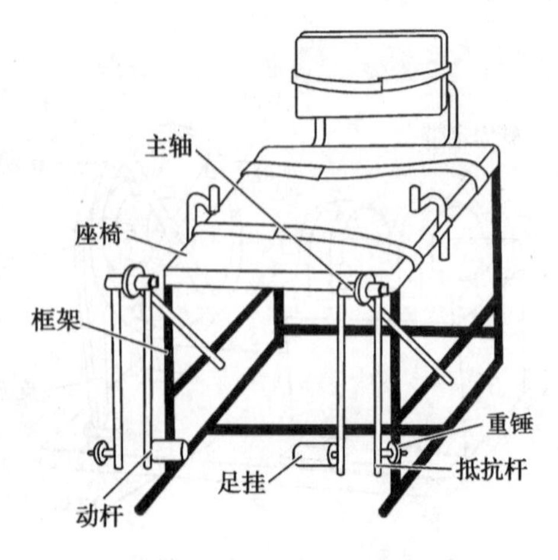

图 3-11 股四头肌训练器

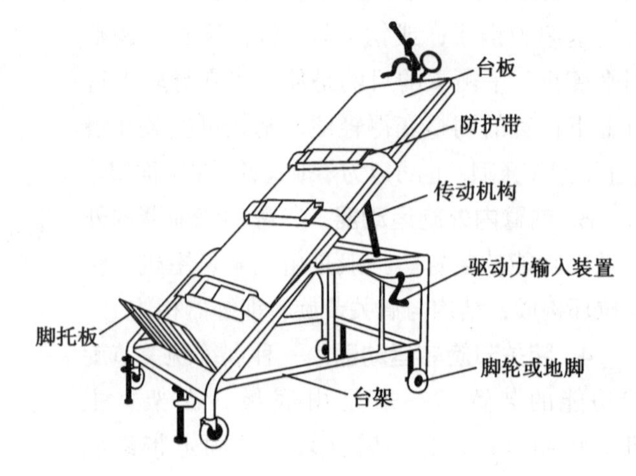

图 3-12 起立床

装置。一般是由座椅靠背系统、桌板、底盘框架、足托、脚轮等组成（图 3-13）。

（五）用于改善 ADL 能力的器械

1. 砂磨台 一种供病人模仿木工砂磨作业、进行上肢功能训练的台子。一般是由台板、砂磨具和台架组成（图 3-14）。

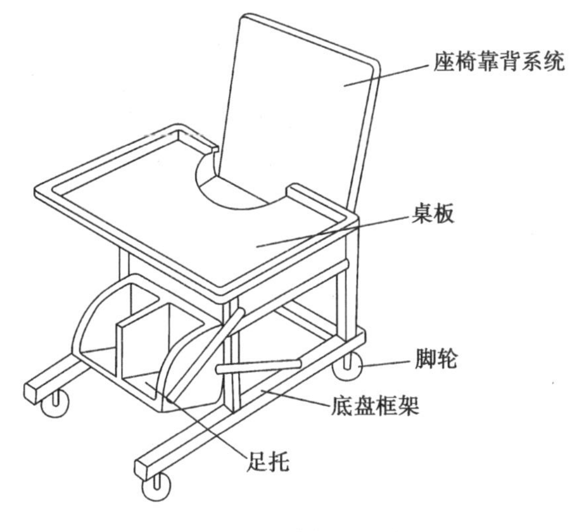

图 3-13 姿势矫正椅

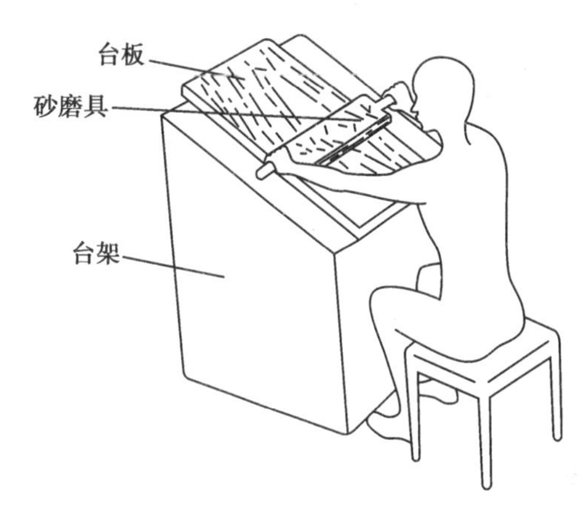

图 3-14 砂磨台

2. 木钉盘 一种训练病人上肢协调功能的木板。一般是由木盘和木钉组成。木盘上有孔洞，可插入木钉。

3. 滚桶 一种训练病人上肢功能的一种长圆柱状器械。通常采用泡沫塑料制作而成。

4. 套圈 一种由若干靶棍和环圈构成的装置，环圈可于远处抛掷而套于靶棍上。一般是由底板、靶棍、环圈等组成。

5. 铁棍插盘 一种训练手指动作的装置。一般是由底板、带孔的插盘和插棍等组成。

6. 分指板 一种训练手指分开和伸展、保持手指于正确位置的器械。一般是由底板、分指块和固定带等组成。

（余 茜）

第三节 康复机器人

康复机器人（rehabilitation robotics）是辅助人体完成肢体动作，实现助残行走、康复治疗、负重行走、减轻劳动强度等功能的一种医用机器人。康复机器人的研究涉及康复医学、生物力学、机械学、计算机科学、材料学等学科，是典型的医工结合的领域。20 世纪 80 年代是康复机器人研究的起步阶段，1990 年以后康复机器人的研究进入到全面发展时期。

一、分类

通常根据功能，将康复机器人分为训练型和辅助型两大类。也可根据结构设计或阻抗大小来对康复机器人进行分类。由于有些康复机器人是在假肢和矫形器基础上开发而来，因此，康复机器人也涵盖本书提到的假肢和矫形器。

（一）根据功能

1. 训练型康复机器人 又称康复训练机器人，其主要功能是帮助病人顺利完成各种运动功能的恢复性训练。例如步态训练、上肢运动训练等。康复机器人不仅将康复治疗师从繁重的体力劳动中解放出来，而且可对治疗过程进行客观检测和评价，从而充分提高康复训练的针对性、科学性和康复效率。

（1）根据训练针对的部位

1）上肢康复训练机器人：主要用于上肢（包括手、手腕、肘和肩）的功能训练或者协助完成上肢活动。主要有美国 MIME 系列康复机器人、美国 ARM Guide 上肢训练装置、美国 MIT-Manus 上肢康复机器人、瑞士苏黎世联邦工业大学上肢康复机器人、美国加州大学和美国西北大学的上肢康复机器人等。

2）下肢康复训练机器人：主要用于下肢功能训练，如步态，或者协助完成下肢活动。主要有德国 MGT 下肢康复机器人、瑞士苏黎世联邦工业大学下肢康复机器人、美国自动行走器、美国麻省理工学院和美国西北大学的踝关节康复机器人等。

（2）根据不同的训练方式

1）被动辅助式康复机器人：机器人移动病人的肢体，病人保持全身放松。

2）主动辅助式康复机器人：病人自发主动运动而在需要时机器人辅助病人完成预定的运动。

3）主动对抗式康复机器人：与主动辅助相反，病人对抗机器人产生的阻力，完成预定的运动。

2. 辅助型康复机器人 又称康复辅助机器人，其主要功能是协助功能障碍者完成各种动作，提高生活自理能力。

（1）根据辅助的针对部位

1）上肢辅助机器人：协助功能障碍者完成吃饭、穿衣、洗漱等日常生活活动的康复机器人，如英国 Handy Ⅰ系统。

2）下肢辅助机器人：协助功能障碍者完成站立、行走等活动的康复机器人，如美国 BLEEX 机器人。

（2）根据便携程度

1）工作站式：固定使用。为用户提供了一个集成环境，包括一个操作臂和适合于操作臂完成各种任务的环境系统，如美国 DeVAR Ⅳ系统。

2）移动式：自由移动。一般带有环境感知的传感器实现导航、避障，可以根据用户的行走习惯设定工作参数，具有操作和信息反馈的人机接口，如英国 Wessex 手臂。

3）搭载式：连接到轮椅上。通常是将已有的机械臂和普通轮椅或电动轮椅相结合，然后设计安装各种传感系统、导航系统、运动规划系统、人机接口系统和控制系统，帮助重度肢体残疾人、老年人提高生活自理能力，如荷兰 iARM/Manus 机械臂。

（二）根据结构设计或阻抗大小

1. 根据结构设计

（1）外骨骼式机器人：佩戴于病人身上，可以提供准确的关节角度信息。不足是机械关节和人体关节的对正比较困难，如果偏差较大，有可能造成损伤。此外，动力装置一般安装在关节部位并配备大减速比的齿轮箱，从而增加了重量，既可适合于机构用户，更适合于个人用户，如美国BLEEX机器人。

（2）末端执行式机器人：与外骨骼式机器人相比，重量轻，适合于机构用户使用。末端执行式机器人和病人以“握手”的方式互动。但是，由于关节不受限制，故对关节的运动控制有限，如美国MIT-Manus上肢康复机器人。

2. 根据阻抗大小

（1）高阻抗型机器人：阻抗主要源自减速箱的使用，因此，高减速比通常会增加静摩擦力、黏滞摩擦等，从而增加阻抗。高阻抗型机器人在关闭的状态下需要很高的动力来驱动。外骨骼式机器人通常具有很高的阻抗，故属于高阻抗型机器人。

（2）低阻抗型机器人：与高阻抗型机器人相比，低阻抗型机器人一般配有高功率的动力装置并辅以小的减速比，末端摩擦力很小，便于驱动。末端执行式机器人通常具有较低的阻抗，故属于低阻抗型机器人。

知识链接

机器人的定义与分类

机器人（robot）一词源出捷克文robota，为“劳役”“苦工”之意。机器人既可以接受人类指挥，又可以运行预先编排的程序，还可以根据人工智能技术制定的原则、纲领行动。机器人是自动执行工作的机器装置，美国机器人协会将之定义为：一种可编程的和多功能的，用来搬运材料、零部件、工具的操作机，或者是为了执行不同的任务而具有可改变和可编程动作的专门系统。

从应用环境出发，机器人分为工业机器人和特种机器人两大类。工业机器人就是面向工业领域的多关节机械手或多自由度机器人。特种机器人则是除工业机器人之外的、用于非制造业并服务于人类的各种机器人，包括服务机器人、水下机器人、娱乐机器人、军用机器人、农业机器人、机器人化机器等。

二、结构与临床应用

（一）上肢康复训练机器人

1. 美国MIME系列上肢康复机器人　美国斯坦福大学研发的镜像运动使能器（mirror-image motion enabler，MIME），包括三代。第一代完成两个自由度的单关节运动，包括肘部屈伸、前臂旋前旋后；第二代实现了前臂的平面运动，第三代在此基础上实现了前臂的三维运动（图3-15）。美国加州Palo Alto康复中心对MIME康复机器人治疗脑卒中的临床疗效进行了研究，23名脑卒中偏瘫病人参与了该实验，其中11名接受MIME康复训练，每次1小时，每周3次，训练2个月和半年后随访均显示机器人组的Fugl-Meyer评分、肌肉力量显著优于对照组。最近由同一研究小组进行的临床试验，进一步表明MIME训练的临床疗效和训练强度相关，即3周30小时MIME训练的临床疗效明显优于3周15小时训练。

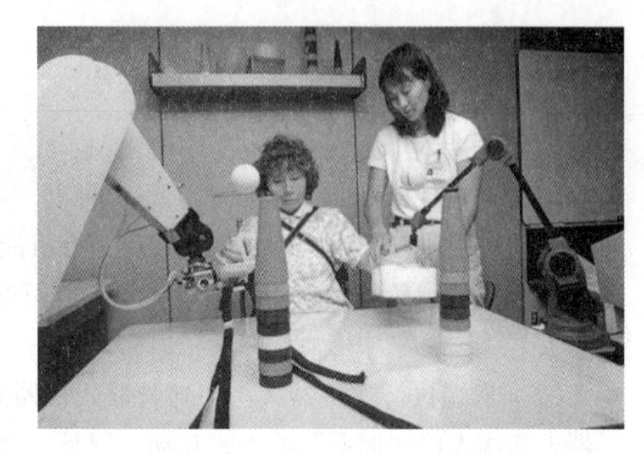

图3-15 美国MIME康复机器人
（图片来源和授权：Journal of Rehabilitation Research & Development）

2. 美国ARM Guide上肢训练机器人 具有三个自由度，包括沿直线轴承的直线运动以及直线轨道的水平和垂直方位，从而使病人能够完成不同直线轨迹的伸出抓取训练（图3-16）。训练中，病人手臂固定在夹板上，沿着直线轨道练习以最快的速度执行五个目标点的伸出抓取运动。第六个目标点不同于训练中的目标方位只用于评测训练效果。直线轨道垂直和水平方位可以调节，病人前臂的施力大小由力传感器测量。该机器人可用于脑损伤病人的上肢运动训练，还可以作为临床评测工具，用于肌肉挛缩的评估。

3. 美国MIT-Manus上肢康复机器人 美国麻省理工学院1991年开始研发，采用平面连杆结构，早期具有两个自由度，用于肩关节和肘关节的康复训练，后期增加了腕关节装置，可以实现腕关节的伸屈、内外旋以及内外展，具有三个自由度。病人握住机构末端的手柄，可完成平面内圆或直线路径的运动训练（图3-17）。训练时，计算机为病人提供了实时的视觉反馈。该机器人具有反向可驱动性，即采用阻抗控制技术实现末端点的平滑和柔顺，在病人主动运动时能够跟随，从而产生平滑快速的运动。使用MIT-Manus上肢康复机器人对36名脑卒中病人，分别进行12周总计36次的康复训练，临床评价结合运动参数分析显示它对促进上肢肌群的恢复具有一定疗效。

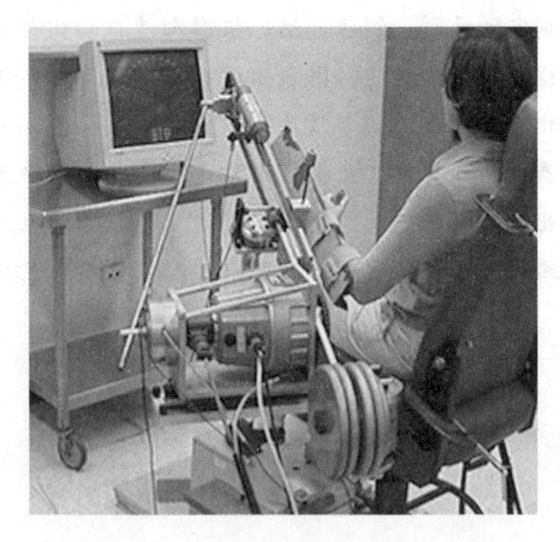

图3-16 美国ARM Guide上肢训练机器人
（图片来源和授权：Journal of Rehabilitation Research & Development）

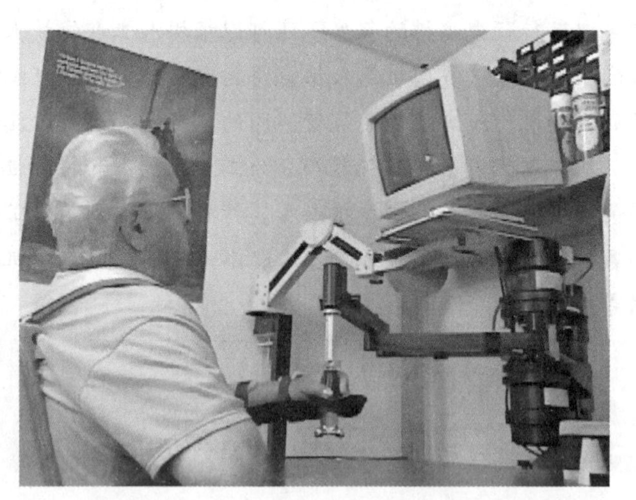

图3-17 美国MIT-Manus上肢康复机器人
（图片来源和授权：Journal of Rehabilitation Research & Development）

4. 瑞士苏黎世联邦工业大学上肢康复机器人 具有低惯量、低摩擦和反向驱动等特性（图3-18）。该机器人有六个自由度（四个主动和两个被动自由度）、四种运动模式。预定轨迹模式为医生指导病人手臂运动并记录下来的轨迹，然后机器人以不同速度对该轨迹进行重复；在点到达模式

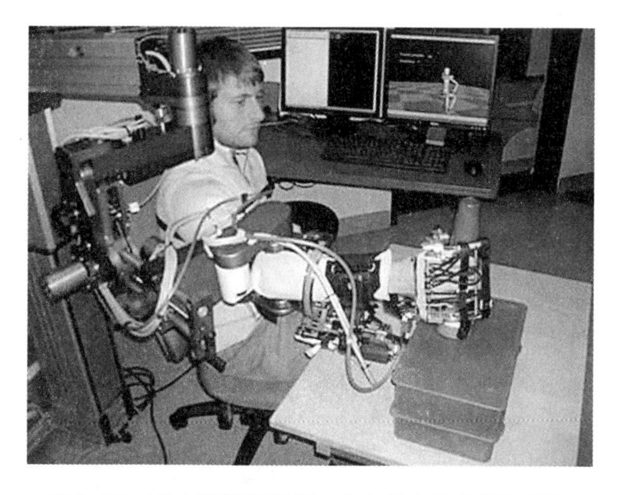

图 3-18 瑞士苏黎世联邦工业大学上肢康复机器人（图片来源和授权：Journal of Rehabilitation Research & Development）

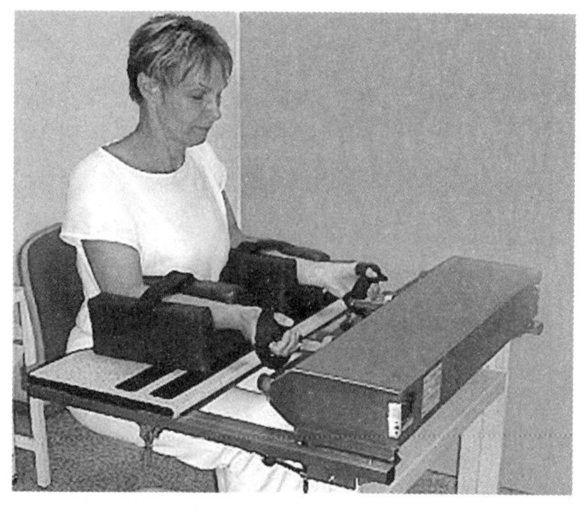

图 3-19 德国 Bi-Manu-Track 上肢训练机器人（图片来源和授权：Journal of Rehabilitation Research & Development）

中，预定到达点通过图像显示给病人，由机器人对病人肢体进行支撑和引导完成训练；在病人引导力支持模式中，运动轨迹由病人确定，所需力和力矩则通过测得的位置，速度信息通过系统的机械模型来预测，并由一个可调辅助因子来提供一部分力和力矩。

5. 德国 Bi-Manu-Track 上肢训练机器人 由德国 Klinik 实验室和 Fraunhofer 研究所共同研发，由两个单自由度装置组成，可以完成两种双向的被动和主动运动训练，分别为镜像或平行方式的前臂内外旋转和腕关节伸缩运动。该机器人可以对动作的速度、幅度大小以及两个把手的阻抗分别进行设置。手柄可以分别设置成绕水平轴和垂直轴旋转，用于肘关节或腕关节的运动训练（图 3-19）。对 44 名急性脑卒中病人的临床随机对照观察，发现 22 名接受 6 周机器人训练的病人，其肌张力、运动控制等方面的恢复均明显优于电刺激组。

6. 意大利上肢康复机器人 意大利 Roberto Colombo 等研制，针对上肢不同关节，机器人的结构与功能均有所不同。腕关节康复机器人可以提供正负 90° 的运动范围以及正负 9Nm 的阻抗扭矩（图 3-20A），肩肘关节康复机器人则类似于 MIT-Manus，可以实现平面的自然伸缩运动（图 3-20B）。临床研究，脑卒中病人给予上肢康复机器人训练，每次 40 分钟，每日 2 次，连续训练 3 周，训练组 Fugl-Meyer 评分、关节活动范围均明显优于对照组。

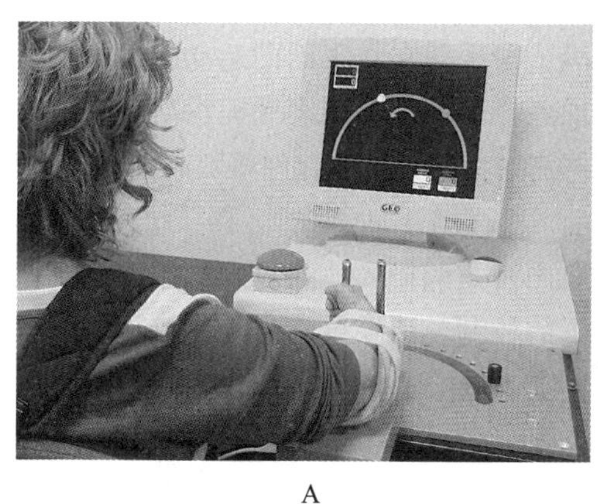

A　　　　B

图 3-20 意大利上肢康复机器人（图片来源和授权：Journal of Neuroengineering and Rehabilitation）

7. 英国 GENTLE/S 上肢康复机器人 英国 Reading 大学牵头研制，功能与 MIT-Manus 相类似，但结构更加简单、紧凑（图 3-21），机械臂为三自由度升降式摇臂结构（haptic master 机器臂），可带动患肢在三维空间运动，同时增加了虚拟现实技术，有助于提高训练效果。

8. 美国西北大学上肢康复机器人 美国芝加哥西北大学 Liqun Zhang 等研制，主要用于脑卒中病人的康复训练。该机器人具有七个主动自由度，二个被动自由度，可以反向驱动。配以虚拟现实的界面，可以有效地实现人机互动，提高训练效果（图 3-22）。

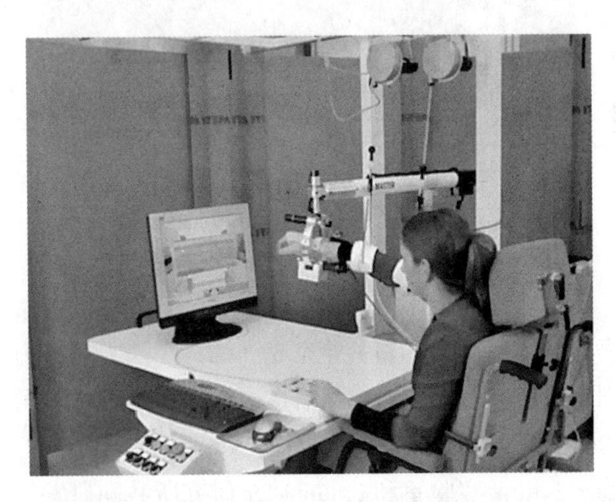

图 3-21 英国 GENTLE/S 上肢康复机器人
（图片来源和授权：Journal of Neuroengineering and Rehabilitation）

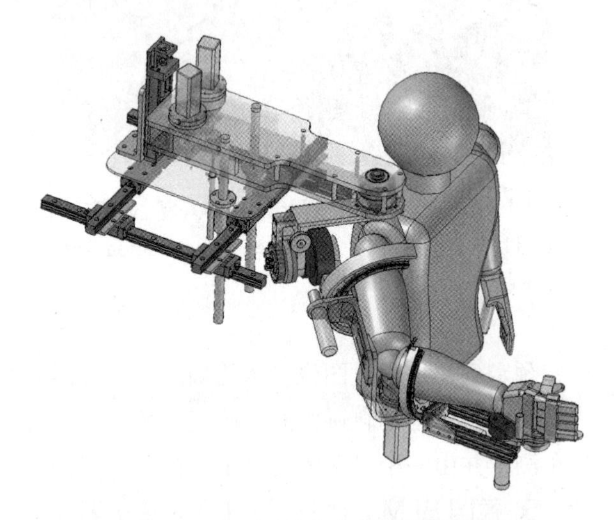

图 3-22 美国西北大学上肢康复机器人
（图片来源和授权：Dr.Li-Qun Zhang）

9. 瑞士 Armeo Power 上肢机器人 瑞士 Hocoma 公司研发，一款独特的上肢康复评估与训练设备。评估方面，它能够精确记录病人如何活动以及在训练中需要多少辅助力，标准化的评估工具包括 A-MOVE 运动评估、A-GOAL 目标评估、A-COORD 协调评估、A-ROM 活动范围评估、A-FORCE 力量评估、A-STIFF 肌肉张力评估；训练方面，它可以支撑整个上肢，并完成以下方向的自由运动：腕关节屈、伸，前臂旋前、旋后，肘关节屈、伸，肩关节屈、伸，肩关节水平内收、外展，肩关节内旋、外旋。适用于因中枢神经、周围神经、脊髓、肌肉或骨骼疾病引起的上肢功能障碍者。

10. 加拿大女王大学 KINARM 上肢康复机器人 使用四杆连杆来控制双侧手臂的水平面运动，涉及肩关节和肘关节的屈曲、伸展运动。力矩电机记录手臂在水平面的运动，并可将负载独立施加到每个关节。该设计提供肩肘关节的反馈和控制肩肘关节，从而允许将负载施加到肩部和（或）肘关节（或手动负载）。该系统可计算关节运动和肌肉扭矩的模式，并有虚拟现实系统做视觉刺激下的控制。该系统将负载直接应用于上臂和前臂是独一无二的（图 3-23）。

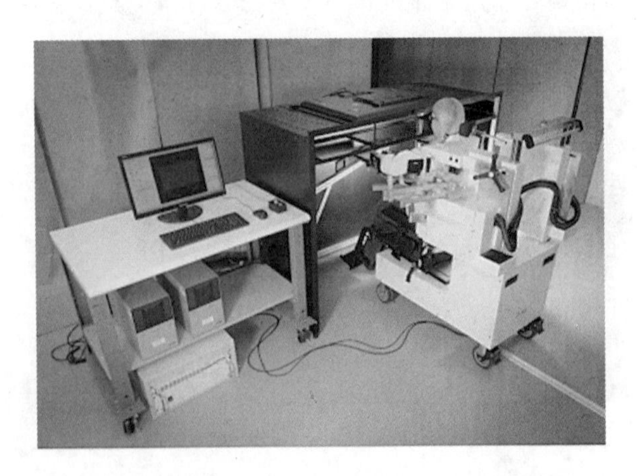

图 3-23 加拿大女王大学 KINARM 上肢康复机器人
（图片来源和授权：Dr.Stephen Scott）

（二）下肢康复训练机器人

1. 德国 MGT 下肢康复机器人 又称机械步态训练器（mechanized mait trainer，MGT），2000

年由德国自由大学 Hesse Stefen 等人研制。机器人的步态机构采用类双曲柄摇杆机构，驱动脚踏板模仿往复步态的类椭圆轨迹运动。训练时，病人的双脚固定在脚踏板上，手放在扶手上以保持身体平衡，躯干由悬吊减重系统固定（图 3-24）。该装置结构简单，只有一个自由度，故只能辅助足部运动，而不能辅助髋、膝和踝关节的运动。

2. 瑞士苏黎世联邦工业大学下肢康复机器人 具有四个自由度，一种外骨骼式步态训练装置。该装置可以带动病人腿部实现矢状面的步态运动，四个回转关节由四个直流电极驱动精密滚珠丝杠传动，具有被动训练、主动辅助训练模式。

3. 德国足部运动仿真器 德国 Hesse 等人于 2003 年研制。它是基于虚拟现实技术，配以悬吊减重装置。病人通过脚踏板带动，实现矢状面内的任意轨迹和姿态运动（图 3-25）。该脚踏板有良好的动力学性能，可以模拟多种行走。它是第一台足部沿着可编程自由轨迹行走的装置。辅以头戴式显示器，病人可实现与虚拟场景互动。

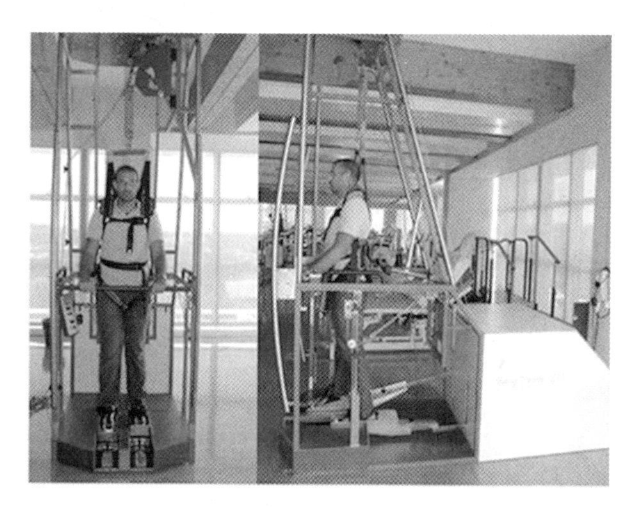

图 3-24 德国 MGT 下肢康复机器人
（图片来源和授权：Journal of Rehabilitation Research & Development）

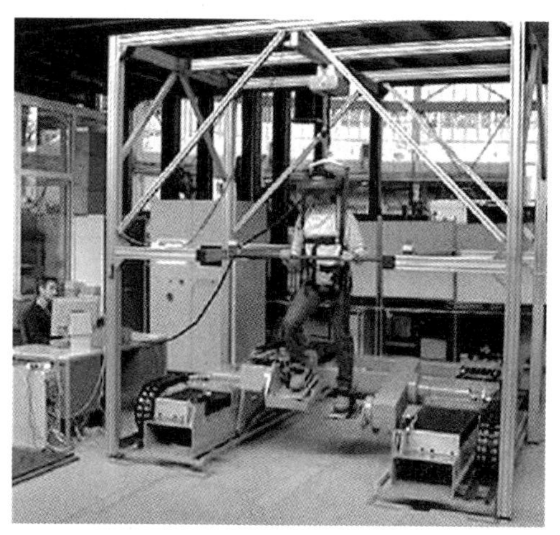

图 3-25 德国足部运动仿真器
（图片来源和授权：Journal of Rehabilitation Research & Development）

4. 美国自动行走器 自动行走器（auto ambulator）实际上是一款结合悬吊减重系统的高端步态训练装置，可用于步态、平衡、协调和耐力训练。组成包括跑步机、电机驱动的悬吊减重装置、用于监控和提供实时反馈的计算机控制系统。计算机屏幕可以显示虚拟现实场景，步行速度可以根据病人的耐受力而调节，逐渐增加到正常步速。整个装置可以无线遥控。

5. 美国麻省理工学院踝关节康复机器人 具有 3 个自由度，可反向驱动（图 3-26）。采用两个直线型驱动器，包括科尔摩根的直流无刷电动机和丝杠，可以提供踝关节在矢状面和额状面的运动，同时可以准确地评测踝关节的生物力学特性。由于采用直线电机，所以安装使用非常方便。力矩测量则是采用电流传感器。临床研究显示，踝关节康复机器人对改善脑卒中的偏瘫步态具有显著疗效。

6. 美国西北大学踝关节康复机器人 美国西北大学 Liqun Zhang 等研制，具有一个自由度，由伺服电机驱动，辅以力矩和角度测量，可以实时提供反馈，对病人的踝关节实施智能拉伸，之后进行主动运动训练（图 3-27）。该机器人的主要特点：当踝关节接近预设的极限位置时，电机转速减慢，从而保证踝关节训练的安全、有效。辅以虚拟现实技术，可提高病人的参与能力。

7. 瑞士 LOKOMAT 下肢康复机器人 瑞士 Hocoma 公司研发，具有四个自由度，是一种外骨骼式步态训练装置。通过模拟正常人行走，帮助脑卒中或脊髓损伤病人的步行训练，具有被动训练、

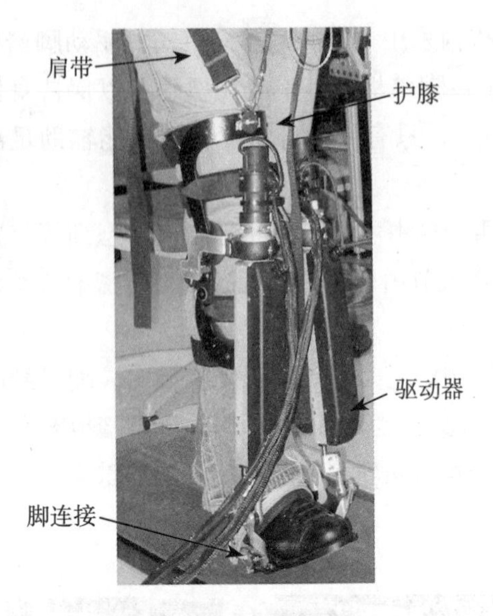

图 3-26 美国麻省理工学院踝关节康复机器人（图片来源和授权：Journal of Rehabilitation Research & Development）

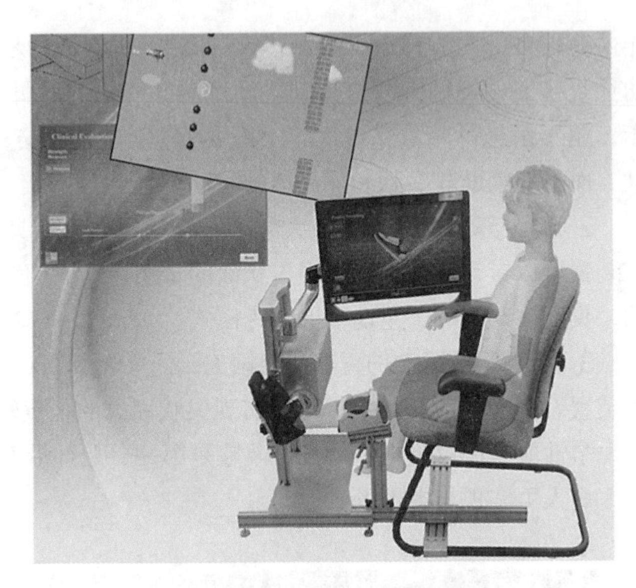

图 3-27 美国西北大学踝关节康复机器人（图片来源和授权：Dr.Li-Qun Zhang）

主动辅助训练模式。该机器人的行走速度可控，行走姿势可调，跑道移动与机器人行走保持同步。它被称为是一种“帮助瘫痪病人学会重新走路的机器人”，适用于中枢神经系统损伤后的下肢功能训练，尤其是行走训练。

（三）上肢辅助机器人

1. 英国 Handy Ⅰ系统 英国 Topping 公司 1987 年研发，具有 5 个自由度，系统主要由控制台与机械臂两部分组成，通过更换机械臂上的各种托盘，如吃饭托盘、喝水托盘、洗脸刮脸托盘、刷牙托盘、化妆托盘以及绘画托盘等，使病人可独立完成各种日常生活活动，显著提高生活自理能力，改善生活质量（图 3-28）。它被认为是全世界开发利用最成功的康复机器人。

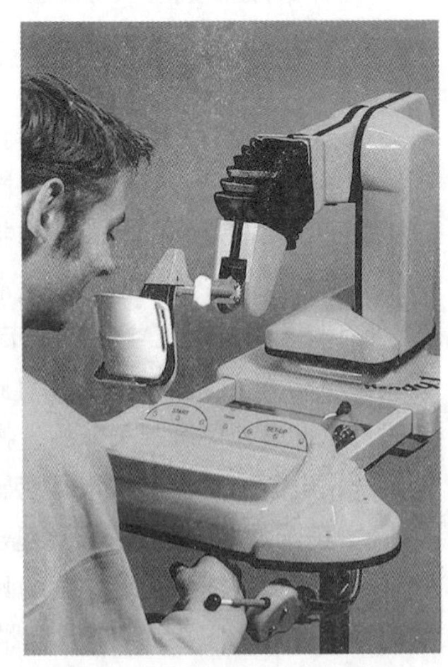

图 3-28 英国 Handy Ⅰ系统（图片来源和授权：Journal of Rehabilitation Research & Development）

2. 美国 DeVAR Ⅳ系统 美国斯坦福大学于 20 世纪 80 年代研发，以 Puma 260 工业机器人为基础，将 Puma 的机械手臂倒装在屋顶的轨道上，增加了工作空间，非常适合于在办公环境中使用（图 3-29）。

3. 英国 Wessex 手臂 英国巴赫大学研发，具有 5 个自由度，可以通过输入设备直接控制手臂，也可以通过回放模式使用（用户可以从一组预先设定的路径中选取想要的动作）。为方便移动，可将 Wessex 手臂安装在工作台。Wessex 手臂主要在水平面移动，难以抓取地面上的物品。

4. 荷兰 iARM/Manus 机械臂 在法国 Spartacus 机器人的基础上研发，具有八个自由度，既可安装在轮椅，也可安装在专门的升降台。

5. 美国 RAPTOR 康复辅助机器人 类似于荷兰 iARM/Manus 机械臂，具有 5 个自由度，通过操纵杆、键盘等输入设备

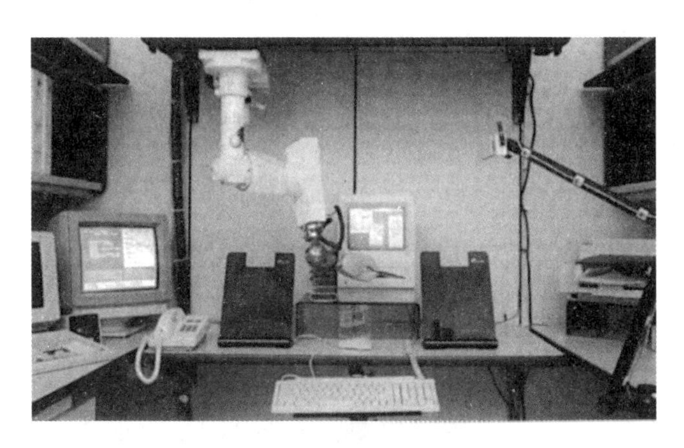

图 3-29 美国 DeVAR Ⅳ系统
（图片来源和授权：Journal of Rehabilitation Research & Development）

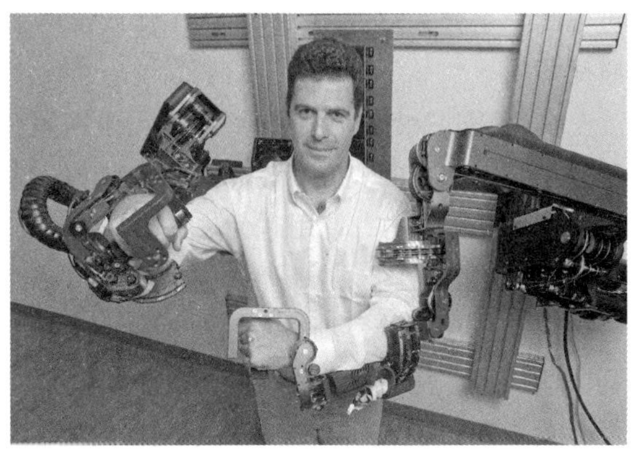

图 3-30 美国加州大学外骨骼机器人
（图片来源和授权：Dr.Jacob Rosen）

控制，显著提高病人的操控能力，包括从桌子取物、冰箱取物、开门、开灯、关灯等。

6. 美国加州大学外骨骼机器人 美国加州大学圣克鲁斯分校 Rosen 等研制，具有七个自由度，是一种可穿戴式外骨骼机器人（图 3-30）。该机器人设计复杂，具有低惯性，既可用于上肢的训练与评估，也可用于增强上肢力量。

7. 美国威明顿外骨骼机器人 美国杜邦儿童医院的 Tariq Rahman 博士研发，威明顿外骨骼机器人（Wilmington robotic exoskeleton，WREX）是依靠线弹性部件平衡空间中的重力作用，以保持肘部和手的空间位置。WREX 本身没有动力，并非严格意义上的机器人，其主要功能是抵消病人的上肢肢体重量，使病人得以完成吃饭、喝水、梳头等日常生活活动，适用于脑瘫等上肢肌无力病人（图 3-31）。

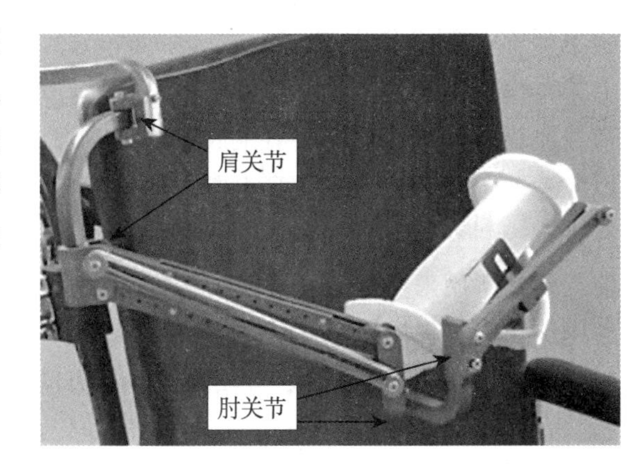

图 3-31 美国威明顿外骨骼机器人
（图片来源和授权：Journal of Rehabilitation Research & Development）

（四）下肢辅助机器人

1. 以色列 ReWalk 外骨骼机器人 以色列 ReWalk Robotics 公司研发，实质上是一款智能矫形器，可帮助腰部以下瘫痪者重获行动能力。ReWalk 于 2012 年获得欧盟认证，进入欧洲市场，2014 年 6 月通过美国食品药品监督管理局（Food and Drug Administration，FDA）的审批，是首款也是唯一获得 FDA 批准的外骨骼产品。ReWalk 外骨骼机器人有两款产品，分别针对个人用户和机构用户。个人用户适合于家庭、工作或社交环境中使用，通过传感器和监控器，使病人站立、行走和爬楼。机构用户主要为瘫痪病人提供物理治疗，包括减缓瘫痪导致的肢体疼痛、肌肉痉挛、帮助肠道消化系统、加速新陈代谢等。

2. 美国 Ekso 外骨骼机器人 美国 Ekso Bionics 公司研发，该机器人的关键部位采用了大量的铝合金、钛合金、碳纤维等金属和复合材料，系统还内建了高精度的感应器、微型驱动马达、拟人关节，还有速度极快的中央处理器和强大的软件系统。提供三种模式供用户根据自身的情况和康复进度来选择，同时，它还能统计并上传相关数据，供医务人员分析。

3. 新西兰 Rex 外骨骼机器人 新西兰 Rex Bionics 公司研发，病人使用 REX 产品站立的同时，可以腾出手臂和双手去完成其他工作或娱乐活动，故称为“不需要拐杖的外骨骼机器人”，可用于四肢瘫病人。

4. 美国 RoboKnee 单膝助力行走装置 通过实时地给予膝关节力矩补偿，达到使股四头肌处于放松状态的目的。该装置的机械结构比较简单，电池可以连续工作 30~60 分钟。不足之处是传动装置位于大腿的下方，使用时无法坐下，只能站立。

5. 美国 BLEEX 外骨骼机器人 美国加州大学伯克利分校研制，应用于康复训练和康复辅助，后被洛克希德马丁公司收购生产，用来提高美国军人负重和行军能力。BLEEX 主要是由一对不锈钢机械腿组成，发动机位于使用者的腰后，用以提供动力；腰后还有一个可以折叠的钢架，以便于士兵把背包、武器等物品背负于身后（图 3-32）。机械腿的下端连接一双经过专家改进的美军陆战靴。整个装备约有 45kg 重。BLEEX 机器人安装了 40 多个传感器，结合控制单元可以模仿人的神经系统对身体背负的重量进行实时的计算和调节，从而将负重者承担的压力大幅度地减小。该机器人能够带动人腿向前迈进，从而加快步行的速度。

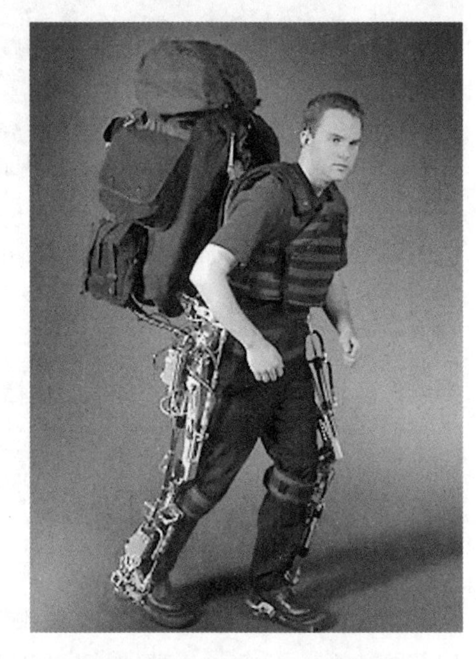

图 3-32 美国 BLEEX 外骨骼机器人
（图片来源和授权：Dr.Kazerooni）

6. 日本 HAL 外骨骼机器人 日本筑波大学 Cybernics 实验室研制的混合助力腿（hybrid assistive leg，HAL）是世界上第一个商业化的外骨骼机器人，由背囊、内装计算机、感应控制设备和四个电传装置组成。该机器人可以帮助使用者以时速 4 公里行走，并且毫不费力地攀爬楼梯。筑波大学又开发出一种全身可穿戴的外骨骼式助力机器人 HAL5，该机器人的支架用来支撑使用者的双腿，驱动电机分别安装在上、下肢关节部位，背包里的计算机通过无线网络传输各种需要的数据，控制整个系统。电池置于腰带。控制系统包含两套互动的系统，能够协助使用者走路、上下楼梯，并增强上肢的力量。

知识拓展

软体仿生外骨骼机器人

可穿戴式外骨骼机器人是目前最先进的康复机器人，它是基于仿生原理设计，为了能支撑起患肢重量，辅助患肢活动，不得不使用大量的机械结构、电气设备和供电系统。不仅设计复杂，而且十分笨重，使用起来极不方便。

2017 年 2 月，来自欧洲的一个国际研究团队开始研发一款像裤子一样可以穿的软体仿生外骨骼机器人（XoSoft）。它采用先进的纺织面料和智能材料来制作感应器和刚性接头，内置感应器可感应到病人的动作和意图，从而控制各种单元进行实时分析，然后通过促动器提供合适的辅助，即外骨骼提供的辅助完全取决于病人在某个瞬间的需要。与其他外骨骼机器人相比，其最大不同之处是软体的。病人穿上这款像裤子一样的下肢外骨骼之后，可像正常人一样行走。预计 2019 年之前推出产品原型。

（Fan Gao Li-Qun Zhang）

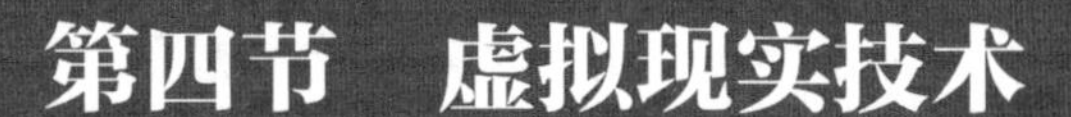

第四节 虚拟现实技术

虚拟现实（virtual reality，VR）是在计算机图形学、计算机仿真技术、人机接口技术、多媒体技术以及传感技术基础上发展起来的虚拟技术。虚拟现实技术的研究始于20世纪60年代，20世纪90年代初开始作为一门较完整的体系而受到人们的关注。虚拟现实是人们通过计算机对复杂数据进行可视化操作与交互的一种全新方式，与传统的人机界面以及流行的视窗操作相比，虚拟现实在技术上有了质的飞跃。

一、原理与特性

（一）原理

虚拟现实中的“现实”是泛指在物理意义上或功能意义上存在于世界上的任何事物或环境，它可以是现实中可实现的，也可以是现实中难以实现或根本无法实现的。而“虚拟”是指用计算机生成的意思。因此，虚拟现实是指用计算机生成的一种特殊环境，人可以通过使用各种特殊装置将自己“投射”到这个环境中，并操作、控制环境，实现特殊的目的，即人是这种环境的主宰。虚拟现实的本质是人与计算机的通信技术，它几乎可以支持任何人类活动，适用于任何领域。

虚拟技术是利用电脑模拟产生虚拟世界，提供病人视觉、听觉和触觉等感官的模拟。虚拟技术提供病人康复训练中三个重要的元素：重复训练、实时反馈和参与训练的积极性。同时在虚拟技术中，实时反馈可以得到增强来提高训练效果。

虚拟现实技术的康复理论基础是中枢神经系统的可塑性。中枢神经系统具有结构和功能上的重组能力，通过康复可以达到促进旁路循环，充分发挥中枢神经系统的功能重组，促进大脑皮质的可塑性和重建正常运动模式的目的。

虚拟现实技术是建立在重复、反馈和动机的原则上。高强度和以任务为导向的运动训练、重复训练，能促进神经功能重组和恢复功能性运动技巧。

虚拟现实技术克服了传统康复治疗的局限性。传统康复通常采取“一对一”的治疗模式，需要耗费大量的人力物力；传统康复治疗过程单调，病人不感兴趣；传统康复的训练强度和效果通常不便量化评估；治疗场地有限等。虚拟现实技术提供了重复训练、成绩反馈和维持动机的技术手段。虚拟现实的实时反馈模式有效地提高了训练效率。同时，虚拟现实技术可以极大地增加趣味性和病人的主动参与。与传统康复相比，可在很大程度上降低治疗师的工作强度，并使远程治疗变得可行。

（二）特性

虚拟现实技术的特性主要包括浸入性、交互性和构想性。

1. 浸入性 浸入性（immersion）又称临场感，指用户感到作为主角存在于模拟环境中的真实程度。理想的模拟环境应该使用户难以分辨真假，使用户全身心地投入到计算机创建的三维虚拟环境中，该环境中的一切看上去是真的，听上去是真的，动起来是真的，甚至闻起来、尝起来等一切感觉都是真的，如同在现实世界中的感觉一样。

2. 交互性 交互性（interactivity）指用户对模拟环境内物体的可操作程度和从环境得到反馈的

自然程度（包括实时性）。例如，用户可以用手去直接抓取模拟环境中虚拟的物体，这时手有握着东西的感觉，并可以感觉物体的重量，视野中被抓的物体也能立刻随着手的移动而移动。

3. 构想性 构想性（imagination）强调 VR 应具有广阔的想象空间，可拓宽人类认知范围，不仅可再现真实存在的环境，也可以随意构想客观不存在的甚至是不可能发生的环境。

由于浸入性、交互性和构想性三个特性的英文单词的第一个字母均为 I，所以这三个特性又通常被统称为 3I 特性。

二、结构与临床应用

（一）结构

一个标准的 VR 系统由以下几个部分组成。

1. 三维虚拟环境产生器及其显示部分 这是 VR 系统的基础部分，它可以由各种传感器的信号来分析操作者在虚拟环境中的位置及观察角度，并根据在计算机内部建立的虚拟环境模型快速产生图形。这部分可将操作者的训练姿势与计算机图形的显示内容融合在一起，使操作者在训练时知道自己的状态，并利用计算机显示的图形进行训练。

2. 由各种传感器构成的信号采集部分 这是 VR 系统的感知部分，传感器包括力、温度、位置、速度以及声音传感器等，这些传感器可以感知操作者移动的距离和速度、动作的方向、动作力的大小以及操作者的声音，这部分可用于测定病人训练的强度大小，测试病人的脉搏、呼吸、关节活动度和训练力度等。产生的信号可以帮助计算机确定操作者的位置及方向，从而计算出操作者所观察到的景物，也可以使计算机确定操作者的动作属性及力度。

3. 由各种外部设备构成的信息输出部分 这是 VR 系统使操作者产生感觉的部分，感觉包括声音、触觉、动觉和风感，甚至还可以有嗅觉、味觉等。正是 VR 系统产生的这些丰富的感觉，才使操作者能真正地沉浸于虚拟环境中，产生身临其境的感觉。这部分中结合机器人技术可产生主动运动和抗阻运动，引导使用者进行被动的或主动的训练；而其信息发生器则产生各种能使人感知的信息，还可用音乐或语言提示的方式鼓励病人。

一个虚拟环境特性的实现与实现虚拟环境的硬件及软件性能密不可分的。例如自主性是否良好是由软件的设计水平决定，交互性不仅与软件的设计水平有关，更是由各种传感器的性能决定；而存在感则与三维视觉产生系统的运算速度及显示器分辨率、刷新速度有着紧密的关系。

（二）临床应用

虚拟现实技术在康复医学的应用，主要包括认知、心理、步态和平衡，以及上肢和手功能康复等。

1. VR 在认知康复中的应用

（1）空间认知障碍：通过计算机构造的三维虚拟环境，能有效地促进行为障碍儿童的空间能力；虚拟场景还可以用于单侧空间忽视病人，使他们能够像正常人一样走动。

（2）注意障碍：虚拟现实系统的 3R 特性，使操作者能保持长时间的注意力集中，可用于青少年注意障碍的治疗，显著提高注意力缺陷伴有多动症病人的学习能力。

（3）生活技能缺失障碍：虚拟现实系统可以为各种原因造成的日常生活技能缺失病人，提供安全、熟悉的训练计划，还可用于脑损伤后的认知功能评估。

2. VR 治疗心理障碍 VR 可以有效治疗各种心理障碍，例如强迫症、饮食紊乱症、创伤后应激障碍和恐惧症等。与传统心理治疗相比，VR 可以有效地保护病人的隐私和安全。

3. VR 在步态和平衡康复中的应用 VR 被广泛地应用于步态康复和平衡康复之中。与传统康复治疗相比，VR 能有效地提高病人的步行速度、步频、步行距离、自信心以及上小楼的能力。同时 VR 具有更大的灵活性，可以根据训练过程给予实时反馈，及时地调整，从而制订更具个性化的治疗方案。VR 结合下肢康复机器人训练，可以显著提高治疗效果。

4. VR 在上肢及手功能康复中的应用 上肢功能障碍在脑卒中病人中的比例高达 55%~75%。VR 可显著改善脑卒中病人的上肢及手功能，包括手指的力量、关节活动范围、分指运动能力和运动速度等。

三、常见虚拟现实康复系统

（一）Rutgers 踝足康复系统

Rutgers 踝足康复系统采用 6 个气动驱动器驱动足底的斯图尔特平台（斯图尔特平台是一种具有 6 个自由度的采用并联方式的机器人，平台可以实现空间包括旋转和平移的 6 个自由度，广泛用于模拟器），实现踝关节的三维运动，包括踝关节的背伸、跖屈、内翻、外翻、内收、外展。踝关节的角度使用三维空间位置和方位传感器测量，踝关节的力和力矩采用六轴力 / 力矩传感器测量。病人沉浸在虚拟现实场景中，控制计算机屏幕上显示的虚拟腿。临床研究表明，该设备在促进脑卒中偏瘫康复方面具有一定的效果。

（二）CAREN 虚拟现实康复系统

CAREN 是一款高端的虚拟现实康复系统。主要用于步态和平衡的训练。该设备的基本配置包括一个 6 个自由度的斯图尔特平台、测力板、8 个摄像头的动作捕捉系统、大屏幕投影系统和影院效果的环绕立体声系统。高端配置将所有的设备置于封闭的圆顶屋内，可以实现更加逼真的虚拟现实场景。CAREN 可以用于诊断、康复和评测。训练中，病人置身于虚拟的世界，可以有效地与虚拟环境进行互动，达到康复训练目的。

（三）Rutgers Master Ⅱ触觉反馈手套

Rutgers Master Ⅱ手套结合触觉人机界面，实现病人和虚拟现实环境的互动。该手套包括四个直线气动驱动器，用来拉伸手指（除小指）的关节，产生抓握动作，每个气缸可产生 16N 的力量。临床上主要将该触觉反馈手套应用于脑卒中病人的手部功能康复。

（四）美国芝加哥康复研究所的虚拟现实康复系统

美国芝加哥康复研究所 Kamper 等研发的虚拟现实康复系统（图 3-33），主要用于脑卒中病人的手功能康复。系统的关键设备气动手套类似于矫形器结构，使用压缩空气作为动

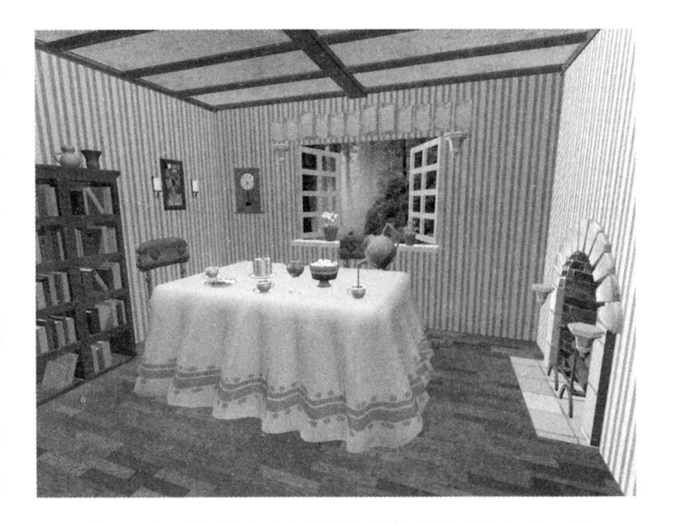

图 3-33 美国芝加哥康复研究所的虚拟现实康复系统
（图片来源和授权：Dr.Kamper）

力，驱动手套内气囊。病人佩戴投影眼镜，可以更好地将自己融入到虚拟环境中。

（Fan Gao　Li-Qun Zhang）

第五节　功能性电刺激

功能性电刺激（functional electrical stimulation，FES）是利用低频脉冲电流刺激已经丧失功能的肢体和器官，产生即时效应来替代或矫正器官和肢体失去的功能。

一、原理与结构

（一）原理

Liberson 等于 1961 年最早发明了用于帮助足下垂病人行走的功能性电刺激仪。功能性电刺激的主要作用包括代替或矫正肢体和器官已丧失的功能，以及重建丧失的功能。功能性电刺激在刺激肌肉的同时，也刺激传入神经，加上不断重复的运动模式传入中枢神经系统，在皮层形成兴奋痕迹，逐渐恢复原有的运动功能。

当病人的上运动神经元发生病损时，下运动神经元一般保持完好并有相应的神经通路和应激功能。但是由于没有来自上运动神经元的正常运动信号，正常的肌肉收缩功能不能进行。适当的功能性电刺激可以替代缺失的上运动神经元运动信号，使相应的肌肉收缩，以补偿所缺失的肢体运动功能。

电刺激的神经生理原理是基于在刺激下细胞的兴奋性。在安静的状况下，细胞的膜电位是膜外为正，膜内为负。当膜的极化状态被破坏并达到一定阈值的时候，出现膜的去极化，引发一个动作电位。动作电位的产生是细胞兴奋的标志，它只有在刺激满足一定条件或在特定条件下刺激强度达到阈值时才能产生。由于去极化后产生的膜电位的暂时倒转，是膜外电位低于邻近的静止部位，而膜内电位高于邻近静止部位，于是在兴奋区和静止区之间产生局部电流，该电流使邻近静止区产生动作电位。新产生的动作电位的部位有和邻近的膜之间形成局部电流，这样依次类推，使兴奋逐渐向前移动。

神经和肌肉细胞之间的兴奋传递是通过突触连接。在无髓神经纤维和肌纤维，兴奋的传导是连续的，在有髓鞘神经纤维，兴奋的传导是以跳跃的方式，从一个郎飞结跳跃到另一个郎飞结。神经肌肉接头的兴奋传递和肌肉收缩则遵循如下过程：兴奋→突触小结→突触小泡释放乙酰胆碱→乙酰胆碱与运动终板上的受体结合→终板电位→兴奋传导到三联管系统→肌肉动作电位→整个肌原纤维兴奋→肌丝滑行，肌小节变短→肌肉收缩。

（二）结构

功能性电刺激仪一般是由电刺激器、反馈控制器、导线和电极组成。电刺激仪的参数决定肌肉收缩的强弱，电极作为外界与神经肌肉的衔接点，在其中亦扮演着十分重要的作用。

1. 主要参数　功能性电刺激的主要参数包括波形、频率、电流强度、脉冲宽度和通断比。

（1）波形：FES 中常用的刺激波形是双向电流脉冲波形，其正负脉冲的电荷量相等。正极一般为矩形波。单向波容易引起电极极化以及组织中不对等的离子流，因此双向电流脉冲比单向电流脉冲

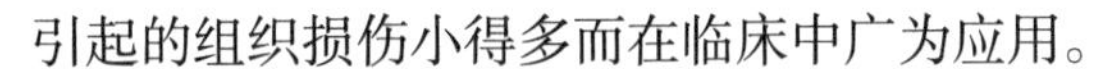
引起的组织损伤小得多而在临床中广为应用。

（2）频率：频率是单位时间的脉冲数。功能电刺激的频率通常是低于100Hz。针对不同的肌肉类型，频率也要作出相应的调整。刺激慢肌，频率范围在10~20Hz；刺激快肌，频率范围提升到30~60Hz。通常频率越高，神经越容易疲劳。

（3）脉冲宽度：脉冲宽度一般在100~1000微秒，多采用200~300微秒。

（4）通断比：通断比是刺激时间和间歇时间的比值。功能性电刺激没有连续性的刺激。通过通电/断电开关来控制刺激和间歇的时间。小的通断比可以使肌肉不容易产生疲劳。同时通断比和频率是相互影响的。通常病情越严重，通断比和频率就设得越低。

（5）电流强度：电流强度在治疗中根据刺激的目的和耐受程度进行调节。采用表面电极的电流强度一般是在0~100mA，肌肉内电极的电流强度则是在0~20mA。

2. 电极 电极分肌肉内电极、表面电极和神经电极。连接电极的导线分为外用、透皮和植入三种。

（1）表面电极：在治疗中直接贴于皮肤表面的运动点上，输出的电流经电极穿过皮肤后作用在运动终板。与其他电极相比，表面电极具有容易安装、非创伤性、操作简易、成本低等优点，因此广泛应用在临床。表面电极的缺陷在于缺乏刺激的目标性，所有位于刺激部位的神经都会被激活。同时皮肤的清洁度、毛发、阻抗都会在一定程度上影响电流的传导，进而影响刺激的效果。

（2）肌肉内电极：肌肉内电极是植入到靶肌肉中，导线则穿过阻抗较大的皮肤，所以需要的电流不大。由于肌肉内电极可以植入到需要刺激的靶肌肉中，所以具有良好的稳定性和重复性。尤其是对手功能等精细动作的控制，比表面电极更具有优势。但是它的创伤性、昂贵的费用和较高的技术要求，制约了其在临床上的应用。

（3）神经电极：神经电极是将电极直接缝合或包绕在运动神经上。与以上两种电极相比，使用的电流更小，但是由于其技术要求更高，临床上很难获得广泛应用。

二、临床应用

大量动物与人体研究表明，肌肉受电刺激收缩后可以使肌纤维变粗，肌肉体积和重量增加，肌肉内的毛细血管变得丰富，有氧代谢酶增多并活跃，慢肌纤维增多，并出现快肌向慢肌纤维特征转变的现象。功能性电刺激已广泛应用于临床的各个领域，如上运动神经元损伤、心率失常和窦房结功能低下、呼吸中枢麻痹、调整呼吸、控制膀胱功能、胃肠功能等。

（一）上运动神经元损伤

功能性电刺激可以用来帮助上运动神经元损伤病人，如脑外伤、脑卒中、脊髓损伤、多发性硬化者等，完成行走、抓握、协调等功能活动。

1. 辅助站立和行走 功能性电刺激最早就是应用于足下垂病人，其工作原理是在患侧足跟离地开始摆动相时，鞋后跟的开关接通使电流刺激腓总神经或胫骨前肌，达到使踝背伸，从而有效地帮助病人足尖离地。多通道的功能性电刺激可以协助截瘫病人站立、移动和行走，在双腿站立阶段，电刺激双侧股四头肌可增强站立；在单腿支撑期，电刺激同侧股四头肌与对侧胫前肌，可协助站立与迈步；电刺激双侧臀中肌或臀大肌，可控制骨盆的移动。功能性电刺激结合截瘫步行器，可使截瘫病人行走或提高步行速度、减少能量消耗。多达26通道的功能性电刺激，可以控制整个下肢的主要肌肉群，协助病人上、下楼。

2. 控制上肢运动 尽管上肢不像下肢一样承受身体的重力，但由于上肢具有更多的自由度和运动范围，功能性电刺激控制比较复杂。目前的应用主要集中在前臂和手，电刺激可以使病人完成各种功能性抓握。功能性电刺激可以增强脑卒中病人的上肢肌肉力量，提高腕关节的活动能力，增加关节活动范围，提高运动功能及协调能力。

（二）呼吸功能障碍

功能性电刺激应用到膈肌可以控制和调节呼吸运动。主要用于脑卒中、脑外伤、高位脊髓损伤引起的呼吸肌麻痹。电极一般采用植入式，埋在双侧膈神经（也可以采用表面电极），与固定于胸壁的信号接收器相连，控制器发出无线电脉冲信号，接收器将其变成低频电流，经电极刺激膈神经，引起膈肌收缩。功能性电刺激的频率为每分钟 10~14 次，与正常人的呼吸频率一样。

（三）排尿功能障碍

功能性电刺激可以用于治疗包括尿潴留和尿失禁等障碍。

尿潴留是由于骶髓排尿中枢或者 S_2~S_4 神经根损伤引起的，导致膀胱逼尿肌麻痹。如果损伤在骶髓上，会出现反射性膀胱，排尿不能受意识控制。功能性电刺激采用植入式电极刺激逼尿肌（典型参数：频率 20Hz，脉冲宽度 1 毫秒），使其收缩，并达到一定的强度，从而克服来自尿道括约肌的压力，使尿液排出。根据电极植入的位置和刺激部位，可以分为：直接刺激逼尿肌；刺激脊髓排尿中枢；刺激单侧骶神经根；刺激骶神经根分支等。

尿失禁是由于下运动神经元损伤，尿道括约肌和盆底肌无力。临床变现为排尿不尽，腹压稍微升高就排尿。功能性电刺激治疗尿失禁主要是刺激尿道括约肌和盆底肌。应用的部位取决于性别。男性可以采用体表电极或直肠电极。而对于女性，可以采用阴道电极。研究表明应用阴道电极功能性电刺激对紧张性和压力性尿失禁都有良好的效果，有效率在 66% 以上。

（四）吞咽功能障碍

吞咽功能障碍是脑损伤后常见并且可能导致严重后果的并发症。在脑卒中病人中，大约有 34% 的病人死于由吞咽功能障碍为主因引起的吸入性肺炎。功能性电刺激是临床上常用的方法。根据刺激的方式可以分为咽部电刺激、肌肉内电刺激和经皮电刺激。

咽部电刺激用来改善吞咽延迟。单侧或双侧咽腭弓电刺激，使刺激信号传入通路，进入吞咽中枢模式发生器，从而达到改善吞咽延迟的目的。

肌肉内电刺激是经由表皮或植入电极对吞咽相关的神经和肌肉进行电刺激。研究结果显示刺激下颌舌骨肌和甲状舌骨肌可以有效上抬喉部，达到正常吞咽的 50%，正常吞咽速度的 80%。

经皮电刺激研究也取得了一定的进展。但这种方法受到肌肉特异性的限制。目前研究者还没有就吞咽序列中的目标肌肉达成共识。

（五）特发性脊柱侧凸

脊柱侧凸又称脊柱侧弯，特发性脊柱侧凸常见于青少年。轻中度脊柱侧凸的传统治疗手段是佩戴脊柱矫形器，但是矫形器佩戴时间长、限制病人活动、佩戴不舒服以及影响病人形象等众多不利因素，病人有可能放弃佩戴。功能性电刺激在 20 世纪 70 年代被应用于替代脊柱矫形器的作用，但是由于植入电极的潜在危险和副作用，自 20 世纪 80 年代以来普遍采用表面电极。一般采用双通道，将电极置于侧凸的两个曲线最高的顶椎附近，刺激髂肋肌、最长肌、棘肌。电刺激可以在每晚睡觉后进行治疗。电流强度的设置以能引起肌肉收缩、又不产生疲劳为准。疗程一般在 6~42 个月，或者直到病人骨骼发育成熟为止。功能性电刺激，单独治疗脊柱侧凸的临床疗效与矫形器治疗基本一样，也可以与矫形器治疗联合应用。

（六）肩关节半脱位

肩关节半脱位常见于脑卒中、四肢瘫、吉兰 - 巴雷综合征等，它是由于冈上肌、三角肌无力所致，可出现上肢疼痛和肿胀等症状。临床上一般采用肩外展支架、吊带等治疗，但这些治疗要限制上肢的运动。功能性电刺激可以作为一种有效的替代治疗手段。临床试验结果显示采用 20Hz 频率 1∶3 通断比和 3 毫秒波宽的电刺激，可以有效减轻肩关节半脱位的程度。

（Fan Gao　Liqun Zhang）

第四章 矫形器

【学习要点】

掌握：矫形器的定义、命名及分类，矫形器的主要治疗作用，矫形器不良作用的防治，脊柱矫形器、上肢矫形器、下肢矫形器的结构及临床应用。

熟悉：矫形器的处方内容、制作程序，脊柱矫形器、上肢矫形器、下肢矫形器的临床适配性检查及佩戴注意事项。

了解：高温、低温热塑板材制作矫形器的方法，矫形器制作的常用设备及工具，脊柱矫形器、上肢矫形器、下肢矫形器的设计原理。

第一节 概 述

随着新材料、新工艺、新技术的问世，矫形器种类越来越多，矫形器的功能作用更加明确。在保持康复治疗效果的基础上，矫形器逐步向轻量化、美观化发展，不但满足病伤残者躯体治疗和功能活动的需要，也能达到心理上渴望美观、舒适的要求。一些科技含量较高的矫形器，切实解决了病人生活和工作中的实际问题，使更多的功能障碍者得到了全面的康复，最终促使他们融入正常生活，重新回归家庭和社会。

一、定义与命名

（一）定义

矫形器（orthoses）是用于改变神经肌肉和骨骼系统的结构和功能特性的体外使用装置。

（二）命名

历史上，矫形器命名繁多，曾称为支具（brace）、夹板（splint）、支持物（supporter）、矫形装置（orthopedic device）等。对于同一部位的矫形器也有多种称谓，如大腿支架、长腿支架、膝上支架。为了解决这一问题，1960 年由美国矫形外科医师学会、美国假肢矫形器教育委员会和美国假肢矫形器学会共同制定了系统的假肢矫形器术语，经过试用、修改后成为国际假肢矫形器技术的统一术语。1992 年 ISO 公布的《残疾人辅助器具分类》采用了系列化的矫形器术语，并几经修改，国际最新版本为 ISO 9999：2011。根据矫形器所包含的关节名称，将矫形器作用于人体各关节英文名称的第一个字母连在一起，再取矫形器英文“orthoses”中的第一个字母“O”，组成不同矫形器的名称，如 CO 代表颈部矫形器，KAFO 代表膝踝足矫形器。

二、分类

矫形器分类方法有多种，最常用的分类方法是根据装配部位将矫形器分为脊柱矫形器、上肢矫形器、下肢矫形器三大类。

（一）脊柱矫形器

1. 按作用部位划分

（1）颈部矫形器：颈部矫形器（cervical orthoses，CO）是指装配于颈部、主要作用于颈部伤病的矫形器，包括围领、颈托、支条式颈部矫形器、塑性颈部矫形器等。

（2）颈胸矫形器：颈胸矫形器（cervico-thoracic orthoses，CTO）是指包裹全部颈椎范围和部分胸椎的矫形器。主要应用于颈胸部伤病的治疗。

（3）颈胸腰骶矫形器：颈胸腰骶矫形器（cervico-thoraco-lumbo-sacral orthoses，CTLSO）是指包裹范围从枕骨、全部脊椎到骨盆的矫形器。主要应用于颈胸腰骶部伤病的治疗。

（4）胸腰骶矫形器：胸腰骶矫形器（thoraco-lumbo-sacral orthoses，TLSO）是指包裹全部或部分胸椎、腰椎和骶髂区域的矫形器。主要应用于胸腰骶部伤病的治疗。

（5）腰骶矫形器：腰骶矫形器（lumbo-sacral orthoses，LSO）是指包裹腰椎和骶髂区域的矫形器。主要应用于腰骶部伤病的治疗。

（6）骶髂矫形器：骶髂矫形器（sacro-iliac orthoses，SIO）是指包裹部分腰椎和骶髂区域的矫形器。主要应用于骶尾部伤病的治疗。

2. 按材质划分

（1）软性脊柱矫形器：以帆布、尼龙布、弹力布等软性材料为主体制成的脊柱矫形器称为软性脊柱矫形器（flexible spinal orthoses）。

（2）支条式脊柱矫形器：以铝合金、不锈钢、钛合金等金属支条为主要支撑件或框架制成的脊柱矫形器称为支条式脊柱矫形器，又称金属框架式脊柱矫形器（metal-frame spinal orthoses）。

（3）塑性脊柱矫形器：以聚乙烯板材、聚丙烯板材等塑性非金属材料为主体模塑成型的脊柱矫形器称为塑性脊柱矫形器（molded spinal orthoses）。

3. 按脊柱矫形器功能划分

（1）固定性脊柱矫形器：以限制脊柱的运动或减小脊柱压力为主要功能的脊柱矫形器称为固定性脊柱矫形器（fixed spinal orthoses）。

（2）矫正性脊柱矫形器：以预防和矫正脊柱畸形为主要功能的脊柱矫形器称为矫正性脊柱矫形器（curve-correction spinal orthoses）。

（二）上肢矫形器

1. 按作用部位划分

（1）肩矫形器：肩矫形器（shoulder orthoses，SO）是指应用于肩部伤病治疗的矫形器，一般是将肩关节固定于功能位。

（2）肩肘矫形器：肩肘矫形器（shoulder-elbow orthoses，SEO）是指用于肩关节和肘关节的固定或控制的矫形器。

（3）肩肘腕矫形器：肩肘腕矫形器（shoulder-elbow-wrist orthoses，SEWO）是指用于肩关节、

肘关节及腕关节固定或控制的矫形器。

（4）肩肘腕手矫形器：肩肘腕手矫形器（shoulder-elbow-wrist-hand orthoses，SEWHO）是指用于肩关节、肘关节、腕关节及手固定或控制的矫形器。

（5）肘矫形器：肘矫形器（elbow orthoses，EO）是指用于肘关节固定或控制的矫形器。

（6）肘腕矫形器：肘腕矫形器（elbow-wrist orthoses，EWO）是指用于肘关节、腕关节固定或控制的矫形器。

（7）肘腕手矫形器：肘腕手矫形器（elbow-wrist-hand orthoses，EWHO）是指用于肘关节、腕关节及手固定或控制的矫形器。

（8）腕矫形器：腕矫形器（wrist orthoses，WO）是指用于腕关节固定或控制的矫形器。

（9）腕手矫形器：腕手矫形器（wrist-hand orthoses，WHO）是指用于腕关节及手固定或控制的矫形器。

（10）腕手手指矫形器：腕手手指矫形器（wrist-hand-finger orthoses，WHFO）是指用于腕关节、手、一个或多个手指固定或控制的矫形器。

（11）手矫形器：手矫形器（hand orthoses，HO）是指环绕全部或部分手的矫形器。多用热塑性板材和一些弹性材料制成。

（12）指矫形器：指矫形器（finger orthoses，FO）是指环绕全部或部分手指的矫形器，多用低温热塑板材制成。

2. 按静动态划分

（1）静态矫形器：静态矫形器 （static orthoses）又称固定性矫形器，是将肢体固定于功能位置或治疗需要的位置。它的形态通常与上肢治疗部位的形态基本吻合，结构较简单。

（2）动态矫形器：动态矫形器（dynamic orthoses，lively splint）又称活动性矫形器，能控制或促进关节的运动，结构相对复杂，大多是在静态矫形器的基础上安装金属支架、弹簧、橡筋和指套等辅助部件，肢体可做单向或多向的运动，以改善运动功能。

（三）下肢矫形器

1. 按作用部位划分

（1）髋矫形器：髋矫形器（hip orthoses，HO）是指围绕髋关节的矫形器。主要用于固定髋关节或控制髋关节活动。

（2）髋膝矫形器：髋膝矫形器（hip-knee orthoses，HKO）是指围绕髋关节、膝关节的矫形器。主要用于固定或控制髋、膝关节活动。

（3）髋膝踝足矫形器：髋膝踝足矫形器（hip-knee-ankle-foot orthoses，HKAFO）是指围绕髋关节、膝关节、踝关节以及足部的矫形器。主要用于固定或控制髋、膝、踝、足关节活动。

（4）膝矫形器：膝矫形器（knee orthoses，KO）是指围绕膝关节的矫形器。主要用于保护膝关节或者控制膝关节的异常活动。

（5）膝踝足矫形器：膝踝足矫形器（knee-ankle-foot orthoses，KAFO）是围绕膝关节、踝关节及足部的矫形器。主要用于控制膝、踝、足关节活动，辅助病人站立和行走。

（6）踝足矫形器：踝足矫形器（ankle-foot orthoses，AFO）是围绕踝关节、全部或部分足部的矫形器。主要用于控制踝、足关节的活动。

（7）足矫形器：足矫形器（foot orthoses，FO）是围绕足部全部或部分的矫形器。主要作用是减轻疼痛、预防和矫正畸形、补偿腿或脚的长度，改善站立、步行时足底压力分布等。包括各种矫形鞋垫和矫形鞋：矫形鞋垫是放入鞋内的矫形器，用塑料、硅胶、泡沫、皮革、金属等材料制作，是对足部疾患进行机械性治疗的一种辅助手段。矫形鞋（orthopaedic footwear）是用于治疗或补偿腿部、踝部和足部受损功能或结构的鞋，包括成品矫形鞋和定制矫形鞋。

2. 按免荷情况划分

（1）免荷性踝足矫形器：免荷性踝足矫形器（weight bearing AFO）又称髌韧带承重式踝足矫形器，具有全部或部分地免除小腿下 1/2 部位、踝关节和足部承重的作用。

（2）免荷性膝踝足矫形器：免荷性膝踝足矫形器（weight bearing KAFO）又称坐骨承重式矫形器，利用坐骨结节承重，免除髋关节、股骨、膝关节和胫腓骨上段的承重。

三、治疗作用

（一）保护作用

通过矫形器对躯干、肢体的作用，保护受伤的关节和软组织，促进炎症、水肿吸收；减轻疼痛；避免新的损伤，促使病变愈合。通过矫形器使肢体保持正常的生物力线，促进机体结构或功能恢复。如膝关节损伤后应用的膝矫形器等。

（二）稳定作用

通过矫形器能保持肢体、关节的正常对线关系或功能位，防止挛缩。矫形器对肢体异常活动的限制，能维持骨、关节、脊柱的稳定性，有利于肢体承重能力的重建；促进病变愈合。如脊柱和四肢关节、骨折术后或保守治疗使用的各种矫形器等。

（三）预防、矫正畸形

通过三点力矫正原理（图 4-1），预防或矫正肢体畸形或防止畸形的发展；预防肌肉痉挛或肢体摆放不良所致的肌腱挛缩；限制关节异常活动等。

（四）功能代偿

通过助动装置代偿丧失的功能，如代偿瘫痪肌肉的功能；对肌力较弱者给予助力，使其维持正常

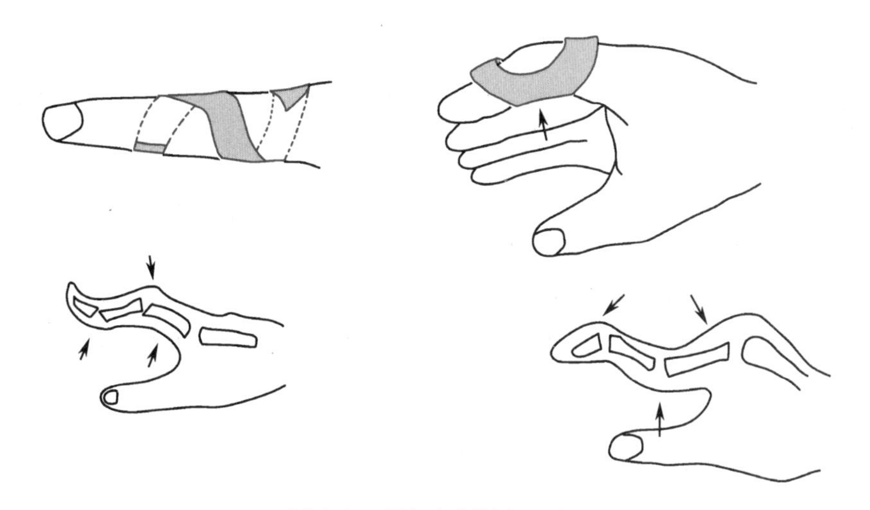

图 4-1　手指畸形的矫正原理

运动。如脊髓损伤病人装配下肢矫形器能代偿站立行走功能；桡神经损伤病人使用的功能性矫形器等（图 4-2）。

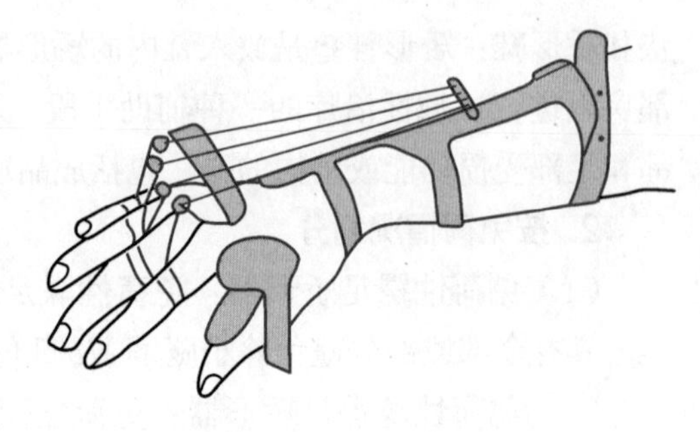

图 4-2 手指动态矫形器

（五）免除肢体负荷

通过矫形器能使患肢或关节部分或完全免除负荷，减少受伤部位肢体或躯干的轴向承重。如胫、腓骨骨折等病人使用的免荷性踝足矫形器，通过足蹬板和小腿支条，将地面反作用力直接传递到髌韧带，从而免除小腿下 1/2 部位、踝关节和足部的承重，保护胫腓骨下 1/2 部位、踝关节及足部（图 4-3）。

（六）补偿肢体长度

通过下肢矫形器或矫形鞋、矫形垫的作用，使双下肢恢复等长状态，改善站立姿势和行走步态，防止骨盆倾斜、脊柱旋转等并发症的发生（图 4-4）。

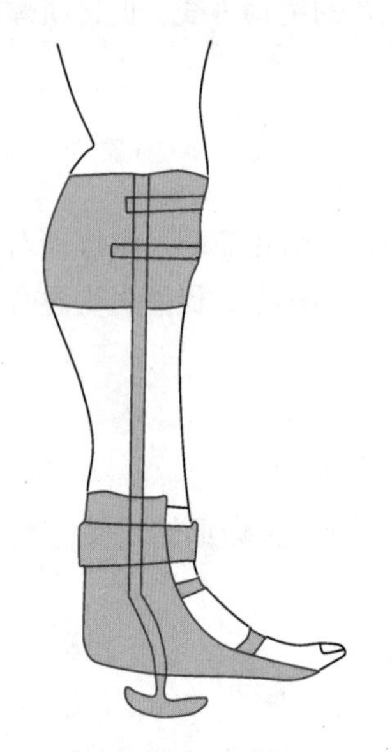

图 4-3 小腿免荷性矫形器

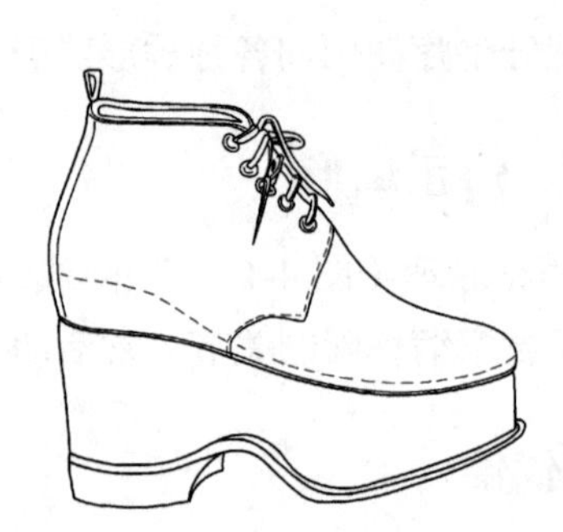

图 4-4 内外补高鞋

四、装配程序

（一）装配前的检查与评估

在医生的主导下，以康复治疗组的形式，对病人进行综合检查，包括肢体形态、运动功能检查、日常生活能力检查、姿势与步态检查、动力学检查等，根据这些检查结果并结合临床其他辅助检查，确定矫形器的治疗目标和方案。

（二）制订矫形器处方

矫形器处方是医师进行矫形器治疗的具体方案，也是矫形器师在矫形器装配中执行医嘱的依据。

为了保证矫形器的医疗质量和良好的治疗效果，在总体治疗方案原则下，确定矫形器装配的类型、材料、时间、装配要求等各种事项。处方的设计应具有以下内容。

1. **一般资料** 指病人的基本情况，如姓名、性别、年龄、职业、临床诊断、功能障碍和其他问题等。

2. **佩戴目的** 即治疗目的，如是保护性，或者是矫正性；是静止性，或者是活动性等。

3. **治疗部位** 指矫形器作用的肢体部位，如某个关节或局部。

4. **主要材料** 采用的主要材料和辅助材料，如铝合金、不锈钢、塑料、碳纤材料、皮革、石膏等。

5. **关节种类** 即矫形器的关节装置，包括关节的活动形式、范围及关节的型号和材料。

6. **免荷形式** 指肢体的承重形式，是部分免荷，或者是完全免荷。

7. **佩戴日期** 记录病人开始佩戴矫形器之日起的日期，以便确定随访时间，及早发现可能出现的问题。

8. **特殊事项** 病人特殊的需要及其他注意的方面。

9. **复查记录** 病人佩戴过程中复查情况的记录。

（三）矫形器的制作流程

矫形器的制作流程主要根据制作的类型和材料来确定，目前多采用塑料制作矫形器，其特点是轻便、美观、易加工。热塑材料分为高温热塑板材和低温热塑板材。

1. **高温热塑板材制作** 高温热塑板材需要160℃或以上的温度使其软化，由于温度高，只能在石膏阳模上塑型，在塑形前要完成石膏阳模的一系列工序。高温热塑矫形器的制作过程包括：测量与定位、取石膏阴模、制作石膏阳模、石膏阳模修整、塑料板热成型、半成品组装、初检、试样、终检、交付。

2. **低温热塑板材制作** 低温热塑板材在60~85℃的温度下即可软化，由于温度低可以直接在病人身体上塑型，工艺过程相对简单。因低温热塑板材强度有限，一般适合于制作上肢矫形器、儿童矫形器。制作过程包括：绘图、裁剪、塑型、安装辅助件、交付。

（四）临床适配性检查

1. **初检** 初检是对制作矫形器进行试样前的检查。一是观察矫形器是否达到处方要求；二是病人佩戴后是否存在质量问题；三是是否影响病人功能活动和训练。只有通过初检，才能允许将其交付病人佩戴，若不符合上述要求应进行调整和修改。初检的矫形器多为没有完成的半成品。这样做容易修改、避免浪费。

2. **终检** 终检是矫形器试样以后进行的检查。通常由医生、治疗师、矫形器师等专业人员共同协作完成，其主要内容包括：矫形器的连接是否牢固、符合矫形器生物力学要求等。

3. **随访** 随访是对交付矫形器进行的定期复查。在随访中发现问题，及时纠正。通常由医生、治疗师、矫形器师等专业人员共同协作完成。其主要目的是对矫形器实际使用效果进行评价，确定是否放弃或继续使用矫形器治疗。

（五）矫形器的使用训练

终检后交付给康复治疗师进行适应性训练。训练的内容根据功能障碍情况、矫形器的种类、矫形器的生物力学要求和其他方面的情况而定。

矫形器师要指导病人正确使用矫形器；康复治疗师要指导病人在佩戴矫形器的情况下进行康复训练，通过矫形器的作用使病人的疾患得到代偿或恢复，防止因长期佩戴矫形器所致的不良作用。

五、 常用设备与工具

（一）常用设备

1. 平板加热器 由支架、电阻加热板、顶盖、温度控制装置等组成，根据不同材料性能调节温度，能产生0~300℃的恒温。当聚丙烯、聚乙烯塑料板材放入平板加热器后，通过直接传导热的作用使之软化，再放置于石膏阳模上塑型。

2. 烘箱 由箱体、定时器、温度控制器、过流过热保护电路、风扇、电热装置等组成。用于假肢、矫形器石膏阴型和阳型的烘干，也可对需要加热的物体加热，同时也可用于聚丙烯、聚乙烯塑料板材加热软化后塑型。

3. 打磨机 由调速电机、无级变速、高度调节装置、打磨头连接部件和吸尘管路等组成。用于假肢、矫形器边缘的打磨、抛光和修整处理。

4. 真空泵 在假肢接受腔的制作和矫形器热塑板材成型时使用，有两套独立控制的回路，每套有三个接口，附有湿气报警装置，并可以通过视觉、听觉反馈控制负压的大小。过滤器可以更换。

5. 水温箱 用于低温热塑板材的加温，为电热式水箱。水温0~100℃可调，并有恒温控制系统，面板上设有电源开关、指示灯、温度表或温度调节器。水温箱上面有翻盖，以保持水的温度，下部设有出水阀。水温箱体积一般为650mm×500mm×100mm，水容量为20L。

6. 缝纫机 普通缝纫机或多功能电动缝纫机均可，要求能缝制1~6层的布料，转速不要过快。电动缝纫机具有多种功能，使用时更灵活轻便。缝纫机用于缝制辅料，如固定带、尼龙搭扣等，也用于悬吊带、软性肢托的制作。

（二）工具

1. 热风枪 热风枪是假肢、矫形器制作中必备的设备，它由手把、温度控制器、过流过热保护电路、风扇、发热装置、出风筒等组成。用于假肢、矫形器的局部结构修改。

2. 石膏振动锯 用于石膏阴型、假肢接受腔及矫形器板材的切割。

3. 激光对线仪 激光对线仪是假肢矫形器制作中必备的设备，它用于对假肢和矫形器的准确对线。它由可充电电池、控制开关、激光发射装置、激光散射镜片、角度调节装置等组成。

4. 金工工具 各种型号的钢钳、石膏锉、修型刀、螺丝刀、台钳、钢锤等。用于材料的加工。

5. 剪刀 是裁剪过程中的基本工具。

（1）大力剪：该剪刀手柄比较长、粗大，剪刀口为齿状，剪切性能好。

（2）尖部钝形剪：裁剪时不会伤及皮肤和材料，操作安全。

（3）弧型剪：能剪出弧线，使矫形器弯曲部位更美观，将棱角部位修剪成圆角形。

（4）缝纫剪：是裁剪布料必备的工具。

6. 绘图工具 包括尺、铅笔、圆珠笔、记号笔等。

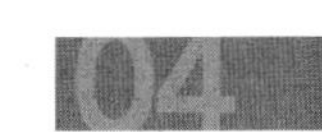

六、不良作用与防治

（一）制动引发的失用性肌萎缩与肌无力

由于制动限制了机体肌肉活动，引起肌力、耐力与肌容积进行性下降。预防因矫形器制动引起的失用性肌萎缩与肌无力可采取以下方法：

1. 在矫形器固定情况下进行肌肉等长收缩训练，即肌肉主动进行收缩与放松而不引起关节角度改变。

2. 在保持关节及肢体稳定的基础上，进行肌肉牵伸训练，每日1~2次，每次牵伸肌肉5~10遍。

3. 在矫形器保护下，采用双相脉冲电流，刺激肌肉运动，每次持续30~40分钟。

（二）关节固定造成挛缩

关节在任何位置的长时间制动均会造成肌肉纤维及其他软组织胶原纤维缩短，引起关节主动和被动活动范围不足。同时，肢体的位置、制动的时间、关节活动范围以及原发病等均会直接影响挛缩发生的速度。

为预防关节挛缩，在佩戴矫形器的过程中，每天需要在治疗师帮助下做2~3次被动运动，达到关节最大的活动度。此外，除了对骨折明显移位病人，确需将邻近关节固定外，应尽量避免矫形器对关节活动的限制，以防止正常关节因长期制动而挛缩。

（三）制动诱发骨质疏松

全身或某个肢体完全制动可诱发全身性或局部性骨质疏松，这种情况常见于骨折后、四肢瘫、截瘫、脊髓灰质炎或脑血管意外等病人。对制动诱发骨质疏松的预防胜过对骨质疏松的治疗。可采取如下预防方法：

1. 除了骨折病人外，大多数病人应避免无间断地连续佩戴矫形器，每天适当地取下矫形器或在矫形器保护下进行肢体主动活动。

2. 指导病人做一些主、被动运动，增强骨代谢、加大骨能负载、强化骨密度、增加骨矿含量。

3. 应鼓励装配双下肢矫形器的病人尽早下床运动，如斜床上的运动，站立行走训练等。

4. 采用物理治疗的方法，如经皮神经电刺激、干扰电等疗法，对缓解骨量丢失具有一定作用。

（四）导致肌痉挛加重

痉挛是一种运动性功能障碍，是上运动神经元损伤的基本表现之一。其病理机制是由于牵张反射兴奋性增高，导致速度依赖性的张力性牵张反射亢进，同时伴随腱反射亢进。如果在短时间内频繁地穿脱矫形器或穿脱动作粗暴等常会刺激肌张力增高，需要在佩戴矫形器前，采用轻柔、缓慢的牵伸手法使病人高张力肌肉放松，然后再佩戴矫形器并持续牵伸2小时以上，则有助于放松肌张力过高的肌肉。

（五）压力作用造成压疮

矫形器对机体长时间、持续性的机械压力作用可造成压疮。预防方法包括定期松解矫形器以减少对皮肤表面的压力作用，减少压力持续时间；经常检查受压区的状况，特别是矫形器直接施压部位的压力强度，一旦出现血液循环障碍或皮肤发白等早期损害征象，应立刻调整或修改矫形器；避免矫形器对骨突起或关节部位的压迫及摩擦，可选择在皮肤与矫形器之间使用软性衬垫以缓解其压力。

（六）心理依赖性

经过矫形器治疗一段时间后，需及时评测患侧肢体功能，根据病人的功能恢复情况决定是否继续采用矫形器治疗，对于无需继续使用矫形器而又对矫形器存在依赖心理的病人，矫形器师应耐心向病人解释，并同时对其进行试验性训练以消除病人对矫形器的心理依赖性。

（舒 彬）

第二节 脊柱矫形器

人体脊柱可以视为一个可以弯曲的弹性杆状物，人体站立时脊柱的稳定性主要取决于脊柱的内在稳定因素和外在稳定因素。脊柱内在稳定因素包括脊柱的结构因素和脊椎间的各种韧带，外在稳定因素是指脊椎周围的肌肉，它是维持人体站立、运动时脊柱稳定性的重要因素。

脊柱矫形器（spinal orthoses）是用于脊柱固定、脊柱免荷和脊柱畸形矫正的体外使用装置。脊柱矫形器主要通过改变脊柱稳定性来达到治疗目的。改变脊柱稳定性的方式有两种，一种是打破脊柱稳定性，建立新的平衡，达到矫治作用；另一种是维持或增强脊柱稳定性，达到减免负荷、减轻疼痛、促进愈合的作用。

一、结构

（一）基本结构

1. 软性脊柱矫形器 多由皮革、弹性材料、弹性铝合金支条组成。

2. 塑性脊柱矫形器 主要材料为聚乙烯或聚丙烯塑料板材，将板材加热软化后，在石膏型上成型制作而成。

3. 支条式脊柱矫形器 支条式脊柱矫形器的基本型是倒T字形（图4-5），其基本结构可分为：

（1）骨盆围条：横绕于髂前上棘与大转子之间的金属条带称为骨盆围条或者骨盆箍（pelvis hoop），是脊柱矫形器的重要部件，依靠骨盆围条使矫形器稳定地固定在骨盆上，即使躯干运动时矫形器也不会移动，同时还起到承受体重的作用。安装骨盆围条的位置称为骨盆环位。骨盆围条有下延到骶骨两侧下方、支撑体重更充分的蝶形和在髂嵴上再加一条环围条的双重骨盆围条等形式。

（2）支条：脊柱矫形器中纵向安装的铝合金条带称为支条（bar, upright）。

1）按作用的部位：①后支撑条，垂直地安装于骨盆围条中央的支条。为了避开脊柱棘突的影响，通常需要安装两根；②侧支撑条，安装

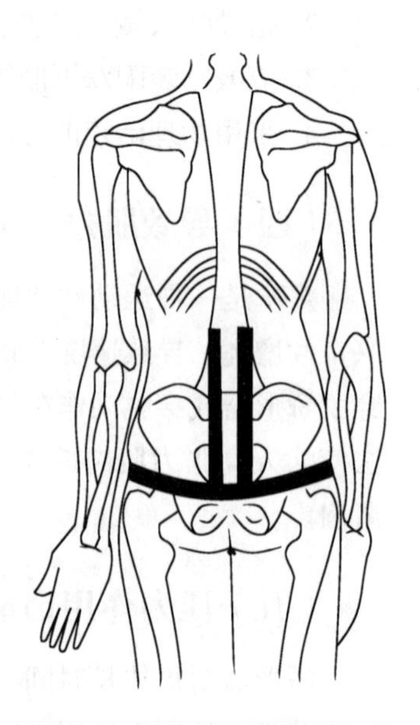

图4-5 脊柱矫形器的基本型

在骨盆两侧的支条。

2）按作用的高度：①腰骶椎支条；②胸腰骶椎支条（图 4-6）。

（3）条带：胸椎条带安装在第 9 至第 10 胸椎的位置、肩胛下角的下方约 2.5cm 处。肩胛条水平安放在肩胛骨的下 1/3 位置，其长为两端分别距腋下线约 5cm。肩胛条上装有腋窝带。

（4）腹托：是用布或网状尼龙布制成地覆盖在腹部上的软垫。其下端位于耻骨上缘向上 1cm 处，其上端到腹部上缘。

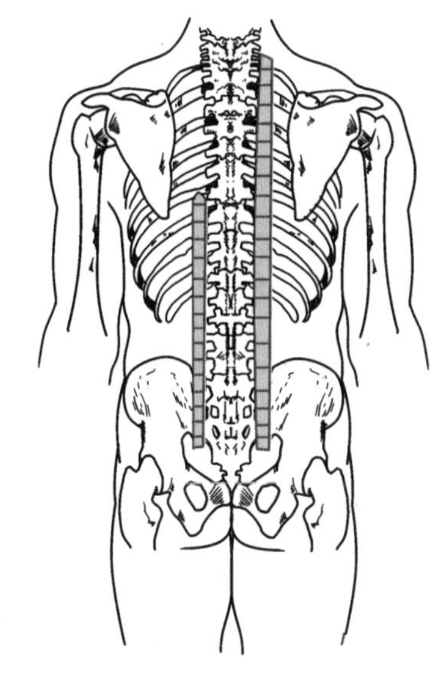

图 4-6　腰骶椎支条与胸腰骶椎支条

（二）常用脊柱矫形器的结构

1. 颈部矫形器

（1）软性围领：由聚氨酯泡沫为主体制成，外包棉布套，用尼龙搭扣黏合固定和调节松紧（图 4-7）。矫形器为成品，有不同型号选择。随时装配，不用调整。它通过与皮肤的接触形成一种运动感觉的提示，当病人颈部运动时，提醒病人轻度控制颈椎屈伸，适用于保护颈部和颈部软组织损伤病人如落枕、颈肌劳损病人。

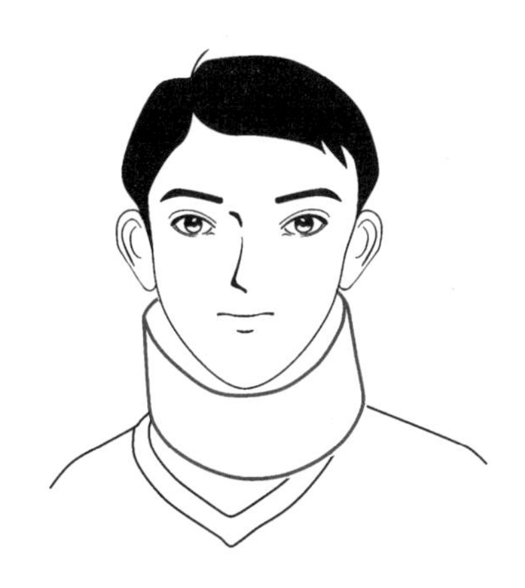

图 4-7　软性围领

（2）硬性围领：多由聚乙烯塑料板制成，镶有塑料海绵的边缘，后面用尼龙搭扣黏合固定（图 4-8）。矫形器为成品，有不同型号选择，随时装配。对颈椎屈伸有少部分控制作用，适用于严重的颈部软组织损伤和颈椎病病人。

（3）费城颈托：费城颈托（Philadelphia collar）通常是用聚乙烯泡沫和硬质塑料制成，分为前后两片，两侧由尼龙搭扣固定（图 4-9）。有的前片带气管插管开口孔，适用于有气管插管的病人。矫形器为成品，有不同型号选择，随时装配。矫形器对颈椎屈伸可基本控制，适用于外伤急救、颈椎病急性期、稳定的颈椎骨折、颈椎骨折脱位术后病人，慎用于颈椎不稳定骨折病人的固定。

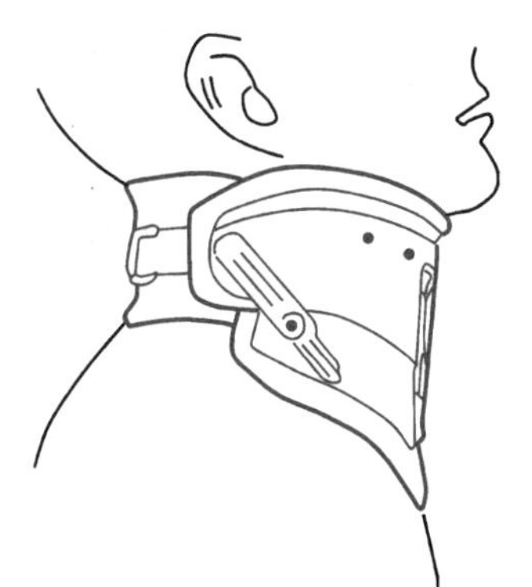

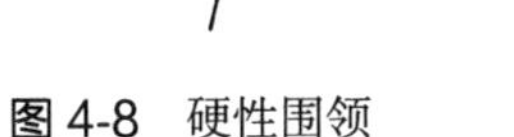

图 4-8　硬性围领

（4）钢丝颈托：根据病人颈部形状和测量数据，由钢丝制作，外衬软性材料和布料（图 4-10）。该矫形器限制颈部屈曲运动，适用于预防和治疗颈部烧伤后、整形术后的瘢痕挛缩和颈部畸形。

（5）塑性颈部矫形器：用高（低）温板材在石膏阳型（病人颈部）模塑成形制成（图 4-11）。该矫形器控制颈部屈伸、侧屈、旋转，适用于颈椎骨折、脱位、颈椎韧带损伤、颈部严重扭伤、颈椎骨

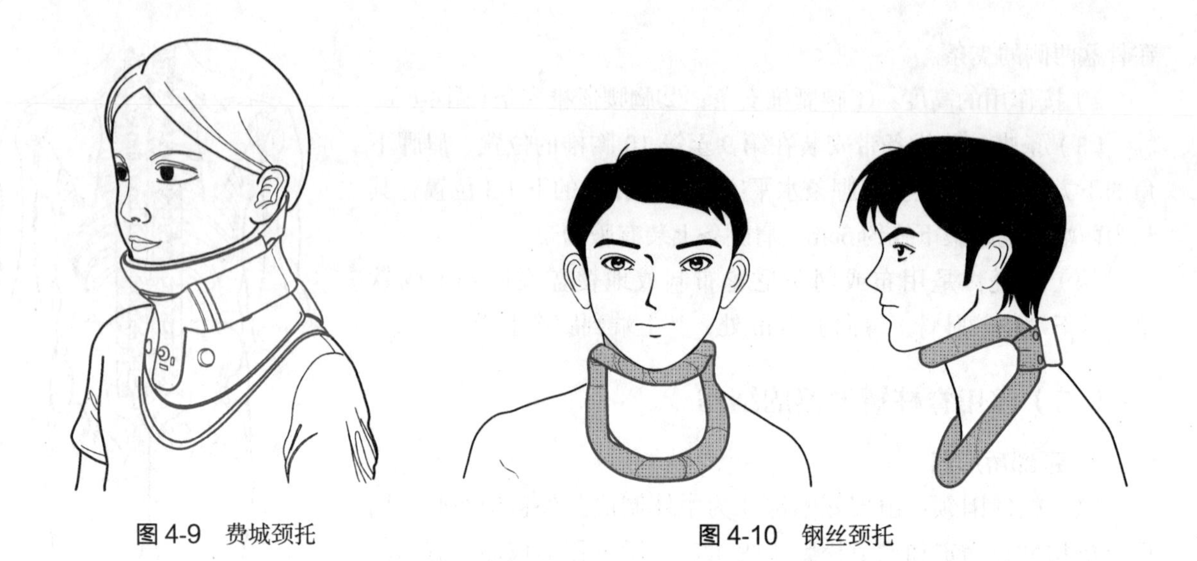

图 4-9 费城颈托

图 4-10 钢丝颈托

折术后，慎用于开放性颈椎损伤的病人。

2. 颈胸矫形器

（1）屈伸旋转控制式颈胸矫形器：又称胸骨 - 枕骨 - 下颌骨固定器（sternal occipital mandibular immobilizer，SOMI）或索米矫形器。前面由单金属杆和控制下颌关节运动的塑料托组成，后面由控制头部运动的塑料枕托组成（图 4-12）。适用于颈椎稳定性骨折、颈椎骨折或脱位术后、颈椎关节炎等病人，慎用于颈椎不稳定病人。

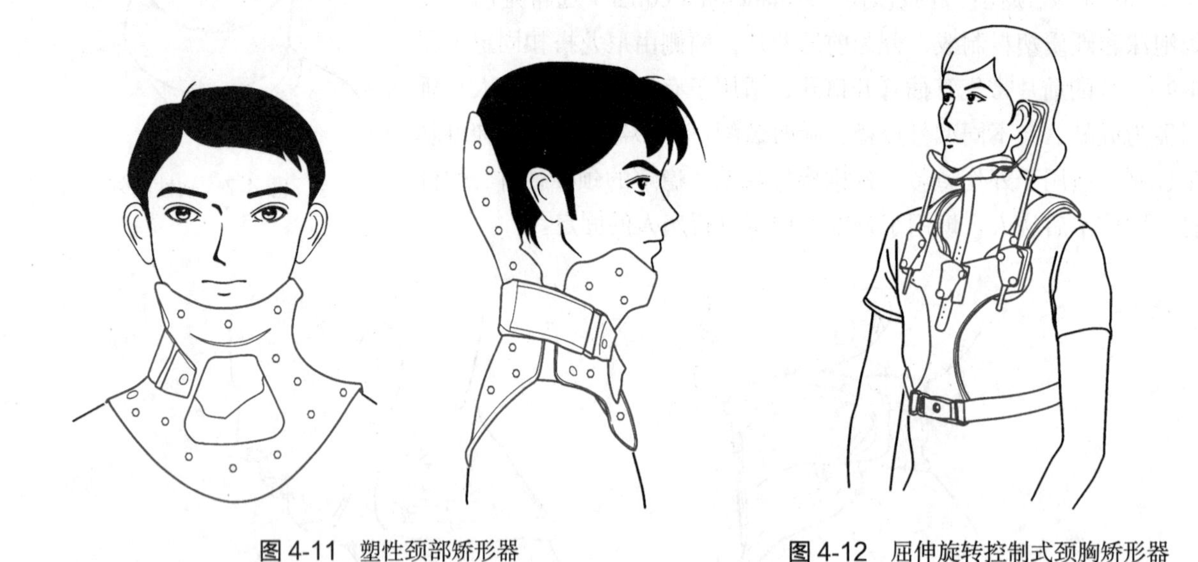

图 4-11 塑性颈部矫形器

图 4-12 屈伸旋转控制式颈胸矫形器

（2）屈伸侧屈旋转控制式颈胸矫形器：屈伸侧屈旋转控制式颈胸矫形器（flexion-extension-lateral-rotation，CTO）的前面和侧面由双、三或四杆金属杆和控制下颌关节运动的塑料托组成，后面由控制头部运动的塑料枕托组成；或全部由聚乙烯高温板材制成（图 4-13）。控制颈椎的屈伸、侧屈和旋转。适用于颈椎、上段胸椎的骨折、脱位、韧带损伤、颈椎、上段胸椎骨折术后的病人，慎用于颈部皮肤、枕部、下颌不能忍受压力的病人。

（3）哈罗式颈胸矫形器：哈罗式颈胸矫形器（halo cervical thoracic orthoses）又称哈罗式支架。分为上下两部分：上部为一个带四个不锈钢顶尖螺丝的颅骨环固定颅骨，下部为一个热塑性塑料板模

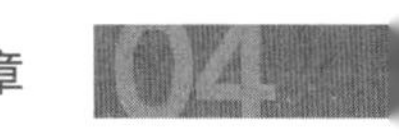

塑的胸托板和背托板，中间以四根带螺杆的立杆相连，这些杆的长度均可调（图 4-14）。适用于颈椎不稳定骨折，尤其是 C_1~C_3 椎体不稳定骨折病人；上段颈椎肿瘤、结核术后病人。慎用于颈椎骨折合并颅骨骨折的病人。

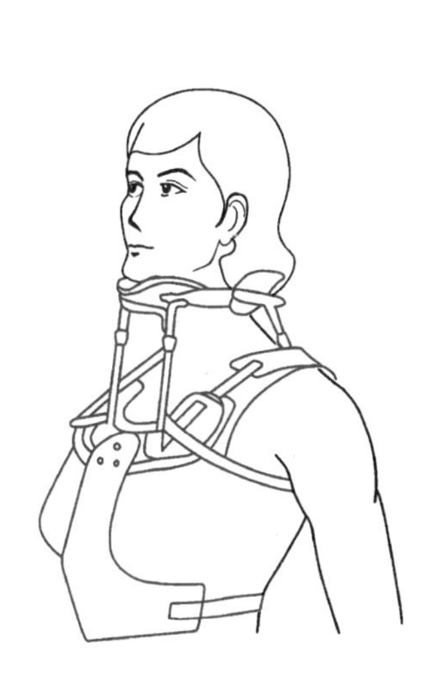

图 4-13 屈伸侧屈旋转控制式颈胸矫形器

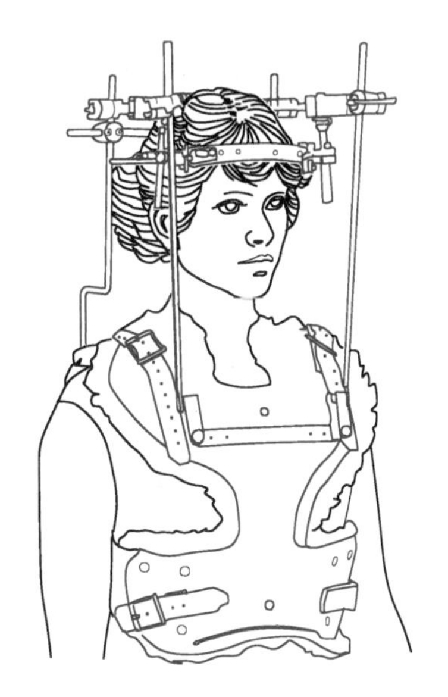

图 4-14 哈罗式颈胸矫形器

3. 颈胸腰骶矫形器

（1）固定性颈胸腰骶矫形器：由铝合金支条制成或高温板材模塑而成（图 4-15）。该矫形器控制颈胸腰骶椎的屈伸、侧屈、旋转，适用于脊柱多段骨折的病人，慎用于呼吸障碍的病人。

（2）矫正性颈胸腰骶矫形器：适用于脊柱多段侧凸、后凸病人，如密尔沃基式脊柱侧凸矫形器，在本节脊柱侧凸矫形器中阐述。

4. 骶髂矫形器

（1）骶髂带：为软性固定带，多由帆布制成，置于髂嵴与大转子之间，环绕骨盆（图 4-16）。适用于产后耻骨联合分离病人。

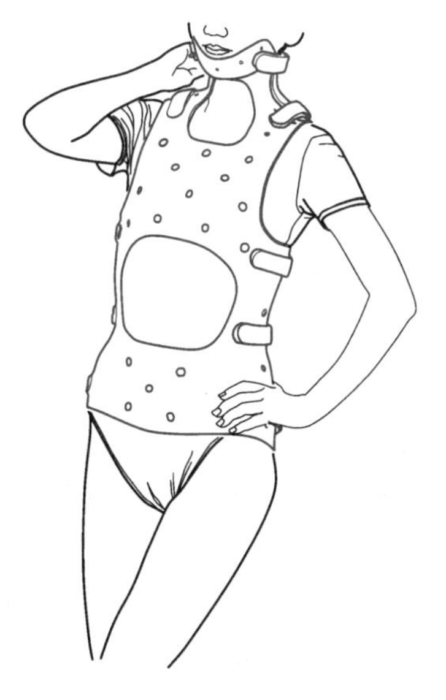

图 4-15 固定性颈胸腰骶矫形器

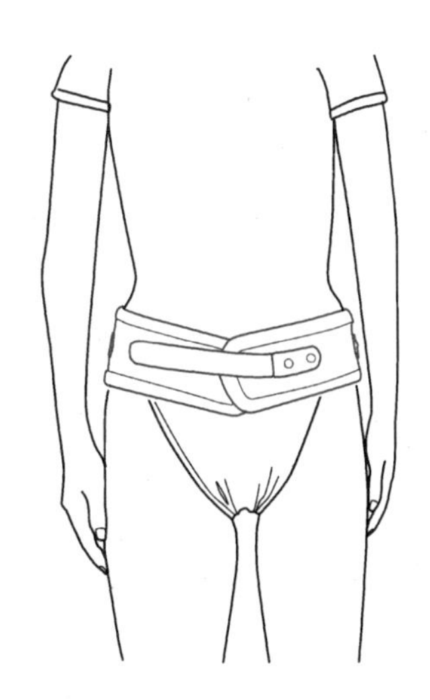

图 4-16 骶髂带

（2）软性骶髂矫形器：俗称骶髂围腰，是一种软性的固定矫形器，由帆布或弹力布制成，比骶髂带宽，围在骨盆的外面，前上缘、后上缘位于髂嵴水平，前下缘位于耻骨联合，后下缘位于臀部最隆起的部位（图4-17）。适用于产后或外伤后的骶髂关节分离、骶髂关节劳损和腰痛。

（3）塑性骶髂矫形器：用高（低）温板材在石膏阳型（病人身上）模塑成形制成（图4-18）。适用于骶髂关节骨折、脱位需较强固定的病人。

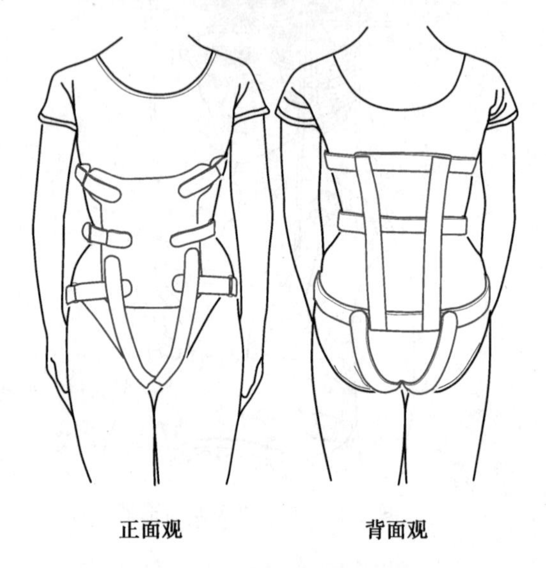

图4-17 软性骶髂矫形器

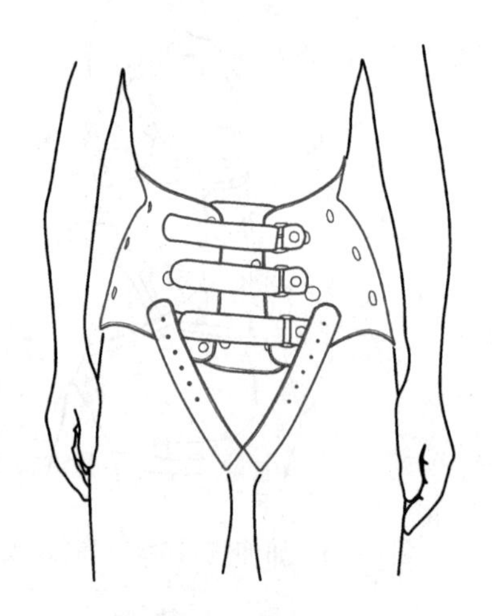

图4-18 塑性骶髂矫形器

5. **腰骶矫形器** 腰骶矫形器是用于治疗腰部疾患的具有代表性的脊柱矫形器。该矫形器具有较好的限制腰椎屈伸、侧屈或旋转运动，利用腹压支撑体重，减少腰椎承重作用。常用的有软性、屈伸控制式、屈伸侧屈控制式、后伸侧屈控制式、屈伸侧屈旋转控制式腰骶椎矫形器。

（1）软性腰骶矫形器：俗称围腰（corset），它原本是一种瘦身用品，用于妇女改善姿态使用，后来逐渐用于医疗和保健领域。围腰一般是由弹性布料、帆布或皮革制成，临床上品种较多，如弹力围腰、布围腰和皮围腰（图4-19）。作用原理是利用内加金属条增强的布带束紧，给骨和软组织施加一定的压力，提高腹腔压力，借以减轻脊椎及其周围肌肉的体重负担，并限制脊柱的运动，从而达到消除疼痛的目的。适用于椎间盘突出症、腰肌劳损、腰扭伤、椎体Ⅰ度滑脱等病人，慎用于严重呼吸障碍的病人。

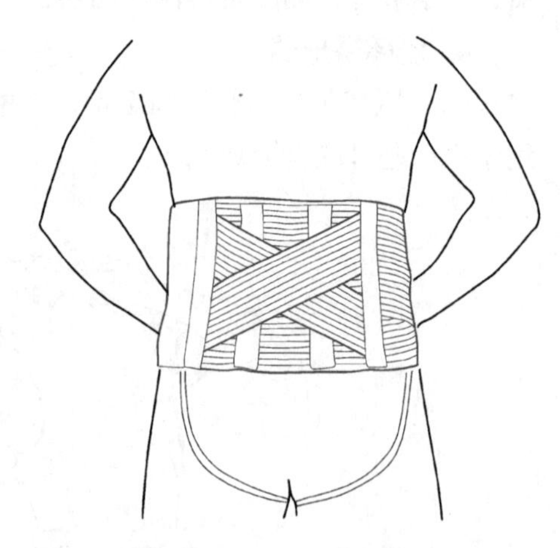

图4-19 软性腰骶矫形器

（2）屈伸控制式腰骶矫形器：屈伸控制式腰骶矫形器（flexion-extension LSO）又称椅背式矫形器（chair back brace）。由骨盆围条、后支撑条、腹托等组成，两根后支撑条分别与胸带和骨盆围条相连（图4-20）。它通过前后三点力学原理和提高腹内压限制腰椎前屈和后伸。适用于腰椎间盘突出症、腰痛、轻度腰椎压缩性骨折、腰椎滑脱等病人，慎用于腰椎不稳定骨折病人。

（3）屈伸侧屈控制式腰骶矫形器：屈伸侧屈控制式腰骶矫形器（flexion-extension-lateral LSO）又称奈特式腰骶矫形器（Knight LSO），由骨盆围条、后支撑条、侧支撑条、腹托等组成（图4-21）。由于它增加了侧支撑条，所以它不仅控制腰椎的屈伸，而且还控制腰椎侧屈。适用于腰椎间盘突出

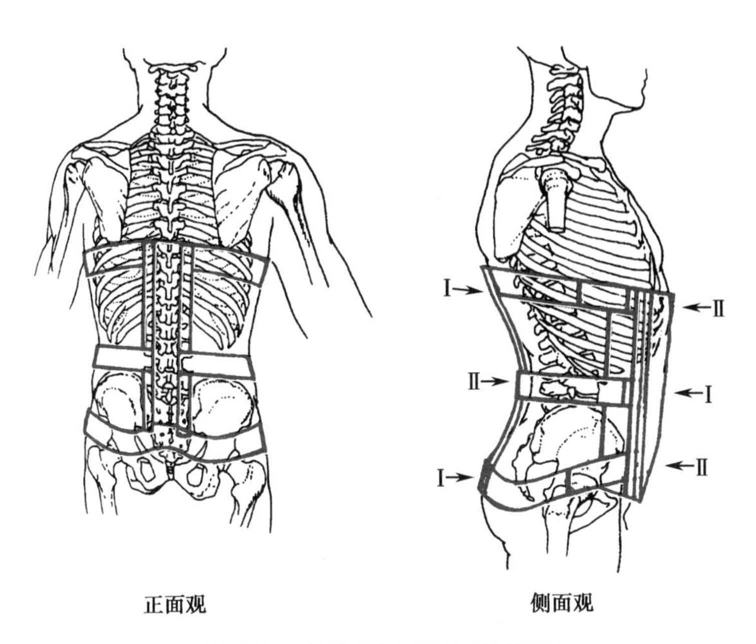

图 4-20　屈伸控制式腰骶椎矫形器

症、腰椎结核、轻中度腰椎压缩性骨折、腰椎滑脱等病人，慎用于腰椎不稳定骨折病人。

（4）后伸侧屈控制式腰骶矫形器：后伸侧屈控制式腰骶矫形器（extension-lateral LSO）又称威廉式腰骶矫形器（Williams LSO），由骨盆围条、侧支撑条、腹托组成（图 4-22）。由于无后支撑条，允许腰部屈曲活动。适用于腰椎峡部裂、腰椎滑脱、腰椎前凸、腰椎间盘突出症等病人，禁用于任何需要限制脊柱屈曲的病人。

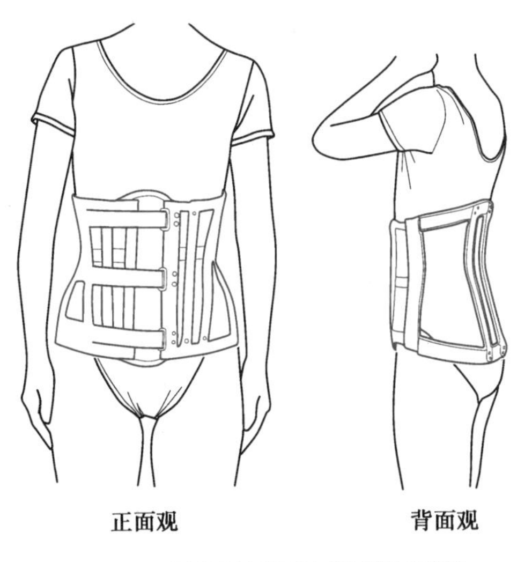

图 4-21　屈伸侧屈控制式腰骶矫形器

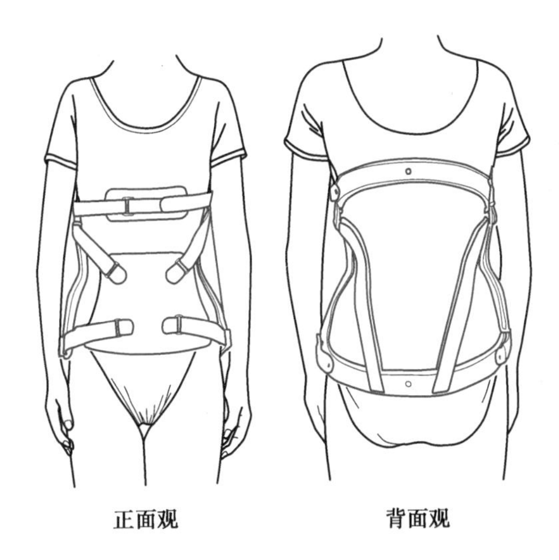

图 4-22　后伸侧屈控制式腰骶矫形器

（5）屈伸侧屈旋转控制式腰骶矫形器：屈伸侧屈旋转控制式腰骶矫形器（flexion-extension-lateral-rotation LSO）通常是用高温热塑板材在病人石膏阳型上模塑成形（图 4-23）。与腰骶部全面接触，控制腰部屈伸、侧屈、旋转。适用于腰骶部骨折及骨折术后、腰椎间盘突出症术后、腰椎滑脱等病人，禁用于腰骶部不能忍受压力的病人。

6. 胸腰骶矫形器　胸腰骶矫形器是一种有代表性的支撑胸腰椎或上部腰椎的脊柱矫形器，由骨盆围条、后支撑条、侧支撑条、胸围条、肩胛围条、腋带、腹托等组合成可控制胸椎屈伸、侧屈或旋转，常用的有软性、屈伸控制式、前屈控制式、屈伸侧屈控制式、屈伸侧屈旋转控制式胸腰骶矫形器。

（1）胸廓肋骨固定带：由皮革或弹力材料制成，它用于包容整个胸廓。对于男性，矫形器包裹所有肋骨、腋窝、剑突；对于女性则通过乳房下界进行包裹，以避免压迫乳腺组织。该矫形器通过对胸廓施加环形压力来限制肋骨的扩张。适用于肋骨骨折或移位的病人，慎用于多发肋骨骨折。

（2）软性胸腰骶矫形器：在软性腰骶矫形器的基础上改进而成，增加了固定范围，包住了整个躯干（图 4-24）。它对胸椎、腰椎提供屈伸、侧屈控制，增加腹压，减轻胸腰椎的承重。适用于老年性骨质疏松继发的轻度脊柱后凸畸形病人，胸腰部软组织损伤和疾病引起疼痛的病人，慎用于呼吸障碍的病人。

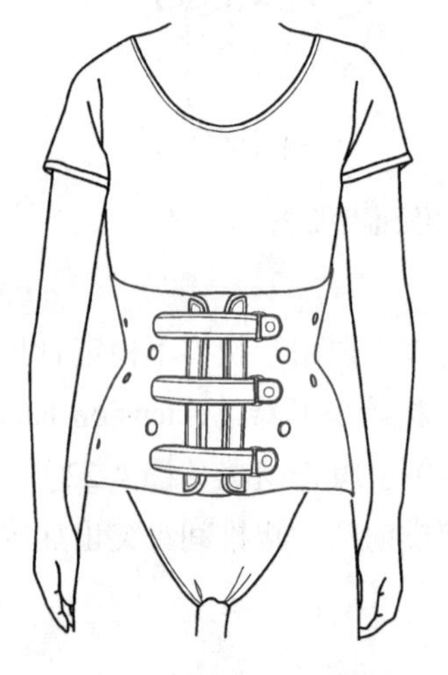
图 4-23　屈伸侧屈旋转控制式腰骶矫形器

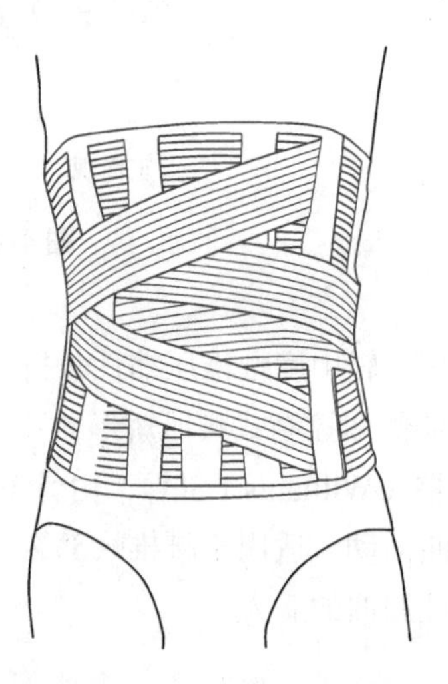
图 4-24　软性胸腰骶矫形器

（3）屈伸控制式胸腰骶矫形器：屈伸控制式胸腰骶矫形器（flexion-extension TLSO）又称泰勒式胸腰骶椎矫形器（Taylor brace TLSO），由骨盆围条、后支撑条、胸围条、肩胛围条、腹托等构成（图 4-25）。该矫形器给胸腰椎提供 2 个前后三点力作用，以控制胸腰椎屈伸。适用于老年骨质疏松，以预防和治疗压缩性骨折导致的胸椎后凸的病人，也用于脊柱结核病人。慎用于不稳定胸椎骨折病人。

（4）前屈控制式胸腰骶矫形器：前屈控制式胸腰骶矫形器（flexion TLSO）又称朱厄特式胸腰骶矫形器（Juwett TLSO），由胸骨垫与耻骨上垫和背部垫组成（图 4-26）。胸骨垫与耻骨上垫产生的向后力和由背部垫产生的向前力，构成典型的前后三点力，限制脊柱前屈，达到使胸椎过伸的目的。适用于胸腰椎压缩性骨折、胸腰椎结核，青少年脊柱后凸畸形的病人；慎用于胸腰椎不稳定骨折病人，或需要限制脊柱过伸的疾患，如腰椎滑脱的病人。

（5）屈伸侧屈控制式胸腰骶矫形器：屈伸侧屈控制式胸腰骶矫形器（flexion-extension-lateral TLSO）又称奈特 - 泰勒式胸腰骶矫形器（Knight-Taylor TLSO），由骨盆围条、后支撑条、侧支撑条、胸围条、肩胛围条、腹托等构成（图 4-27）。由于在泰勒式胸腰骶矫形器的基础上增加了侧支撑条，所以该矫形器不仅控制脊柱屈伸，还控制脊柱的侧屈。适用于胸腰椎稳定性骨折病人；慎用于不稳定性胸腰椎骨折病人。

（6）屈伸侧屈旋转控制式胸腰骶矫形器：屈伸侧屈旋转控制式胸腰骶矫形器（flexion-extension-lateral-rotation TLSO）通常是用高温热塑板材在病人石膏阳型上模塑成形（图 4-28）。它与胸腰骶部

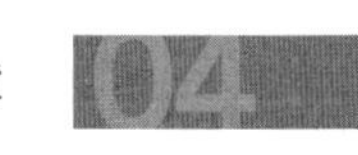

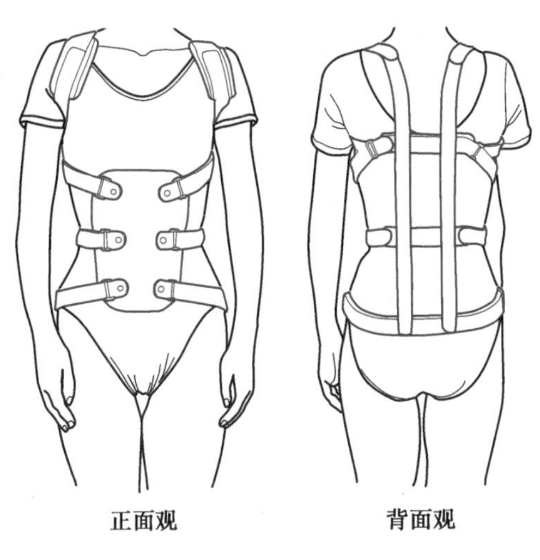

图 4-25　屈伸控制式胸腰骶矫形器

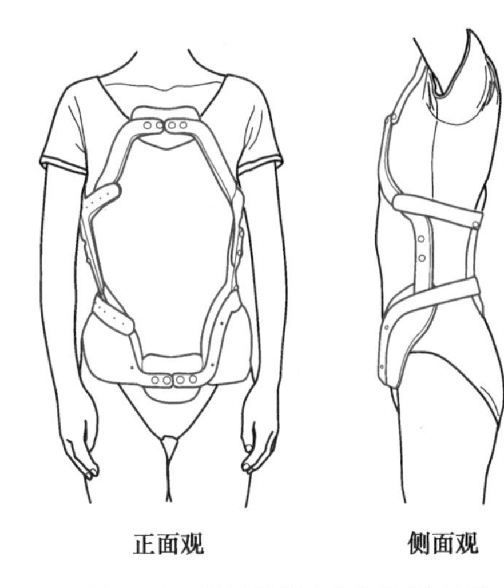

图 4-26　前屈控制式胸腰骶矫形器

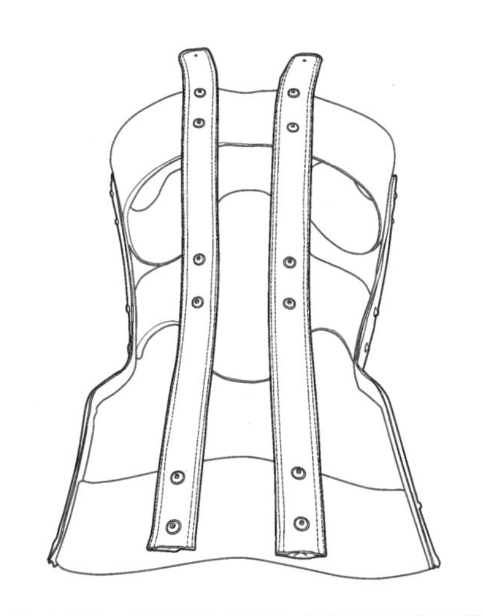

图 4-27　屈伸侧屈控制式胸腰骶矫形器

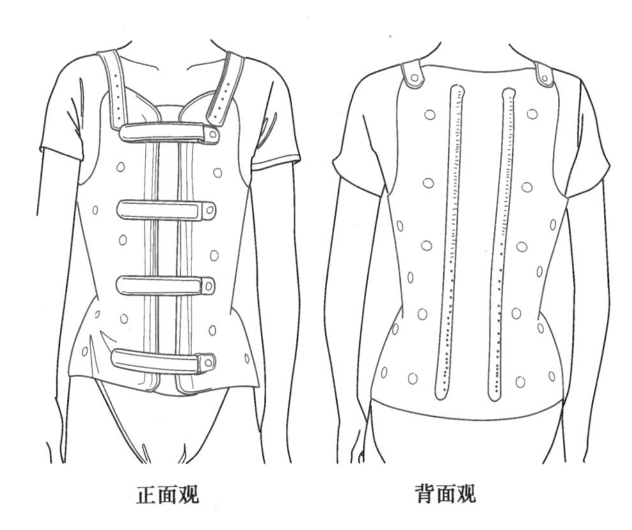

图 4-28　屈伸侧屈旋转控制式胸腰骶矫形器

全面接触，控制胸腰部屈伸、侧屈、旋转。适用于胸腰部骨折及骨折脱位术后、腰椎间盘突出症术后病人；慎用于胸腰部皮肤不能忍受压力的病人。

7. 脊柱侧凸矫形器　脊柱侧凸矫形器主要利用三点力学原理矫正脊柱侧凸（图 4-29）。常用脊柱侧凸矫形器有以下几种。

（1）腋下型脊柱侧凸矫形器：腋下型脊柱侧凸矫形器是一种主要用塑料制成的胸腰骶矫形器，有多种样式。近年国际上内多用色努式、波士顿式和大阪医大式脊柱侧凸矫形器，其基本原理都是利用三点力原理矫正畸形，都要求用 X 片检验腋下托、胸托、腰托的安装位置，特别是胸托的上缘不得超过侧凸顶锥部位的肋骨；保证矫形器与胸廓凹部有足够的间隙；腹托能有效地增加腹压，适当减少腰椎前凸。腋下型矫形器具有重量轻，易于清洁，穿脱方便，还允许患儿参加一些活动等优点。

1）色努式脊柱侧凸矫形器：色努式脊柱侧凸矫形器（Cheneau scoliosis orthoses）是法国色努博士开发，近 30 年得到广泛应用，国内近年多采用这类脊柱侧凸矫形器。其结构特点为：全为塑料制成，前侧开口，轻便、简洁，具有系列的针对脊柱侧凸弯曲和扭转的三维压力垫和较大的释放空间（图 4-30）。适用于顶椎在 T_6 以下，Cobb 角为 20°~50°，处于发育期的中度特发性脊柱侧凸的病人。

2）波士顿式脊柱侧凸矫形器：波士顿式脊柱侧凸矫形器（Boston scoliosis orthoses）是由波士顿的哈巴德大学的教授开发，结构特点为具有较大的腹部压力、斜位压垫矫正脊柱扭转、侧方三点压力

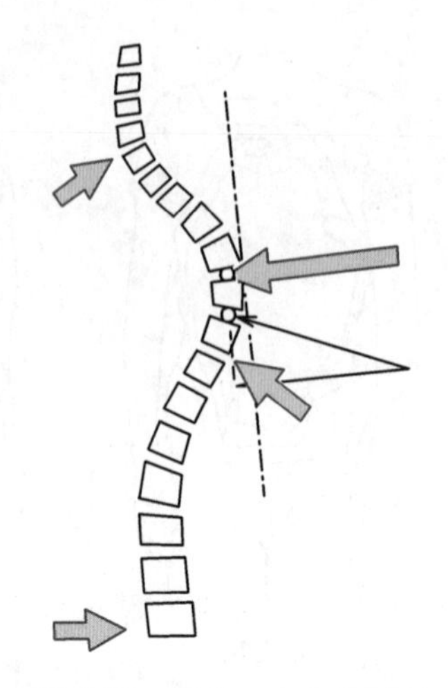
图 4-29 脊柱三点力学原理

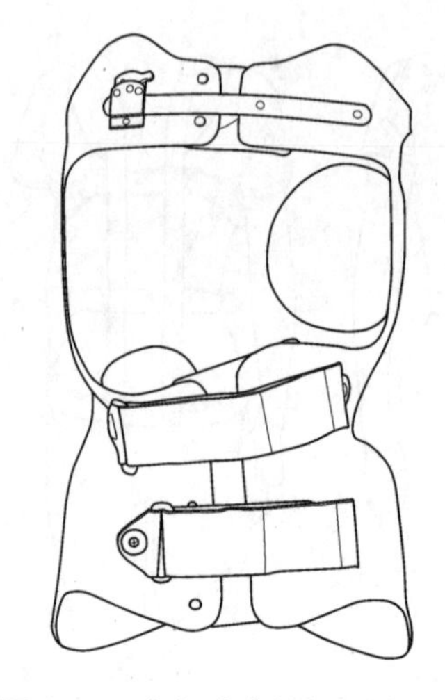
图 4-30 色努式脊柱侧凸矫形器

矫正侧凸（图 4-31）。适用于顶椎在 T_9 以下，Cobb 角为 20°~50°，处于发育期的中度特发性脊柱侧凸的病人。

3）大阪医大式脊柱侧凸矫形器：大阪医大式（Osak medical College，OMC）脊柱侧凸矫形器是大阪医科大学矫形器技术人员开发，结构特点为基于波士顿矫形器形式，在胸椎弯曲凹侧的上部安装胸椎压垫、拉带和金属支条矫正上段胸椎侧凸（图 4-32）。适用于顶椎在 T_8 以下，Cobb 角为 20°~50°，处于发育期的中度特发性脊柱侧凸者。

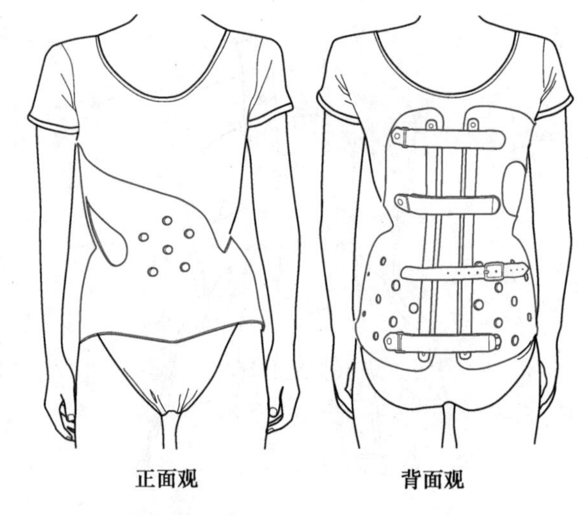

图 4-31 波士顿式脊柱侧凸矫形器

（2）密尔沃基式脊柱侧凸矫形器：密尔沃基式脊柱侧凸矫形器（Milwaukee scoliosis orthoses）是由美国密尔沃基市的 Blount 和 Meo 开发的，属于一种颈胸腰骶矫形器，结构特点是由颈环、骨盆托、前后金属支条与侧方压力垫等构成（图 4-33）。站

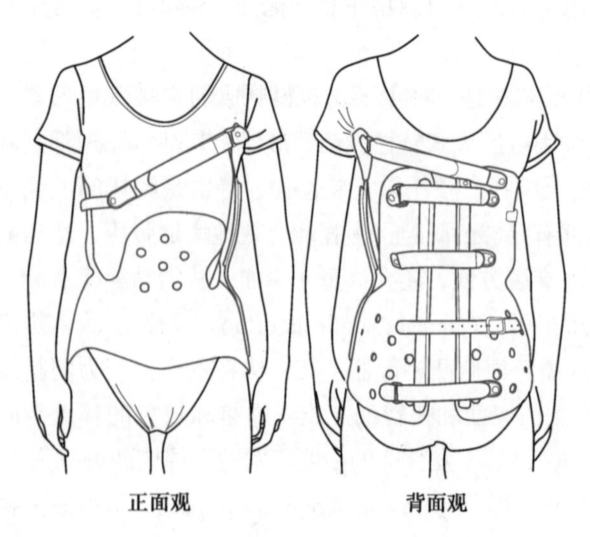

图 4-32 大阪医大式脊柱侧凸矫形器

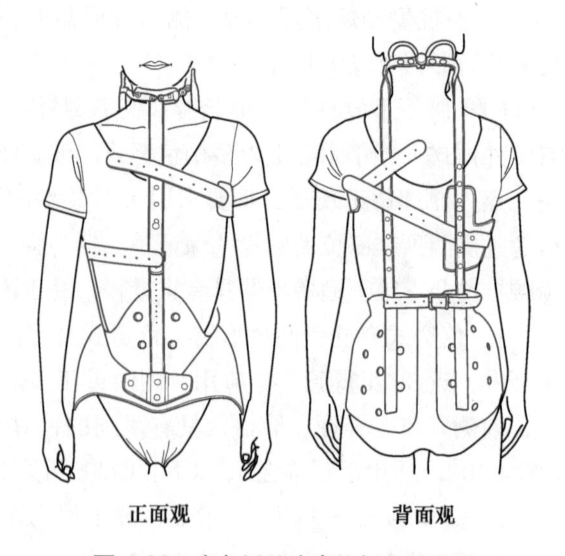

图 4-33 密尔沃基式脊柱侧凸矫形器

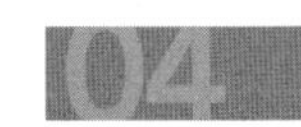

立位时，改进后的喉托位于下颌下方一横指部位，主要起到提醒病人用力伸直脊柱，配合三点压力垫矫正力，促使病人加强腰背肌的主动收缩，改善脊柱畸形。特别是当病人佩戴矫形器仰卧时，可以得到较好的被动牵引矫形效果，适用于顶椎在 T_6 以上，Cobb 角为 20°~50°，处于发育期的中度特发性脊柱侧凸者。

二、设计要求

（一）设计原理

脊柱矫形器是因人而异的产品，设计时应按诊断结果来决定该矫形器的目的是固定、免荷作用（固定、免荷性），还是矫治畸形（矫治性），再进行相应的结构设计，可以采用软性、支条式或塑性三种类型。

固定、免荷性脊柱矫形器要对伤病部位提供稳定的固定力或一定的免荷作用，对完全固定作用的脊柱矫形器要限制脊柱在矢状面、额状面和水平面的运动，对部分固定的脊柱矫形器设计时，要限制脊柱的部分运动；矫治性矫形器要对畸形部位提供正确的矫治力，设计时力的大小、方向及作用点的位置要准确，以达到矫治的要求。

（二）设计基本要求

脊柱矫形器的设计基本要求是支撑体重；限制脊柱的运动；维持脊柱的生理对线及矫正。

1. 支撑体重 又称为免荷，免荷的方法有以下几种：

（1）跨过伤病部位承重：在伤病部位的上方承受体重，并通过支条传递到下方，跨过伤病部位的承重方法，多用于颈椎和胸椎重度伤残时，免荷与固定并用。

（2）三点力系统：前后三点压力用于胸腰椎压缩性骨折，通过使脊柱过伸展，将加在椎体上的力转移到椎弓和椎体关节，从而达到免荷的目的。

（3）提高腹腔压力：提高腹腔压力以减轻脊椎负担的方法是目前作为腰椎免荷十分有效的一种方法。与软性矫形器相比，硬性矫形器对提高腹压效果更好，但对脊柱运动的影响亦大。

2. 限制脊柱运动

（1）三点力作用：脊柱矫形器通过三点力原理控制脊柱在不同平面（矢状面、额状面和水平面）的运动，包括自由（free）、辅助（assist）、阻止（resist）、停止（stop）、维持（hold）等。

（2）心理暗示作用：通过佩戴矫形器时所提供的限制活动的感觉，提醒病人时刻控制脊柱的运动，这是所有矫形器共有的作用。

3. 维持脊柱的生理对线及矫正

（1）被动矫正：矫形器通过三点力，并经肋骨传导于脊柱，矫正脊柱侧凸。

（2）主动矫正：病人佩戴矫形器后，主动减轻侧方压力的刺激，采取“离垫”动作。

三、临床适配性检查

（一）装配前的评定

1. 以康复治疗组的形式，在医生主导下对病人进行检查，了解伤病的原因、病程、临床诊断、临床检查报告等进行分析。

2. 对病人脊柱功能的检查　包括脊柱生理弯曲的评定、脊柱关节活动度的评定、脊柱生物力学等的评定等。

（1）脊柱生理弯曲的评定：正常的脊柱在额状面成直立状，在矢状面颈椎前凸、胸椎后凸、腰椎前凸、骶椎后凸，呈S形曲线状。胸椎后凸过度时，称为驼背；颈椎及腰椎过度前凸时，称为前凸增强；脊柱在额状面弯曲，称为脊柱侧凸。

（2）脊柱关节功能活动度的评定：脊柱的活动度各不相同，其中颈椎、腰椎活动范围最大，胸椎活动度小，骶尾椎融合在一起相对稳定。颈椎关节的正常运动范围：屈曲运动45°、伸展运动50°、左右侧屈运动40°、左右旋转运动40°；胸腰椎运动范围：前屈运动约45°、后伸运动20°~30°、左右侧屈运动35°~40°、左右旋转运动约30°；腰骶部正常运动范围：前屈运动在直立状态下，向前弯腰，中指尖可达足面，腰呈弧形，称为90°、后伸运动30°、左右侧屈30°、左右旋转30°。

（3）脊柱生物力学的评定：脊柱是由相对固定的脊椎和能高度变形的椎间盘组成的复合体，依据脊椎关节的连接，在一定方向和一定范围活动，这样的结构既可使脊髓和神经得到保护，又可允许躯干做最大限度的运动。同时脊柱在矢状面的S状弯曲缓冲垂直方向的冲力，使人在跑跳时减少对头部的冲击。脊柱与胸廓、肋骨等相连和腹腔内压力对脊柱起着支持和稳定的作用。由于外力的作用或脊柱内在的结构改变引起脊柱的正常生物力学改变导致脊柱稳定功能、支撑功能或脊柱的外形发生改变。

3. 制定脊柱矫形器处方　根据脊柱病损情况及总体康复治疗方案，制定脊柱矫形器处方，脊柱矫形器处方是针对脊柱的问题由医生提出矫形器治疗的具体方案，也是矫形器制作师在矫形器装配中执行医嘱的依据。脊柱矫形器处方见表4-1。

4. 向病人解释使用矫形器的目的、必要性、使用方法、可能出现的问题等，提高病人使用矫形器的积极性，保证使用效果。

5. 制订装配前必要的手术、药物、康复治疗计划并逐步实施　如骨折固定术、皮肤破损、伤口感染的用药；局部炎症水肿的处理等，为后期装配矫形器创造良好条件。

（二）试穿时适配性检查

要求脊柱矫形器在交付病人前应在专业技术人员指导下试穿，检查矫形器材料、结构、尺寸是否达到处方要求，检查矫形器的外观和工艺质量是否达到满意，并明确告知佩戴脊柱矫形器的时间。

1. 颈部矫形器的检查

（1）病人头部是否保持在水平位或处方要求的体位：当头部保持水平位时，从眼窝底部到耳孔中心的连线应该是接近与地面平行的。

（2）矫形器的所有硬质部件（下颌托、枕骨托、胸托）大小、形状是否合适。

（3）胸骨托的上缘低于胸骨切迹是否至少有2.5cm、外上缘是否低于锁骨1.3cm。

（4）枕骨托上缘中心的位置是否低于枕骨粗隆顶部1.3cm，其后仰角度是否合适。

2. 胸腰骶和腰骶等固定性矫形器的检查

（1）骨盆围条：其宽度是否达到4cm；骨盆围条的中心线是否位于髂后上棘水平线的下方；骨盆围条的两端是否向前延伸至超过侧中线的位置。

（2）支条：左右后支条是否经过肩胛骨与棘突之间、其长度是否合适、其间距是否约5cm；侧支条是否沿着侧中线延伸、长度是否合适。

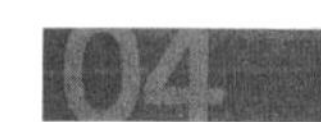

表 4-1 脊柱矫形器处方（初次安装、再次安装、修理）

姓名　　　　性别　　　　年龄　　　　职业 住址　　　　　　　　　　电话　　　　日期
疾病名称 体重　　　　　　　　　　职业 医学意见（含评定内容和解决功能障碍的方法）
支付方式　肢体伤残　工伤（　）社保（　）养老金（　）自费（　）其他（　）
处方　颈部矫形器□　颈胸矫形器□　颈胸腰骶矫形器□　胸腰骶矫形器□ 　　　腰骶矫形器□　骶髂矫形器□
取型、测量
颈部矫形器　材料（　　　　） 　　　　　　控制方式：屈伸控制□　侧屈控制□　旋转控制□ 　　　　　　类型（如围领　　　） 颈胸矫形器　材料（　　　　） 　　　　　　控制方式：屈伸控制□　侧屈控制□　旋转控制□ 　　　　　　类型（　　　　） 颈胸腰骶矫形器　材料（　　　　） 　　　　　　控制方式：屈伸控制□　侧屈控制□　旋转控制□ 　　　　　　类型（　　　　） 胸腰骶矫形器　材料（　　　　） 　　　　　　控制方式：屈伸控制□　侧屈控制□　旋转控制□ 　　　　　　类型（　　　　） 腰骶矫形器　材料（　　　　） 　　　　　　控制方式：屈伸控制□　侧屈控制□　旋转控制□ 　　　　　　类型（　　　　） 骶髂矫形器　材料（　　　　） 　　　　　　控制方式：屈伸控制□　侧屈控制□　旋转控制□ 　　　　　　类型（　　　　） 附件： 特殊事项：
费用：
医师：　　　　病人：　　　　矫形器师：
适配评定：

（3）腹托：腹托的大小是否足够（腹托的范围应该是从剑突下1.3cm到耻骨联合上1.3cm）、佩戴是否舒适。

（4）佩戴矫形器时的检查：坐位时背后下端与椅面是否不低于1cm的距离、耻骨联合与髂前上棘是否无压痛；施力与免压部位是否准确、是否防碍上肢的正常运动，与身体服帖；髋关节屈曲角度是否大于100°。

（5）脱下矫形器后的检查：病人局部皮肤是否有发红现象，如有发红，未感到压迫或不适，或发红现象在十分钟内消失，属于正常现象，否则应调整矫形器。

3. 矫正性脊柱矫形器的检查

（1）矫形器是否和身体吻合，佩戴是否困难。

（2）耻骨上缘、大转子处、两侧髂前上棘和髂嵴处有无压痛，坐下时是否压迫大腿肌肉。

（3）呼吸时胸廓是否有压抑感。

（4）密尔沃基式脊柱侧凸矫形器的前后支条是否垂直且平行，间距是否有5~6cm；病人主动竖直脊柱时，颈环和喉部托是否压迫相关部位。

（5）胸椎压力垫的中心是否与侧凸顶椎相连的肋骨高度相同，上缘是否与胸椎顶椎相连的肋骨高度一致或略偏下；腰椎压力垫上缘是否与腰椎顶椎高度相同；横截面上，胸腰椎压垫中心是否位于侧后方身体隆起的位置。

（6）病人身体在矢状面和冠状面是否正直。

（三）佩戴时适配性检查

除试穿检查的要求外，还需检查：

1. 佩戴的适合程度是否达到临床治疗要求。佩戴者自述无明显不适。

2. 对于固定性矫形器要检查矫形器的生理弧度是否和脊柱一致；各压力垫或衬垫位置是否恰当、力度是否足够。

3. 对于矫正性脊柱矫形器要采用X片检查三点压力系统对位是否准确，Cobb角是否按要求度数减少，旋转度是否改善。

四、临床应用

（一）常见伤病的应用

1. 脊柱软组织损伤及退行性变

（1）颈椎软组织损伤：颈椎软组织损伤比如落枕、颈项肌劳损、颈项肌扭伤会引起病人颈部疼痛及颈部活动度降低。轻度软组织损伤可佩戴软（硬）性围领，轻度控制颈椎屈伸运动；中重度软组织损伤可佩戴费城颈托、塑性颈部矫形器完全控制颈椎屈伸运动。

（2）颈椎病：由于颈椎间盘退行性变或椎间盘突出致颈椎失稳、骨赘形成，刺激、压迫了周围组织，引起一系列症状和体征者称之为颈椎病。好发于中老年人，按临床症状分为神经根型、脊髓型、椎动脉型、交感神经型和混合型。佩戴矫形器的目的是控制颈椎屈曲运动，严重者还应控制颈椎侧屈运动，根据颈椎病的轻重程度可选择围领、费城颈托、塑性颈部矫形器、索米矫形器。

（3）腰骶部软组织损伤：腰骶部软组织损伤比如腰肌劳损、腰骶部扭伤都会引起病人腰骶部疼痛和腰部活动度降低。佩戴腰骶围腰控制腰椎屈曲运动，减轻腰骶部疼痛。

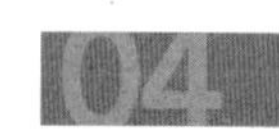

（4）腰椎间盘突出症：由于创伤、退变等原因使纤维环破裂，髓核内容突出、压迫神经而引起的综合征称为腰椎间盘突出症。为常见病多发病，好发于中老年人，并呈年轻化趋势。佩戴腰骶围腰、胸腰骶围腰、腰骶椎屈曲矫形器控制腰椎屈曲运动，支撑脊柱。

2. 脊柱、躯干骨折

（1）椎体骨折、脱位：脊柱骨折、脱位可根据病情不需手术直接使用矫形器、内固定术后2周使用矫形器或手法复位后使用矫形器，目的是限制脊柱运动，促进骨折愈合，促使病人早期下床活动，早期康复训练。对横突骨折、棘突骨折、轻度压缩性骨折等稳定型骨折，限制脊柱的屈伸、侧屈（或旋转）运动；对椎体重度压缩性骨折、粉碎性骨折、关节突骨折、骨折伴脊髓损伤等不稳定型骨折限制脊柱屈伸、侧屈、旋转运动。

1）颈椎骨折、脱位：颈椎稳定型骨折与脱位选用屈伸旋转控制式颈胸矫形器或屈伸侧屈旋转控制式颈胸矫形器；颈椎不稳定型骨折选用哈罗式颈胸矫形器；颈椎骨折伴有胸腰椎骨折需选用固定性颈胸腰骶矫形器。

2）胸椎骨折：因骨质疏松引起的病理性轻度压缩性骨折属于稳定型骨折，选用屈伸侧屈控制式胸腰骶矫形器；胸椎与胸廓相连，稳定性强，不易损伤，如外力致使胸椎骨折多伴有脊髓损伤，大多为不稳定型骨折，选用屈伸侧屈旋转控制式胸腰骶矫形器。

3）腰椎骨折：腰椎稳定性骨折常见为骨质疏松引起的压缩性骨折，如为上腰段骨折多选用屈伸侧屈控制式胸腰骶矫形器，如为下腰段骨折多选用屈伸侧屈控制式腰骶矫形器。

腰椎不稳定型骨折常见于外伤引起的粉碎性骨折伴脊髓损伤，如为上腰段骨折多选用屈伸侧屈旋转控制式胸腰骶矫形器，如为下腰段骨折多选用屈伸侧屈旋转控制式腰骶矫形器。

4）腰骶椎滑脱：椎体滑脱通常以L_5~S_1常见。一般腰骶椎轻度（Ⅰ~Ⅱ度）滑脱使用威廉式腰骶矫形器，控制脊柱后伸和侧屈，如果大于Ⅱ度的腰骶椎滑脱需手术治疗后再佩戴脊柱矫形器。

5）骶尾部骨折：骶椎骨折病人少见，尾椎骨折较为多见。骶尾部骨折选用塑性骶髂矫形器。

（2）肋骨骨折：单一肋骨骨折多选用胸廓肋骨固定带固定，多发肋骨骨折在术后或排除气胸、内脏损伤等其他异常情况下可使用胸廓肋骨固定带固定。

3. 脊柱结核、肿瘤 由于脊柱结核和肿瘤是多节段破坏脊柱骨质，造成脊柱的稳定性差，并且容易诱发脊髓损伤，所以需要使用控制脊柱屈伸、侧屈、旋转的固定性脊柱矫形器，无论是否手术治疗，都需要佩戴矫形器辅助治疗。

4. 脊髓损伤

（1）急救现场的矫形器处理：由外伤引起的脊柱不稳定型骨折在现场急救处理非常重要，不正确的搬动伤者，可能加重骨折，诱发脊髓损伤或加重脊髓损伤。所以在急救现场用成品固定的脊柱矫形器固定病人躯干后再搬动，以减少病人二次损伤的可能。常见的急救成品矫形器是费城颈托和前屈控制式胸腰骶矫形器。

（2）恢复期的矫形器处理：在脊髓修复期，往往脊柱骨折已经做内固定处理，使用脊柱矫形器起到辅助脊柱稳定作用，屈伸侧屈旋转控制的脊柱矫形器均可应用，根据部位可选择颈胸矫形器、颈胸腰骶矫形器、胸腰骶矫形器、腰骶矫形器。

（3）代偿期的矫形器处理：在脊髓损伤代偿期，脊柱骨折已基本愈合，可以使用软性或屈伸控制式脊柱矫形器保护脊柱运动，支撑、稳定脊柱。

5. 脊柱侧凸

（1）脊柱侧凸的概念：脊柱侧凸是指脊柱在冠状面内偏离枕骨中点至骶骨棘连线的弯曲畸形，常伴有椎体旋转、椎体楔形、生理弯曲改变或胸廓变形等畸形，脊柱侧凸与肋骨隆起的测量见图4-34，

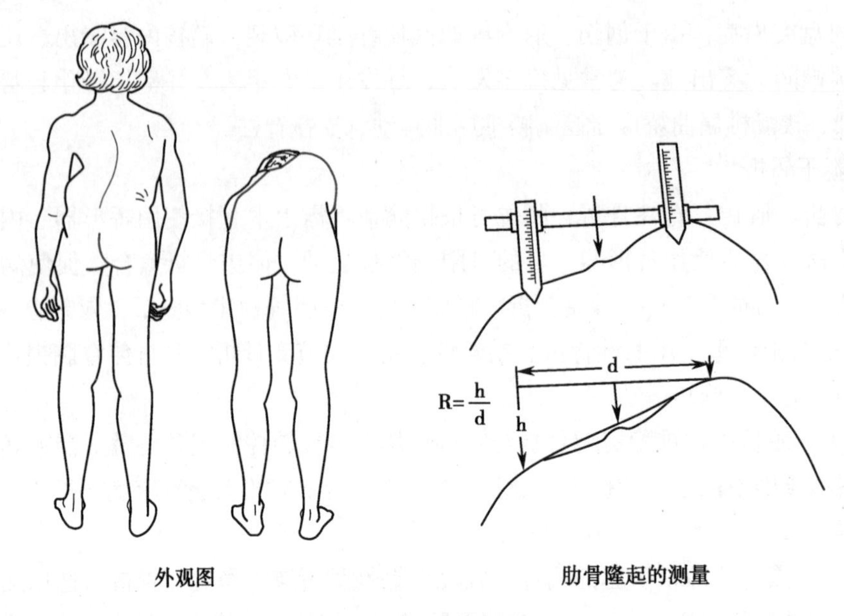

图 4-34 脊柱侧凸

其中 R 表示肋骨隆起的角度，h 表示肋骨隆起的高度；d 表示肋骨隆起的距离。

（2）脊柱侧凸的分类

1）根据病因：脊柱侧凸可分为先天性侧凸和特发性侧凸。特发性脊柱侧凸（adolescent idiopathic scoliosis，AIS），也称原发性脊柱侧凸，为最常见的脊柱侧凸，占脊柱侧凸发病总人数的 85%~90% 左右，其中 85% 为发育期的女孩。特发性脊柱侧凸是指发病原因不明、好发于青少年、发展迅速的脊柱侧凸。脊柱侧凸矫形器主要用于特发性脊柱侧凸。

2）根据侧凸始发部位：脊柱侧凸可分为原发性脊柱侧凸和继发性脊柱侧凸。原发性脊柱侧凸是指脊柱最早出现的脊柱侧凸。一般原发性脊柱侧凸弯曲度大于继发性脊柱侧凸，好发于脊柱上段；继发性脊柱侧凸是指在脊柱产生脊柱侧凸后，为了保持躯干平衡脊柱出现的继发性弯曲，好发于脊柱下段。

知识链接

特发性脊柱侧凸的发病原因

特发性脊柱侧凸发病机制至今仍不清楚，可能与遗传因素、神经系统平衡功能失调、神经内分泌异常、生长不对称、生物力学因素等密切相关。

1. 遗传因素　流行病学调查显示特发性脊柱侧凸存在家族聚集性，大量临床病例观察也提示，遗传因素在特发性脊柱侧凸的发生中占有重要作用。

2. 神经系统平衡功能失调　特发性脊柱侧凸病人常伴有姿势反射、本体反射和视觉反射障碍，这些障碍使得外界信息的传入和（或）脑干整合障碍，从而导致姿势控制障碍，发生脊柱侧凸。

3. 神经内分泌异常　特发性脊柱侧凸与雌激素、生长激素、褪激素的异常增加有关，临床资料显示女孩发生特发性脊柱侧凸的比例远远大于男孩。

4. 生长不对称　特发性脊柱侧凸病人可能存在脊柱前柱和脊柱后柱的生长不对称。

5. 生物力学因素　任何造成脊柱生物力学改变的因素均有可能导致脊柱侧凸，如骨盆倾斜、腰背肌发育不平衡等。

3）根据年龄分型：根据发病年龄，特发性脊柱侧凸可分为婴儿型、少年型和青少年型三种形式。婴儿型特发性脊柱侧凸是指在3岁以下年龄的特发性脊柱侧凸；少年型特发性脊柱侧凸是指4~10岁的特发性脊柱侧凸；青少年型特发性脊柱侧凸是指11~20岁的特发性脊柱侧凸。

（3）脊柱侧凸的评定：脊柱侧凸的严重程度多通过对脊柱侧凸角度的测量、脊柱的旋转程度和骨成熟度加以评估。角度测量最常采用的方法是Cobb法，用于测量的脊柱X线片为站立位，包括髂嵴的全脊柱正位片。首先，确定侧凸的顶椎，原发性脊柱侧凸最为突出的椎体称为顶椎；然后根据原发性侧凸的顶椎上三个椎体上缘水平线的垂线和顶椎下三个椎体下缘水平线的垂线之间的夹角确定为Cobb角（图4-35）。Cobb角小于20°称为轻度脊柱侧凸，Cobb角在20°~50°度之间称为中度脊柱侧凸，Cobb角大于50°称为重度脊柱侧凸。脊柱旋转程度是在脊柱X线正位片上，根据椎弓根的位置判断：凸侧椎弓根与对侧对称并紧贴椎体侧缘，为无椎体旋转移位，椎弓根离开椎体缘向中线移位为Ⅰ度旋转，移至中线附近为Ⅲ度，Ⅰ度和Ⅲ度之间为Ⅱ度，越过中线则为Ⅳ度（图4-36）。骨成熟度是观察髂骨髂嵴骨骺的生长情况，Risser将髂嵴分成四部来分阶段描述骨成熟度，即Risser征：髂嵴骨骺未出现为0°，外侧25%以内出现骨骺为Ⅰ度，50%以内出现为Ⅱ度，75%以上出现为Ⅳ度，但骨骺未与髂嵴融合，如骨骺与髂嵴全部融合为Ⅴ度。Risser指数为Ⅴ度时，表示脊柱生长发育已结束。

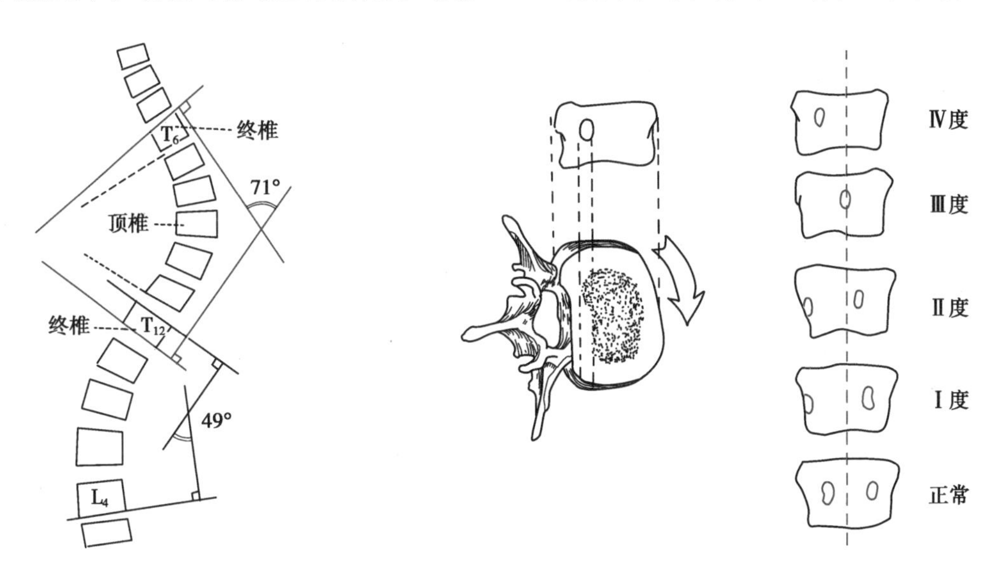

图4-35 Cobb角的测量方法

图4-36 脊柱旋转程度的测定方法

（4）特发性脊柱侧凸的治疗：特发性脊柱侧凸的治疗分为手术治疗和非手术治疗两大类。当Cobb角大于50°，首选手术治疗。特发性脊柱侧凸非手术治疗包括运动疗法、电刺激治疗、牵引治疗、矫正体操、矫形器治疗等。对于Cobb角小于20°的轻度脊柱侧凸，可密切随访，同时给予姿势体位训练、矫正体操、低频电刺激、牵引治疗；对于Cobb角20°~50°的中度脊柱侧凸应以矫形器治疗为主，同时辅以其他非手术治疗方法。

（5）佩戴脊柱侧凸矫形器前后的康复治疗

1）神经肌肉电刺激：脊柱侧凸病人脊柱旁肌肉一般是凸侧较弱，凹侧较强，利用低频电刺激治疗增强凸侧脊柱旁肌肉肌力是矫正脊柱侧凸并维持正确姿势的重要保证。

2）呼吸训练：脊柱侧凸矫形器的使用大多会限制胸廓运动，长期佩戴会导致呼吸功能的下降，需进行呼吸训练。训练以胸式呼吸为主，病人取卧位，全身放松，双手置于头后，双肘打开，保证胸廓无旋转和明显侧凸，呼气时双肘合拢，吸气时双肘打开，尽最大努力进行深呼吸，牵张胸廓和呼吸肌。长期坚持呼吸训练可以很好的改善病人心肺功能。

3）运动训练：佩戴矫形器期间原则上不能做剧烈运动，应对病人进行各种力所能及的运动训练，以腰背肌肌力、耐力、脊柱拉伸训练为主，比如脊柱侧凸的矫形体操（原理为增加凸侧肌肉力量，拉伸脊柱）、双手吊单杠等。

6. 脊柱其他畸形

（1）颈部生理曲线改变：正常人颈椎处于前屈状态，由于颈椎软组织、椎间盘损伤、炎症或退行性变引起颈椎前屈曲线消失，使颈部变直或反张。在临床康复过程中需要控制颈椎屈曲的颈椎矫形器辅助治疗。

（2）脊柱关节炎：脊柱关节炎以强直性脊柱炎多见，强直性脊柱炎是以骶髂关节和脊柱为主的、最终导致脊柱强直的炎性病变。强直性脊柱炎在正常的康复治疗下还需控制脊柱的运动，所以往往配合固定性脊柱矫形器辅助治疗。

（3）脊柱后凸：脊柱后凸是由于肌肉韧带松弛、骨质软化，在重力的作用下所致的骨骼畸形。脊柱后凸是常见的脊柱畸形。正常人胸椎生理性后凸小于50°，后凸顶点在T_6~T_8处，与腰前凸形成平衡的生理弧度，此时矢状面重力垂线经过C_1、T_1、T_{12}和S_1，维持最佳生理曲线和身体平衡，保证人体能正常前视。先天性脊柱畸形、脊柱创伤、结核等多种疾病可以导致脊柱后凸角度增大。当脊柱后凸≤60°时，需佩戴奈特 - 泰勒式胸腰骶矫形器。当后凸畸形大于60°时，畸形会继续加重和招致背部疼痛发生，甚至发生截瘫，一般需要进行手术矫正治疗，术后使用固定性脊柱矫形器。

7. 先天性脊柱裂 先天性脊柱裂是指身体后正中线上骨（脊椎骨）和神经（脊髓）由于发育障碍所致愈合不全的状态。主要分为脊柱潜在畸形而无症状的隐性脊柱裂和有明显症状的囊性脊柱裂两类。对于隐性脊柱裂，如患儿未发育成熟，应做矫正性脊柱矫形器矫正患儿畸形。如已发育成熟，应考虑固定性脊柱矫形器稳定脊柱。对于囊性脊柱裂应在手术治疗后佩戴固定性脊柱矫形器，如有下肢功能障碍，还应佩戴下肢矫形器。

8. 脊髓灰质炎 脊髓灰质炎又称小儿麻痹症，是由嗜神经性病毒所引起的急性传染病，主要侵袭脊髓的前角细胞，造成肌肉的弛缓性瘫痪，从而引起躯干和肢体的畸形。如发生脊柱畸形，成人前需做矫正式脊柱矫形器，成人后手术治疗后做固定性脊柱矫形器。如有肢体残疾，则应考虑上下肢矫形器。

（二）注意事项

1. 穿脱方法 指导病人及家属掌握正确的穿脱方法，操作时按照程序逐一进行，做到安全、便利。

（1）穿一件较紧身的薄棉质或者柔软、吸水性强材质的内衣，内衣比矫形器长；内衣侧方应没有接缝，或者将接缝朝外穿着，防止皮肤损伤；女孩尽可能不要佩戴硬边胸罩。

（2）将矫形器稍拉开，病人站立位略抬起双臂，侧身穿进；不要将矫形器拉开太大以免变形。应尽量将内衣拉平，使内衣在矫形器内的压垫部位不发生皱褶。

（3）先将搭扣扣上，换成仰卧位之后再将搭扣逐一拉紧；拉紧搭扣后，将双手放在矫形器腰间，并将矫形器向下轻压，尽量使脊柱伸展。

（4）矫形器搭扣带一般要保持在正确的位置，以保证矫正效果。进餐时可以适当松开矫形器，如果佩戴矫形器引起明显的饭后胃肠不适，应找矫形器师修改或更换矫形器。

（5）佩戴矫形器3个月后，或者病人身高增加2cm以上，或者体重增加5kg以上，可以适当放松矫形器搭扣带。

（6）为防止静电，在矫形器外应穿棉质外衣。

2. 佩戴时间 矫形器的佩戴时间应根据治疗需要确定，有的病人需要持续佩戴，有的只需在训练或工作时佩戴；有的是白天佩戴，夜间无需佩戴；有的需佩戴数周，有的则需佩戴数月，甚至数年。以脊柱侧凸矫形器为例：每天大约佩戴22~23小时，初装配应在两、三周内逐步达到这个标准；病人在洗澡、锻炼时可脱掉矫形器；病人身体发育结束后，如侧凸角度仍大于30°，应在发育停止后继续佩戴矫形器两年至两年半，以巩固矫正效果。

知识链接

脊柱侧凸矫形器停用标志和方法

1. 原则上脊柱侧凸需要佩戴矫形器到病人骨骼发育成熟（Risser指征4~5级），女孩在月经初潮后1.5~2年内，男孩在16~18岁之间。对矫正后侧凸角度大于30°的病人，通常需要继续佩戴矫形器2年时间。

2. 佩戴矫形器矫正数年后，Cobb角小于10°且不能继续矫正的病人，可以逐渐减少矫形器佩戴时间。具体方法：第1个月每天佩戴矫形器减少3小时，接下去1个月每天再减3小时，连续观察3个月，若矫正效果没有递减，则白天不佩戴矫形器，晚上继续佩戴矫形器半年至一年。经过以上治疗，侧凸程度稳定者，可以完全停止佩戴矫形器。

3. 皮肤护理

（1）每天用中性皂液洗浴皮肤，浴后干爽一刻钟后，再佩戴矫形器。

（2）佩戴的早期，发红的皮肤部位可用70%酒精涂擦，或用温水清洁后擦爽身粉以利于干燥；切勿使用油膏或创可贴、敷料等；皮肤发红超过两周很可能是由矫形器结构不良引起，应让矫形器师及时调整矫形器的压力。

（3）应该经常检查皮肤，防止皮肤破损。若皮肤出现破损，有渗出液时，应停止佩戴矫形器，待皮肤愈合后再行佩戴；反复出现皮肤破损时，应及时修改矫形器。

4. 矫形器治疗的复查与疗效 复查目的是了解病人佩戴矫形器情况，提出下一阶段的治疗方案。如特发性脊柱侧凸病人，佩戴矫形器后的复查程序如下。

（1）告诉病人在佩戴矫形器3~6天后进行临床复查，重点了解病人佩戴矫形器后皮肤的适应情况，如是否出现红肿、擦伤或皮肤感染等。

（2）完成适应性佩戴两周后，拍摄X线片（佩戴矫形器的站立位，全脊柱正、侧位片）。首次矫正Cobb角，矫正应大于40%，若小于30%，则视为无效。

（3）至少每3个月复查一次，首次佩戴时最好在1个月内复查，复查时，应根据脊柱的可矫正性，调整矫形器的矫正压力。

（4）矫形器佩戴3~6个月后，检查是否需要更换矫形器。发育期病人，一般每6个月就需要更换新的矫形器。

（刘夕东）

第三节　上肢矫形器

上肢矫形器（upper limb orthoses）是用来矫正上肢神经肌肉与骨骼系统的结构与功能体征的矫形

器。它是在生物力学的基础上，作用于上肢的关节或其他部位，以治疗上肢损伤和疾患、促进功能活动的体外装置。为适应上肢功能活动多样性的特点，上肢矫形器的种类较多，尤其是手指和腕手矫形器的应用更为广泛。佩戴上肢矫形器的主要目的是保持肢体于功能位，以预防和矫正肢体畸形；控制关节活动范围以促进肌腱修复和关节的愈合；提供上肢的助力或阻力以促进和加强上肢运动功能恢复；提供辅助性的装置以帮助病人完成日常生活活动。

一、结构

（一）手指矫形器

1. 固定性手指矫形器 固定性手指矫形器（fingers immobilization orthoses）利用三点力作用原理，对DIP、PIP过伸或过屈的手指进行矫正固定，多由低温热塑材料或带箍的铝合金制成，常见类型有槌状指矫形器（图4-37A）、指伸直位矫形器（图4-37B）、指伸展矫形器（图4-37C）、掌指关节固定矫形器（图4-37D）、指屈曲矫形器（图4-37E）、支条式指伸展矫形器（图4-37F）。适用于类风湿关节炎引起的手指鹅颈样变形、纽扣样变形及外伤引起的同类变形、DIP伸肌肌腱撕裂伤引起的槌状指等。

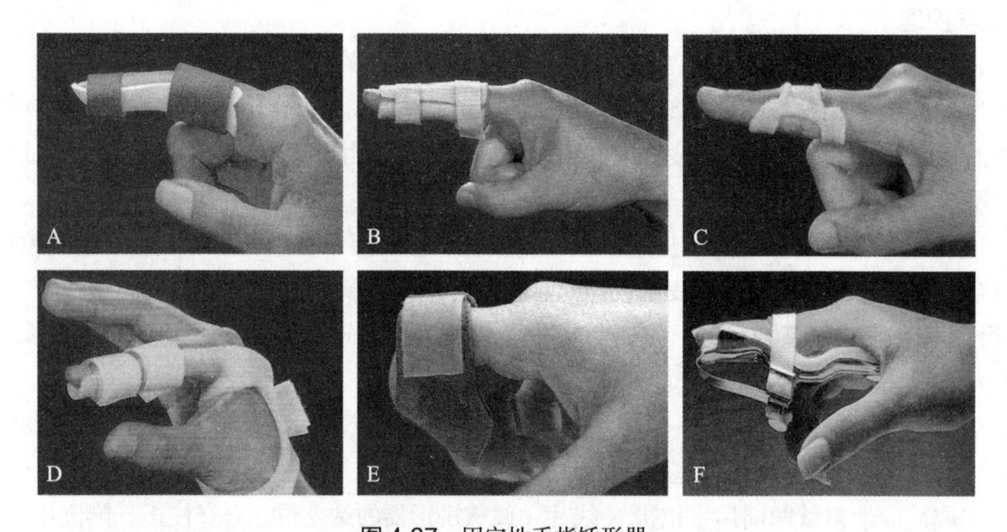

图4-37 固定性手指矫形器

A. 槌状指矫形器；B. 指伸直位矫形器；C. 指伸展矫形器；D. 掌指关节固定矫形器；E. 指屈曲矫形器；F. 支条式指伸展矫形器

2. 动态手指矫形器 动态手指矫形器（fingers dynamic orthoses）是应用弹簧和橡皮筋的外力作用于手指关节，辅以手指伸展或屈曲运动，除采用弹簧、橡皮筋之外，有的还应用安全销、钢丝、皮制固定带等辅助件。如帮助DIP、PIP伸展的圈簧式IP伸展矫形器和钢丝架式伸展矫形器；为加强屈指功能的IP屈曲矫形器等（图4-38）。

（二）手矫形器

1. 固定性手矫形器 固定性手矫形器（hand immobilization orthoses）的常见类型有三种。

（1）掌指关节固定矫形器：掌指关节固定矫形器（MP immobilization orthoses）采用低温热塑板材制成，将MP关节固定在屈曲位的位置，用于矫治MP关节伸展挛缩。适用于烧伤瘢痕挛缩和畸形

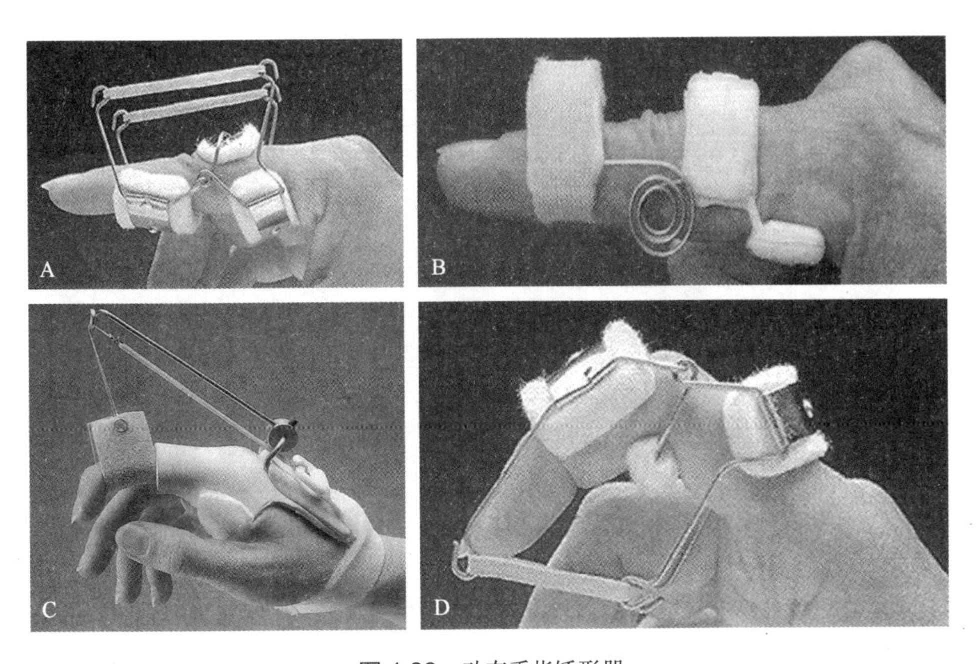

图 4-38　动态手指矫形器

A. PIP 指关节矫形器；B. PIP 指间伸展矫形器；C. PIP 指关节牵伸矫形器；D. PIP 指关节屈曲矫形器

等（图 4-39A）。

（2）对掌矫形器：对掌矫形器（opponens orthoses）采用低温热塑材料或铝合金、皮革等制成，保持拇指与食指和中指的对掌位，防止手部疾患可能造成的虎口挛缩、拇指的功能活动受限（图 4-39B）。病人的腕关节能控制时，采用短对掌矫形器，不能控制时则用长对掌矫形器。

（3）掌指关节尺偏矫正矫形器：掌指关节尺偏矫正矫形器（MP ulnar deviation correction orthoses）采用低温热塑材料制作，经取形、软化后放在患侧掌面，将Ⅰ~Ⅲ指的指托均分别插入各指缝间，旋转 90°在手背部绕向桡侧，再将第四指托靠于小指近指骨尺侧缘，通过尼龙搭扣与桡侧相连接，使矫形器固定在手掌部（图 4-39）。该矫形器的目的是预防、矫正第 2、3、4、5 指掌指关节尺侧偏畸形。适用于类风湿性关节炎所致掌指关节尺侧偏畸形。

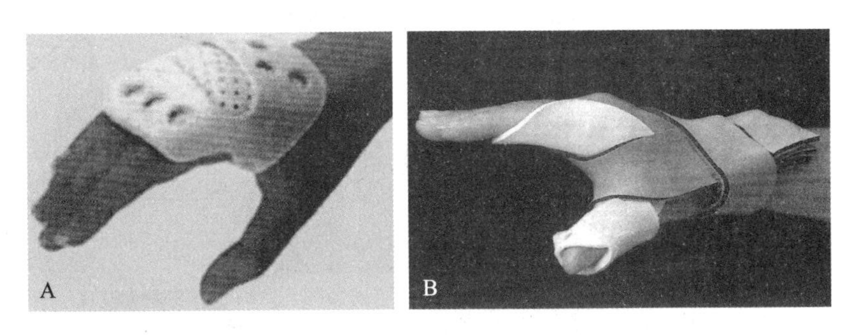

图 4-39　固定性手矫形器

A. 掌指关节固定矫形器；B. 对掌矫形器

2. 动态手矫形器　动态手矫形器（dynamic hand orthoses）的常见类型有三种。

（1）掌指关节屈曲辅助矫形器：掌指关节屈曲辅助矫形器（MP flexion assist orthoses）（图 4-40A）由压在背侧掌骨处及四指近指骨处的金属板和横夹在掌骨小头处的手掌杆构成，之间用钢丝连接，再用橡皮筋牵引两块金属板，利用橡皮筋的牵引使 MP 关节保持屈曲的位置。适用于尺神经、正中神经瘫痪引起的手指内在肌瘫痪、手指骨折、术后苏蒂克（Sudeck）骨萎缩症等。

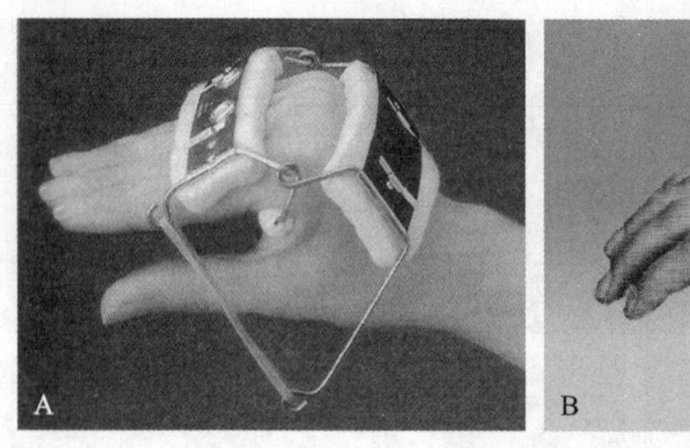

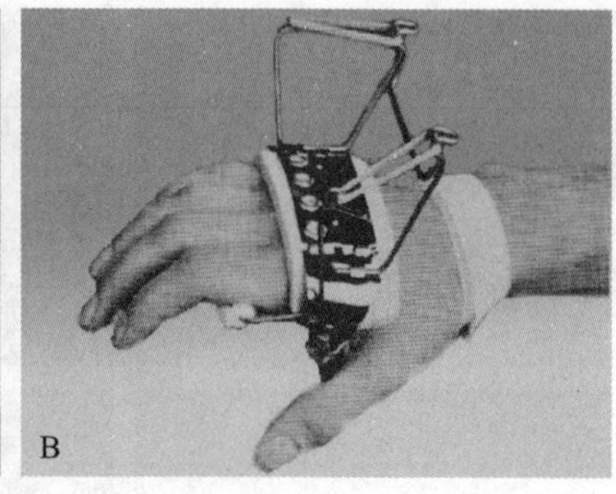

图4-40　动态手矫形器

A. 掌指关节屈曲矫形器；B. 掌指关节伸展辅助矫形器

（2）掌指关节伸展辅助矫形器：掌指关节伸展辅助矫形器（MP extension assist orthoses）（图4-40B）是利用橡皮筋辅助使MP关节保持伸展位，它与掌指关节屈指辅助矫形器的结构基本相似，不同之处是在手指的背侧利用橡皮筋牵引以矫正MP关节的屈曲挛缩。适用于MP关节屈曲挛缩。

（3）尺神经麻痹矫形器：尺神经麻痹矫形器（ulnar nerve paralysis orthoses）种类较多，如利用橡皮筋牵伸的莫伯格型矫形器（Moberg orthoses）（图4-41A）；由圈簧、拉带和手掌侧的钢丝组成的卡佩纳型矫形器（Capener orthoses）（图4-41B）；在卡佩纳型矫形器基础上伸长到前臂部固定的切辛顿型矫形器（Chessington orthoses）（图4-41C）。适用于尺神经麻痹导致：①第4、5指MP关节过伸、IP关节屈曲；②手指的内收、外展受限；③拇指的内收受限；④小指的对掌受限，出现爪状指畸形。除此之外，还有下面两种类型。

1）拇掌关节固定矫形器：采用低温热塑板材制成（图4-41D），用于拇指掌指关节尺侧侧副韧带损伤，通过矫形器限制拇指掌指关节的运动，促进韧带修复。

2）杜普伊特伦挛缩用矫形器：杜普伊特伦挛缩用矫形器（dupuytren contracture orthoses）（图4-41E）是采用低温热塑材料包绕手掌部和前臂部的臂托，在此基础上通过手掌和手背侧的泡沫压垫使掌指关节保持在伸展位，用于一种进行性手掌肌膜的挛缩（亦称为杜普伊特伦挛缩）。

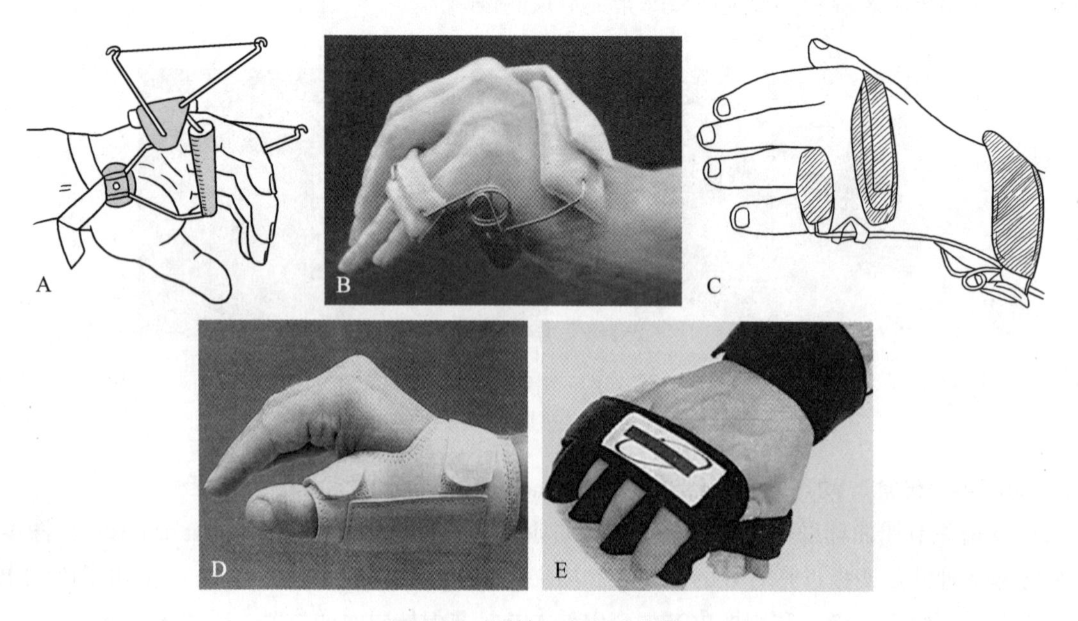

图4-41　尺神经麻痹矫形器

A. 莫伯格型；B. 卡佩纳型；C. 切辛顿型；D. 拇掌关节固定矫形器；E. 杜普伊特伦挛缩用矫形器

（三）腕手矫形器

1. 固定性腕手矫形器 固定性腕手矫形器（wrist-hand immobilization orthoses）的种类很多，常见类型有腕手功能位矫形器（图 4-42A）、腕关节背伸矫形器（图 4-42B）、抗痉挛矫形器（图 4-42C）、腕部固定矫形器（图 4-42D）、柱状握矫形器（图 4-42E）、腕手休息位矫形器（图 4-42F）。通常是采用低温热塑板材或铝合金将手腕部固定于功能位或治疗需要的体位，也可以采用皮革、帆布，辅以金属支条制成，如烧伤后的休息位矫形器，改善脑瘫、卒中病人手部痉挛的抗痉挛矫形器，桡神经损伤后的腕伸展矫形器等。

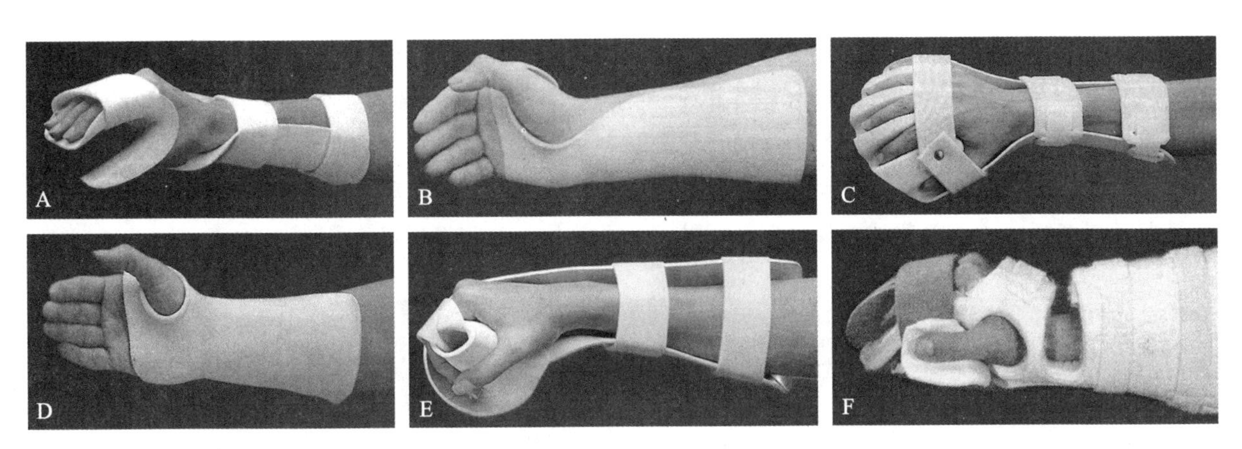

图 4-42 固定性腕手矫形器

A. 腕手功能位矫形器；B. 腕关节背伸矫形器；C. 抗痉挛矫形器；D. 腕部固定矫形器；E. 柱状握矫形器；F. 腕手休息位矫形器

2. 动态腕手矫形器 动态腕手矫形器（dynamic wrist hand orthoses）的主要材料同固定性腕手性矫形器，但需要增加动力辅助装置和零部件，如弹簧圈、橡皮筋、拉杆、螺丝等。常见类型有弹环式腕伸展矫形器（图 4-43A）、弹力筋式腕伸展矫形器（图 4-43B）、腕手牵伸矫形器（图 4-43C）、限制式腕 ROM 矫形器（图 4-43D）、屈指肌肌腱术后矫形器（图 4-43E）、可调式腕手屈曲矫形器（图 4-43F）。动态腕手矫形器的作用：利用外力帮助因神经麻痹引起的肌无力、肌萎缩的手指运动；提

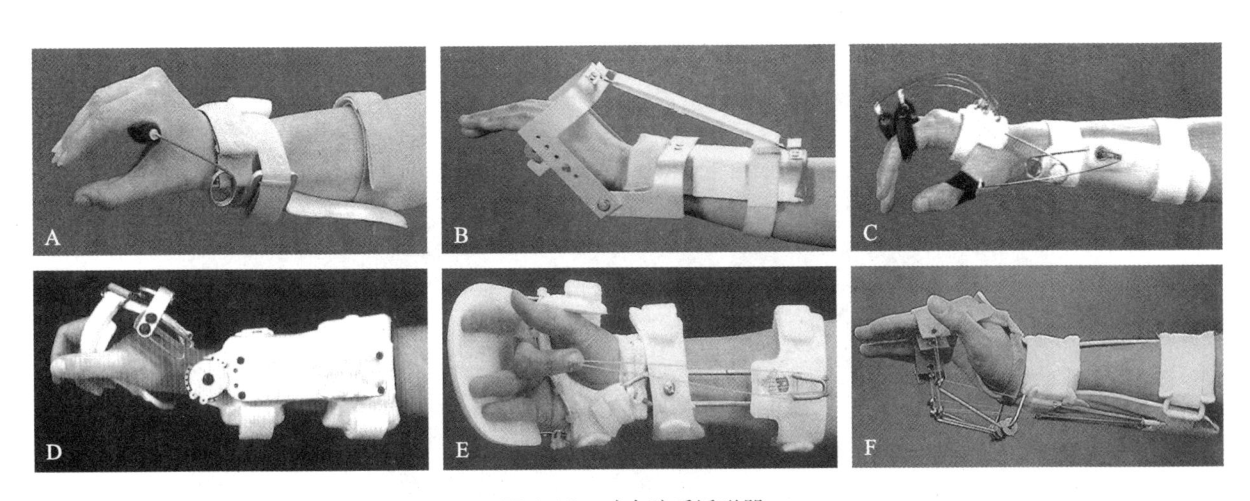

图 4-43 动态腕手矫形器

A. 弹环式腕伸展矫形器；B. 弹力筋式腕伸展矫形器；C. 腕手牵伸矫形器；D. 限制式腕 ROM 矫形器；E. 屈指肌肌腱术后矫形器；F. 可调式腕手屈曲矫形器

高关节的伸展、屈曲能力；预防或矫正关节挛缩等。有的动态腕手矫形器具有限制关节活动范围以保护肌腱和关节的作用，如用于桡神经麻痹的弹环式腕伸展矫形器，帮助进行伸腕、伸指运动的矫形器、控制腕关节活动度的矫形器，还有屈指肌腱术后给予保护的限制性矫形器，可调式腕手屈曲矫形器等。

知识拓展

颈髓损伤病人使用的腕关节驱动夹持矫形器

颈髓损伤造成四肢瘫，是一种严重的致残性损伤，病人的手抓握能力和手指捏取能力通常缺失，佩戴常规上肢矫形器无法改善病人手功能。腕关节驱动夹持矫形器（wrist-driven prehension orthoses）是一种通过支撑杆将拇指固定在对掌位、采用金属或塑料制成的横向“3”字形箍对食指和中指进行控制促使MP关节的运动，在联动杆的作用下，完成手部的抓握、捏取活动（图4-44）。其工作原理是利用腕关节背伸动作为动力，推动联动杆使食指和中指箍将二指压向掌屈方向，使掌指关节被动屈曲，与拇指成对掌位，形成夹持动作。佩戴这种矫形器的病人，要求腕关节伸肌肌力达到4级，手指各关节活动范围正常，无挛缩。经过反复训练，病人就能熟练掌握使用技能。

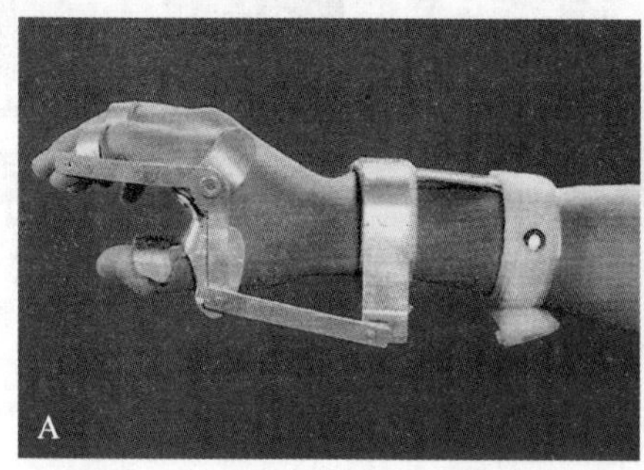
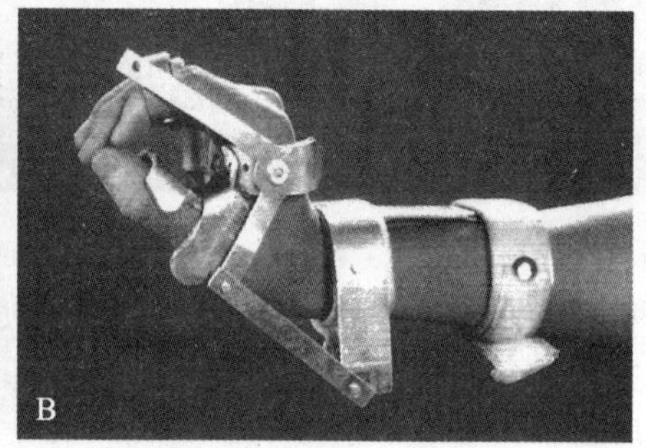

图4-44 腕关节驱动夹持矫形器
A. 伸腕前无夹持动作；B. 伸腕后的夹持动作

（四）肘矫形器

1. 固定性肘矫形器 固定性肘矫形器（elbow immobilization orthoses）多由低温热塑板将肘关节固定于功能位或肘关节伸直位置（图4-45），用于保护肘关节、限制肘关节活动、矫正肘关节畸形

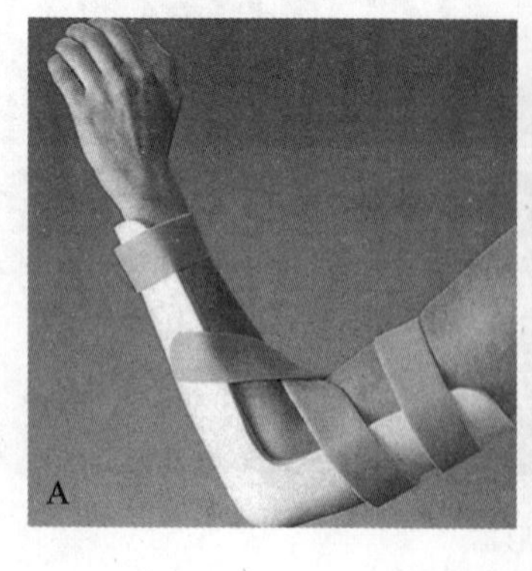
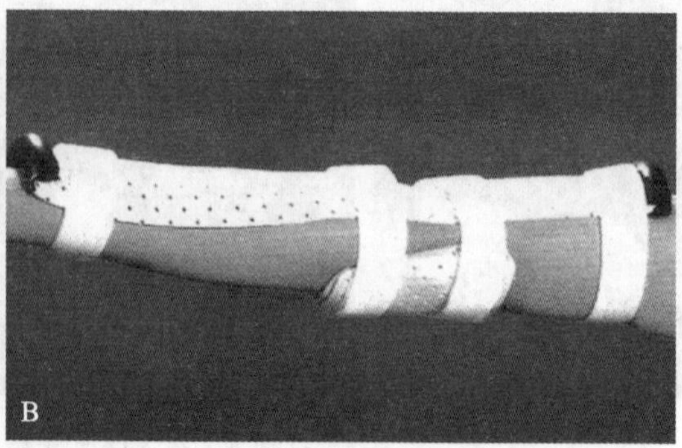

图4-45 固定性肘矫形器
A. 功能位肘矫形器；B. 伸直位肘矫形器

等。若合并腕关节、手指关节功能障碍者，可采用肘腕矫形器或肘腕手矫形器。

2. 动态肘矫形器 动态肘矫形器（dynamic elbow orthoses）常采用单幅式肘关节铰链或双幅式肘关节铰链，铰链的角度通过调节装置调整，必要时增加弹簧或拉力装置，以维持和增加肘关节伸展、屈曲的范围。如活动式肘矫形器（图 4-46A）、定位盘锁定式肘矫形器（图 4-46B）、前臂旋前旋后式动态肘矫形器（图 4-46C）等。用于关节挛缩、肌力低下、关节不稳、手术后的保护等。

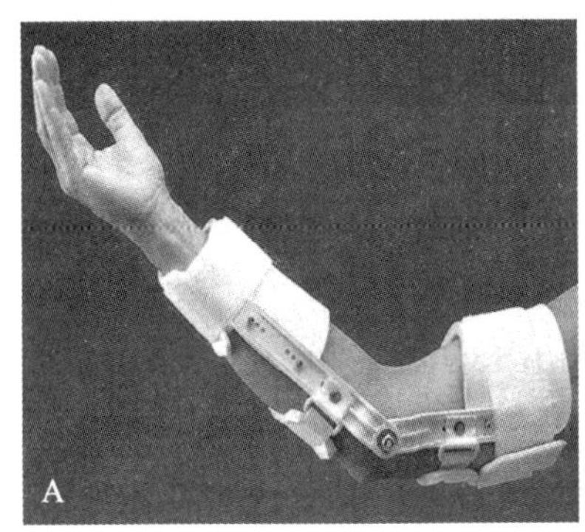

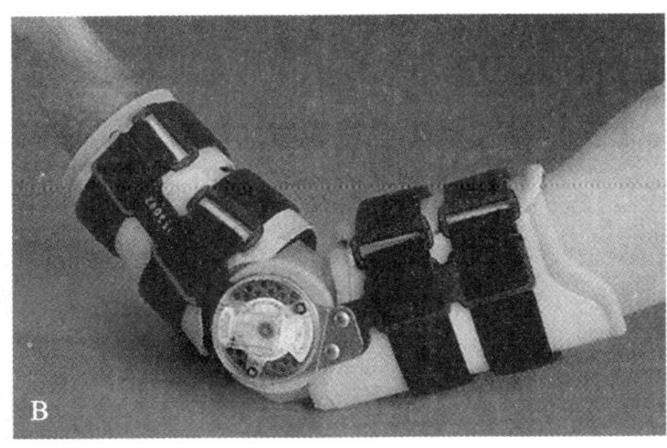

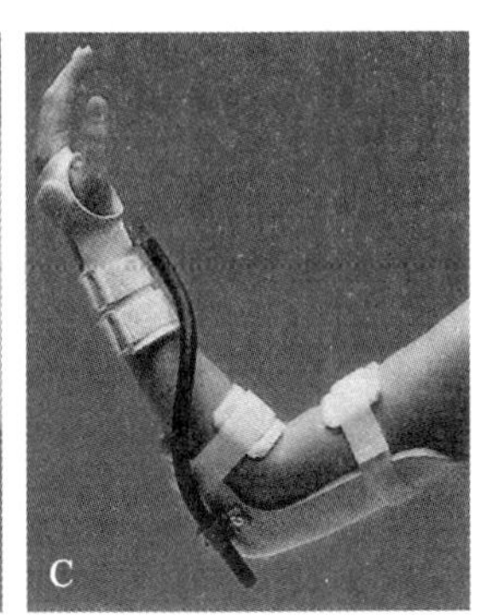

图 4-46 动态肘矫形器

A. 活动式肘矫形器；B. 定位盘锁定式肘矫形器；C. 前臂旋前、旋后动态肘矫形器

（五）肩矫形器

1. 固定性肩矫形器 肩关节脱位是脑卒中偏瘫的常见并发症。固定性肩矫形器具有稳定肩关节的作用，使肩关节保持于正确位置，从而有效预防肩关节脱位，缓解肩部疼痛（图 4-47）。适用于脑卒中偏瘫的早期康复治疗。

2. 肩外展矫形器 肩外展矫形器（shoulder abduction orthoses）多用轻质金属或塑料（聚丙烯）制成，各金属关节角度可根据治疗要求和不同的治疗阶段进行调节，当肩关节外伤或手术后，通过肩外展矫形器使肩关节保持外展 70°~90°，肘关节屈曲 90° 功能位，腕手保持功能位，以促进伤口愈合，避免关节挛缩（图 4-48）。适用于腋神经麻痹、肩袖断裂、肩关节骨折、肩关节脱位复位后臂丛神经损伤、冻结肩等病人。

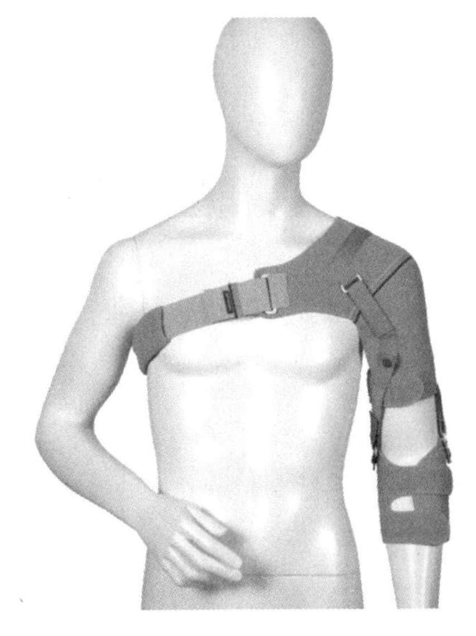

图 4-47 固定性肩矫形器

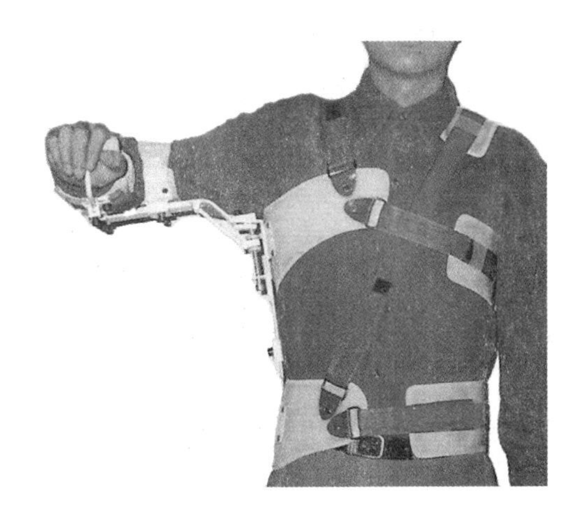

图 4-48 肩外展矫形器

（六）其他

1. **平衡式前臂矫形器** 平衡式前臂矫形器（balanced forearm orthoses，BFO）多安装在轮椅上以帮助病人的上肢功能活动，又称为轮椅式前臂辅助装置。它是利用连动杆和两个滚动轴支撑上肢，依靠肩胛带的运动使上肢保持在进食的功能位，帮助吃饭、饮水等日常生活活动。材料及附件包括紧固件、轴承、连动杆、前臂托等（图4-49）。

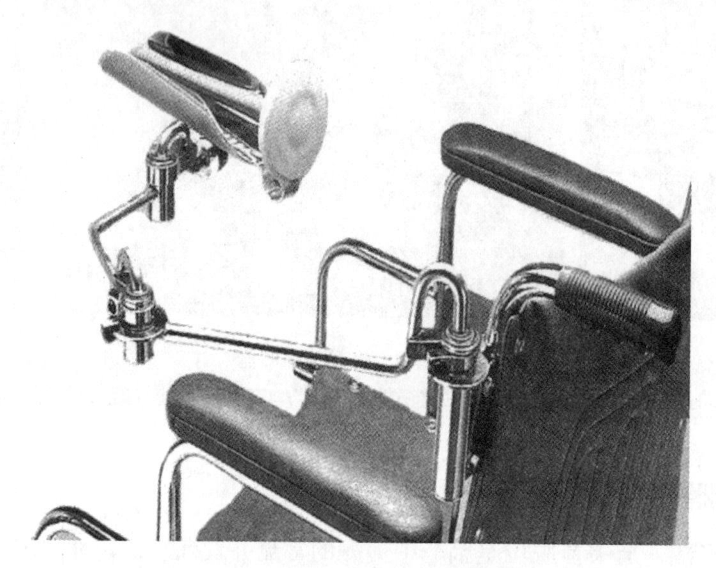

图4-49 平衡式前臂矫形器

2. **上肢吊带** 上肢吊带多采用布料、皮革、帆布带材料缝制，类型较多，如Wardermar Link公司式吊带（图4-50A）、盖洛德型吊带（图4-50B）、霍曼型吊带（图4-50C）、服部型吊带（图4-50D）等。上肢吊带对肩关节给予支撑与保护，防止因重力作用导致的肩关节脱位。

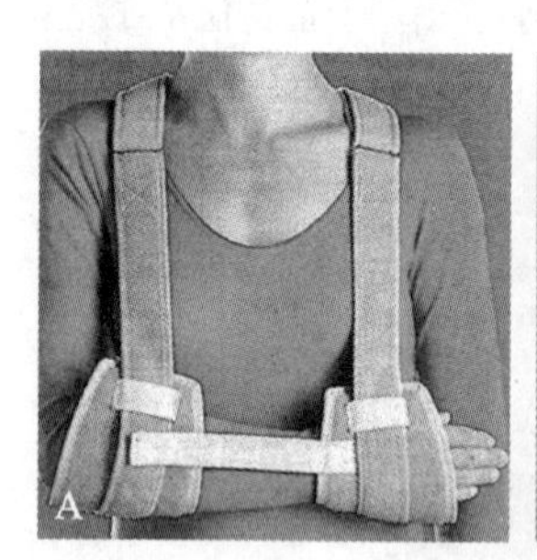

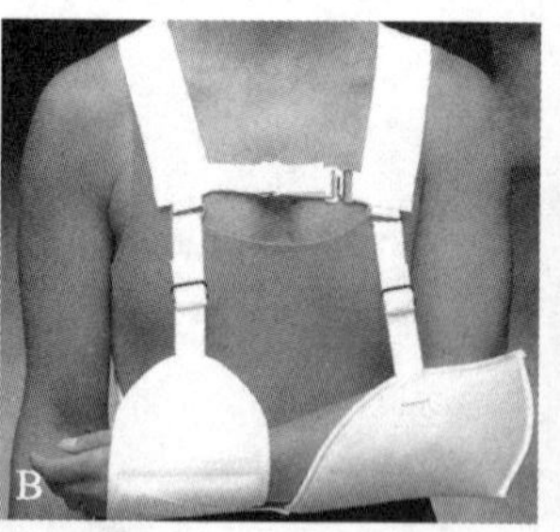

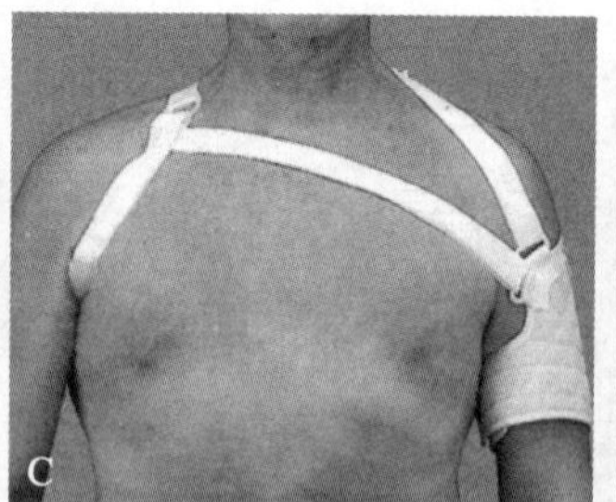

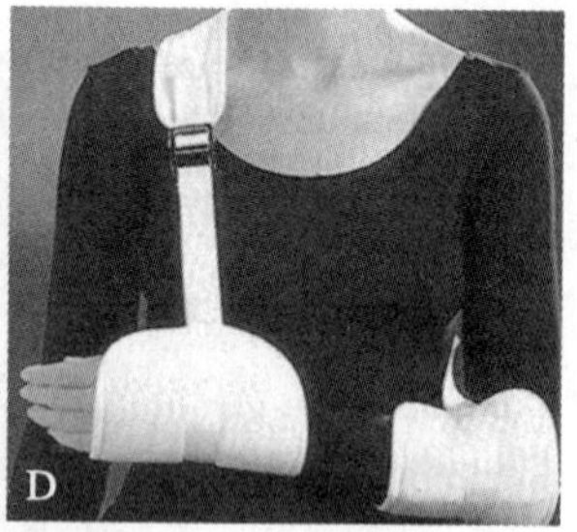

图4-50 上肢吊带
A. Wardermar Link公司式吊带；B. 盖洛德型吊带；C. 霍曼型吊带；D. 服部型吊带

二、设计要求

（一）设计原则

上肢的运动模式和功能活动比较复杂，在为病人装配矫形器之前要对病人进行综合评估，在此基础上实施矫形器的设计与制作，上肢矫形器设计以达到治疗目的为设计标准，为了实现这一要求，应根据上肢病损的部位及其生物力学来确定矫形器的类型、性能、结构、材料及适应病人的操作、使用方法等。

（二）具体要求

1. 在生物力学指导下，肢体置于功能位，关节置于生理对线位，有利于肢体功能最大限度的恢复，防止受损肢体畸形的发生并控制或矫正畸形。

2. 矫形器能施放足够的压力，压力要均衡，压力强度循序渐进，以保证治疗效果。在关节或骨突起、创伤处无受压，防止对皮肤、关节造成新的损伤。

3. 矫形器所用材料有足够的强度，配件牢固、灵活，保证矫形器无安全隐患。

4. 外动力牵引肢体时，牵引力适当，牵引方向与被牵引骨处于 90°，防止角度过大或过小，对关节造成牵拉或挤压的伤害。

5. 矫形器光滑、颜色适中、透气性能良好，尽可能减少矫形器重量，使病人感觉佩戴舒适。

6. 病人穿脱矫形器无障碍，操作简便，使病人更愿意接受矫形器治疗。

7. 应根据矫形器的设计方案确定材料、零部件。

8. 按照工序进行制作和装配，这是矫形器能否达到治疗作用的关键步骤。

三、临床适配性检查

（一）装配前的康复评定

1. 以康复治疗组的形式，在医生主导下对病人进行检查，了解伤病的原因、病程、临床诊断、临床检查报告等进行分析。

2. 病人上肢功能障碍的检查，包括上肢生物力学评定、上肢形态学评定、上肢运动功能评定和日常生活能力评定等。

3. 根据病人的上肢病损情况及总体康复治疗方案，制定上肢矫形器处方，对矫形器提出具体制作、装配要求，以确保矫形器的装配质量。

4. 向病人解释使用矫形器的目的、必要性、使用方法、可能出现的问题等，提高病人使用矫形器的积极性，保证使用效果。

5. 制定装配前必要的手术、药物、康复治疗计划并逐步实施。如骨折复位术、肌腱缝合术；皮肤破损、伤口感染的用药；局部炎症水肿、关节挛缩的处理等，为后期装配矫形器创造良好条件。

（二）上肢矫形器处方

上肢矫形器处方是针对上肢的问题由医生提出矫形器治疗的具体方案，也是矫形器制作师在矫形器装配中执行医嘱的依据（表 4-2）。

（三）矫形器装配

1. 评估 矫形器制作师进一步了解病人情况，明确医生为病人装配上肢矫形器的治疗目的要求，对装配矫形器部位进行具体测评，在此基础上确定上肢矫形器的具体装配方案。

2. 制作 根据设计方案确定材料、零部件，按照制造和装配工序进行操作。

表 4-2 上肢矫形器处方（初次安装、再次安装、修理）

姓名 性别 年龄 职业 住址 电话 日期

诊断：

医学意见：（含评定内容和解决功能障碍的方法）

支付方式：工伤（ ）社保（ ）养老金（ ）自费（ ）其他（ ）

处方：左□ 右□

肩肘腕手矫形器□ 肩肘矫形器□ 肩肘腕矫形器□ 肩矫形器□ 肘矫形器□

肘腕矫形器□ 肘腕手矫形器□ 腕手矫形器□ 腕矫形器□ 手矫形器□ 手指矫形器□

取型、测量

支撑部 胸廓支撑：软性□、模塑□、金属框架□

骨盆支撑：软性□、模塑□、金属框架□

手部支撑：软性□、模塑□、金属□、低温板材□

关节 肩关节：材料（ ）

控制方式：自由活动□ 部分活动□ 固定□

关节活动范围：前屈 度 后伸 度

内收 度 外展 度

旋前 度 旋后 度

肘关节：材料（ ）

控制方式：自由活动□ 部分活动□ 固定□

关节活动范围：屈曲 度 后伸 度

腕关节：材料（ ）

控制方式：自由活动□ 部分活动□ 固定□

关节活动范围：屈曲 度 背伸 度

尺偏 度 桡偏 度

旋前 度 旋后 度

MP、DIP、PIP 关节：材料（ ）

控制方式：自由活动□ 部分活动□ 固定□

关节活动范围：屈曲 度 背伸 度

附件

特殊事项

费用

医师 病人 矫形器师

适配评定

（1）低温热塑矫形器的制作步骤：画肢体轮廓图；取纸样下料；塑形和修整；安装固定带和弹力部件。

（2）高温热塑矫形器的制作步骤：在肢体上划上标志点；石膏绷带取阴模；灌石膏浆取石膏阳模；修整石膏阳模；塑形和修整；动态矫形器组装支条与金属关节；安装固定带。

3. 治疗性佩戴 修改好的矫形器交医师评估，经医师同意后交给病人正式佩戴，此时，应指导病人如何使用、佩戴的时间、出现问题的处理方法等。

（四）上肢矫形器质量评估

1. 正常体位 上肢矫形器应保持肢体功能位，关节置于正常生理对线；肢体无偏离中线；防止过度屈曲和伸展、手部的掌凹形成。

2. 合理的压力 无论上肢处于静态或动态位置，矫形器必须与治疗部位的形态吻合，矫形器压力均衡，关节、骨突起无受压，固定后肢体无虚假的压力，要求矫形器前臂托两侧的高度在前臂厚度的 1/2 处。

3. 适度的长度 足够的长度能使前臂最大限度地减轻压力，但佩戴矫形器后不能影响邻近关节的活动；若严重的骨折病人，固定肢体时，必须将邻近关节予以固定。

4. 合适的强度 矫形器制作的低温热塑材料要在保质期内；材料厚度一定要达到强度力学要求；必要时在受力部位增加加强筋以强化；动态矫形器金属关节的弹性及牵引力要适度，手指的牵引方向正确。

5. 外形美观 轻便、透气性良好，边缘光滑无毛刺，光洁，病人穿着舒适，穿脱方便。

6. 颜色适当 一般为病人选择肤色、白色为宜，对于儿童和认知功能障碍者可采用颜色鲜明的材料以吸引注意力，促进患肢参与功能活动。

7. 康复训练 病人佩戴矫形器进行功能活动训练，在这个过程中要对矫形器使用情况进行定期的评估，检验矫形器使用的效果，了解佩戴矫形器后功能恢复情况，发现问题及时解决。

8. 终检 通过评估，确定初检时所存在的问题是否已得到解决或改善；若一旦确定上肢病损恢复或功能水平达到预期目标应即刻去除矫形器。

四、临床应用

（一）常见伤病的应用

1. 骨与关节损伤

（1）肩关节损伤：肩关节严重外伤会引起肩部骨折，需要手术处理。而一般性外伤容易造成肩关节脱位，尤其是青壮年时期关节脱位的可能性更大。无论术后或是复位处理，采用肩关节外展矫形器，使肩关节保持在外展 70°~90°位，肘关节屈曲 90°位，腕关节背伸 30°位，即上肢关节功能位，可减轻水肿与疼痛，防止关节挛缩，以利肩关节功能恢复。肩关节肿瘤、结核的病人骨质破坏严重，也可以采用该方法，一般需佩戴 2~3 个月。肩关节外伤性脱位或半脱位病人，还可采用固定性肩矫形器或上肢吊带，将上臂置于向上、内收位，以促进关节修复，一般需佩戴 4~6 周。在固定性肩矫形器的保护下，鼓励病人做上肢的主动运动。

（2）肘关节损伤：肘关节外伤容易造成肱骨髁上、髁间、肱骨内、外髁、尺骨鹰嘴等部位骨折与肘关节脱位。手术或复位后，利用矫形器早期固定有利于保持关节功能位；利用矫形器限制肘关节活动范围有利于创伤部位的修复：后期采用动态肘关节矫形器加上手法治疗有助于恢复肌力，维持肘关节活动范围，促进肘关节功能活动。肘关节骨折一般佩戴2~3个月。若是软组织损伤佩戴3~4周即可。肘关节疾患中的肱骨内上髁炎、肱骨外上髁炎、肘部烧伤、肘关节挛缩也可以采用这类方法。

（3）前臂骨折：前臂外伤可造成前臂单骨骨折，即单纯的尺骨干骨折或单纯的桡骨干骨折，严重的造成尺、桡骨双骨骨折。对移位尚不明显或不需要复位术的骨折，直接行矫形器固定。术后者早期采用石膏管型托固定，2~4周后改用矫形器固定，便于其他康复方法的介入。固定前臂时，多数情况下将前臂置于中立位，屈肘90°，对于极少数肘关节呈屈曲位、尺骨中上段骨折合并桡骨头脱位损伤的病人，固定时肘关节置于伸直位，并做适当的被动屈肘运动。

（4）腕关节损伤：腕部损伤的类型很多，常见的是桡骨远端骨折亦称柯雷（Colles）骨折、桡骨茎突骨折、腕舟骨骨折、月骨脱位及月骨周围脱位等。通常情况下，多数腕关节损伤无须手术或手法复位，采用良好的外固定即可获得理想的效果。佩戴矫形器早期可以减轻腕部疼痛、减少渗出，促进水肿炎症吸收，后期能促进腕部的功能活动。腕关节是上肢功能活动的重要部位，固定时要保持腕、手的功能位显得尤其重要，对无移位或已手法复位的骨折，将腕关节固定于中立位，腕部背伸30°，拇指对掌位，诸指微屈，一般固定4周，粉碎性骨折需要固定6周。同时，要注意进行肘关节、肩关节的主、被动运动。

（5）手部损伤：常见外伤性骨折、肌腱断离、韧带损伤、感染性疾病、腱鞘炎、掌指骨关节炎、缺血性坏死等。无论是什么原因所致的手部损伤，病人均会采取保护性的屈曲、内收的手势以减轻疼痛，防止撞击，最终可能造成肌腱挛缩、关节活动范围减少、功能活动受限等。佩戴矫形器的目的是：

1）固定：将手指、手掌和腕部固定于休息位或功能位，保持掌弓、掌凹的形态，防止挛缩畸形，维持手的抓握功能。制动对感染性疾病和炎性疾病能减轻疼痛、促进炎症吸收。

2）促进手部运动：利用带有关节或有弹性装置的矫形器，促进手部主动运动和肌肉的抗阻运动，以逐步恢复肌力。

3）功能代偿：佩戴矫形器进行代偿性功能训练，恢复独立活动的能力。

4）矫正畸形：手指、手掌若出现畸形通过矫形器予以矫正。

5）肌腱修复：在手术修复屈、伸肌肌腱后的1~2周内，肌腱的抗牵拉性非常弱小，病人往往在不经意中造成肌腱的再次断裂，在这段时间里，采用手的屈曲或伸展限制性矫形器，防止肌腱断裂。同时，以限制性矫形器为基础，安装弹力橡皮筋使手指做被动的屈指再做主动的伸指运动（屈肌损伤者）或手指做被动的伸指再做主动的屈指运动（伸肌损伤者），防止肌腱粘连，促进功能活动。

2. 炎性病变

（1）骨关节炎：骨关节炎是从关节软骨破坏开始，进而造成软骨下骨坏死、囊性变、关节间隙变窄的一种非特异性关节炎症，关节普遍有红、肿、热表现，导致持续性疼痛、偶有关节活动后疼痛突然加剧，手指的小关节及腕关节可能出现畸形，通过矫形器的制动，减少或限制关节活动，从而抑制炎性反应，缓解关节疼痛，延缓或减轻关节畸形。注意的是，佩戴矫形器后需要做适当运动。

（2）狭窄性腱鞘炎：狭窄性腱鞘炎引起腱鞘局部增厚狭窄，常见部位是手腕及指屈腱鞘，如桡骨茎突部狭窄性腱鞘炎、指屈肌狭窄性腱鞘炎等。该类疾病起病缓慢，疼痛逐渐加重，手指伸、屈活动障碍。采用矫形器固定1~2周，减少腕部和手指活动，缓解症状，并防止拇指屈曲、内收挛缩。对久治不愈或顽固的“弹响指”，既可手术也可使用手部矫形器治疗，以促进伤口愈合，预防畸形。

3. 中枢神经系统伤病的应用

（1）脑卒中：脑卒中以肢体运动功能损害为主要特征，表现为肌张力异常、肌肉瘫痪及选择性

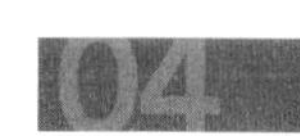

运动丧失。从发病初期的软瘫到恢复阶段的痉挛期及其以后的后遗症期，均应考虑矫形器参与治疗的积极因素。

急性期持续时间一般为 2 周，重症者可达 6 周，这期间肢体松弛状态，正确的床上体位摆放对预防或缓解痉挛至关重要，必要时矫形器可配合体位摆放。

肩臂疼痛是急性期过后病人的常见症状，其产生原因多数与冈上肌、三角肌弛缓性瘫痪，以及肩胛肌无力时上肢重量下拉肱骨，导致肩肱关节半脱位有关，因此，在急性期，应预防性佩戴固定性肩矫形器，防止肩关节脱位。若已发生半脱位，则采用上肢吊带，将上臂置于向上及内收位，以促进肩关节复位，保持肩关节稳定，一般需要佩戴 4~6 周。

痉挛是恢复期出现的肌肉异常表现。典型的痉挛模式是上肢呈屈曲痉挛，下肢呈伸肌痉挛，这种痉挛模式在完全性脑卒中偏瘫病人中迟早会出现，预防和抑制这种痉挛模式是康复治疗的重要环节。可以通过矫形器正确的佩戴方法，使肌张力减弱。一般情况下，上肢可采用抗痉挛矫形器、球状握矫形器等。

为了提高偏瘫后遗症病人日常生活的独立性，可以通过功能性矫形器和自助具的帮助，让病人参与所有的功能训练活动，促进患侧上肢最大限度的功能恢复。

（2）脑外伤：脑外伤会引起多种运动功能障碍，突出表现是肌张力增加、挛缩、共济失调、瘫痪。在不同的病程阶级，针对不同问题，采取积极综合措施进行治疗，其中包括矫形器治疗。脑外伤运功能障碍的表现大部分与脑卒中的情况相似，矫形器的处理方法基本相同。

（3）脑瘫：脑瘫是一种不可逆转的疾病，分为痉挛型、徐动型、低张力型、共济失调型、混合型，痉挛型患儿的典型表现是肌张力增加、高牵张反射。上肢肘关节与腕关节屈曲是影响脑瘫患儿上肢功能活动的主要问题，对脑瘫儿童无论以何种方法训练，都应该非常注意肘关节和腕关节的伸展，当患儿主动运动难以达到伸展位置时，矫形器的牵伸可改善上肢关节的屈曲痉挛和挛缩，促进上肢活动。肘关节一般选用带金属条的帆布肢套，腕关节选用腕手伸展矫形器。

（4）脊髓损伤：脊髓损伤后导致正常的运动、感觉和自主功能改变。对上肢而言，病人佩戴矫形器的主要目的是保持上肢的稳定性，防止肢体新的损伤；维持正常的体位，防止关节挛缩；减轻肌张力，缓解肌痉挛。在脊髓修复期，保持病人上肢充分的关节活动度极其重要，重点是防止掌指关节、近端指间关节和指底间隙出现异常，通过腕手矫形器能维持关节功能位或辅助抓握能力，帮助病人进行上肢的功能活动，提高日常生活活动能力。

4. 周围神经损伤的应用

（1）臂丛神经损伤：臂丛神经损伤早期，整个上肢呈弛缓性麻痹，感觉消失，上肢肿胀，各关节不能主动运动，上肢肌肉逐渐萎缩，各关节因关节囊挛缩而致被动运动受限，尤其以肩关节明显，常合并肩关节脱位。手术治疗后均可以采用肩外展矫形器，使肩关节外展 70°~90°位，肘关节屈曲 90°位，腕关节背伸 10°~30°位，其治疗目的：

1）对感觉丧失肢体的保护：由于肢体感觉减退或丧失，肢体对外界的刺激反应迟钝或无应答，特别是手指的精细功能受到影响后，易造成新的损伤，佩戴矫形器可避免如碰伤或烫伤等新的损伤。

2）促进静脉回流：患肢肌肉失去运动功能后也失去了对肢体静脉的挤压作用，肢体静脉回流障碍，佩戴矫形器能克服上肢的下垂牵拉，促进静脉回流，减轻肿胀，配合气压治疗效果更好。

3）防止肩关节改变：由于肌肉麻痹，肢体下垂牵拉，易造成肩关节脱位；过度的屈曲位，易引起关节挛缩。矫形器将上肢关节置于功能位，防止关节异常改变。

（2）桡神经损伤：桡神经是所有周围神经中最易受损的神经，常见的前臂中下部损伤产生特征性的“垂腕”和掌指关节的屈曲，很容易发生关节挛缩。早期采用腕手功能位矫形器，防止腕关节和掌指关节屈曲挛缩，腕关节伸展矫形器或掌指关节伸展矫形器能支持麻痹肌运动，主动运动出现后，采用能进行抗阻运动的动态腕关节伸展矫形器，以提高肌力。

（3）正中神经损伤：正中神经损伤常见于前臂及腕部损伤，若肘上损伤会累及前臂除尺侧屈腕肌、指深屈肌尺侧半之外的所有屈肌以及手部多数大鱼际肌和第一、二蚓状肌，损伤后腕关节屈曲运动减弱、拇指与手指屈曲运动减弱或完全丧失，前臂旋前障碍，拇指对掌、外展困难。由于大鱼际肌明显萎缩，手掌呈特有的扁平状。矫形器治疗主要是辅助屈腕、屈拇、屈指运动，恢复手的抓握能力和捏持功能，恢复腕手关节活动范围。

（4）尺神经损伤：尺神经损伤常见于肘关节及腕部损伤，肘部损伤后累及前臂尺侧屈腕肌、指深屈肌尺侧半及手部大鱼际肌的拇内收肌拇短屈肌深头和小鱼际肌，还累及所有骨间肌和第三、四蚓状肌。损伤后尺侧腕关节屈曲运动减弱或丧失，拇指与手指屈曲减弱、拇内收及分并指运动减弱或丧失。肌萎缩引起小鱼际扁平，骨间肌间隙下凹明显，出现环小指的爪形指畸形。矫形器治疗主要是预防或矫正手部的畸形及促进手的运动训练。常用静态矫形器尺神经麻痹矫形器，使第四、第五掌指关节处于屈曲位而指间关节处于伸展位，也可以采用带有弹性装置的屈曲辅助矫形器和小指对掌矫形器等。

5. **烧伤的应用**

（1）急性期：正确的体位摆放能预防挛缩，是烧伤病人所有康复治疗的基础。烧伤后，由于病人常常通过屈曲和内收的体位而获得一个较为舒适的体位，但是，这样的体位使挛缩很快在这些病人身上发生，应该立刻采取各种方法纠正病人的体位，除正确的体位摆放外，还可以使用矫形器给以帮助，对抗肢体痉挛。急性期可采用固定性腕手休息位矫形器、肘关节伸直位矫形器等防止肢体挛缩；对于暴露的肌腱应使用矫形器固定于松弛位以防断裂，暴露的关节亦应使用矫形器予以保护。

（2）伤口愈合早期：采用压力治疗瘢痕增生具有较好效果。选用特殊的弹性纺织面料制成压力上衣、压力肢套、压力手套等作用在不同的烧伤部位。持续佩戴这些特殊的压力服，能抑制瘢痕畸形增长，使瘢痕组织扁平变软，瘢痕颜色趋于正常皮肤的颜色，减轻瘙痒症状。佩戴压力服越早越好，它直接影响治疗效果，一般在伤口愈合后即刻佩戴，一个月内效果最好。

6. **肿瘤疾病的应用** 大部分良性骨肿瘤和瘤样病损的病灶多在骨髓或干骺端，病灶区十分靠近关节面，利用矫形器使肢体或关节保持功能位，并进行肌力和关节运动训练；如果装配带有关节的矫形器，有利于关节早期活动训练，可达到防止塌陷骨折的目的；利用矫形器的保护，可有效地预防病理性骨折，保证病灶邻近关节的活动范围，预防关节僵硬。

（二）注意事项

1. **穿脱方法** 指导病人及家属掌握正确的穿脱方法，操作时按照程序逐一进行，做到安全、便利。

2. **佩戴时间** 矫形器的佩戴时间应根据治疗需要确定，有的病人需要持续佩戴，有的只需在训练或工作时佩戴；有的是白天佩戴夜间无需佩戴；有的需佩戴数周，有的则需佩戴数月。如脑卒中偏瘫，早期佩戴上肢吊带对预防和治疗肩关节半脱位有积极意义，但进入Brunstrom的Ⅲ~Ⅳ级痉挛期，病人通常不会出现肩关节半脱位，不必继续使用吊带，否则，会助长肩关节内收、内旋畸形。

上肢尤其是手部运动比较精细，对手的形态恢复要求很高，在矫形器治疗过程中应与其他治疗方法相互配合，如长期固定的部位，需定期、定时采用被动运动、关节松动术等进行治疗，防止关节挛缩。

3. 注意观察 矫形器的压力过大会影响肢体血液循环，要随时观察肢体有无肿胀、皮肤颜色有无异常，特别是在初装的前2天更应注意。夏天应避免汗水的积累，防止皮肤感染，若有异常情况，应及时调整或松解矫形器。矫形器不适合肢体大小时要随时更换，治疗上无必要时应及时去除。

4. 定期复查 了解病人佩戴矫形器情况，提出下一阶段的治疗方案。

5. 矫形器保养与维护

（1）保持矫形器干燥、清洁，防潮防锈。

（2）在矫形器关节部位经常涂抹润滑油，以保持灵活性。发现关节松动、破损等及时处理。

（3）防止矫形器受到重物的挤压和高温下的烘烤，以免变形影响治疗。

（4）避免矫形器接触锐器。

（5）不用高浓度洗涤剂清洗，不接触化学物品。

（王振宇　刘夕东）

第四节　下肢矫形器

下肢矫形器（lower limb orthoses）是用来矫正下肢神经肌肉与骨骼系统的结构与功能特征的矫形器。主要作用是恢复和改善下肢的正常姿势和体位；稳定下肢关节；改善行走功能；保护或稳定下肢的骨骼和关节；减轻下肢疼痛；矫正下肢畸形；促进病变愈合。下肢矫形器最重要的是保证肢体及关节的对线问题，一个好的下肢矫形器应达到足底与地面的平行、人体生理关节轴与矫形器机械关节轴保持同一水平、肢体的轮廓线与矫形器的曲线相吻合等要求。

矫形鞋与矫形鞋垫属于下肢矫形器范畴，由于该项技术越来越专业化，临床作用和疗效更加明显，对其操作技术要求更加严格，尤其是矫形鞋垫在治疗上的独特性而作为矫形器一个分支类型，主要作用是保持足部正常生理结构；调整或转移足部压力；减轻足部疼痛；保持下肢站立和行走时的姿势平衡，改善步态等。

一、结构

（一）主要结构

下肢矫形器的主要结构由铰链（髋铰链、膝铰链、踝铰链）、支条、半月箍、骨盆箍、足套/足托、足板、固定带及其附件组成（图4-51）。

1. 铰链 主要包括髋铰链、膝铰链和踝铰链，各个铰链都有不同的类型，可满足不同功能障碍病人下肢矫形器装配的需要。

（1）髋铰链：髋铰链（hip joints）有单轴髋铰链、带环锁髋铰链、双轴髋铰链等多种类别，多用不锈钢、铝合金、钛合金制成。单轴髋铰链允许髋关节屈、伸活动，限制内收、外展、内旋及外旋活动，主要用于髋关节内收、内旋病人；带环锁髋铰链在环锁锁闭时可限制髋关节的屈、伸、内收、外展、内、外旋活动，环锁打开时允许髋关节屈曲，一般用于髋关节手术后的固定；双轴髋铰链在双轴方向交叉呈90°，控制髋关节的旋转活动，允许髋关节屈、伸、内收及外展活动，主要用于强直痉挛性脑瘫等疾患引发的髋关节内收、内旋病人（图4-52）。

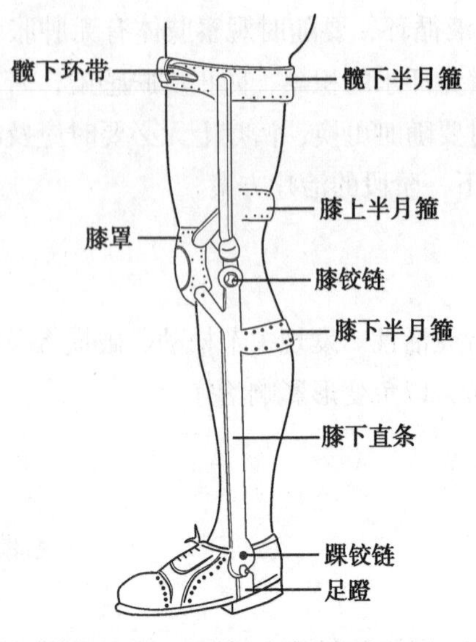

图 4-51 下肢矫形器的主要结构

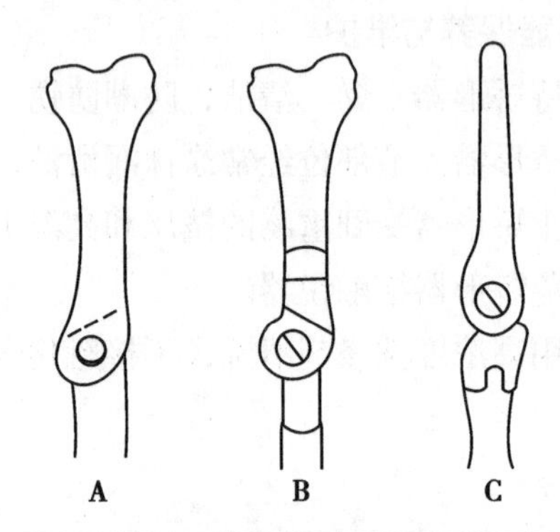

图 4-52 髋铰链的种类

A. 单轴髋铰链；B. 带环锁髋铰链；C. 双轴髋铰链

（2）膝铰链：膝铰链（knee joints）是带动或控制膝关节运动的矫形器关节，主要由不锈钢或铝合金、钛合金制成，常用的有以下几种。

1）单轴自由活动膝铰链：单轴自由活动膝铰链（free motion knee joint）控制膝关节侧方运动，可自由屈伸（0°~140°），但不允许过伸（图 4-53A）。主要用于膝关节内外侧副韧带损伤、侧向不稳定或膝过伸的病人。

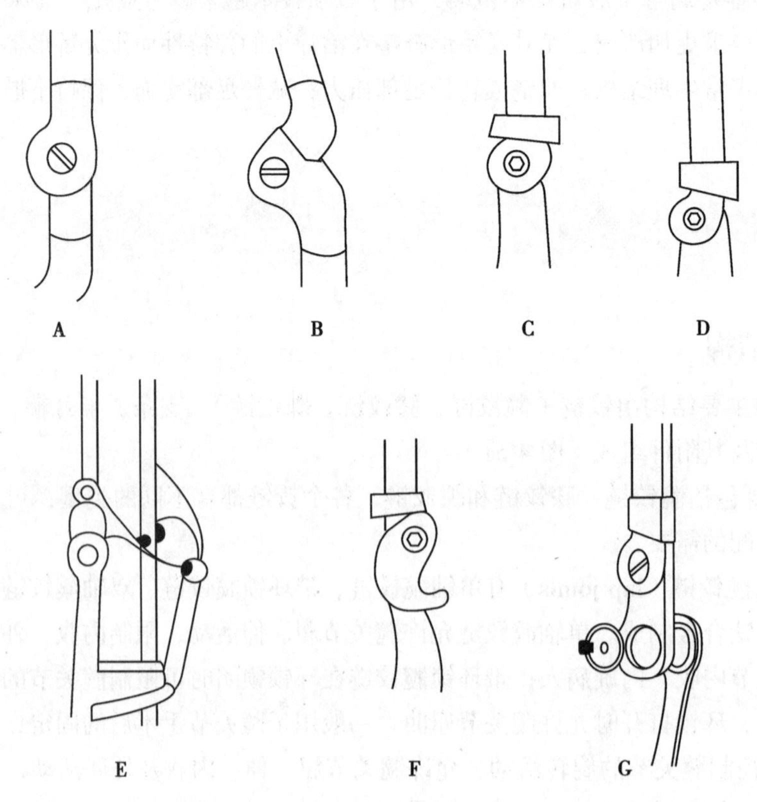

图 4-53 膝铰链的种类

2）轴心后置膝铰链：轴心后置膝铰链（offset knee joint）轴心相对于支条纵轴偏后 1~2cm，可在支撑相及膝铰链伸直时保持其关节的稳定性，摆动相具有屈膝活动，可自由屈伸 0°~140°（图 4-53B）。适用于股四头肌肌力无法满足步行功能要求的矫形器配置病人。

3）单轴带锁膝铰链：单轴带锁膝铰链（single axis knee joint with lock）在锁闭后膝关节始终保持伸直状态，开锁后膝关节可自由屈伸。单轴带锁膝铰链分落环锁膝铰链（图 4-53C）、棘爪锁膝铰链（图 4-53D）和线锁膝铰链。主要用于膝关节伸肌无力的病人。

4）单轴角度可调膝铰链：单轴角度可调膝铰链（adjustable knee joint）可调到不同的屈曲角度，并在此位置锁定，解锁后可自由屈伸（图 4-53E）。可根据关节活动度受限程度或组织恢复的情况调整膝关节角度。主要用于膝关节屈曲挛缩或膝关节韧带、半月板损伤的病人。扇形角度可调的单轴膝铰链（图 4-53F）和内外齿型角度可调膝铰链（图 4-53G）也属于单轴角度可调膝铰链。

（3）踝铰链：踝铰链（ankle joints）主要由塑料、不锈钢、铝合金或钛合金制成，常用以下几种。

1）自由活动式踝铰链：仅控制足的内外翻，不限制踝关节的跖屈、背伸运动。常用于控制足内、外翻畸形的病人。

2）助动踝铰链：对踝关节背伸助动或者跖屈背伸双向助动（图 4-54），并控制踝足的内、外翻，常用于周围神经损伤后或偏瘫恢复期足下垂的病人。

3）阻动踝铰链：对踝关节跖屈背伸单向或双向阻动并控制踝足内外翻，常用于下肢痉挛的病人。

4）止动踝铰链：对踝关节跖屈背伸单向或双向止动并控制踝足内外翻，常用于下肢骨与关节损伤需固定踝关节的病人。

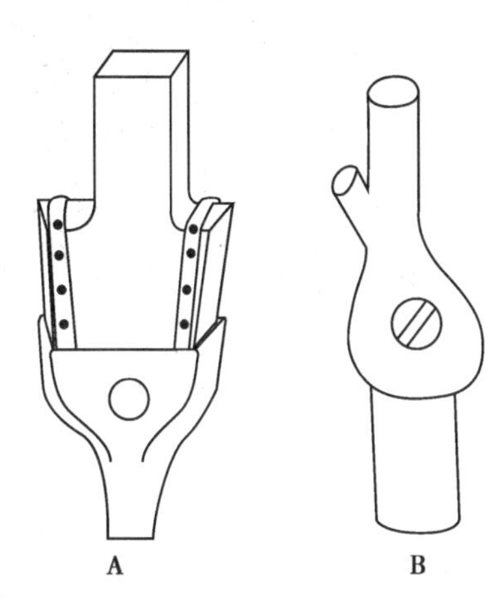

图 4-54 踝铰链的种类
A. 踝关节背伸助动装置；B. 踝关节跖屈背伸双向助动装置

2. 其他组件 包括支条、半月箍、骨盆箍、足套 / 足托、足板、固定带等。在带有金属支条、半月箍及铰链式关节的传统型下肢矫形器基础上，根据病人功能需要的不同，可选择附加臀部压垫、扭转带、丁字带、足套、步行足镫等组件。

（1）骨盆箍：用于髋矫形器、髋膝踝足矫形器等，起固定及保持骨盆的作用，是环绕于两侧髂嵴和两大转子之间的金属条带。

（2）支条：用金属条杆制作，承担矫形器的外力和变形的矫正及预防的力，同时还作为安装铰链等其他部件及附件的整体部件。

（3）半月箍：是围绕下肢后侧或者前侧半周的呈半圆筒状的板条部件。将矫形器固定于肢体的同时，起着固定支条位置、提高矫形器强度的作用。

（4）膝压垫：安装在矫形器的支条上，是从前向后压固定髌骨的部件。

（5）足板：支撑足底部的金属制板状部件，用于足镫或双耳架与踝铰链连接。

（6）臀部压垫：安装在骨盆箍后面、包覆臀部的半圆形压垫，防止臀部由骨盆箍下滑出。

（7）扭转带：用布带、橡胶带或内加钢索的带子、螺旋状弹簧锁等制作，主要用于矫正下肢矫形器扭转变形。

（8）丁字带：以矫正踝关节的内外翻变形为目的，向对侧支条拉紧的 T 形皮带。

（9）足套和足托：包覆足部矫形器的一部分，由塑料板材或皮革制成，多作为下肢矫形器的足部使用。主要对足底进行支撑、对足底的负荷进行重新分配、矫正足部畸形、增高等作用。

（10）步行足镫：用于免荷用下肢矫形器，连接在两侧支条下端平板部的步行用后跟。

（二）常用下肢矫形器

1. 足矫形器

（1）矫形鞋垫：包括平足垫、横弓垫、足跟垫、全足垫、丹尼斯 - 布朗足板等。

1）平足垫：用硅胶或泡沫板材制作的托起纵弓的足垫，足垫将足弓托起，减轻足底负重压力（图 4-55）。

2）横弓垫：用橡胶或泡沫板材制作的托起横弓的足垫，用于减轻跖骨远侧压力（图 4-56）。

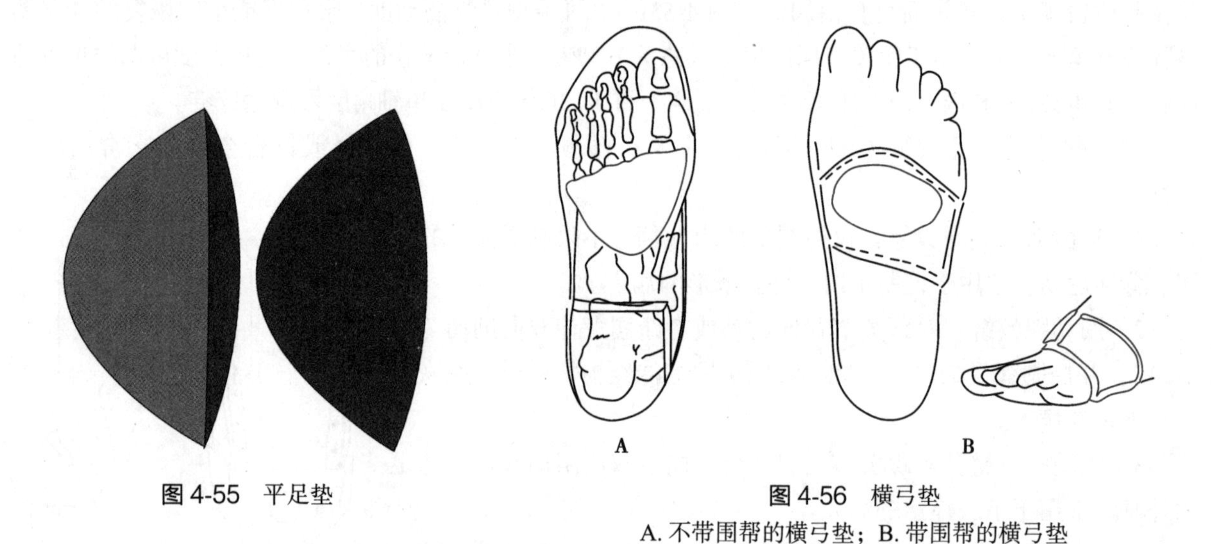

图 4-55 平足垫

图 4-56 横弓垫
A. 不带围帮的横弓垫；B. 带围帮的横弓垫

3）足跟垫：由硅胶或泡沫板材制成的鞋垫，置于鞋内足跟部位。用于减轻足底筋膜炎或跟骨骨刺引起的足跟部疼痛（图 4-57）。

4）全足垫：由硅胶、热塑性泡沫板材或高温热塑板材制成，为足底提供全面性的承托，以平衡足底负荷，常用于足底筋膜炎和扁平足等（图 4-58）。

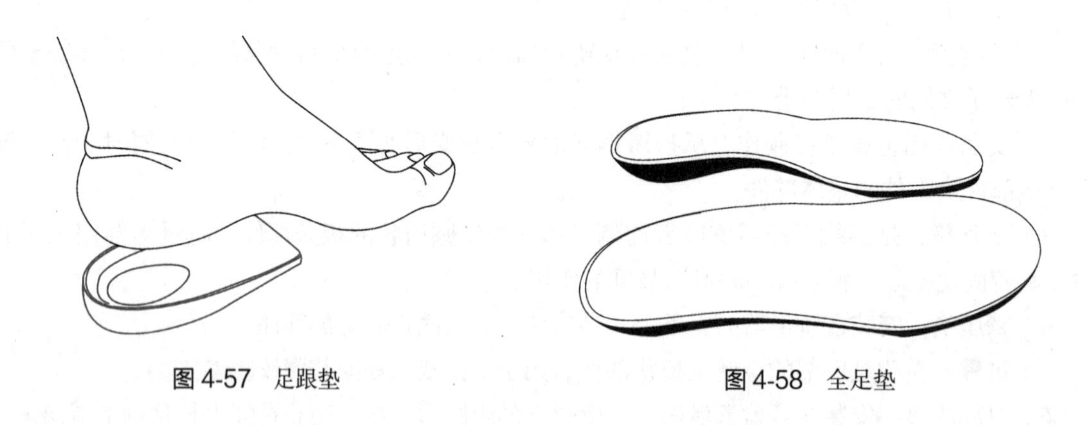

图 4-57 足跟垫

图 4-58 全足垫

5）丹尼斯 - 布朗足板：用不锈钢、铝合金、钛合金材料制成金属足板，常用于先天性马蹄内翻足（图 4-59）。

（2）矫形鞋

1）矫正矫形鞋：是一种特制的或改制的皮鞋。其特点是要求能良好地托起足的纵弓，鞋的主跟、腰窝部分加硬，并根据足部畸形情况，进行鞋外部或内部的调整以矫正足的内、外翻畸形。适用于足内翻、足下垂、弓形足等（图 4-60）。

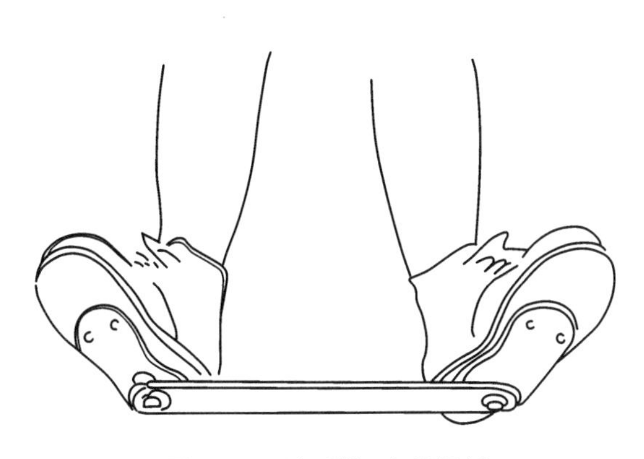
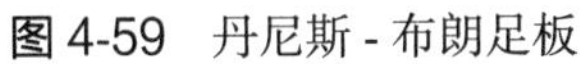

图 4-59 丹尼斯 - 布朗足板

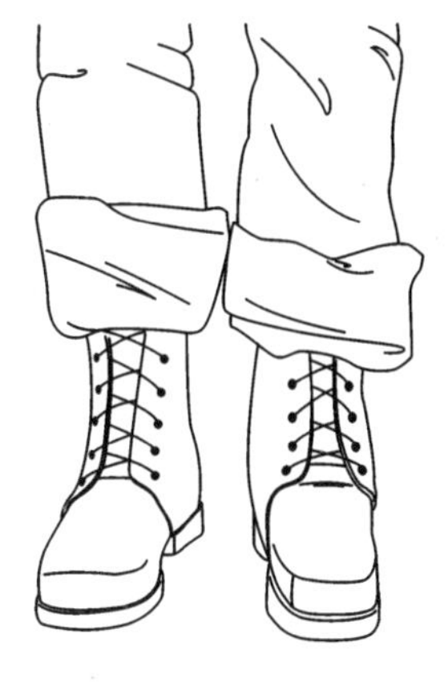
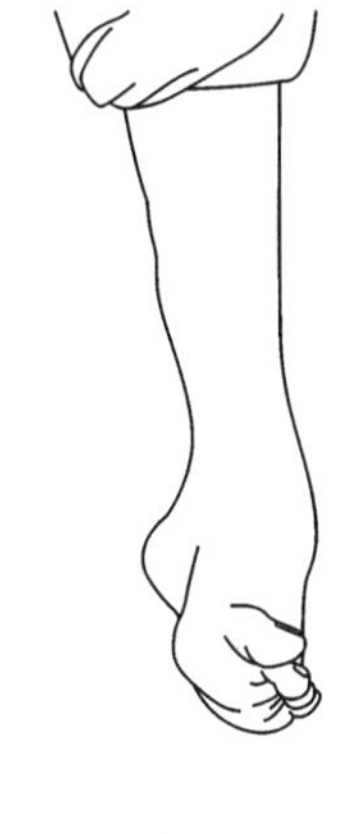

图 4-60 矫正矫形鞋

2）补高矫形鞋：用于补偿下肢高度，改善下肢长度对称性的矫形鞋。补高 2cm 以下者，可用鞋垫补高；补高 2cm 以上者需定制补高矫形鞋。补高 3~7cm 者需定制内补高矫形鞋，补高 7~14cm 需要定制内外补高矫形鞋，补高 14cm 以上建议定制补高假足（4-61）。

3）补缺矫形鞋：鞋内放置海绵补缺垫，弥补缺损并托起足弓。补缺鞋的重心一般采用加硬的钢板或鞋后跟前缘向前延长至跖骨残端之后，既可减少残足末端承重，改善足底承重功能，又能防止鞋的变形。适用于跖骨远侧 1/2 及其远端部位的截肢者（图 4-62）。

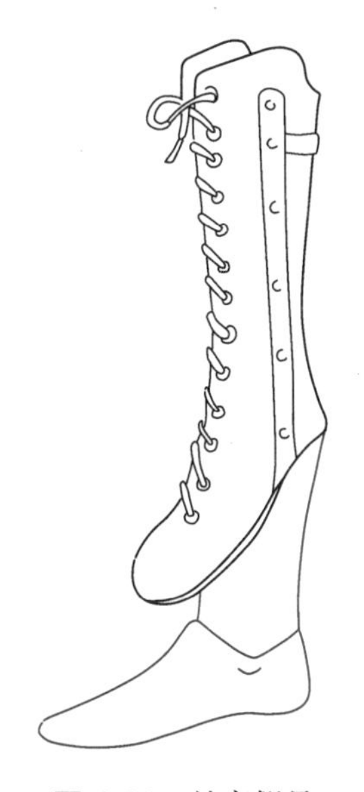

图 4-61 补高假足

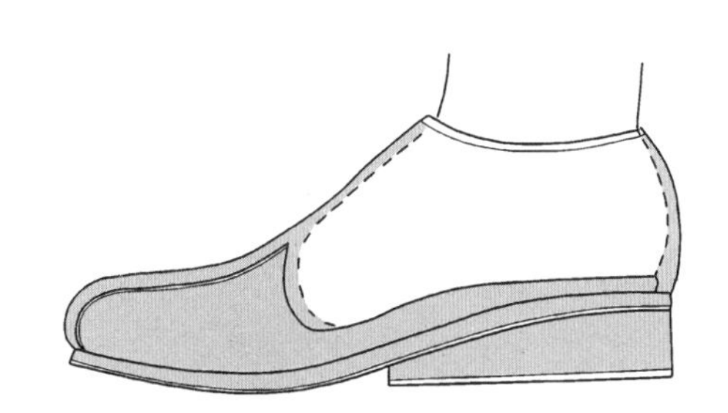

图 4-62 补缺矫形鞋

2. 踝足矫形器 按主要制造材料可分为塑性 AFO、碳纤 AFO、支条式 AFO。

（1）塑性 AFO

1）结构特点：一般用聚丙烯板制作而成，分为无踝铰链的静态 AFO 和有踝铰链的动态 AFO。根据形状可分为带后侧加强筋 AFO（图 4-63A）、改进型后侧弹性材料 AFO（图 4-63B）、后侧弹性材料 AFO（图 4-63C）、带侧方垫硬踝型 AFO（图 4-63D）、不带侧方垫硬踝型 AFO（图 4-63E）、螺旋型 AFO（图 4-63F）等。塑性 AFO 具有重量轻、美观、塑形好、佩戴和使用方便，但耐用性能和强度较支条式 AFO 差的特点。

2）适应证：适用于中枢神经损伤引起的下肢痉挛及周围神经损伤引起的足下垂、内翻病人。

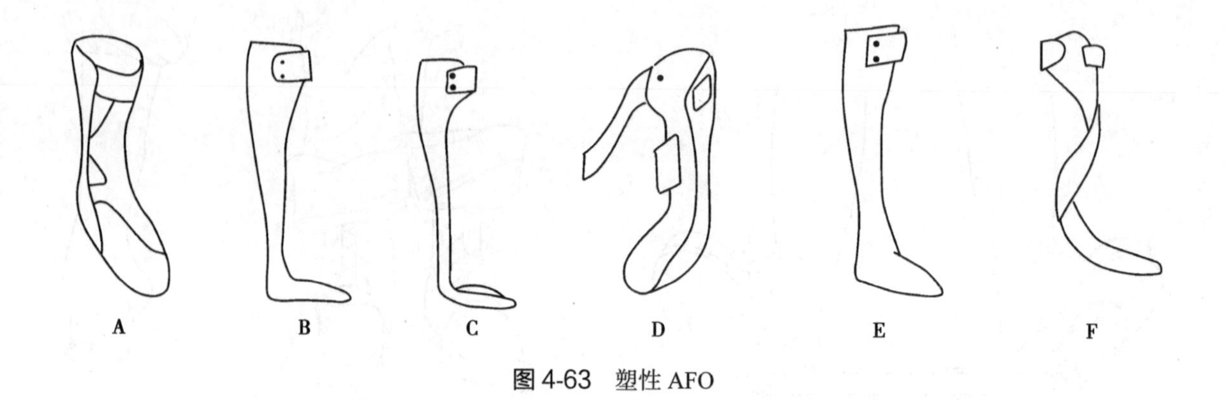

图 4-63 塑性 AFO

（2）碳纤 AFO：用碳纤材料制作，重量轻，大多应用于定制类矫形器，设计样式多种多样，功能也有所不同。

1）功能特点：利用碳纤材料变形储能的特点，在病人站立相足跟着地时抗压，但允许跖屈；在推进前期，借地面的反作用力把碳纤结构屈曲，然后在推进后期碳纤结构回复原状时辅助推进。通过影响踝关节的一连串活动，有效地改善病人的步态（图 4-64）。

2）适应证：适用于足下垂、踝关节不稳、轻度足内翻畸形病人。

（3）支条式 AFO：由金属支条、半月箍、环带、踝铰链、足蹬、鞋或足套构成（图 4-65）。由于制作过程复杂，临床上较少使用。一般与矫形鞋配合应用于复杂的踝足部畸形，如严重的马蹄内翻足等。

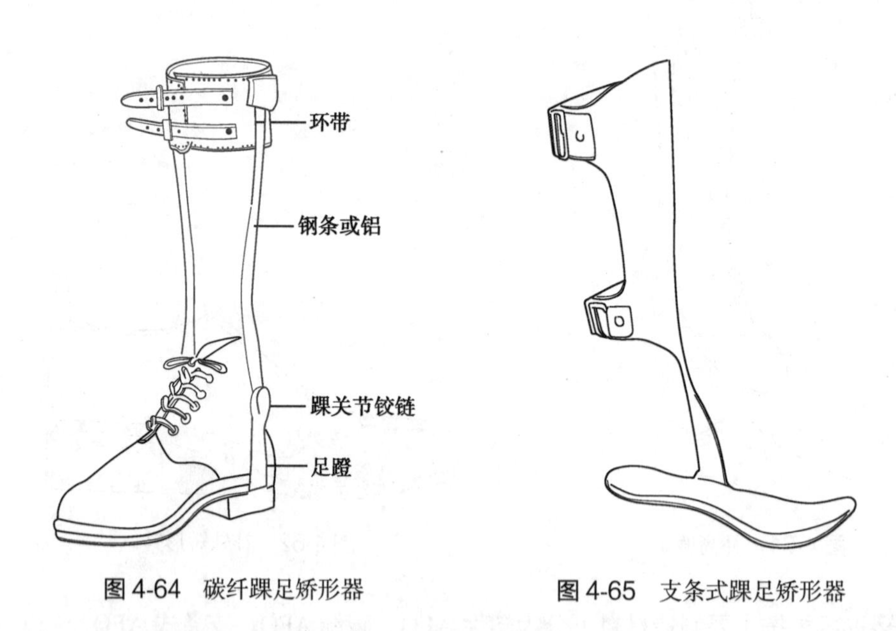

图 4-64 碳纤踝足矫形器　　图 4-65 支条式踝足矫形器

（4）免荷性 AFO：又称为髌韧带承重式踝足矫形器（patellar tendon bearing AFO，PTB AFO），与 PTB 小腿假肢原理相同，用髌韧带支撑体重，使接受腔以下的小腿和足部免荷。按免荷的程度不同分为全免荷和部分免荷（图 4-66）。

1）结构特点：矫形器的前方，髌韧带承重部位前屈 10°，踝部使用固定性足蹬，双向止动，固定踝铰链于背屈 7°位，金属支条髌韧带承重矫形器与足蹬相连的钢板向前延长至跖骨头下方。部分免荷性 AFO 要求病人足跟与鞋底间保留有 1cm 的间隙，为便于鞋底的向前滚动可加用滚动底；全免荷性 AFO 要求增加马蹬，在鞋底、马蹬之间应保持 2~5cm 的距离，以保证步行中支撑期足尖不会

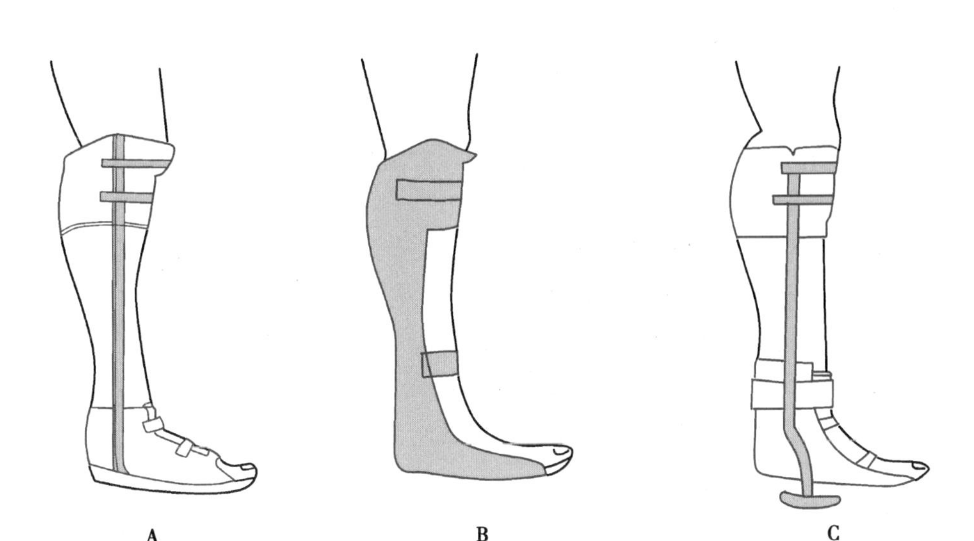

图 4-66 免荷性踝足矫形器

A. 部分免荷支条式踝足矫形器；B. 部分免荷塑性踝足矫形器；C. 全免荷塑性踝足矫形器

触地。

2）功能特点：可以免除小腿下 1/2 部位、踝关节及足部的承重，保护胫骨 1/2 以远部位、踝关节及足部病变部位。

3）适应证：胫骨中下段、踝关节及足部骨折的骨不愈或骨延迟愈合；距骨、跟骨缺血性坏死、跟骨骨髓炎、坐骨神经损伤合并足底感觉障碍、血液性疾病引起足部皮肤溃疡以及其他不适合手术的慢性足部疼痛。

3. 膝矫形器 指下肢矫形器中，单独控制膝关节活动的矫形器。可分为支条式 KO、瑞典式 KO、带多轴心铰链式 KO、全塑料髁上式 KO、软性膝矫形器（图 4-67）。

（1）支条式 KO：属于传统式 KO，多带有双侧钢制的膝关节铰链、支条、大腿与小腿半月箍、环带，加用膝罩或膝部矫形带。KO 悬吊于股骨髁上和髌骨上缘。为了增加 KO 的悬吊能力，有时增加腰部吊带。适用于膝过伸、膝内翻、膝外翻。

（2）带多轴心铰链式 KO：是传统 KO 的改进型，带多轴铰链和大腿、小腿塑料壳形，以弹力

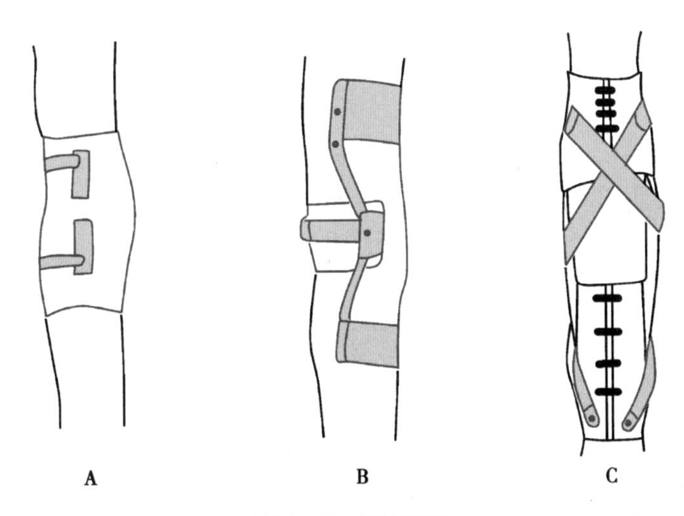

图 4-67 膝矫形器

A. 支条式 KO；B. 瑞典式 KO；C. 外用十字绑带矫形器

布、尼龙搭扣捆在大腿、小腿上。该类KO限制异常活动的功能好，不易脱落。适用于膝过伸、膝内翻、膝外翻。

（3）瑞典式KO：由金属条制成，因矫形器较短，控制侧方异常活动的功能较差。适用于膝关节过伸。

（4）全塑料髁上式KO：没有膝关节铰链，控制膝关节过伸和侧向异常活动的能力强，但坐下时上缘有些高，影响外观。适用于膝内翻、膝外翻、膝过伸。

（5）软性KO：是一类用特殊的内衬泡沫材料的高弹性织物制成的膝矫形器。其特点是内衬的泡沫材料具有良好的保温性能，有助于治疗膝部炎症、缓解疼痛；高弹性织物制品穿着舒适。可根据膝关节的稳定性增加膝关节铰链。适用于膝关节软组织炎症、侧副韧带损伤、交叉韧带损伤等。

4. 膝踝足矫形器 是一类用于膝关节、踝关节和足部的矫形器，是膝矫形器和踝足矫形器的组合，按主要制造材料可分为支条式KAFO、塑性KAFO和混合式KAFO。

（1）支条式KAFO：又称框架式膝踝足矫形器，其基本构成是以AFO为基础，增加了膝关节铰链、膝上支条、金属箍和环带（膝上、膝下）、膝罩等部件（图4-68）。

1）功能特点：改善膝关节在支撑时的稳定性，控制膝关节的屈曲；控制膝关节内翻、外翻及过伸畸形；踝部可以根据踝足畸形控制的需要选用合适的踝关节铰链。

2）适应证：脑卒中、脊髓损伤、肌肉营养不良、脊椎裂等原因引起的下肢肌肉无力，以及膝关节外翻、内翻及过伸畸形等踝足部畸形。

（2）塑性KAFO：由塑料制成，在KO的基础上向下延长到足部，把踝部、足部都包括在内（图4-69）。目前的品种较少，应用也不广泛。

1）功能特点：具有踝背伸、跖屈的止动功能，可控制距跟关节内翻、外翻的功能及稳定膝关节内外侧的作用。步行中提供支撑期稳定，摆动期可以屈膝。

2）适应证：脊髓损伤、肌肉营养不良、脊椎裂等原因引起的下肢肌肉广泛无力，膝踝关节不稳、膝关节过伸或膝关节屈曲畸形但可手法被动矫正的病人。

（3）混合式KAFO：是临床上最常见的一种膝踝足矫形器。由金属支条、膝关节铰链和塑料大腿托和足托组成，需用石膏绷带对病人的下肢进行取型、经模塑成型制成（图4-70）。

1）功能特点：可控制膝关节的屈曲、膝内外翻及膝过伸畸形，提高膝关节的稳定性，改善步行

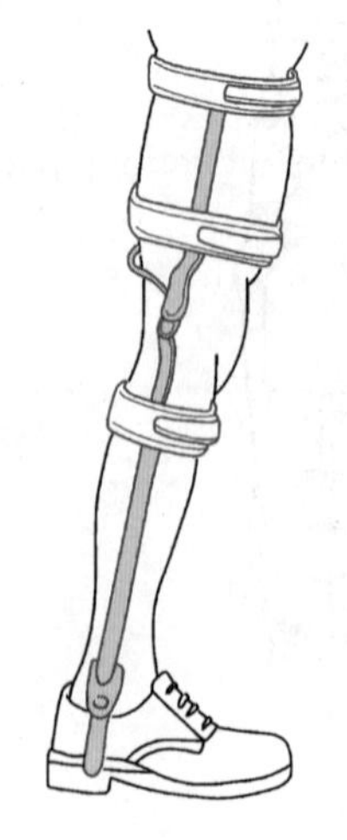

图4-68 支条式KAFO

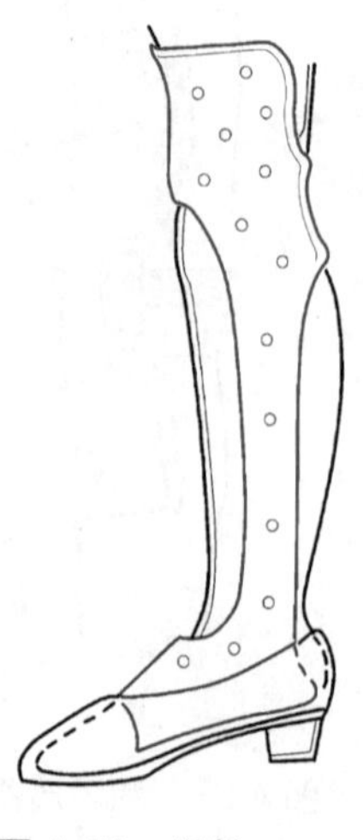

图4-69 塑性KAFO

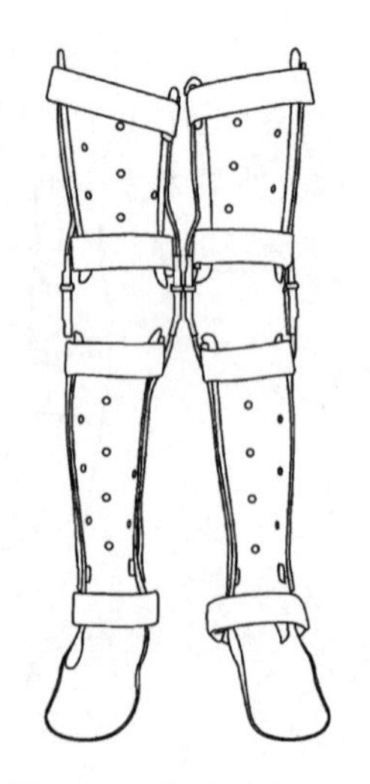

图4-70 混合式KAFO

功能，也可根据踝足部的功能状况选择是否使用踝关节铰链。

2）适应证：脊髓损伤、偏瘫、小儿麻痹后遗症、脊柱裂等原因引起的下肢肌肉广泛无力，以及各种原因导致的膝关节内、外翻、膝过伸畸形。

（4）免荷性 KAFO：又称为坐骨承重式矫形器（ischial weight bearing orthoses）（图 4-71）。其大腿的上部设有类似大腿假肢的接受腔或坐骨承重环，坐骨承重环一般由热塑板材制成，承托坐骨结节位置，以承接身体重量，并不经下肢，从双侧支条传导至矫形器远端支撑点，再传到地上。按免荷的程度不同分为全免荷和部分免荷。

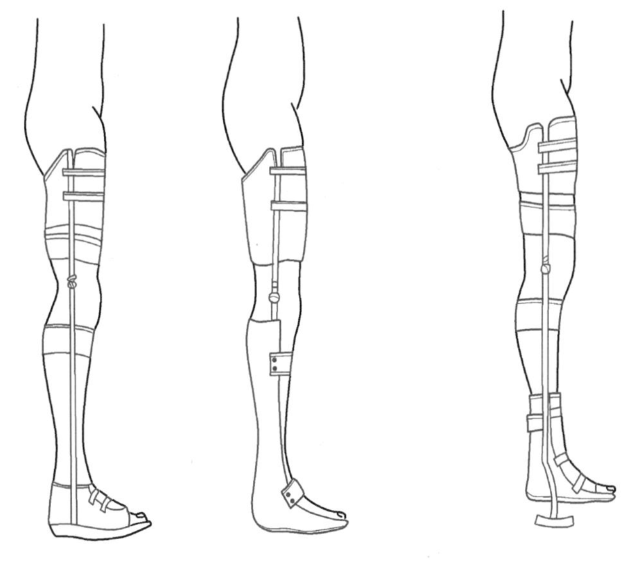

图 4-71　免荷性 KAFO

1）功能特点：主要作用是使站立、步行中的体重通过坐骨结节传至矫形器，再传至地面，减轻髋关节和下肢的承重。

2）适应证：腓骨上段、膝关节、股骨及髋关节部位的骨折与疾病，及股骨头无菌性缺血性坏死等。

5. 髋膝踝足矫形器　是在 KAFO 的基础上增加髋铰链、铰链锁、骨盆带而成，并控制髋关节的运动。

1）功能特点：能限制髋的内、外旋和内收、外展，防止髋关节屈曲挛缩及不随意运动。辅助脊髓损伤（L_1 平面以下）等病人站立和行走，矫治中枢性瘫痪导致的髋关节挛缩畸形。

2）适应证：小儿麻痹后遗症、脊髓损伤、脊柱裂、肌营养不良等神经肌肉疾病引起的下肢瘫痪。带骨盆带、无锁双轴髋关节铰链的 HKAFO 适用于某些下肢肌肉广泛弛缓型麻痹者。

6. 髋矫形器　常见类型有髋固定矫形器、髋内收外展控制矫形器、先天性髋关节脱位矫形器。

（1）固定性髋矫形器：由骨盆带或骨盆架与髋关节金属铰链、金属支条、大腿箍和腿套组成（图 4-72）。大腿套向下延长至股骨内髁，根据所选的骨盆固定装置、髋铰链的不同，HO 对髋关节起不同的固定作用。

1）功能特点：控制髋关节于伸展、外展位，限制髋关节的屈曲和内收活动。

2）适应证：适用于全髋置换术后等。

（2）内收外展控制式髋矫形器：内收外展控制式髋矫形器（hip adduction abduction control orthoses）也称髋活动支具（hip action brace），由模塑塑料骨盆座、双侧髋铰链、双侧大腿箍与环带构成（图 4-73）。

1）功能特点：允许髋关节屈曲、伸展活动，控制髋关节的内收和旋转活动，限制内收的程度是可调的。

2）适应证：适用于下肢痉挛型的脑瘫、先天性髋关节脱位青少年型。

（3）先天性髋关节脱位矫形器：先天性髋关节脱位矫形器（congenital dislocation of hip orthoses）有里门巴格尔型髋矫形器（Rimenbugel hip orthoses）、温·罗森型髋矫形器（Von Rosen splint）、蛙式髋外展矫形器等，适用于婴幼儿（3 岁以前）先天性髋关节脱位（图 4-74）。

7. 截瘫助行矫形器　截瘫助行矫形器分两种类型：互动式、往复式，后者又发展成为改进往复

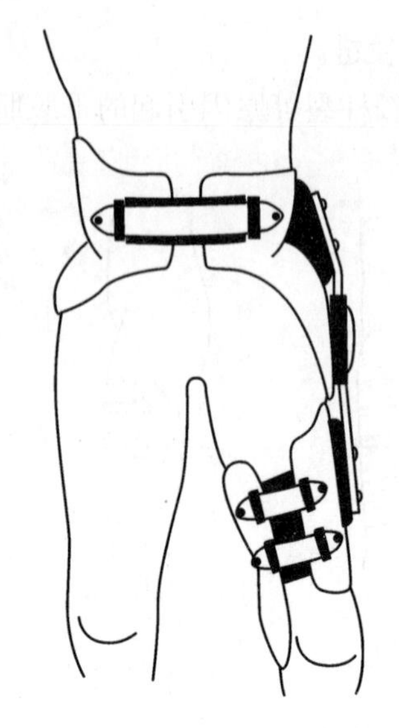

图 4-72 固定性髋矫形器

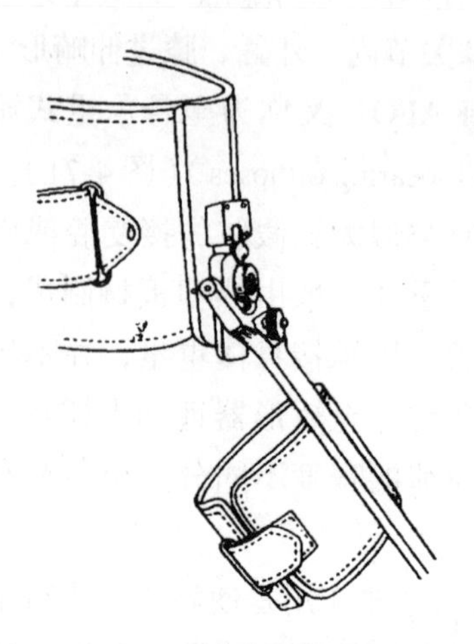

图 4-73 髋内收外展控制矫形器

式、向心往复式截瘫助行矫形器。

（1）互动式截瘫助行矫形器

1）结构特点：互动式截瘫助行矫形器（walkabout orthoses，WO）由两部分组成。①互动式铰链装置：通过运用重力势能提供交替迈步的动力，是WO的核心部件；②膝踝足矫形器：该KAFO用于支撑双腿，为支撑站立平衡提供必要保证。互动式铰链装置安放在会阴部下方，连接双侧KAFO的内侧支条，只允许下肢在矢状面运动，在行走过程中有效避免了双下肢间的磕、碰、缠现象（图4-75）。

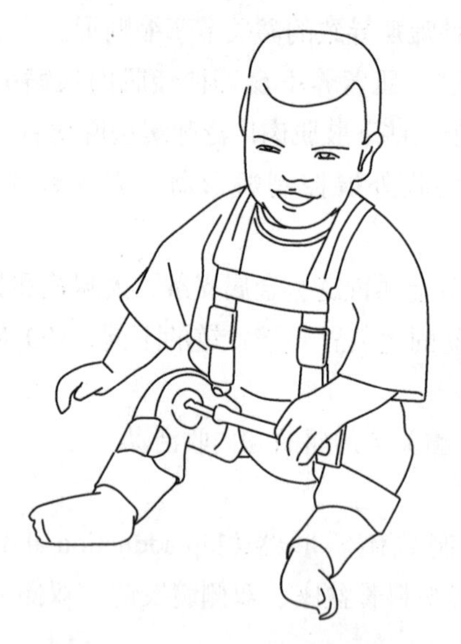

图 4-74 先天性髋关节脱位矫形器

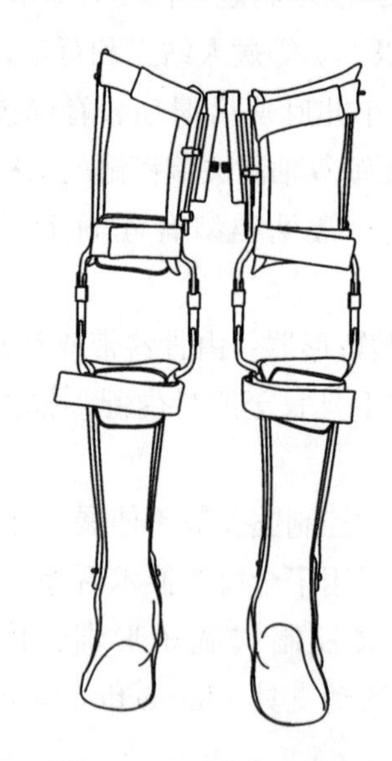

图 4-75 互动式截瘫助行矫形器

2）作用原理：互动式截瘫助行矫形器类似于钟摆工作原理，当病人重心转移时利用装在大腿矫形器双侧的互动铰链（铰链的移动中心）装置作用，实现瘫痪肢体的被动前后移动。当病人的躯干将重心向左侧倾斜，右下肢在互动式铰链装置的带动下离开地面，重心前移使悬空的右下肢在重心的作用下依靠互动式铰链装置跟着重心前移，并在惯性的作用下向前摆腿，完成迈出右腿的动作。

3）适应证：主要适用于T_{10}平面以下脊髓损伤病人。

（2）往复式截瘫助行矫形器：往复式截瘫助行矫形器（reciprocating gait orthoses，RGO）是最早用于无行走能力高位脊髓损伤病人的步行矫形器。

1）结构特点：由一对髋铰链、两个与髋铰链相连接钢缆作为其核心部分，还包括与之相接的上躯干部分和大腿矫形器部分。髋铰链的上下支条分别将躯干部分和大腿矫形器连接成一体，形成稳定体。躯干部分由侧向支条和前后固定躯干腰带以及骨盆臀围组成，下部的大腿矫形器部分由两个不带双腿内侧支条、但包裹膝关节内侧髁的 AFO 组成（图 4-76）。

2）作用原理：两条钢缆紧紧连接步行矫形器的两侧髋铰链，步行时，若支撑侧髋铰链做伸展运动，或通过躯干后伸及骨盆的后倾，将通过钢缆的移动使对侧（摆动侧）髋铰链产生被动屈曲运动，从而达到带动腿向前移动的目的，实现截瘫病人的功能性步行。

3）适应证：用于 T_4~L_2 平面的脊髓损伤病人。

（3）改进往复式截瘫助行器

1）结构特点：与 RGO 相似，改进往复式截瘫助行矫形器（advanced reciprocating gait orthoses，ARGO）将两条与髋铰链连接的钢缆改为一条钢缆，减少了摩擦力，提高传动效率；膝部结构也作了一定的改进，增加了膝髋关节助伸气压装置（图 4-77）。

2）作用原理：与 RGO 一样，由于增加了膝髋关节助伸装置，不仅步行时有助动的功能，而且在坐位与站立位转换的过程中也得到了辅助助力。病人在实际使用过程中，稳定性得到提高，能量消耗降低。ARGO 的结构设计特点使其不仅在步行中有助动功能，而且在病人站立及坐姿势互换过程中也有助动功能。与 RGO 相比，使用 ARGO 病人在步行时步幅略大，步速加快，双足触地期较短。

3）适应证：用于 T_4~L_2 平面的脊髓损伤病人。

（4）向心往复式截瘫助行矫形器：向心往复式截瘫助行矫形器（isocentric reciprocal gait orthoses，IRGO）也是 RGO 的一种改进型，又称摇杆式 RGO。

1）结构特点：其特点在于用连接两侧髋铰链的连杆装置代替 RGO 的双钢索发挥助动功能，这种连杆装置的设计要比 RGO 耐用。另外，IRGO 的髋铰链有一种特殊结构，可以使矫形器的大腿部分能快速拆离，可便于脊髓损伤需导尿的病人佩戴 IRGO。为了方便病人佩戴，IRGO 的 AFO 部分通常做成外置式（图 4-78）。

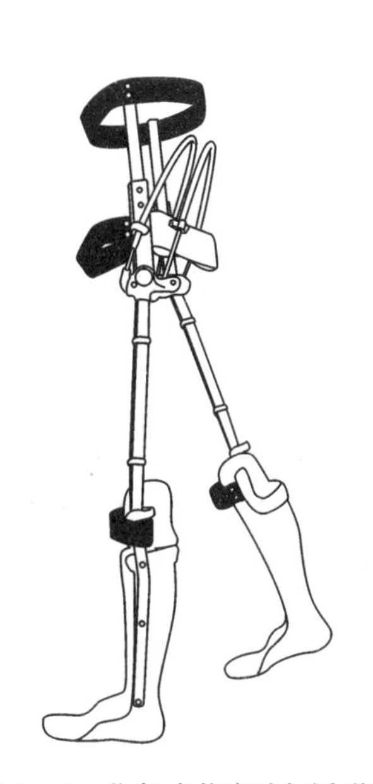

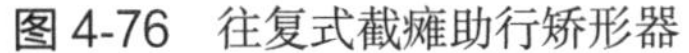

图 4-76　往复式截瘫助行矫形器

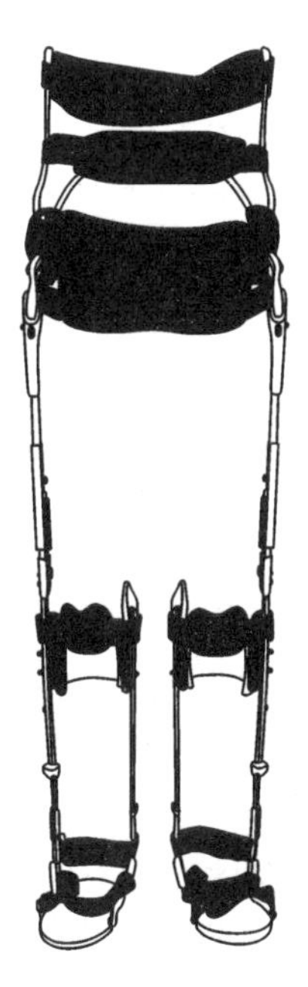

图 4-77　改进往复式截瘫助行矫形器

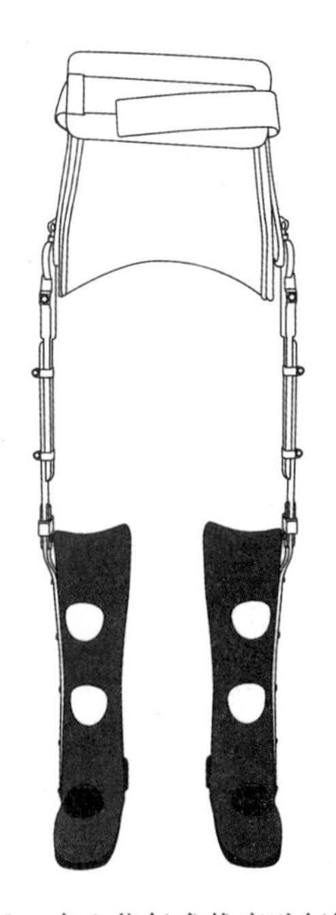

图 4-78　向心往复式截瘫助行矫形器

2）作用原理：由交替连动两侧的髋铰链，伸展一侧的髋铰链会使另一侧的髋铰链做屈曲运动。

3）适应证：用于 T_4~L_2 平面的脊髓损伤病人。

知识拓展

智能截瘫助行矫形器

智能截瘫助行矫形器是在髋膝踝足矫形器为基础上，增加执行元件、感知元件、控制元件的一种智能控制的矫形器。病人佩戴该矫形器后在能模仿下肢髋膝踝关节的正常运动，带动大腿、小腿、足协调运动，实现了人机交流，使截瘫病人能自由行走。

智能截瘫助行矫形器的执行元件包括外骨架、球囊、电池；感知元件包括位置移位传感器、速度方向位置传感器、加速度传感器、角度计、肌肉硬度传感器、张力传感器、本体感觉传感器、肌电传感器、脑电传感器、地面反应力传感器；控制元件包括输入装置、输出装置。

二、设计要求

（一）设计原理

1. 固定 通过三点力作用完全限制下肢某节段或某关节的运动，注意要增大作用力的杠杆臂长度、增加受力面积。

2. 矫正 通过三点力作用矫正下肢关节畸形，注意要增大作用力的杠杆臂长度、增加受力面积。

3. 免荷 通过坐骨或髌韧带承重减免下肢负重，还可借助拐杖达到免荷的目的。

4. 补高 通过补高矫形鞋或补高假足，使病人站立时骨盆处于水平位。

（二）设计基本要求

1. 需符合矫形器处方对功能的要求 每种疾患伴有的功能障碍都以很多的形式表现出来，处方的基本要求主要根据病人的功能情况而制订，矫形器的具体设计方案必须与矫形器处方对满足病人功能需要相吻合。

2. 需将局部功能需要与病人整体需求统一 下肢矫形器的设计，应将病变局部作为身体整体的一部分，从功能活动中脊柱、髋、膝、踝足部关节间，以及肌肉静态和动态下的相互关联作用，综合考虑矫形器生物力学目标、施力位置和方式、矫形器节段、材料及功能部件选择等，更为科学地制订下肢矫形器设计方案。

3. 下肢矫形器的适配及对线设计要求 下肢矫形器的对线是确定矫形器特别是其关节轴、体重支撑面与身体整体以及地面的相对角度关系，适配是确定矫形器与身体位置的关系。具体要求矫形器的足底部与地面平行；人体的生理关节轴与矫形器的机械关节轴一致；装配好的矫形器各铰链轴应保持水平；身体的外轮廓线和矫形器的曲线相吻合。

4. 其他方面的要求 合格的下肢矫形器设计方案不仅要达到上述要求，还应包括其安全可靠、透气性能好、结构简单、轻便耐用、佩戴方便、易于保持清洁卫生和外观、使用时产生声响小、便于维修保养、价格低廉等。

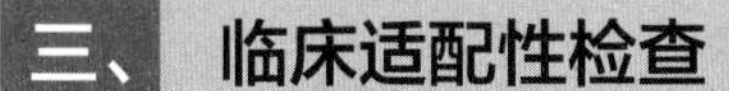

三、 临床适配性检查

（一）装配前的评定

1. 以康复治疗组的形式，在医生主导下对病人进行检查，了解伤病的原因、病程、临床诊断、临床检查报告等进行分析。

2. 对病人下肢功能障碍的检查　包括下肢生物力学评定、下肢形态学评定、下肢运动功能评定和日常生活能力评定等。

3. 制订下肢矫形器处方　根据下肢病损情况及总体康复治疗方案，制定下肢矫形器处方，下肢矫形器处方是针对下肢的问题由医生提出矫形器治疗的具体方案，也是矫形器制作师在矫形器装配中执行医嘱的依据，下肢矫形器处方见表 4-3。

表 4-3　下肢矫形器处方（初次安装、再次安装、修理）

姓名　性别　年龄　职业　住址　电话　日期
疾病名称 体重 医学意见（含评定内容和解决功能障碍的方法）
支付方式　肢体伤残　工伤（　）社保（　）养老金（　）自费（　）其他（　）
处方　左□　右□ 足矫形器□　踝足矫形器□　膝矫形器□　膝踝足矫形器□　髋矫形器□ 髋膝踝足矫形器□　腰骶髋膝踝足矫形器□　胸腰骶髋膝踝足矫形器□
取型、测量
足部　足板（　）　足套（　）　鞋垫（　） 鞋（　）　足蹬（　）　足弓托（　） 其他（　） 支撑部　小腿部（金属支条、塑料、其他材料□） 半月箍（金属□　塑料□　小腿环带□） 大腿部（金属支条□、塑料□、其他材料□） 半月箍（金属□、塑料□）大腿环带□ 骨盆部（塑料□、皮革□、金属材料□） 负重方式（坐骨负重□、髌韧带负重□、足部负重□） 踝关节　材料（　） 控制方式：固定□　助动（背屈□、跖屈□）　阻动（背屈□、跖屈□） 止动（跖屈□、背屈□） 关节活动范围（背屈　度　跖屈　度） 膝关节　材料（　） 控制方式：固定□　自由活动□　部分活动□　控制过伸□ 关节活动范围（背屈　度　伸展　度） 髋关节　材料（　） 控制方式：固定□　屈伸控制□ 内收外展控制□　旋转控制□

续表

附件		
特殊事项		
费用		
医师	病人	矫形器师
适配评定		

4. 装配前的手术、药物、康复训练和治疗。

（二）佩戴时适配性检查

包括检查矫形器是否符合处方要求，病人能否比较容易地穿上矫形器，配合矫形器使用的鞋大小是否合适等。

1. 站立位的检查

（1）金属铰链轴心位置：与解剖学关节轴心位置是否大致相符（图 4-79~ 图 4-81）。

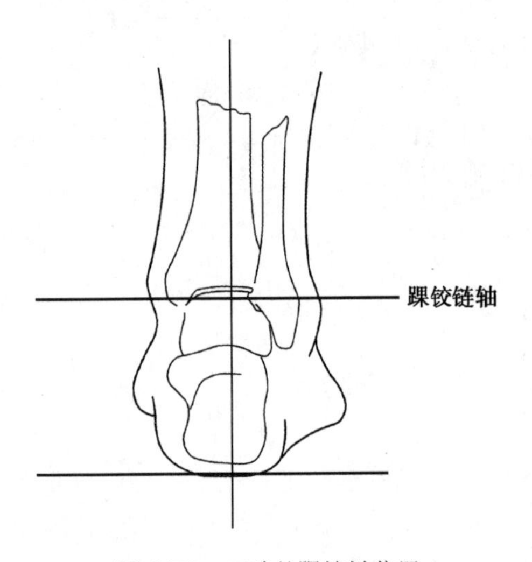

图 4-79 正确的踝铰链位置

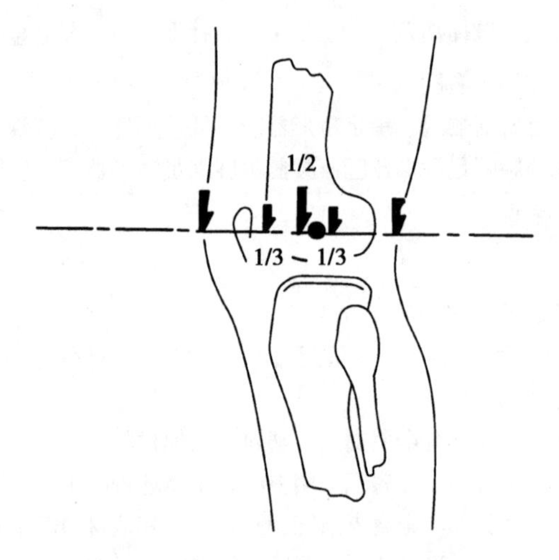

图 4-80 正确的膝铰链位置

膝铰链轴心位于膝关节前后径的中点与中后 1/3 分界点之间的中点

（2）鞋和足托前翘：足托的前部呈前翘状不仅有利于滚动，而且在推离期通过地面反作用力，可以促进髋、膝的前屈。

（3）鞋底、鞋内附加物（垫片、横条、鞋垫）和丁字形矫正带会不会引起不适、疼痛，内外翻矫正带的矫正力是否足够。

（4）金属条或塑料壳的部分与腿的轮廓是否相符，两侧金属条与腿之间的间隙是否均匀，内外踝、腓骨小头等骨突部位与矫形器是否有一定间隙。

（5）如果使用免荷性 AFO，应检查足跟是否达到了减轻承重的要求。

（6）膝铰链、髋铰链锁是否可靠，开合是否容易；病人能否稳定地站立，有无容易向前、向后

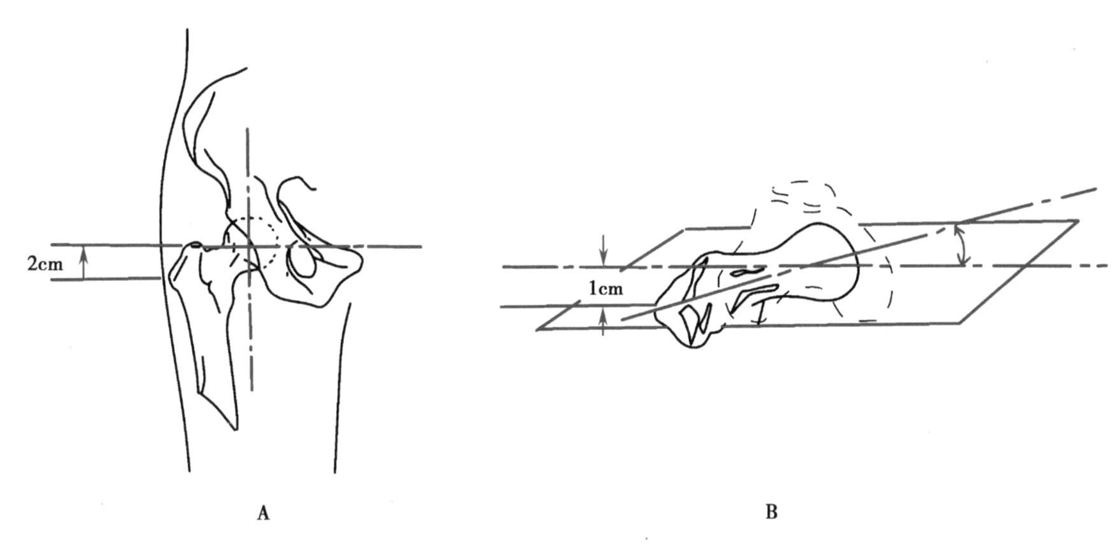

图 4-81 正确的髋铰链位置

A. 冠状面髋铰链中心位于大转子最突起上方 2cm 处；B. 水平面髋铰链中心位于大转子最突起处前方 1cm

及侧方倾斜，或感觉膝关节被推向前或向后，如有则表明矢状面的对线不正确。

2. 步行中的检查 需要检查病人平地上步行中是否存在以下现象：躯干侧摆，提髋步行，下肢内旋或外旋、下肢向外划、步行中双足跟间距过宽或是剪式步态，膝关节过伸、屈曲、膝内翻或膝外翻，足内缘或外缘着地、足的后蹬力不够，跳跃式步行，节奏不齐，有无特殊的响声，躯干前屈或后伸。

3. 坐位时的检查 检查病人膝屈曲 105°时病人能否舒服地坐着，膝铰链轴心是否与解剖膝关节轴心是否相符，鞋底、鞋跟在地面上能否放平，有无因为坐起而引起膝关节在矫形器内发生明显的向上、下、前、后的移动等现象。

4. 脱下后的检查 仔细观察矫形器脱下后皮肤有无压红或磨损现象，在没有任何控制下机械关节的运动是否异常，了解病人对矫形器重量、功能、舒适、外观等方面的满意程度。

四、临床应用

随着康复技术的不断提高与普及，下肢矫形器在骨关节伤病、神经系统伤病、烧伤、儿童疾患等康复中应用越来越广泛。新材料、新工艺的发展及应用，使下肢矫形器增加了许多新的功能或种类。

（一）临床常见伤病

1. 骨关节伤病

（1）骨折、股骨头坏死：胫、腓骨中段以下、踝关节及足部的骨折，可应用踝足矫形器、髌韧带承重式踝足矫形器、足矫形器；胫骨中段以上，膝和股骨部位的骨折，可应用膝矫形器、膝踝足矫形器、坐骨承重式膝踝足矫形器等；股骨头病变或股骨头坏死的病人应用坐骨结节承重式膝踝足矫形器，通过固定、负重或免荷，以促进骨折愈合、股骨头血运重建及功能的改善。一般线性骨折可直接在骨折后立即使用矫形器，其他骨折在使用石膏外固定后 4~6 周更换矫形器在固定的前提下进行功能锻炼。

（2）关节损伤：膝关节、踝足部关节损伤常累及交叉韧带、半月板、内外侧副韧带等关节结构的损伤，术前术后或保守治疗常应用足矫形器、踝足矫形器、膝矫形器或免荷性膝踝足矫形器以加强膝、踝足部关节的稳定性，促进水肿的消退、炎症的控制，通过免荷或早期负重改善功能活动。

2. 神经系统伤病

（1）脑外伤、脑卒中：运动控制障碍是脑外伤、脑卒中典型的功能特点之一，下肢在不同阶段会表现出牵张反射减弱或亢进、不自主运动、关节主被动活动度异常、平衡及步行能力障碍等。针对病人主要功能特点，可选择装配踝足矫形器、膝踝足矫形器、膝矫形器等。急性卧床阶段，可装配踝足矫形器，维持踝足及膝关节于功能位；痉挛出现后，可配置踝足矫形器控制小腿三头肌肌痉挛，以防止踝关节出现跖屈、内翻挛缩。急性期后，应用膝踝足矫形器使病人尽早进行站立和行走训练，促进患肢功能的恢复，防止因肌力不平衡引起的膝过伸和足跖屈、内翻畸形等。随着病人进入Brunnstrom Ⅲ~Ⅳ阶段，根据下肢的运动控制能力，并结合踝足矫形器及膝矫形器预防或治疗膝过伸及踝足部的跖屈、内翻。

（2）脊髓损伤：下肢矫形器是目前在脊髓损伤康复中重建病人站立及行走功能最常用及最有效的辅助器具之一。临床上需根据不同的脊髓损伤平面配用不同的步行矫形器。腰3、腰4平面脊髓损伤病人，应用踝足矫形器即可作功能性社区内步行；腰1、腰2平面损伤，髋关节和膝关节不稳而腰腹肌功能保留，可应用双侧膝踝足矫形器或交互式截瘫助行矫形器等来实现家庭性治疗性步行；胸4至上腰段以上的脊髓损伤病人，则可应用带髋关节的各种有助动功能的截瘫助行矫形器达到实用性步行的目标。踝足矫形器是脊髓损伤病人卧床阶段，用于维持踝关节功能位的常用下肢矫形器。

3. 烧伤瘢痕　烧伤瘢痕是烧伤病人关节肌肉功能障碍主要的影响因素之一，下肢的烧伤常因瘢痕导致髋、膝、踝足部关节的挛缩、畸形等。烧伤的早期，将下肢维持在功能位或保护位，防止或减轻关节挛缩畸形，烧伤后常用足矫形器、踝足矫形器、膝踝足矫形器等下肢矫形器。

4. 儿童疾患

（1）儿童股骨头骨骺炎：一般佩戴坐骨承重式膝踝足矫形器，使患侧下肢完全免荷，保护病变缺血的股骨头。同时又保证患儿的行走需要，为股骨头的血运重建及修复提供有利条件。

（2）先天性马蹄内翻足：通常对2岁以内、可以手法矫正的患儿，多应用轻便的塑料踝足矫形器或丹尼斯-布朗足板，并配合手法治疗。对于因严重畸形行手术治疗的患儿，术后可佩戴踝足矫形器巩固疗效。

（3）先天性胫骨假关节：常出现胫骨向前成角畸形、病理性骨折和假性关节形成。选择佩戴髌韧带承重式踝足矫形器，既让患肢负重又保护了病变部位，防止畸形发展，同时通过矫形器补高以调整双下肢长度，减少因跛行出现的代偿性脊柱侧凸、骨盆倾斜、关节变形等并发症。

（4）小儿脑瘫：患儿因关节活动度受限、下肢肌痉挛、肌力不平衡、不自主运动、平衡协调障碍影响病人的站立及行走能力。膝踝足矫形器、髋膝踝足矫形器或助行矫形器用于预防骨折、膝屈曲挛缩、控制肌痉挛及恢复步行功能等；踝足矫形器常用于内外翻足、尖足和踝足关节不稳等；髋外展矫形器用于有剪刀步态的脑瘫患儿以抑制内收肌群的痉挛，防止和治疗继发性髋关节脱位；矫形鞋及鞋垫用于平足症和后足内翻，改善站立行走姿势。

（5）先天性髋关节脱位：由于婴幼儿髋臼或股骨头发育不良造成先天性髋关节脱位，一般在一岁以内可用里门巴格尔型、温·罗森型髋关节矫形器，一岁至三岁可用蛙式髋外展矫形器，能够行走的少儿可用坐骨承重式膝踝足矫形器。

（6）先天性膝内翻：先天性膝内外翻又称“O”型腿、“X”型腿。在骨发育成熟前可利用侧方三点力学原理制作KAFO对畸形进行矫正，年龄越小，矫正效果越好。

5. 足部疾病　足部疾病包括足纵弓塌陷、横弓塌陷、后跟骨刺或疼痛、足部畸形、下肢短缩、足内外翻、足部皮肤损伤、溃疡、踇趾外翻、趾痛症、高弓足、足底筋膜炎等。利用现代足底受力分析仪，对足部力学分析后，加工各种硅胶足垫或矫形鞋，是目前比较科学的解决方法。

6. 静脉曲张 佩戴利用压力原理制成的静脉曲张袜，可减轻疼痛、促进静脉回流，分为小腿袜、大腿袜和连裤袜。

（二）注意事项

1. 穿脱方法 指导病人及家属掌握正确的穿脱方法，操作时按照程序逐一进行，做到安全、便利。

2. 佩戴时间 矫形器的佩戴时间应根据治疗需要确定，有的病人需要持续佩戴，有的只需在训练或工作时佩戴；有的是白天佩戴夜间无需佩戴；有的需佩戴数周，有的则需佩戴数月或长期佩戴。

3. 注意观察 矫形器的压力过大会影响肢体血液循环，要随时观察肢体有无肿胀、皮肤颜色有无异常，特别是在初装的前 2 天更应注意。夏天应避免汗水的积累，防止皮肤感染，若有异常情况，应及时调整或松解矫形器。矫形器不适合肢体大小时要随时更换，治疗上无必要时应及时去除。

4. 定期复查 了解病人佩戴矫形器情况，提出下一阶段的治疗方案。

5. 矫形器保养与维护

（1）保持矫形器干燥、清洁，防潮防锈。

（2）在矫形器关节部位经常涂抹润滑油，以保持灵活性。发现关节松动、破损等及时处理。

（3）防止矫形器受到重物的挤压和高温下的烘烤，以免变形影响治疗。

（4）避免矫形器接触锐器。

（5）不用高浓度洗涤剂清洗，不接触化学物品。

（杨志金　舒　彬）

第五章 假肢

【学习要点】

掌握：截肢后的残肢处理，上下肢假肢的主要结构与选配要点。

熟悉：假肢装配流程，上下肢假肢的康复训练及临床适配性检查。

了解：假肢的主要制作材料，截肢手术要点，上下肢假肢的代偿能力评定。

第一节 概 论

假肢（prostheses）又称义肢，是用于替代整体或部分缺失或缺陷肢体的体外使用装置。它用来替代已失肢体的部分功能，使肢体缺损者恢复或重建一定的生活自理、活动和社会参与的能力。肢体缺损者包括先天性肢体缺失者和后天截肢者。安装假肢是肢体缺损者全面康复的关键一环。

一、分类

假肢的分类方法很多，常见方法有以下几种。

（一）按截肢部位分类

1. 上肢假肢 上肢假肢是指用于替代整体或者部分上肢的假肢，可分为肩离断假肢、上臂假肢、肘离断假肢、前臂假肢、腕离断假肢、部分手假肢。

2. 下肢假肢 下肢假肢是指用于替代整体或者部分下肢的假肢，可分为髋离断假肢、大腿假肢、膝离断假肢、小腿假肢、赛姆假肢、部分足假肢。

（二）按假肢的受力结构分类

1. 壳式假肢 由制成人体肢体形状的壳体承担假肢外力，又称外骨骼式假肢（exoskeletal prostheses）。特点是结构简单、重量轻，但表面为硬壳，易损伤衣、裤。

2. 骨骼式假肢 在假肢的中间为类似骨骼的管状结构，外包海绵物，最外层覆盖肤色袜套或人造皮，又称内骨骼式假肢（endoskeletal prostheses）。特点是外观较好，不易损伤衣、裤。

（三）按假肢的安装时机分类

1. 临时假肢 在截肢术后早期、残肢未定型之前、以早期康复训练为目的而装配的假肢称为临时假肢（temporary prostheses）。临时假肢分术后即装假肢与术后早期假肢两种类型。顾名思义，术后即装假肢（immediate postoperative prosthetic fitting，IPPF）是截肢后立即在手术台上安装的假肢。

术后早期假肢（early postoperative prosthetic fitting，EPPF）是指截肢术后2~3周，伤口愈合拆线后安装的假肢。术后即装假肢在临床应用较少，通常所说的临时假肢是指术后早期假肢。

2. 长期假肢 残肢定型后安装的假肢称为长期假肢（permanent prostheses），又称正式假肢（definitive prostheses）。

（四）按假肢的主要用途分类

1. 装饰性假肢 仅具有肢体外形，不能补偿肢体运动功能的假肢，如装饰性肩离断假肢。

2. 功能性假肢 既有良好肢体外形，又能补偿一定的肢体运动功能的假肢，如骨骼式大腿假肢。

3. 专用假肢 包括作业用假肢和运动型假肢。

（1）作业用假肢：辅助肢体缺失者完成某些特定作业的假肢，一般没有良好的肢体外形，如工具手。

（2）运动型假肢：辅助肢体缺失者参加特定体育运动的专用假肢，如飞毛腿小腿假肢。

（五）按假肢的力源分类

1. 自身力源假肢 自身力源假肢（body powered prostheses）是指由假肢佩戴者本身提供操纵控制假肢活动所需动力的假肢，又称体内力源假肢，如索控式肘离断假肢。

2. 体外力源假肢 采用电动、气动等体外动力驱动的假肢，如肌电式前臂假肢。

3. 混合力源假肢 具备自身力源和体外力源的假肢，如混合式上臂假肢。其肘关节采用索控，假手采用肌电控制。

（六）按假肢的组件化水平分类

1. 组件式假肢 组件式假肢（modular prostheses）是由标准化组件构成的假肢，现代假肢多属于组件式假肢。

2. 非组件式假肢 与组件式假肢相反，传统假肢多属于非组件式假肢。

还可根据消费水平、假肢主要用材等进行分类。

二、主要制作材料

假肢的主要制作材料有金属、木材、皮革、弹性橡胶、织物、塑料等。

（一）金属材料

常用金属材料是不锈钢、铝合金、钛合金等。金属材料的共性是具有良好的机械强度、刚性和耐疲劳性能，常用于制作假肢关节及连接件。不锈钢假肢的体积小、价格便宜，但重量大；铝合金假肢的重量轻，但体积大；钛合金假肢的重量轻、机械强度及耐疲劳性能好，但价格较昂贵。

（二）木材

多用椴木或桐木，主要用于制作下肢假肢接受腔、膝踝关节的连接件和假肢配件。特点是重量轻、易于雕刻。

（三）皮革

分面皮、里皮、带子皮。传统假肢的皮腿接受腔、大腿的皮上勒、腿的外形、假脚等都是用皮革制成。现代假肢中，皮革主要用于制造小腿假肢的大腿围帮、环带、大腿假肢的腰吊带、软接受腔的内衬等。

（四）弹性橡胶

1. **天然橡胶** 由一种天然植物分泌物中提炼的不定形物质，加入硫黄、过氧化物、催化剂等材料进行模塑、硫化后形成的天然橡胶制品。主要用于制造假脚和踝部活动的缓冲部件。特点是便宜、耐用，但重量大。

2. **合成橡胶** 介于橡胶、塑料之间的一种材料，主要用于制造假肢的弹性部件、关节铰链的缓冲部件。特点是重量轻、耐磨、耐拉伸。

（五）织物

1. **尼龙条带** 多为白色，主要用于制作上肢假肢的悬吊带。

2. **尼龙搭扣** 主要用于假肢接受腔悬吊装置的搭接。

3. **纤维织物** 有棉、腈纶、涤纶、玻璃纤维、碳纤维等类型，通常编织成袜套状，用于制造假肢接受腔。

4. **弹性织物** 如聚氨酯弹性织物，主要用于制作小腿假肢、大腿假肢的弹性悬吊套。

5. **装饰性外套** 用于假肢外层的装饰性覆盖物，多采用薄的、与肤色接近的尼龙丝袜套。若在装饰性外套织物的外面喷涂一层弹性的聚氨酯树脂，则具有良好的防水作用。

（六）塑料

1. **丙烯酸树脂** 丙烯酸树脂（acrylic resin）加入定量的交联剂、促化剂，在室温下半小时左右可凝固。凝固之前在石膏阳型上配合使用分离层膜、涤纶、尼龙、棉线、玻璃纤维套等，经真空浇铸成型，可制作成各种合成树脂接受腔。树脂分软、硬两种，不同比例混合可制作成不同软硬度的制品。

2. **不饱和聚酯树脂** 不饱和聚酯（unsaturated polyester，UP）树脂是国内假肢制造的常用材料，价格便宜。

3. **聚乙烯醇薄膜** 聚乙烯醇（polyvinyl alcohol，PVA）薄膜，无色、透明。用自身水溶液黏合后，用热熨斗热合即可制成真空浇铸成型用的分离层套子，这种套子放在湿手巾内 20 分钟即具有良好的延伸性能，从而保证阳型的服帖。

4. **聚乙烯塑料板** 聚乙烯（polyethylene，PE）塑料板呈乳白色，半透明，表面触之有蜡样感。高温加热后可变为全透明，具有良好的手工吹塑或真空吸塑性能，可用于制作内层接受腔。

5. **聚丙烯塑料板** 聚丙烯（polypropylene，PP）塑料板是一种具有良好机械性能的热塑性板材，乳白色，半透明，主要用于制作假肢的外层接受腔。

6. **聚氨酯泡沫塑料** 聚氨酯（polyurethane，PU）泡沫塑料有多种类型。

（1）软泡沫塑料：用于假肢外形。

（2）硬泡沫塑料：用于假肢接受腔与膝、踝部的连接材料。

（3）半软、半硬泡沫塑料：用于制造各种假脚。

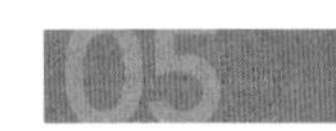

7. 有机硅橡胶 有机硅橡胶为无色或乳白色黏稠液体，加入交联剂、催化剂，在室温或加温条件下可成型制品，可用于制造硅橡胶残肢套、柔性接受腔等。

8. 高增强纤维

（1）玻璃纤维：主要用于制造接受腔。

（2）碳纤维：碳纤维强度是玻璃纤维的数倍，主要用于制造接受腔和假肢膝、踝关节的关节体或外壳。

三、现代截肢技术

截肢（amputation）是指基于疾病或创伤而需要将部分肢体切除。截肢手术与假肢技术的发展密切相关。假肢技术的发展大致经历了三个阶段：20世纪50年代之前为传统假肢的时代，20世纪60—80年代为推广普及组件化假肢（现代假肢）的年代，20世纪80年代以后为广泛应用新材料和计算机控制技术的年代。传统假肢对截肢手术有很高要求，残肢太长或者太短都不能安装假肢；而现代假肢对截肢平面没有特别要求，任何构成合理、无压痛、无循环障碍和愈合良好的残端都可以装配假肢。

假肢技术的发展促进了截肢观念的转变和截肢手术的变革。

（一）现代截肢观念

1. 截肢不单是破坏性手术，更应视为是一种功能重建与修复性手术。
2. 截肢不是治疗的结束，而是截肢康复的开始。
3. 截肢为假肢安装做准备，是功能障碍者回归社会的第一步。
4. 截肢平面主要决定于手术的需要，通过术中判断尽可能地保留肢体长度。
5. 残端形状以圆柱形为宜，而不是传统的圆锥形或其他形状。
6. 康复工作要早期介入，最好采取截肢康复组（amputation rehabilitation team）形式。

（二）截肢手术

1. 截肢平面 上肢以手指切除为最多，其后依次为前臂截肢、上臂截肢、腕关节离断、肩关节离断和肘关节离断截肢；下肢以足趾切除为最多，其后依次为小腿截肢、大腿截肢、膝关节离断和髋部截肢。上、下肢常用截肢平面见图5-1、图5-2。

（1）肩部截肢：尽可能保留肱骨头。从美观的角度，保留肱骨头使肩关节保持正常外形；从假肢的角度，圆的肩关节外形有利于假肢接受腔的适配、悬吊和稳定，有助于假肢佩戴；从生物力学角度，肱骨头的保留有助于假肢的活动控制。

（2）上臂截肢：又称为经肱骨截肢（transhumeral amputation，TH）或肘上截肢（above-elbow amputation，AE）。尽量保留长度，原因是上臂假肢的功能取决于残肢的杠杆力臂长度、肌力和肩关节活动范围，长残肢则有利于假肢的悬吊和控制。上臂假肢内包含肘关节铰链装置和肘关节旋转盘，肘关节铰链装置的作用是使肘关节在最大伸直、屈曲或伸屈之间的某一个位置上稳定关节，旋转盘的作用是代替肱骨旋转。肘关节铰链装置位于假肢接受腔远端大约3.8cm处，为使假肢肘关节与健侧肘关节保持在同一个水平，上臂截肢的截骨平面应至少距离肘关节线近端3.8cm，为安装肘关节铰链装置预留足够的空间。经肱骨髁的截肢，其假肢装配方法、假肢装配后所获得功能与肘关节离断相同，而肘关节离断假肢的功能远远优于上臂假肢，故有条件经肱骨髁水平截肢时，就一定选择此部位截

肩部截肢
上臂上段截肢
上臂中段截肢
肱骨髁截肢
肘关节离断
前臂最高位截肢
前臂高位截肢
前臂中下1/3截肢
前臂低位截肢
腕关节离断

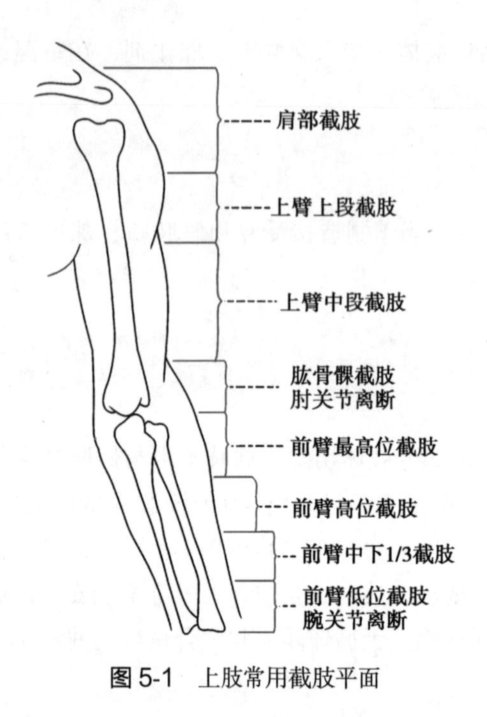

图 5-1　上肢常用截肢平面

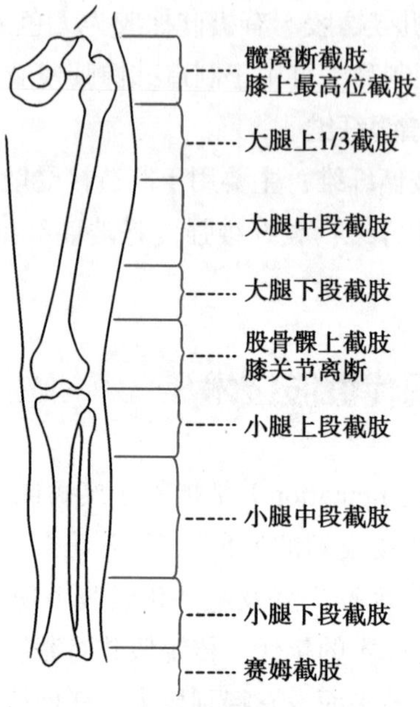

髋离断截肢
膝上最高位截肢
大腿上1/3截肢
大腿中段截肢
大腿下段截肢
股骨髁上截肢
膝关节离断
小腿上段截肢
小腿中段截肢
小腿下段截肢
赛姆截肢

图 5-2　下肢常用截肢平面

肢。上臂截肢后的残肢长度以 12~20cm 较为理想。

（3）肘离断截肢：如果可以保留肱骨远端，肘关节离断是理想的截肢部位。由于肘关节侧方铰链的设计与应用，肘离断假肢的外观与功能获得兼顾；肱骨内外髁有利于假肢的悬吊及控制，且肱骨的旋转可以直接传递到假肢，故肘离断截肢时不需要对肱骨远端进行装饰性修整。

（4）前臂截肢：又称为经桡骨截肢（transradial amputation，TR）或肘下截肢（below-elbow amputation，BE）。前臂截肢应尽量保留长度，即使是很短的残肢也要保留。通过前臂近端的截肢，即使保留极短的前臂残肢，如残肢长度仅有 4~5cm，也比肘关节离断或上臂截肢更可取。残肢越长，杠杆作用越大，旋转功能保留得越多。当残肢长度保留 80%，残肢旋转活动角度为 100°；残肢长度保留 55%，残肢旋转活动角度仅为 60°；残肢长度保留 35%，残肢旋转活动角度为 0°。前臂远端呈椭圆形，有利于假肢旋转功能的发挥。残肢肌肉保留越多，获得肌电信号越容易，对肌电假肢的安装越有利。前臂截肢后的残肢长度以 8~18cm 较为理想。

（5）腕离断截肢：腕关节离断的假肢功能要优于前臂截肢，因为它保留了前臂远端的下尺桡关节，从而使前臂旋转功能得以完全保留，尽管只有 50% 的旋前和旋后运动被传递到假肢，但是这些运动对病人非常重要，它可以使残肢功能得到最大限度地发挥。

（6）部分手截肢：包括腕掌关节离断、掌骨截肢和指骨截肢。桡腕关节的屈伸运动可以被假肢应用，应设法保留；腕掌关节离断是可以选择的截肢部位；掌骨截肢和指骨截肢，尤其是拇指截肢，应尽量保留其长度；多手指截肢时尽量保留手的捏和握功能。

（7）半骨盆截肢：尽量保留髂嵴和坐骨结节，增加假肢的悬吊功能和承重面积。

（8）髋离断截肢：尽量保留股骨头和股骨颈，在小转子下方截肢，以增加承重面积，提高假肢稳定性和残肢控制假肢的能力。

（9）大腿截肢：又称为经股骨截肢（transfemoral amputation，TF）或膝上截肢（above-knee amputation，AK）。尽可能保留长度，坐骨结节下 3cm（5cm 处的大腿极短残肢，带锁定装置的硅橡胶内衬套可解决假肢悬吊问题，效果优于髋离断截肢。大腿长残肢截肢以大腿中下 1/3 交界处为宜。距离股骨髁关节面 5cm 内截肢，等同于膝离断截肢。大腿截肢后的残肢长度以 15~25cm 较为理想。

（10）膝离断截肢：膝关节离断保留了完整的股骨，具有较长的杠杆臂和较大的承重面积。膝离断假肢是依靠股骨内外髁悬吊，假肢接受腔上缘高度在坐骨结节以下，髋关节的活动范围基本不受限制，故膝离断假肢的效果优于大腿假肢。膝离断假肢是完全依靠残端承重，故离断关节面应避免瘢痕，同时髌骨必须切除或做骨融合术，避免髌骨游离造成残肢承重时疼痛。

（11）小腿截肢：又称为经胫骨截肢（transtibial amputation，TT）或膝下截肢（below-knee amputation，BK）。对于小腿短残肢，只要保留髌韧带的附着部，就能获得膝关节功能，其假肢效果优于膝关节离断；由于小腿远端软组织少、血运不良，故选择小腿中段截肢为宜。

（12）赛姆截肢：赛姆截肢（Syme amputation）是胫腓骨远端髁上截肢，将内外髁的基底部关节面切除并圆滑处理，再将跖侧足跟皮瓣覆盖在残端上，皮瓣为双马蹄形（图 5-3），由于残端被完整、良好的足跟皮肤所覆盖，具有稳定、耐磨、不易破溃等特点，从而使残端具有良好的承重能力。

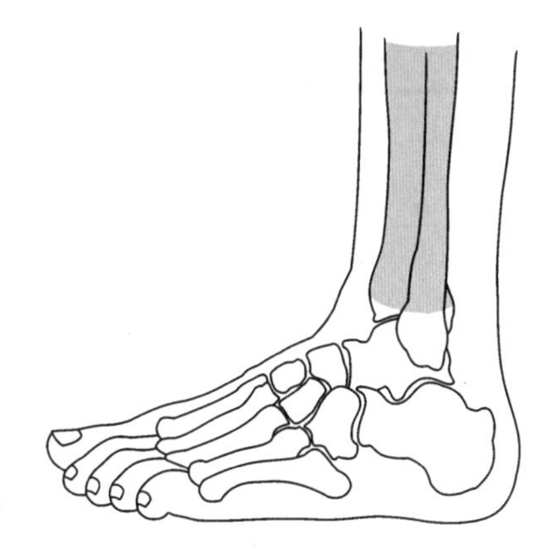

图 5-3　赛姆截肢

（13）部分足截肢：包括经趾骨截肢、经跖骨截肢、利斯弗朗截肢（Lisfranc amputation）、肖帕特截肢（Chopart amputation）、皮罗果夫截肢（Pirogoff amputation）等（图 5-4）。部分足截肢的原则是尽量地保留足的长度，也就是保留前足杠杆力臂的长度，使之在步态周期的支撑末期能获得足够的后推力。当前足杠杆力臂的长度太短时，将对快步行走、跑和跳跃造成极大地障碍。

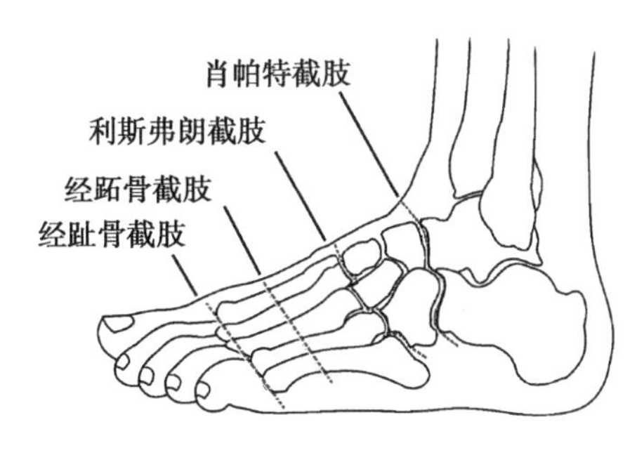

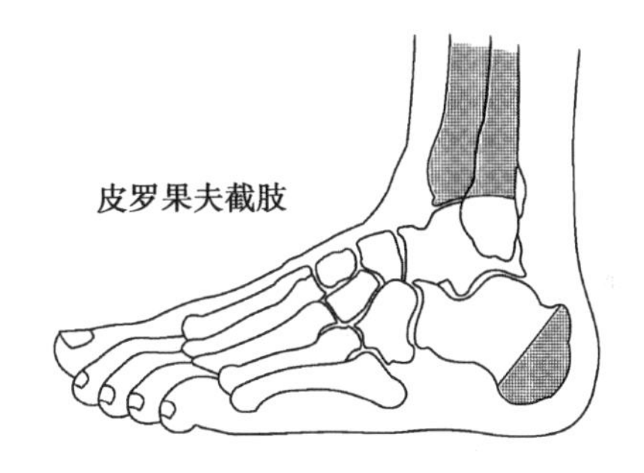

图 5-4　部分足截肢（阴影部分为骨骼的保留部分）

2. 皮肤处理　无论什么平面截肢，残端都要有良好的皮肤覆盖，良好的残肢皮肤应有适当的活动性、伸缩力和正常的感觉。伤口愈合所产生的瘢痕，在假肢接受腔的活塞运动中可能会造成残肢疼痛和皮肤损伤。外伤性截肢应根据皮肤存活情况进行处理，不要因为追求常规截肢手术时皮肤切口的要求而短缩肢体；肿瘤截肢经常采用非典型皮肤切口和皮瓣。

（1）上肢截肢：前臂长残肢、腕关节离断时，屈侧的皮瓣要长于伸侧，目的是使瘢痕移向伸侧。其余上肢截肢的前后侧皮瓣等长。

（2）下肢截肢

1）小腿截肢：前长后短的鱼嘴形皮瓣少见，目前临床广泛采用带有腓肠肌内外侧头的肌皮瓣，这种皮瓣不仅血运丰富，而且能给残肢端提供良好的软组织垫。

2）大腿截肢：皮瓣设计应前长后短，皮瓣切口在侧面的交点应超过截断平面。切开后，筋膜下分离，将皮瓣上翻，或分离出厚 1cm 的股直肌瓣，在与前侧皮瓣等长处切断，随同皮瓣上翻。

3. 肌肉处理　将肌肉于截骨平面切断，任其回缩，肌肉失去了附着点而产生失用性萎缩，形成圆锥状残端，这种肌肉处理方式适合于传统假肢的装配，但易引起严重的残端肿胀，肌肉萎缩，静脉回流障碍和营养障碍，以及残肢疼痛等并发症，故目前临床普遍采用的肌肉处理方式是肌肉固定术和肌肉成形术，这种处理方式有助于改善肌肉功能和残端血液循环，预防幻肢痛。

（1）肌肉固定术：肌肉固定术（myodesis）是将肌肉在截骨端远侧至少3cm处切断，形成肌肉瓣，在保持肌肉原有张力情况下，经由骨端部钻孔，将肌肉瓣与骨相邻侧通过骨孔缝合固定，使肌肉获得新的附着点，防止肌肉在骨端滑动和继续回缩。周围血管疾病或其他原因所致缺血的肢体，禁做肌肉固定术。

（2）肌肉成形术：肌肉成形术（myoplasty）是将相对应的肌瓣互相对端缝合，截骨端被完全覆盖包埋，保持肌肉于正常的生理功能状态，形成圆柱状残肢，从而满足全面接触、全面承重的现代假肢的装配需要。

4. 神经处理 目的是预防神经瘤。方法：

（1）丝线直接结扎：先用丝线结扎，而后切断神经。

（2）丝线神经外膜结扎：将神经外膜纵行切开，把神经束剥离，切断神经束，而后将神经外膜结扎闭锁，使神经纤维被包埋在闭锁的神经外膜管内，以免切断的神经残端向外生长而形成神经瘤。

5. 骨骼处理 一般骨与骨膜在同一水平切断，禁止骨膜剥离过多，避免骨端环形坏死。

（1）大腿截肢：股骨断端边缘平、圆，勿残留破碎的骨膜。

（2）小腿截肢：胫腓骨断端边缘平、圆，应将胫骨断端前方的骨尖削成小的楔状面，边缘平圆。胫腓骨可以等长，或腓骨稍短些。胫腓骨融合可增加残肢末端承重功能，适用于成人长残肢，但儿童小腿截肢时禁做此手术。

6. 血管处理 即使是细小的血管也要完全地止血。

知识链接

儿童截肢的特殊性

截肢平面：比成人更加保守地、尽可能地保留残肢长度，特别是关节离断和邻近骨骺部位的保留，比在该部位以上水平截肢更可取，而保留关节和关节远侧骨骺的截肢，比关节离断更可取。例如，一名3岁男童，因肿瘤致左大腿中段截肢，由于股骨远端骨骺被切除，14岁时他转变为大腿短残肢截肢。另一名3岁女童，因车祸致右小腿短残肢截肢，由于小腿近端骨骺的保留，14岁时她转变为小腿中残肢截肢。

肌肉处理：禁做肌肉固定术。原因是由于肌肉固定术对骨远端造成损伤，易引起骨端的过度生长，导致骨端呈钉尖样，甚至穿破皮肤，造成感染。

骨骼处理：禁做胫腓骨融合术。原因是由于腓骨比胫骨生长得快，易造成胫内翻畸形或腓骨头脱位。

四、截肢后的残肢处理

（一）保持正确的体位

截肢后，由于残端肌力的不平衡，容易导致关节挛缩畸形。关节挛缩发生后，对假肢的安装与使用带来不利影响。

关节挛缩重在预防，最简单办法是将残肢置于功能位。如小腿截肢后将膝关节完全伸直，尤其是坐位时更要注意；大腿截肢后应将髋关节保持伸直位，且不要外展，如条件允许可尽量采取俯卧位休息。

（二）促进残肢皱缩定型

为减轻肿胀，促进残肢皱缩定型，可将残肢进行加压包扎，如弹力绷带包扎、佩戴弹力袜套、硬敷料固定等，临床上常用方法是弹力绷带包扎。

弹力绷带包扎残肢的基本原则：远端压力要大于近端；残肢末端呈“8”字形缠绕；避免绷带打皱；一般每 4 小时需要重新包扎一次。

1. 大腿残肢的绷带包扎 有两种包扎方式。

（1）第一种方式：①从前方腹股沟部开始，完全绕过残端，到后方臀大肌沟部，至少往返两次（图 5-5A）；②在后方折返后，从内向外缠绕数次，以防向下滑脱（图 5-5B）；③从残端尖部向上方“8”字形缠绕，近松远紧，越到尖部越紧（图 5-5C）；④为了固定好，可绕过对侧髋部上方，在残端外方交叉（图 5-5D）；⑤从骨盆斜下的绷带，至少要两次，至少覆盖会阴部，以防裸露部分的突出肌肉（图 5-5E）；⑥最后绕过腰部结束（图 5-5F）。

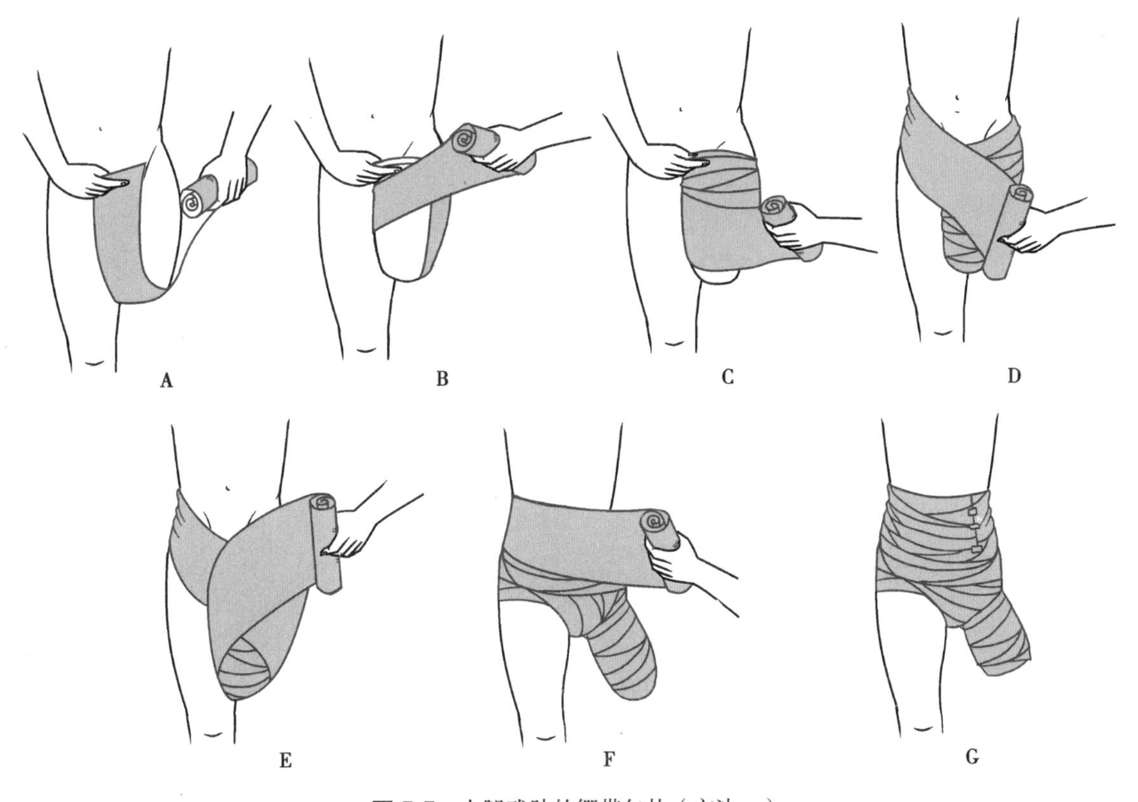

图 5-5 大腿残肢的绷带包扎（方法一）

（2）第二种方式：①从股骨大转子开始，经腹部向腰部缠绕（图 5-6A）；②沿腹股沟缠绕（图 5-6B）；③“8”字形缠绕残肢末端（图 5-6C）；④按图示继续缠绕，最后在残肢前方结束包扎（图 5-6D）。

2. 小腿残肢的绷带包扎 有三种包扎方式。

（1）第一种方式：对角包扎法，即①从膝前方开始，向残肢对角缠绕（图 5-7A）；②“8”字形

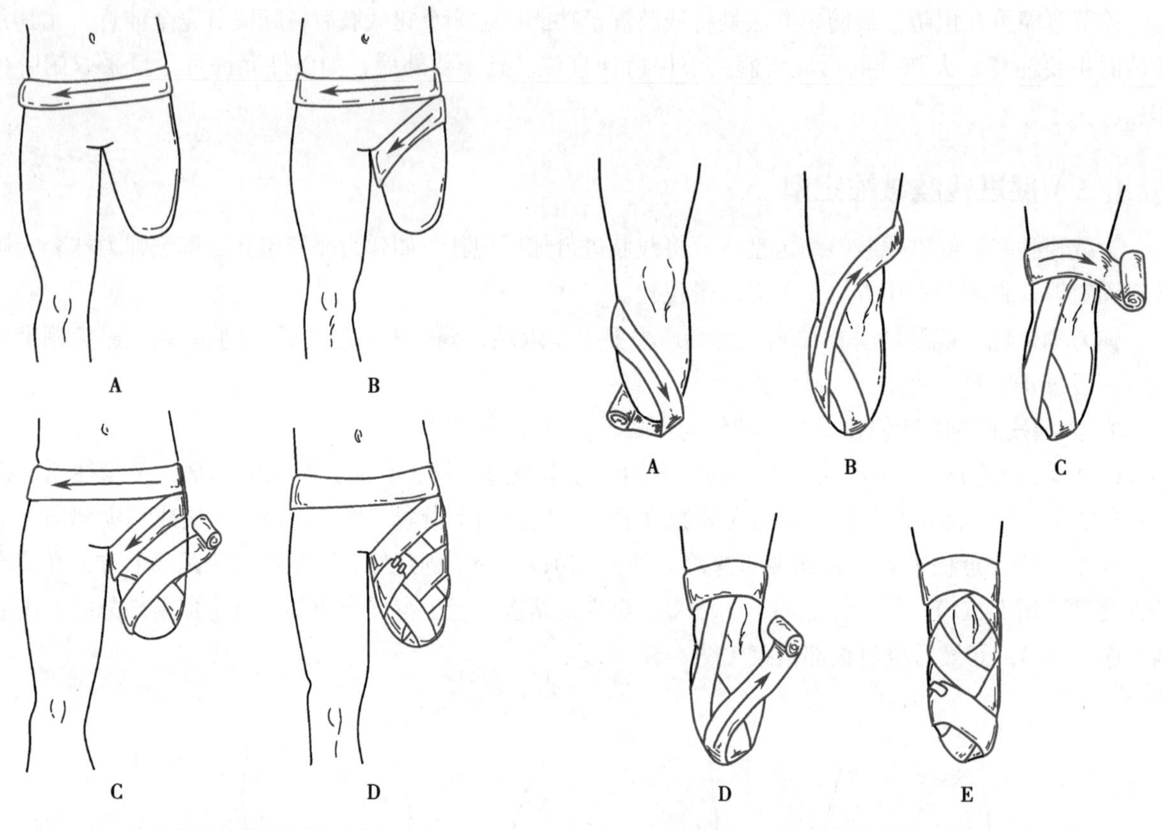

图 5-6 大腿残肢的绷带包扎（方法二）

图 5-7 小腿残肢的绷带包扎（方法一）

包扎末端，沿髌骨缘向膝上方缠绕（图 5-7B）；③膝上环行缠绕一圈（图 5-7C）；④从后方向前方呈对角线缠绕残肢末端（图 5-7D）；⑤按图示继续缠绕，最后在残肢前方结束包扎（图 5-7E）。

（2）第二种方式：折返包扎法（recurrent wrap），即①前方从髌骨下方开始，后方到腘窝部，至少往返两次（图 5-8A）；②从后方折返绷带，然后由内向外环绕数次，以防绷带滑脱（图 5-8B）；

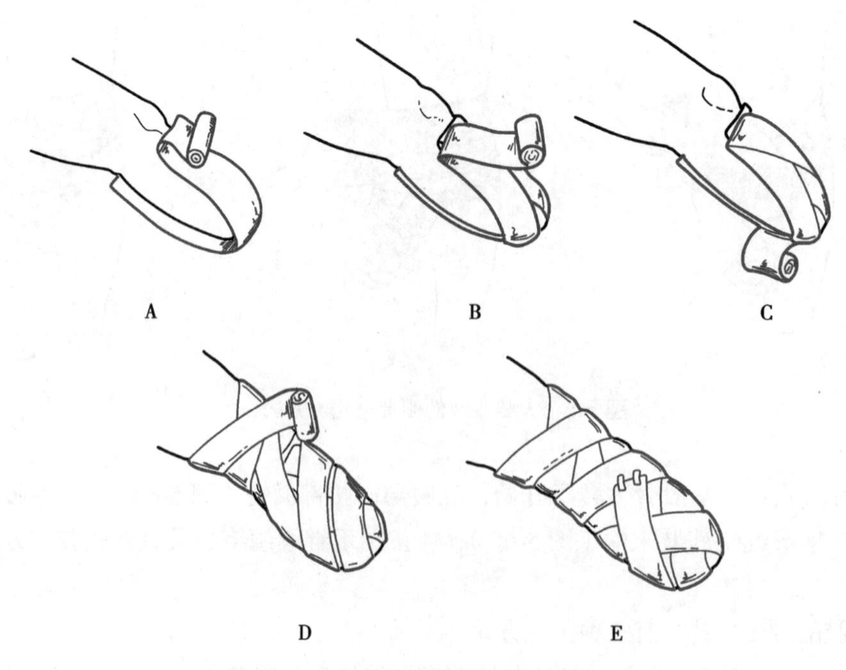

图 5-8 小腿残肢的绷带包扎（方法二）

③“8”字形环绕残肢末端（图 5-8C）；④从残肢末端向近端缠绕，一直绕到股骨髁上（图 5-8D）；⑤最后在残肢前方结束包扎（图 5-8E）。

（3）第三种方式：环形起始包扎法（circular start wrap），即①从膝上方开始，缠绕大腿一圈（图 5-9A）；②从残肢后方从前方缠绕（图 5-9B）；③“8”字形环绕残肢末端（图 5-9C）；④按图示避开髌骨缠绕，最后在残肢前方结束包扎（图 5-9D）。

3. 上臂残肢的绷带包扎 参照大腿残肢的包扎。为防止绷带滑落，包扎时应将绷带缠绕至对侧腋下（图 5-10A）。

4. 前臂残肢的绷带包扎 参照小腿残肢的包扎。为避免对肘关节活动的影响，包扎时应将肘关节后方暴露（图 5-10B）。

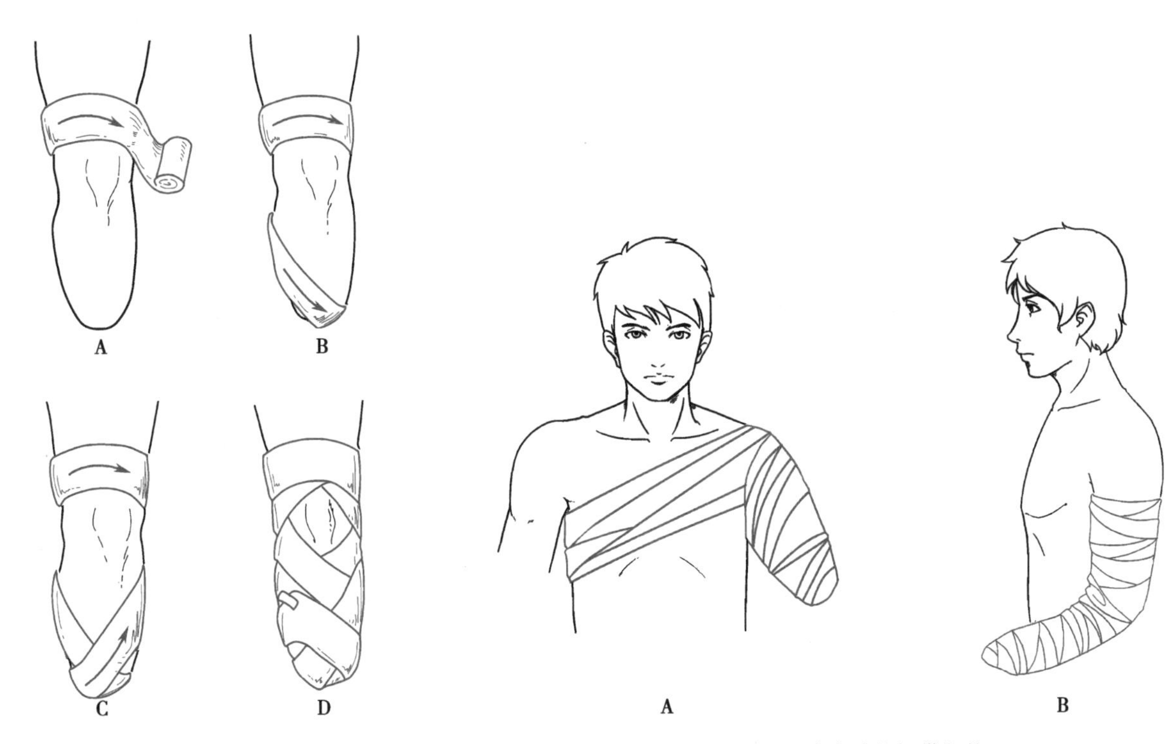

图 5-9 小腿残肢的绷带包扎（方法三）

图 5-10 上肢残肢的绷带包扎

五、假肢装配程序

假肢装配是截肢康复的重要内容，假肢装配一般要经过病人评估、假肢处方、假肢制造、假肢训练以及临床适配性检查等程序（图 5-11）。

（一）病人评估

目的：判断病人能否安装假肢；是否需要二次手术或提供康复治疗；适合安装何种类型假肢；预测病人功能结局。病人评估的内容包括全身状况检查和局部的残肢评定。

1. 全身状况的检查 全身状况的检查就是对病人全身情况进行总体评估，包括躯体状况和心理状况的评估，排除不适合安装假肢或者影响假肢安装的全身因素。一般来说，这些情况不适合安装假肢：①体质极度衰弱者；②平衡与协调功能严重障碍者；③血液病或出血性疾病病人；④严重心脏病病人；⑤严重高血压、低血压病人；⑥意识障碍或无表达意识能力者；⑦视力严重障碍者；⑧严重精神疾病、癫痫、癔症病人等。

2. 残肢评定 残肢评定（assessment of stump）就是对病人的残肢情况，如长度、关节活动度、形状、皮肤等进行全面、综合的检查。

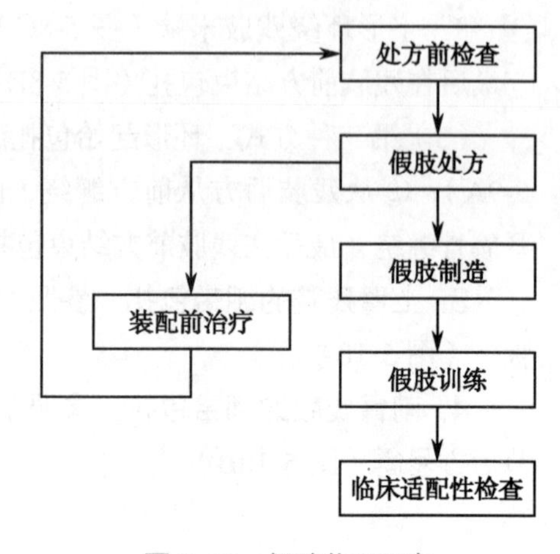

图 5-11 假肢装配程序

（1）残肢长度：是指残肢起点与残肢末端之间的距离。残肢末端分骨末端与软组织末端，通常所说的残肢末端是指软组织末端。

（2）残肢围长：是指残肢横截面的周长。如测量上臂残肢围长时，以腋下为起点，每隔 3cm 或一定的间距测量一次周长，直至残肢末端。

（3）残肢肌力：是指残肢肌肉的最大主动收缩力。通常用徒手肌力检查的方法对残肢肌力进行评定。进行残肢肌力评定时，主要对关节主要肌群进行肌力检查，如髋关节的伸肌、屈肌、外展肌，膝关节的伸肌（股四头肌），肘关节的屈肌（肱二头肌），前臂伸腕肌等。

（4）残肢关节活动度：又称残肢关节活动范围，是指残肢关节从起点到终点的运动弧。对上臂截肢者主要评定肩关节有无正常的活动度；对下肢截肢者主要评定髋关节屈伸、内收外展、内外旋，以及膝关节的屈伸运动，踝关节的背屈跖屈运动。

（5）残肢外形：如圆柱形、圆锥形、沙漏状、折角状、鳞茎状等，理想的残肢外形是圆柱形。

（6）皮肤情况：有无病理性瘢痕、皮肤粘连、内陷、开放性损伤、植皮、皮肤病等。

（7）残肢感觉：包括①残肢感觉减弱，甚至缺失，通常发生于合并神经损伤时；②残肢感觉过敏，多见于部分足截肢者的残端；③残肢痛（stump pain）是截肢者在术后一段时间残留肢体存在的疼痛，引起残肢痛的常见原因是神经瘤；④幻肢痛（phantom limb pain）是截肢者在术后一段时间对已经切除的肢体存在着一种虚幻的疼痛感觉，疼痛多为持续性，尤以夜间多见。

（二）假肢处方

1. 定义 假肢处方（prosthetic prescription）是指有资质的专业人员对截肢者作出安装假肢的处理意见，重点包括假肢的类型、结构、控制、主要功能、特别注意事项等内容。

2. 假肢处方的书写 具有资质的专业人员在充分掌握病人资料、广泛征求截肢康复组成员意见的建议基础上，书写假肢处方。

（三）假肢制造

1. 定义 假肢制造（prosthetic fabrication）就是按照假肢处方来制作假肢，包括制造接受腔和组装假肢。假肢制造通常由假肢师（prosthetist）或假肢装配工（prosthetic technician）来完成。

2. 步骤 假肢制造包括接受腔制作和假肢组装两个步骤。接受腔制作是假肢制造的核心。

3. 接受腔制作与分类 接受腔（socket）是残肢与假肢之间的连接界面，不但承受重量、传递力量，而且起着包容残肢、悬吊假肢的功能。

（1）接受腔制作：接受腔制作一般经过测量、制图、取型、修型、成型接受腔等过程。测量、取型和修型是其关键。

（2）接受腔分类：有多种分类方法。

1）根据年代分类：分为现代假肢接受腔与传统假肢接受腔。现代与传统假肢接受腔的比较见表 5-1。

表 5-1　现代假肢接受腔与传统假肢接受腔的比较

	现代假肢接受腔	传统假肢接受腔
接受腔形式	末端闭合式	末端开放式
残肢与接受腔接触情况	全面接触	局部接触
接受腔的承重情况	全面承重	局部承重
对残肢形状要求	圆柱状	圆锥状
对残肢承重能力的要求	良好承重	不要求

2）根据假肢类型分类：分为大腿假肢接受腔、小腿假肢接受腔、髋离断假肢接受腔、膝离断假肢接受腔、赛姆假肢接受腔等。

3）根据接受腔层数分类：分为单层和双层接受腔。双层接受腔的内层通常为软接受腔，提高舒适性；外层通常为硬接受腔，承担重量（图 5-12）。

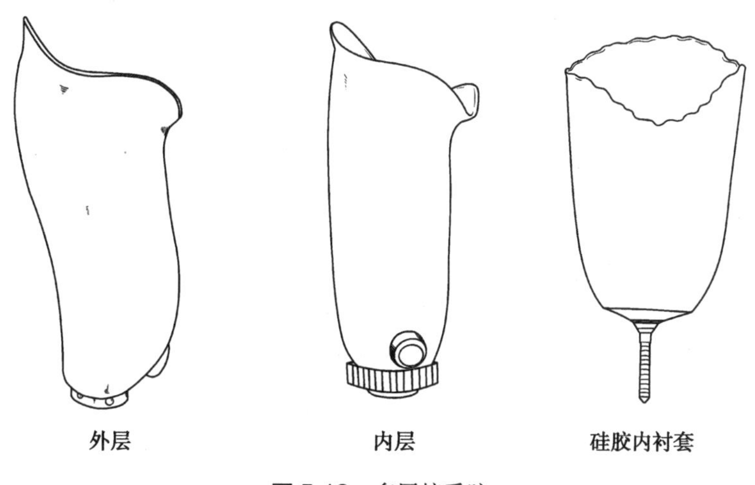

图 5-12　多层接受腔

4）根据主要用材分类：分为皮质接受腔、木质接受腔、铝质接受腔、树脂接受腔和板材接受腔。

（四）假肢训练

假肢装配前的治疗和装配后的使用训练应由物理治疗师和作业治疗师负责。通常物理治疗师负责下肢假肢使用训练，作业治疗师负责上肢假肢的使用训练。训练中治疗师有责任认真观察使用情况和发现使用中的问题，及时向假肢师提出，并修改。

知识拓展

骨植入式假肢

骨植入式假肢（osseointegrated prostheses）又称植入式骨整合假肢，提出于 20 世纪 70 年代，直到 20 世纪 90 年代钛合金在种植牙和人工关节获得成功应用之后，这个设想才变成现实。在 1995 年第 6 届国际假肢矫形器协会世界大会上，瑞典 Branemark 教授在国际上率先报道了该项研究成果。

骨植入式假肢由两个主要部分组成：①中间植入体。由生物相容材料制成，是经皮植入残肢骨腔内的部分，与残肢骨实现骨性结合，其伸出端由生物活性材料做经皮密封。②与中间植入体的伸出端相联接的、特殊设计的外部假肢。上肢骨植入假肢具有肌电控制和触滑觉的假手和主动旋腕功能，下肢具有过载保护和对线装置。

骨植入式假肢由于不使用接受腔，彻底避免了通过接受腔和软组织传力，生物力学不合理的弊端，并从根本上解决了假肢接受腔-残肢界面环境和透气性差，易产生恶臭、感染，以及活动范围受到限制和残肢过短者不能安装假肢等不足。植入式假肢的装配可在截肢手术的同时进行，它是假肢装配技术的“革命”，为假肢装配技术的发展打开了一个新路径。

（五）临床适配性检查

假肢的临床适配性检查是截肢康复中一项最基本的评价内容，目的是评估假肢、假肢和使用者的配合、截肢者佩戴假肢后功能恢复的效果是否达到截肢康复的基本要求。

1. 临床适配性检查的阶段

（1）初检：初检（initial checkout）是假肢组装、试样、调整后的检查。初检时的假肢是半成品，一旦发现假肢有问题，容易修改，费用损失少。

（2）终检：终检（final checkout）是产品全部完成后的临床使用检查，通过检查后方可交付病人使用。

2. 临床适配性检查的主要内容

（1）界面检查：界面（interface）是指残肢、假肢的结合面。界面检查包括接受腔的悬吊、形状、边缘高度、承重部位与残肢静态、动态解剖形态吻合情况等。

（2）假肢对线：假肢对线（alignment）是指在空间确定假肢部件之间与病人之间的相对位置。分工作台对线、静态对线和动态对线。

1）工作台对线：工作台对线（bench alignment）是将假肢立于工作台上，检查假肢各部分的对线过程。

2）静态对线：静态对线（static alignment）是在病人静止状态下，佩戴假肢并对工作台对线进行精细调整的过程。

3）动态对线：动态对线（dynamic alignment）是通过观察运动状态的病人而调整假肢的对线使之更加完善的过程。

（3）功能检查：是指对病人佩戴假肢后的基本功能进行的检查。

（舒 彬　方 新）

第二节　下肢假肢

下肢假肢（lower limb prostheses）是指对从骨盆以下至趾关节以上肢体缺损的每个部位所安装的假肢。下肢假肢的装配目的是弥补下肢结构与功能缺陷，代替人体支撑和行走。

一、下肢假肢结构

（一）大体结构

下肢假肢主要由下肢假肢接受腔、假脚、假肢关节及连接件组成（图 5-13）。

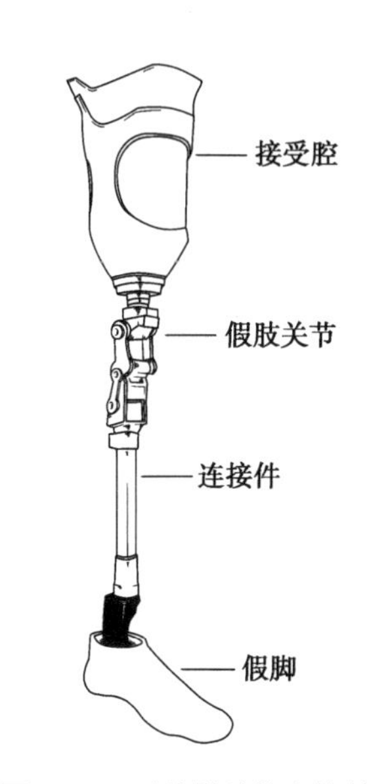

图 5-13　下肢假肢的大体结构

1. 下肢假肢接受腔　下肢假肢接受腔不仅容纳残肢，更是肩负着承重与悬吊假肢的功能。

（1）承重方式：分为①局部承重，如髌韧带承重接受腔；②全面承重，如硅橡胶衬套接受腔。

（2）悬吊方式：分为①气压悬吊（atmospheric pressure suspension），即采用负压或低压悬吊，如吸着式接受腔；②解剖悬吊（anatomic suspension），即利用骨突部位进行悬吊，又称为骨性悬吊，如髁部夹持式接受腔；③吊带悬吊（strap suspension），即利用腰吊带、肩吊带等进行悬吊，如大腿极短残肢假肢；④铰链悬吊（hinge suspension），即利用铰链进行悬吊，如传统式假肢的大腿围帮、髋离断假肢的骨盆铰链。

2. 假脚　与踝关节共同构成踝足装置，用于代偿人体脚的外形和支撑、行走功能。

3. 膝关节　是膝离断假肢、大腿假肢和髋离断假肢中重要的功能部件，也是结构最为复杂的部件，主要代偿膝关节的屈伸运动功能。

4. 髋关节　基本要求是能够进行屈伸运动。

5. 连接件　用于连接假肢各部件，包括各种连接管、连接头。

（二）赛姆假肢的结构

赛姆假肢可以被视为一种特殊的、从踝部截肢的膝下假肢。赛姆假肢的常见类型及结构如下。

1. 传统式赛姆假肢　采用皮革制作，外加金属支条加固（图 5-14A）。外观欠佳，笨重，佩戴时需用带子系紧，金属支条不结实，接受腔易变形。

2. 活板式赛姆假肢　由加拿大人研发，故又称加拿大式赛姆假肢。由层叠材料制作，接受腔后方设活板，可以打开，底部、前部衬有橡胶海绵，接受腔远端与 SACH 脚相连接（图 5-14B）。

3. 开窗式赛姆假肢　在接受腔的内侧或者后侧开窗（图 5-14C）。与活板式赛姆假肢相比，耐用且外观有所改善。

4. 双腔式赛姆假肢　即双层接受腔式赛姆假肢，接受腔内层由塑料海绵板或硅橡胶制作，外层多采用树脂抽真空成型（图 5-14D）。不开窗，外观较好，耐用。

5. 组件式赛姆假肢　类似于小腿假肢，由接受腔与组件式碳纤假脚组合而成。

（三）小腿假肢的结构

小腿假肢由小腿假肢接受腔、踝足装置和连接件组成。

1. 小腿假肢接受腔

（1）插入式接受腔：插入式接受腔（plug-fit socket）多采用皮革与皮毡制成，优点是透气、吸汗

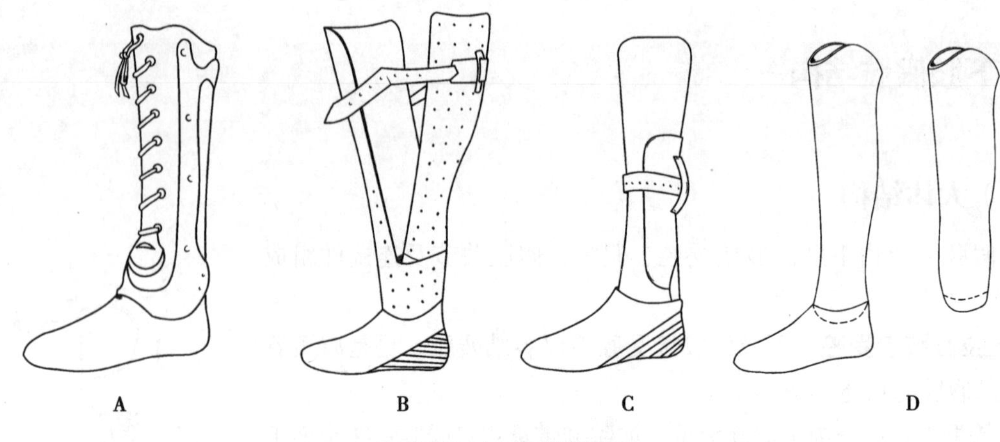

图5-14 赛姆假肢

性好，缺点是容易变形。接受腔安装膝关节铰链和大腿围帮（thigh corset），用于悬吊、辅助承重、控制假肢（图5-15A）。

（2）PTB接受腔：即髌韧带承重（patellar tendon bearing，PTB）接受腔。与插入式接受腔相比，由于去除了笨重的膝关节铰链和大腿围帮，故重量减轻，穿脱较方便，且不妨碍大腿肌肉收缩。

1）环带接受腔：采用膝上环带（cuff）进行悬吊，以髌韧带为主要承重部位（图5-15B）。

2）PTS接受腔：即包膝式接受腔，属于一种髌韧带承重的接受腔，它是利用髌骨上部和股骨髁上部进行悬吊（图5-15C），其法文简称为PTS（prostheses tibiale supracondylien）。这种接受腔与残肢的接触面大，侧方稳定性好，残肢在腔内的活塞运动小，主要适合于小腿短残肢者使用。

3）KBM接受腔：即髁部插楔式（kondylen-bettung münster，KBM）接受腔，也是一种属于髌韧带承重的接受腔，这种接受腔的内、外侧缘高至股骨内外髁的上方，包住两髁，在内侧髁处设有一可拆卸的楔形板扣住内髁进行悬吊（图5-15D）。插楔式接受腔的近侧部分，由于前侧空出了髌骨，故屈膝时不支起裤子，伸膝时不卡裤子，通气性较好，主要适合于小腿中段截肢者使用。

4）PTK接受腔：即髁部夹持式（patella tibiale kegel，PTK）接受腔，它是髁部插楔式接受腔的改进型，是利用股骨内、外髁的两个耳状侧面夹住股骨髁进行悬吊（图5-15E）。接受腔的形式类似KBM，前壁向上延伸到髌骨上缘，但在髌骨处开槽；两侧壁向上延伸到股骨内髁且具有一定弹性，在股骨内上髁上缘有一向内凸起楔状突起，起悬吊作用；接受腔的内衬套类似PTES。这种小腿接受腔的承重合理，悬吊力强，残肢活塞作用小，穿脱十分方便。适合于中、长残肢小腿截肢

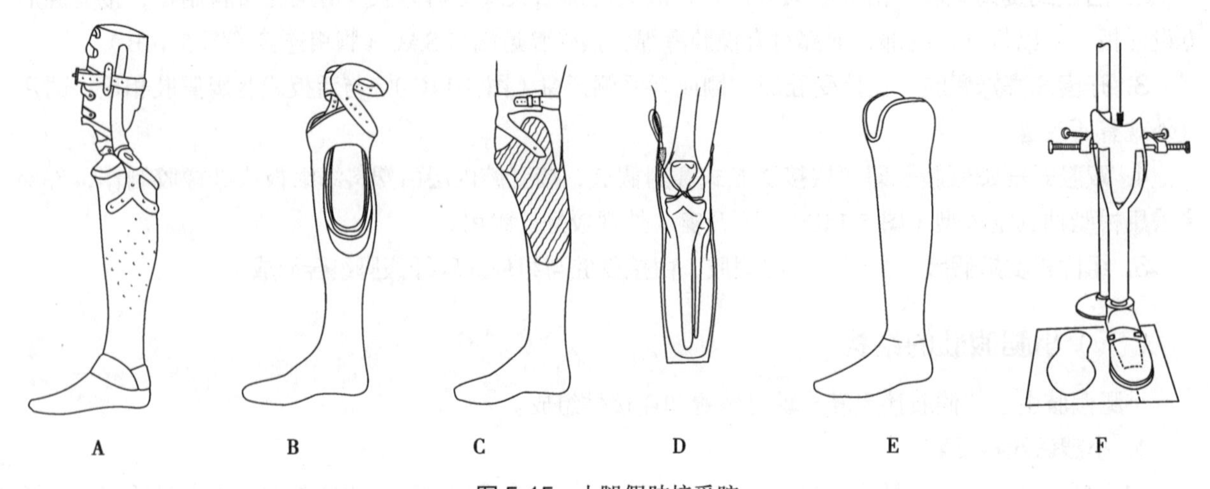

图5-15 小腿假肢接受腔

病人。

（3）TSB 接受腔：即全承重式（total surface bearing，TSB）接受腔，它是一种与残肢表面全面接触，全面承重（图 5-15F）的接受腔。这种接受腔的承重与悬吊功能都非常好，残肢活塞运动最小，适合于各部位小腿截肢病人。

2. 踝足装置

（1）SACH 脚：即定踝软跟脚（solid ankle cushioned heel，SACH），没有踝关节（图 5-16）。这种假脚的跖趾部位设有木质脚芯；足跟部位设有楔形弹性缓冲软垫；脚的其余部分用橡胶弹性体或聚氨酯微孔弹性体制造而成。

SACH 脚的优点是构造简单，重量轻，价格便宜，步行中不会出现异常响声。缺点是小腿与假脚之间的踝关节角度不能调节，使用者更换跟高不同的鞋时，通常需要更换相应假脚。

（2）动踝脚：分单轴动踝脚和多轴动踝脚。

1）单轴动踝脚：只能实现踝关节的跖屈、背伸运动。在踝关节运动轴的前、后方设有橡胶或其他弹性材料制成的踝关节跖屈、背伸缓冲垫（图 5-17），用于缓冲步行中足跟、足尖触地时来自地面的冲击力。一般要求：跖屈缓冲垫（后缓冲器）要比背伸缓冲垫（前缓冲器）软；缓冲垫的软硬度应根据使用者的体重来选配。跖屈缓冲垫过硬，步行中足跟触地时的缓冲性能不好，易引起足尖摆动、膝关节突然屈曲等问题；跖屈缓冲垫过软则会引起使用者站立时有后倒倾向，步行中出现拍打地面等问题。

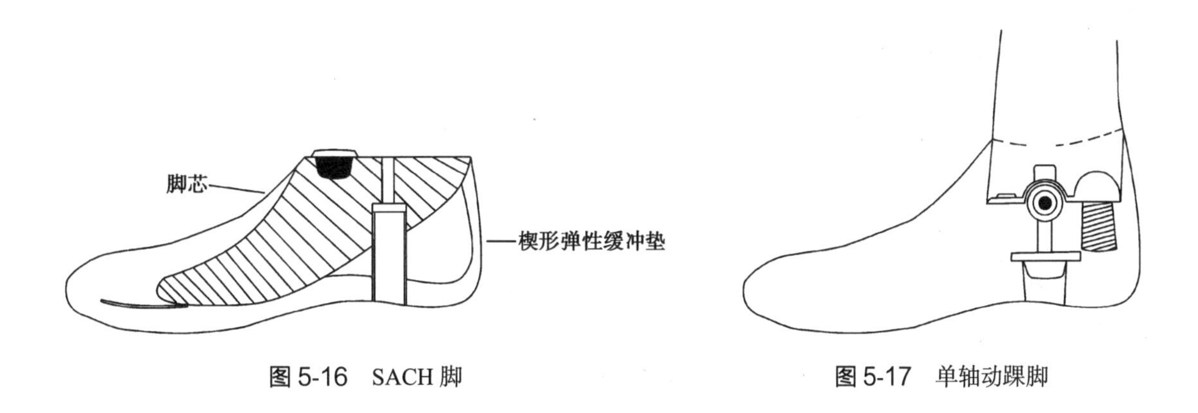

图 5-16　SACH 脚　　　　图 5-17　单轴动踝脚

单轴动踝脚的优点是跖屈缓冲性能好，而且可调。不足之处是缺乏脚的内翻、外翻运动。

2）多轴动踝脚：以万向踝脚（图 5-18）为主。万向踝脚的结构较复杂，一般是在踝部有一球形弹性圈，通过弹性圈的变形，实现假脚的跖屈、背伸、内翻、外翻等各个方向的运动。

多轴动踝脚的优点是适合于各种不同的路况。缺点是价格相对昂贵、维修率较高。

（3）储能脚：储能脚（energy-storing foot）又称为动力脚（dynamic foot），最初是为了满足使用者的运动需要而研发。储能脚的显著结构特点是拥有一个弹性脚芯（图 5-19）。这种弹性脚芯具有一定回弹性或储能性，即在步行的支撑中期储能，支撑后期释能，形成一个推动人体向前的助力，部分代偿小腿三头肌的收缩功能。现代储能脚广泛采用全碳纤材料制成，外加橡胶脚套，使假肢弹性更好，储能性更强。储能脚虽然没有踝关节的结构，但可通过储能元件的变形完成跖屈、背伸、内翻、外翻、旋转等活动，适合于各种路面、不同体重病人的需要。

（四）膝离断假肢的结构

膝离断假肢由膝离断假肢接受腔、膝离断关节、踝足装置等组成。

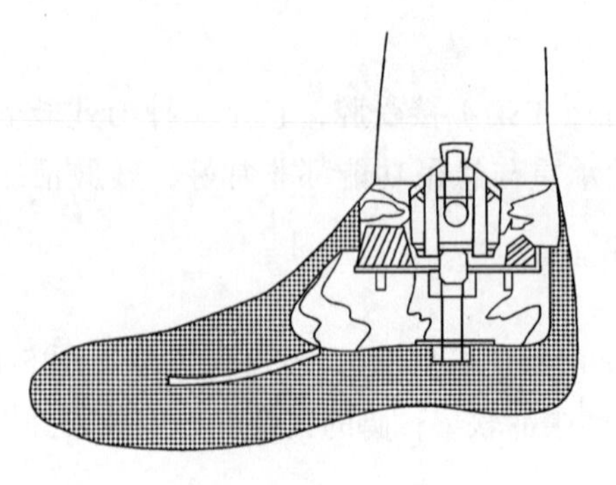

图 5-18 万向踝脚

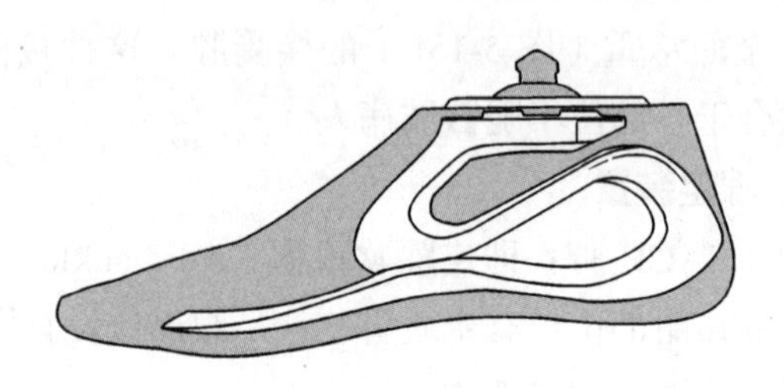

图 5-19 储能脚

1. 膝离断假肢接受腔

（1）皮革接受腔：一种传统的膝离断假肢接受腔。接受腔前方开口系带，侧方有金属膝关节铰链，采用大腿围帮悬吊（图 5-20A）。

（2）双层接受腔：内层由塑料泡沫模塑而成，残肢末端能完全承重；外层由普通接受腔材料制作，方便锤状残肢穿脱（图 5-20B）。

2. 膝离断关节 一种特殊的连杆膝关节，如四连杆膝关节，这类膝关节通常都设有关节的恒定阻尼调节装置和伸膝辅助装置，有些还带有气压或者液压控制装置。

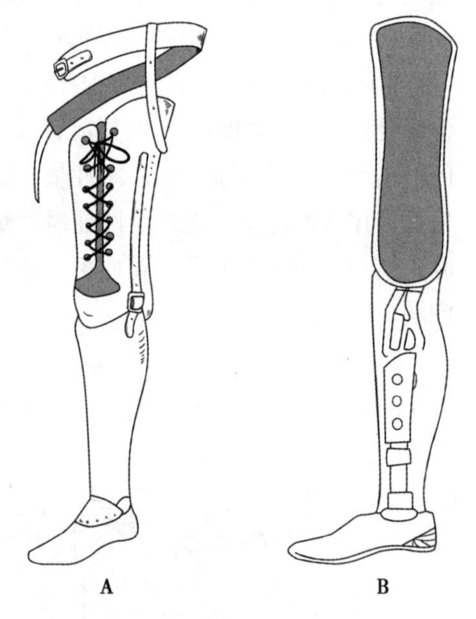

图 5-20 膝离断假肢的结构

（五）大腿假肢的结构

大腿假肢在构成上和膝离断假肢类似，都属于膝上假肢。它们的主要区别在于接受腔和膝关节的结构不同。下肢假肢对膝关节的基本要求是，在支撑相能保持稳定，在摆动相能屈曲。

1. 假肢膝关节 膝关节种类多，功能各异。按照转动轴的数量，膝关节分为单轴膝关节和多轴膝关节。按照支撑相控制方法，分为手动锁关节、承重自锁关节、几何锁关节、液压锁定关节。按照摆动相控制方法，分为单摆关节、摩擦控制关节、气压关节、液压关节、微电子控制关节。按控制功能分为支撑相控制膝关节、摆动相控制膝关节、支撑相与摆动相控制膝关节。根据材料不同，分为合金钢、不锈钢、钛合金、复合材料膝关节。对于膝离断假肢，有专用的膝离断关节。

（1）单轴膝关节：单轴膝关节（single-axis knee）是指只具有单个回转轴的假肢膝关节。

（2）多轴膝关节：多轴膝关节（polycentric knee）采用连杆机构，将转动中心设计为可随膝关节的屈伸而进行大范围的上下、前后移动，这种膝关节又称为“连杆膝”。由四根连杆构成的膝关节称为四连杆膝关节（图 5-21），由七根连杆构成的膝关节则称为七连杆膝关节。连杆膝关节的特征：当膝关节伸展时，转动中心可大大高于连杆机械轴的位置，可减少稳定膝关节所需的髋关节后伸肌力；当膝关节屈曲时，转动中心会随膝屈曲急速下降，回到通常膝轴的位置，不会影响外观。

（3）手控锁膝关节：手控锁膝关节（manual lock knee）是最简单的控制膝关节站立的稳定性机构，一旦锁上，膝关节就只能保持于伸直位，确保膝关节的稳定；当坐下时，需要用手把膝锁打开，假肢膝关节才能屈曲（图 5-22）。手控锁膝关节主要适合于协调性差、视力差以及肌无力病人。

（4）承重自锁膝关节：承重自锁膝关节（weight bearing self-locking knee）是通过一个转动轴完

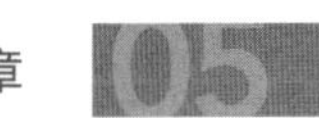

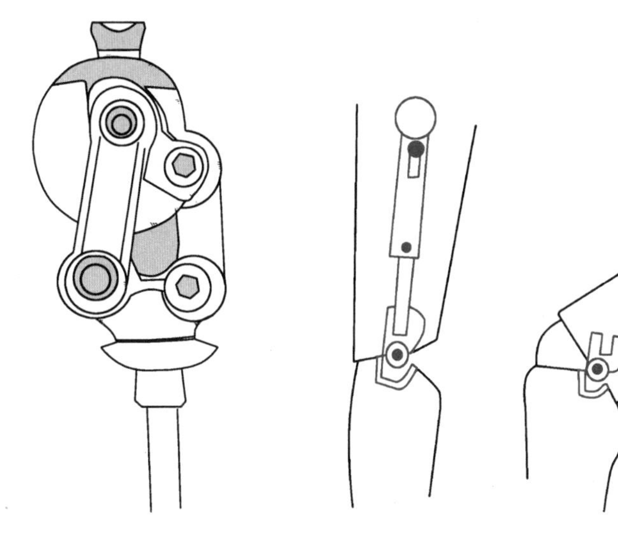

图 5-21　四连杆膝关节　　　　图 5-22　手控带锁膝关节

成膝关节的伸展和屈曲，在支撑相早期，身体重量向关节加载，关节的自锁机构在载荷作用下将关节锁定而不会弯曲；当使用者开始迈步行走的瞬间，人体重心落到另一侧，假肢膝关节的载荷撤销，自锁机构解锁，膝关节又可以转动而屈曲（图 5-23）。承重自锁膝关节主要适合于老年人，以及在不平路面行走不稳的病人。

（5）机械控制膝关节：机械控制膝关节又称为摩擦控制膝关节（friction knee），其结构简单，价格便宜，是临床广泛使用的一类膝关节。机械控制膝关节的主要不足是"踢腿"现象，即假肢使用者感觉小腿总是向前踢，不像真腿。造成该现象的原因与机械控制膝关节的摆动相控制不良有关。在摆动早期，大腿前摆，小腿落后，导致膝关节内的助伸机构（通常采用弹簧助伸）随着膝关节的屈曲而发生压缩变形，当弹簧被压缩至极限位后开始释放回弹，从而推动小腿向前运动；在摆动末期，大腿停止，小腿在弹簧作用下继续前摆，膝关节呈伸展趋势，导致"踢腿"现象发生。

（6）气压控制膝关节：气压控制膝关节（pneumatic control knee）是在膝的后方，膝轴与小腿之间装置一套带有连杆的气压活塞缸，缸的气路中设置阀门（图 5-24）。在站立中期令阀门关闭，切断

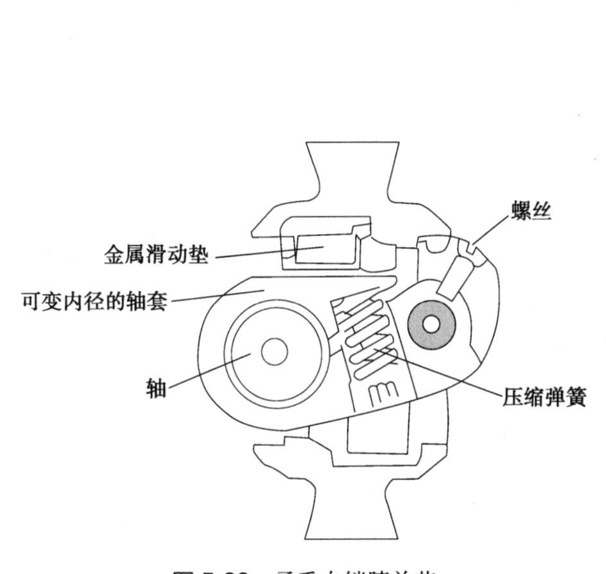

图 5-23　承重自锁膝关节

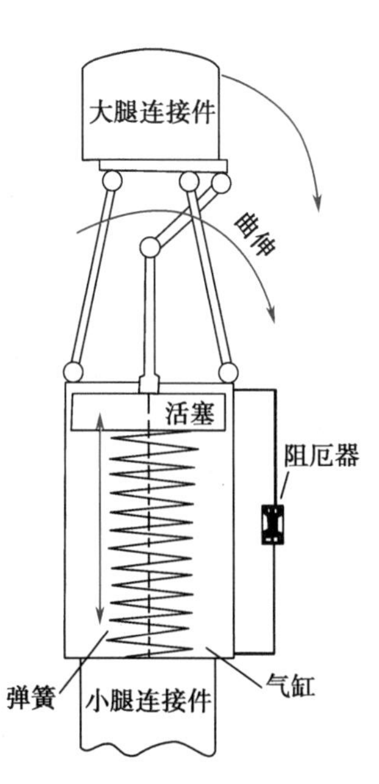

图 5-24　气压控制膝关节

气路使活塞停止运动，保证膝关节的稳定性；在摆动相，通过阻尼调节阀调整气压阻尼，控制小腿的前后摆动速度和频率，从而让使用者走出良好步态。气压控制膝关节的优点是结构较简单，体积小，对气温适应好，不存在漏油问题，一般不会出现“踢腿”现象。缺点是气体介质具有可压缩性，对温度较敏感，阻尼可调范围有限。主要适合于慢速、中速行走的病人，而不能适应跑步的需要。

（7）液压控制膝关节：将气压活塞缸改为液压活塞缸，气压控制膝关节就变成了液压控制膝关节（hydraulic control knee）。其液压介质多为硅油（图 5-25）。液压控制膝关节有两种类型。一类是只具有摆动相控制功能；另一类是既具有摆动相控制功能，又具有支撑相控制功能。摆动相控制功能使小腿摆动更接近于生理曲线。由于液体的不可压缩性，故液压控制膝关节不会快速屈曲，从而提高了行走安全。液压控制膝关节的优点是可以满足各种速度行走，甚至跑步的需要；使用具有支撑相控制功能的膝关节，经过系统康复训练后可以利用假肢、健肢交替迈步下楼梯或下坡。液压控制膝关节适合于各种速度、各种路面行走的病人。

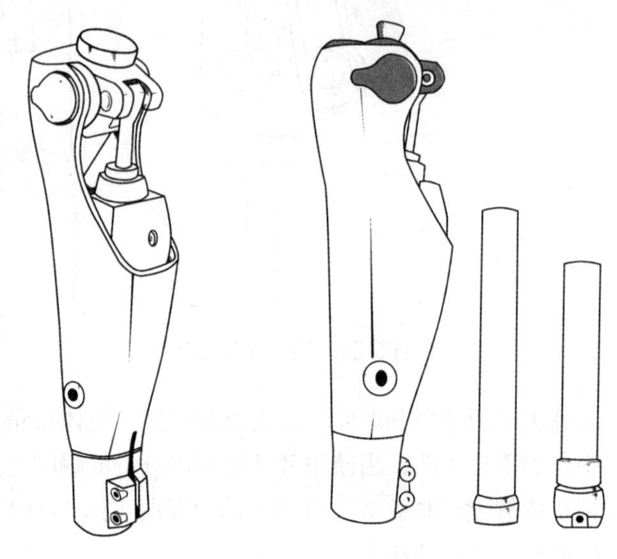

图 5-25　液压控制膝关节

（8）智能控制膝关节：采用计算机技术对假肢运动进行智能控制。通过微电脑或微处理器控制气压或液压装置的阀门开关，稳定性更高，摆动更灵巧柔和，假肢使用者可以随心所欲地快走或慢走，有效减少使用者的体力消耗。

2. 大腿假肢接受腔

（1）插入式接受腔：铝制的壳式结构，使用皮质的开放插入式接受腔，采用腰吊带、金属关节铰链与腰吊带合用的方法悬吊（图 5-26A）。这种接受腔的优点是价格便宜，维修方便。缺点是①悬吊麻烦，给病人带来不便；②动态对线调整性差；③接受腔适合性差，坐骨结节容易滑入接受腔形成耻骨联合下方承重，引起皮下滑囊炎、皮肤损伤等。

（2）四边形接受腔：四边形接受腔（quadrilateral socket）是以坐骨结节承重为主的全接触接受腔，又称坐骨支撑接受腔、横向椭圆形接受腔；四边形接受腔是依靠残肢与接受腔之间的真空悬吊，故又称为吸着式接受腔（suction socket）（图 5-26B）。这种接受腔的优点是全接触、真空悬吊，既分担了坐骨结节承重，又具有良好的悬吊效果。有两个突出缺点。一是假肢承重时，残肢外展的力量易使接受腔坐骨承重面的位置外移，特别是在屈髋位足跟着地时，接受腔坐骨承重面外移导致身体承重点落在坐骨内侧软组织上，造成非承重部位受压而疼痛。二是对残肢上端股三角处的血管压迫较大，不利于残肢血液循环。

（3）坐骨包容式接受腔：坐骨包容式（ischial ramal containment，IRC）接受腔是在四边形接受腔之后发展起来的全接触真空悬吊接受腔，通过坐骨内侧、后侧包容增加承重面；接受腔外缘升高超过大转子，支撑在臀肌上，产生内收力控制残肢外展，并阻止骨盆外移，坐骨包容式接受腔的残肢定位性远远优于四边形接受腔。

坐骨包容接受腔与四边形接受腔在口型上有较大区别（图 5-27）。四边形接受腔将残肢前后面压缩，在其前壁相当于股三角部位施加压力，使坐骨结节落在后壁上缘的坐托，导致接受腔口型内外径大、前后径小（内外径 > 前后径），外观呈四边形或横向椭圆形；坐骨包容式接受腔基本保持残肢的

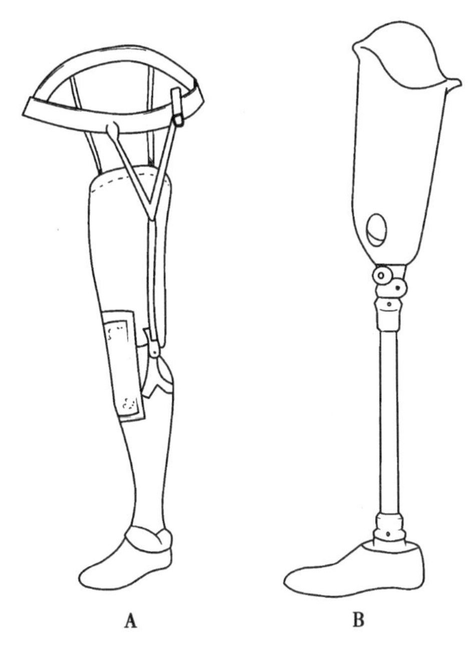

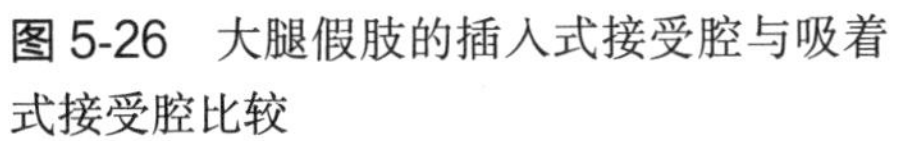
图 5-26　大腿假肢的插入式接受腔与吸着式接受腔比较

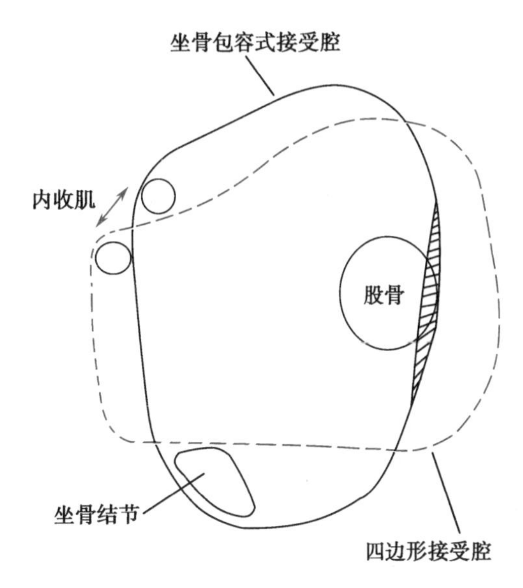

图 5-27　坐骨包容式接受腔与四边形接受腔

生理解剖截面，接受腔口型是内外径小、前后径大（内外径 < 前后径），外观呈纵向椭圆形。

（4）马罗解剖式接受腔：马罗解剖式接受腔（Marlo anatomical socket，MAS）是由墨西哥一位名叫 Marlo Ortiz 的假肢师发明而得名。它是坐骨包容式接受腔的改进型，即将坐骨包容式接受腔的前侧修改为坐骨承重式的前侧形状，后侧修改为更接近于坐骨结节后部的形状。马罗解剖式接受腔的优点：①残肢不外展，改善步态；②其后壁缘较低，接受腔与肢体之间不产生缝隙；③接受腔的前后壁低于坐骨水平面，对大腿活动范围不产生影响。

（5）硬框式接受腔：又称冰岛 - 瑞典 - 纽约式（Icelandic-Swedish-New York，ISNY）接受腔。它是一种双层结构的接受腔，内层为软接受腔，外层为硬接受腔，外层腔的前、后、外侧壁大部分切空，仅保留能支撑体重的骨架（图 5-28）。这种双层接受腔既能承重，又不妨碍大腿肌肉收缩。

（6）硅橡胶吸着式接受腔：硅橡胶吸着式接受腔（silicone suction socket，3S）是一种全面接触、全面承重的双层接受腔，内层接受腔采用硅橡胶制作（成品或定制），外层为硬接受腔，内、外层接受腔之间采用特制的插销装置连接（图 5-29）。

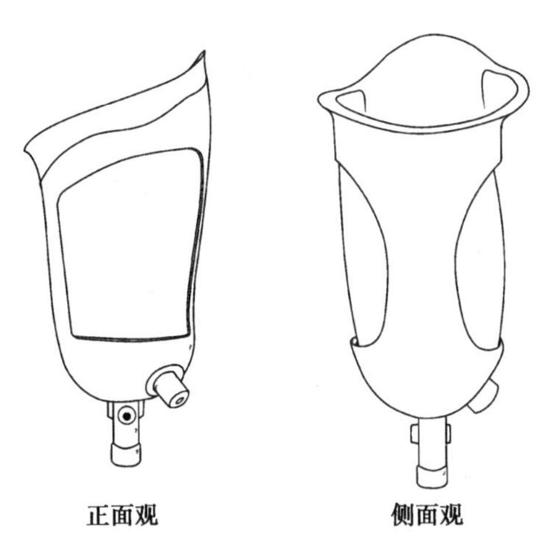

图 5-28　ISNY 接受腔

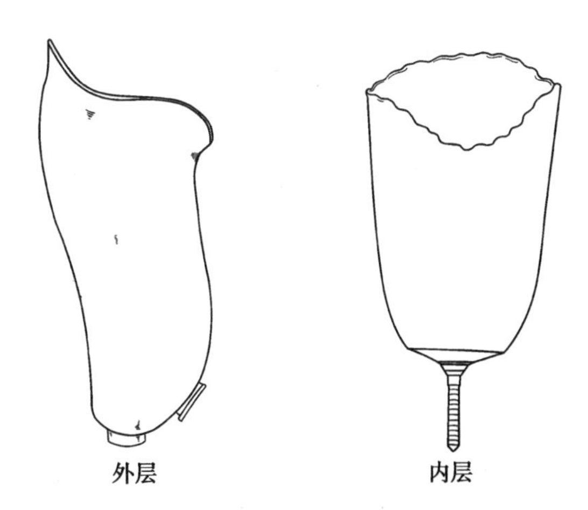

图 5-29　硅橡胶吸着式接受腔

（六）髋离断假肢的结构

与大腿假肢相比，髋离断假肢在结构上多了一个髋关节组件。临床常用髋离断假肢类型及结构如下。

1. 加拿大式髋离断假肢 是一种外壳式的髋离断假肢（图 5-30A），采用合成树脂抽真空工艺制作接受腔，接受腔的前下方装有髋关节铰链；在接受腔底部装有髋伸展辅助弹性带，一直延伸到膝部，并有限制屈髋的作用；膝关节采用壳式结构组合件。特点：①接受腔为全接触承重，髂嵴上部悬吊；②假肢的稳定性可通过适当的对线得到，髋关节一直处于髋轴的下前方，能保证正常步行的安全，不至于突然屈膝；③具有较宽的髋关节转动轴芯面，使接受腔和大腿间形成比较牢固的连接，有效地防止侧向弯曲；④通过调整屈髋控制带，可使足跟着地时腿呈正常角度，不会导致骨盆向后倾斜；⑤步行时，髋关节允许接受腔和大腿之间有大约 15°的相对运动，有助于屈髋摆腿。

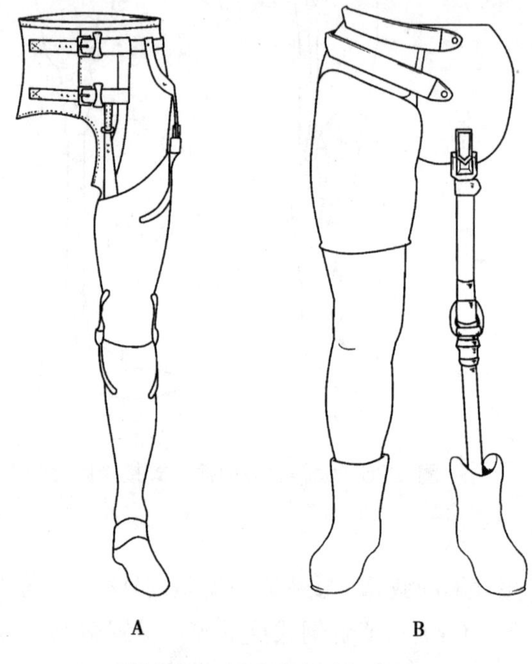

图 5-30 髋离断假肢的结构

2. 骨骼式髋离断假肢 假肢整体为内骨骼式结构（图 5-30B），其特点：①接受腔的口型为加拿大式，但改用硬、软两种树脂复合材料制作（承重部分由硬树脂制作，腰吊带部分由软树脂制作），既有较好的承重作用，又容易穿脱；②髋关节、膝关节采用标准的组件式结构，便于对线调整，且具有良好的稳定性；③髋关节固定在接受腔的前面，当病人坐位时可达最大的屈曲状态，且能避免骨盆的倾斜；④髋关节带有伸展辅助装置，并可对髋关节的运动范围加以限制；⑤外面包覆柔软的装饰外套，外形美观。

二、选配

（一）下肢假肢选配的基本原则

1. 根据截肢部位选配相应的假肢 下肢截肢部位与假肢之间的关系见表 5-2。

表 5-2 下肢截肢部位与假肢的关系

下肢截肢部位	下肢假肢名称	下肢截肢部位	下肢假肢名称
半骨盆切除 髋关节离断截肢 大腿极短残肢截肢	髋离断假肢	小腿截肢	小腿假肢
		赛姆截肢	赛姆假肢
大腿截肢	大腿假肢	皮罗果夫截肢 肖帕特截肢 利斯弗朗截肢 经跖骨截肢 经趾骨截肢	部分足假肢
大腿极长残肢截肢 膝关节离断截肢 小腿极短残肢截肢	膝离断假肢		

2. 根据假肢功能等级选配假肢主要关节及部件 根据假肢安装后病人可能达到的活动水平，将下肢假肢分为5个功能等级。假肢功能等级与假肢膝关节、假脚选配之间的关系见表5-3。

表5-3 下肢假肢功能等级与假肢膝关节、假脚选配之间的关系

功能等级	功能水平	假肢膝关节	假脚
0	不能行走	不推荐	不推荐
1	室内行走	机械控制膝关节	静踝脚、动踝脚
2	有限的户外行走	机械控制膝关节	静踝脚、动踝脚
3	无限制的户外行走	流体控制膝关节、智能控制膝关节	储能脚
4	无限制的户外行走，并能从事体育锻炼等高强度活动	智能控制膝关节	储能脚

3. 根据体重选配假肢产品 假肢产品的组件化设计一般是以人体体重为标准依据，国际标准化组织于1996年12月15日发布了下肢假肢结构检测10328标准，将成人假肢的体重分类规定为60kg、80kg和100kg，而儿童假肢的体重标准通常为45kg，因此，临床上要根据病人的体重来选配相应体重标准的假肢。

（二）部分足假肢的选配

部分足假肢又称“假半脚”，大体分为装饰性足趾套、鞋式、足套式、小腿式部分足假肢四种类型。

1. 装饰性足趾套 又称假足趾，用于部分或全部足趾截肢的病人。经趾骨截肢病人，如果足底不疼痛，一般都能穿用普通鞋行走，采用硅橡胶或其他材料制作的假足趾，套在残足上只是进行装饰性补缺。

2. 鞋式部分足假肢 又称靴形假半脚，是与矫形鞋配合使用的部分足假肢（图5-31A）。多用于经跖骨截肢、利斯弗朗截肢（跗跖关节离断），伴有足底疼痛或足部畸形的病人，也可根据病人（特别是穿惯皮靴的病人）的要求专门定做。与普通补缺矫形鞋不同，靴形假半脚具有跗跖关节的代偿功能，当病人穿用这种鞋步行而难于后蹬时，可在鞋底增加船型底（摇掌）或跖骨条。

3. 足套式部分足假肢 又称足套式假半脚，用于经跖骨截肢、利斯弗朗截肢病人。足套式假半脚的主要作用是补缺。传统制作方法是按照石膏型，用皮革制作残足接受腔，再与带皮革垫的橡胶足端部和海绵（代偿跗跖关节）等材料黏合而成，在后面或侧面开口均可，用带子系紧固定（图5-31B）。现在的足套式部分足假肢，大多采用树脂模塑制作，不仅重量轻，易清洁，而且外形好，方便配穿各种鞋。

4. 小腿式部分足假肢 小腿式部分足假肢可分为小腿矫形器式、小腿假肢式部分足假肢，主要用于截肢后患足功能损失严重或者伴有足部畸形者，如利斯弗朗截肢、肖帕特截肢、皮罗果夫截肢病人。

（1）小腿矫形器式部分足假肢：传统采用支架式，即采用皮革制作接受腔，与橡胶制作的前足部粘接为一体，再用金属支条增强，用束紧带固定在小腿部（图5-31C）。主要不足是重量大、易使小腿肌肉萎缩。现在多采用热塑板材制作，如鞋拔式。

（2）小腿假肢式部分足假肢：当残肢不能承重时，则需制作小腿假肢式部分足假肢，即利用髌韧带承重，接受腔开窗类似赛姆假肢接受腔，前足部采用聚氨酯或橡胶制成假半脚（图5-31D）。

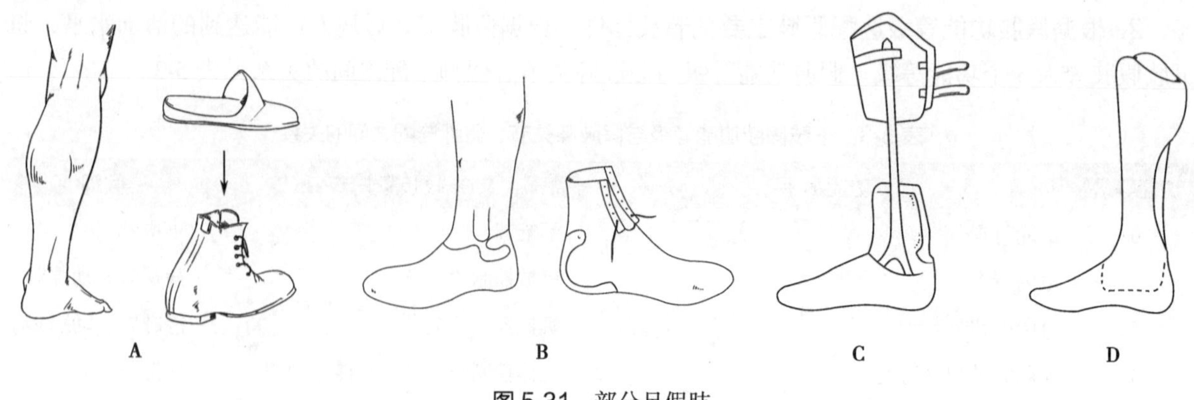

图 5-31 部分足假肢

（三）赛姆假肢的选配

1. 接受腔 根据是否开窗，赛姆假肢接受腔分为开窗式、非开窗式两种类型。开窗式接受腔穿脱方便，非开窗式接受腔坚固、耐用。

2. 踝足装置 赛姆截肢侧肢体较对侧短缩，增加了安装踝足装置的空间，但这种空间十分有限，只能选配专用的赛姆假脚或定制脚。

（四）小腿假肢的选配

1. 根据残肢长度

（1）长残肢：小腿长残肢截肢的优点是控制假肢的能力强，缺点是残肢供血不足，残端缺乏肌肉覆盖，承重能力弱。小腿假肢接受腔的底部应有柔软的衬垫，不得留有间隙，以免引起残端肿胀；若经常发生肿胀时，可选配末端开放式接受腔。

（2）中残肢：中残肢是小腿截肢的理想平面，适合选配全面接触式或全面承重式接受腔。

（3）短残肢：首选 PTS 接受腔，最好选配 TSB 接受腔。对于某些极短残肢、严重屈膝畸形（超过 45°）者，宜选配特殊的“跪腿式”小腿假肢。

2. 根据活动水平

（1）低活动水平者：适合选配轻便、安全性高、适配性好、调节方便的假肢，最好选配重量轻的 SACH 脚、铝合金或钛合金的金属部件。

（2）中活动水平者：可选配各种类型的小腿假肢。

（3）高活动水平者：适合选配功能好、适配性好、坚固耐用的假肢，如带有储能脚的小腿假肢。

3. 根据职业与居住环境

（1）重体力劳动者：适合选配强度高的假肢部件、带膝关节铰链和大腿上靿的小腿假肢，以增加残肢、假肢之间的支撑稳定性。

（2）山区截肢者：适合选配带动踝脚的小腿假肢，踝关节具有一定的跖屈和背伸缓冲性能，跖趾关节也有一定的背伸功能。

（3）运动员：根据运动项目选择，如田径运动员适合选配碳纤储能脚小腿假肢。

（五）膝离断假肢的选配

膝关节离断、大腿残肢过长（距膝间隙 8cm）和小腿残肢过短（膝间隙下 4cm 左右）的截肢者均可装配膝离断假肢。

1. 膝离断关节 膝离断假肢的膝关节安装位置处于正常人体膝关节位置的下方，造成膝转动中心下移，导致假腿膝上和膝下部分比例失调，所以必须使用专用的膝离断关节。

2. 假脚 膝离断假肢适合选配重量轻、后跟缓冲性能好的假脚，以减少能耗，保证膝关节的稳定性。

3. 经股骨髁截肢的选配 末端具有良好承重功能，选配假肢情况同膝离断假肢；若末端没有良好的承重功能，则选配大腿假肢。

（六）大腿假肢的选配

1. 根据残肢末端的承重能力

（1）残肢末端不能承重：适合选配末端不接触的接受腔，谨慎选用底部开放的接受腔，不适合选配全接触式接受腔。

（2）残肢末端承重能力强：适合选用全接触式接受腔。

以下残肢条件不适合选配吸着式接受腔：①残肢过短；②皮下软组织过少的锥形残肢；③未定型的残肢；④肌肉不丰满、皮下软组织过多、静脉回流不佳的残肢。若勉强使用，则易引起接受腔脱落、残肢肿胀等。

2. 根据残肢长度以及是否合并关节畸形

（1）长残肢：①合并屈髋畸形，腰椎后伸功能减弱，适合选配带手控锁膝关节，以保证步行中膝关节的稳定性；②无屈髋畸形，可以选配不带锁的连杆膝关节。

（2）中残肢：合并屈髋畸形，可以通过加大接受腔的初期安装角度来改善膝关节稳定性。对于老年人，适合选配手控锁膝关节。

（3）短残肢：适合选配坐骨包容式接受腔的大腿假肢。

（4）极短残肢：适合选配髋离断假肢。

3. 根据年龄

（1）年老体弱者：①选用重量轻的假肢部件；②假肢膝关节适合选配手控锁膝关节或承重自锁膝关节，防止步行中突然打软腿。

（2）儿童：适合选配骨骼式假肢，便于假肢长度的调节，以满足生长发育的需要。

（3）年轻人：①适合选配单轴膝关节，具有较强的活动性；②假肢膝关节的控制方式适合选配液压控制或智能控制，这种类型假肢可根据步行快慢而自动调节小腿摆动速度。

4. 根据体重 体重轻者，静踝脚适合选配中软的后跟，动踝脚适合选配中软的跖屈缓冲器，否则易引起突然打软腿和足跟着地时脚尖的摆动。

5. 双大腿截肢

（1）初期，选用一对临时的、不带膝关节的短桩大腿假肢（图 5-32），用于站立、步行训练。

（2）截肢者具有良好的平衡功能后，改为带有膝关节的大腿假肢，使用双拐训练站立、步行。

（3）截肢者能熟练地控制假肢后，更换为正式的大腿假肢，其中一侧选配手动锁膝关节，另一侧选配多轴膝关节。

（4）活动量大者，适合双侧选配多轴膝关节。

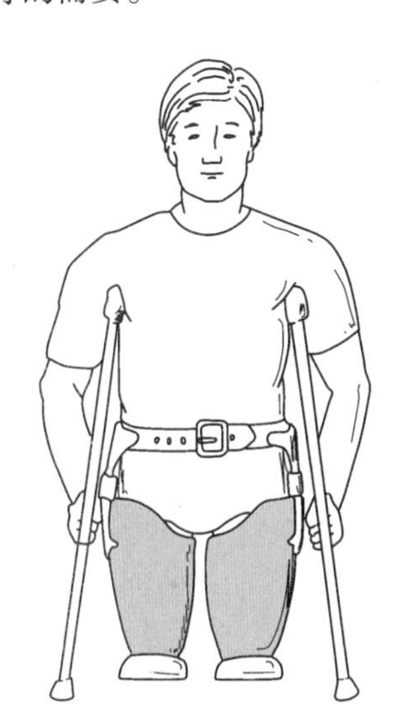

图 5-32 短桩大腿假肢

（七）髋离断假肢的选配

1. 半骨盆切除、髋关节离断和大腿极短残肢截肢者均适合选配髋离断假肢。

2. 髋关节　对髋关节的基本要求是能够进行屈伸运动。在现代骨骼式髋离断假肢中，有些髋关节的内收和外展角度、内旋和外旋角度可以调整。

3. 膝关节

（1）通常采用稳定性好的连杆膝关节。

（2）截肢者年龄大和（或）有并发症，适合选配带有支撑相稳定性控制的膝关节，如承重自锁膝关节、液压控制膝关节。

（3）选配带有旋转连接盘的膝关节，可方便截肢者盘腿、自由进出轿车等狭窄空间。

（4）骨骼式髋离断假肢所选配的组件式髋关节、膝关节，也适用于半骨盆切除者的假肢装配。

知识链接

儿童假肢的选配原则

儿童假肢选配的三大原则：尽早安装；简单、轻便；适应生长发育。

1. 尽早安装　以不影响正常发育为原则，儿童假肢安装是越早越好。

2. 简单、轻便　儿童假肢选配的重点是考虑功能；儿童的柔韧性好，但肌肉力量弱，假肢选配原则是结构越简单、重量越轻越好。

3. 适应生长发育　下肢假肢尽量做到残肢末端承重，以刺激残肢骨骼生长；对新装配假肢，假肢侧比健侧肢体长2cm，健侧肢体暂时补高2cm，随着健肢的生长，逐渐减少补高；假肢接受腔最好每年更换一次；假肢长度至少每年调整一次；儿童骨骼具有很强的生物可塑性，若经常受到侧方应力刺激，易引起残肢的内外翻畸形，故儿童假肢对线必须正确。

三、康复训练

（一）下肢临时假肢的训练

安装临时假肢具有很多好处，如减轻肿胀，促进伤口愈合，可早期扶拐下地或自理生活，以及提供病人强烈心理支持等，临床上越来越广泛地使用该技术。临时假肢安装后，必须按照循序渐进的原则进行训练。

临时假肢的训练最好是在平行杠内进行。平行杠长度通常要求在6m以上，在平行杠一侧放置落地镜子，便于观察。

1. 站立训练

（1）术后即装假肢的站立训练

1）术后第1~2天：开始患侧肢体的部分承重站立训练，每次站立时间1~5分钟，患肢承重2.7~4.5kg，直到伤口愈合患肢承重均不宜超过7~9kg。负重监测通常采用体重计，但体重计不能移动，无法实时监测。因此，目前最好的训练方法是功能反馈治疗（functional feedback therapy，FFT），不仅可预先设定患肢的负重范围，而且可实测监测病人站立、行走时的患肢负重情况。

知识拓展

功能反馈治疗的原理与操作步骤

1. 功能反馈治疗的原理　功能反馈治疗对下肢负重能力的监测主要通过一个特制的气压鞋垫（图 5-33）。气压鞋垫与控制单元相连接，而控制单元能够自动地感应鞋垫内的气压变化，并自动转化为压力；气压鞋垫分前室、后室两部分，分别对足尖（前足）、足跟（后足）的负重进行监测。不仅监测病人坐 - 站立、站立 - 行走以及步行时负重，而且还可预设足跟、足尖、全足的最大负重值和最小负重值，当病人下肢的实际负重超过预设负重值时，系统将提供视觉和听觉反馈，从而确保病人在安全负重的前提下进行站立与行走。

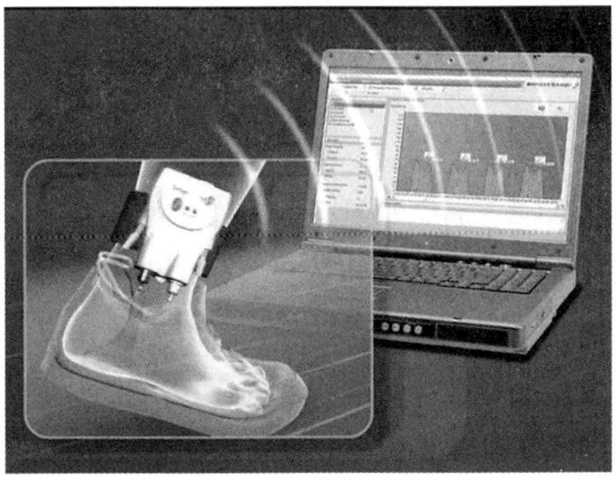

图 5-33　功能反馈治疗
（图片来源和授权：Dr. Fan Ng）

2. 功能反馈治疗的操作步骤

（1）将鞋垫置入鞋内并适当充气。

（2）将充气鞋垫与控制器相连接。

（3）将控制器固定在病人外踝，打开控制器。

（4）将蓝牙插入计算机 USB 端口，启动系统。

（5）将控制器校准后，测定病人下肢的负重能力，包括站立、站 - 坐转移、重心转移、行走时负重。

（6）系统根据评估结果可以自动设定负重阈值：阈值下限（最小负重值）是在实测负重力的基础上增加 10%，阈值上限（最大负重值）是在下限的基础上增加 10kg；也可以自定义设定阈值。

（7）病人按照系统的提示声进行站立或行走：当患足负重未达到阈值下限时，系统不发声；当超过阈值上限时，系统发出两个“嘟”的警示声；患足负重在阈值范围内，系统发出一个“嘟”的提示声。

2）术后 3 周：病人可扶腋拐行走，但患肢承重不宜超过 10kg。

（2）术后早期假肢的站立训练：开始双手扶平行杠，双脚分开，保持间隔 10cm，双脚均等承重，挺胸抬头，体会假肢承重的感觉，以后逐渐松开双手。

2. 左右平衡训练

（1）准备：病人面对镜子站立，双脚分开 10cm，双手扶杠，双眼平视前方，双肩水平，身体稍向前用力。

（2）方法：重心左右移动。开始施加在假肢侧重量仅为病人体重的 1/3，逐渐过渡到双下肢均等承重，可在健侧和患侧脚下各放一台体重计指示平衡。在训练过程中，尽量让病人集中精力，体会关节及身体的位置及感觉，并逐渐让病人放松握杠的双手。

（3）训练时间：每次 10~15 分钟，每日数次。

3. 前后平衡训练

（1）准备：病人双手握杠，健肢迈出半步，双脚横向距离约 10cm。

（2）方法：重心从假肢侧移向健肢。移动时保持上身垂直，向前移动至假肢侧脚跟抬起为止，向后移动至健侧脚尖抬起为止。之后，将健肢向后退半步，假肢在前，健肢在后，做同样的重心移动训练。训练时集中精力，让病人领悟动作要领，体会身体及关节的位置，同时注意左右平衡的保持。

（3）训练时间：每次10~15分钟，每日数次。

4. 完全承重训练

（1）准备：病人由双手握杠到单手握杠，进一步过渡到双手不用扶持。在不扶持的情况下，进行前后左右的重心移动、上身转动以及双上肢活动等，达到这些功能之后开始患肢的完全承重训练。

（2）方法：采取假肢单腿站立训练法，即提起健肢，将健肢置于假肢的前方，内收髋关节，单次站立时间不少于5~10秒，体力较好时可尽量延长站立时间。

（3）训练时间：每次总时间约1小时，每日2次，上、下午各1次。

5. 迈步训练　先进行健侧站立、假肢侧的迈步练习，之后过渡到假肢侧站立、健侧迈步练习。

（1）假肢迈步训练：①将假肢退后一步，使假肢承重（图5-34A）；②使残肢前屈，屈曲假肢膝关节，小腿摆向前方（图5-34B）；③假肢脚跟着地时，使假肢膝关节完全伸直，并以残肢向后推压接受腔后壁（图5-34C）；④假肢侧臀大肌用力收缩，保持假肢膝关节于伸直位，防止膝突然屈曲，打软腿（图5-34D）。

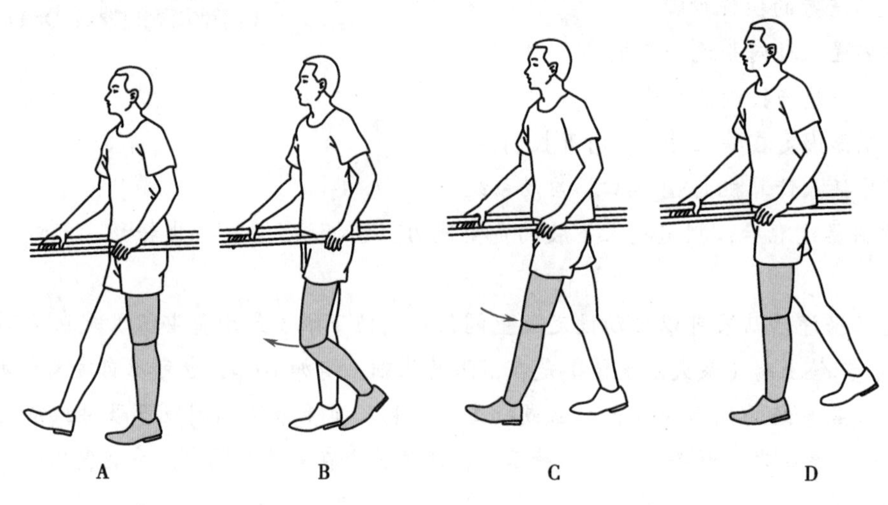

图5-34　假肢迈步训练

（2）健肢迈步训练：将健肢后退一步，使其完全承重；将体重移向假肢侧，腰身挺直迈出健肢，迈出距离要尽量大；提起假肢脚跟部，使脚尖部位承重，弯曲假肢膝关节。此项训练的重点是通过大幅度地迈出健肢来伸展假肢侧的髋关节，让病人体会假肢后蹬时的感觉。

6. 步行训练

（1）方法：训练时腰身要挺直，从正前方迈出假肢，步幅要大。在假肢支撑期，尽量减小步宽，使骨盆在假肢上方水平移动。转向训练时，让病人将体重放在处于身后的假肢脚趾部，在这一位置上做旋转（以脚趾部为支点），还可采用双足跟为轴进行旋转。

（2）训练时间：大腿假肢训练12~15来回，小腿假肢训练18~22来回，每日1~2次。

（二）下肢正式假肢的训练

长期假肢的安装时机，过去认为是在截肢后半年或1年。由于临时假肢的使用，长期假肢的安装时机大大提前，通常是在截肢后8~10周，残肢定型之后即可安装。残肢定型的依据是同一部位残肢周长间隔2周无变化。

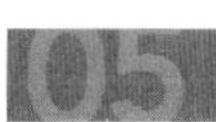

正式假肢安装后，为了使假肢能尽快地成为病人“身体的一部分”，需要进行系统的康复训练。

1. 穿脱假肢的训练

（1）小腿假肢的穿脱训练

1）佩戴假肢：病人取坐位，按顺序地在残肢上套上残肢袜、软接受腔（若有）和尼龙袜，屈曲残肢膝关节，将残肢插入假肢接受腔，然后站立，调整身体，检查假肢是否佩戴合适。

2）脱假肢：病人坐在椅子上，双手握住假肢往下拽，将残肢拉出即可。

（2）大腿假肢的穿脱训练

1）佩戴假肢：病人取坐位，在残肢上涂抹爽身粉，打开放在身旁假肢的接受腔阀门，站立起来通过缠在残肢上的导入带，引导残肢插入假肢接受腔，随着导入带从排气孔拉出，残肢进入了接受腔，然后调整身体，检查佩戴情况，如不合适则再来一次，直至满意为止。关键点是要掌握接受腔阀门的使用和残肢导入带的操作方法。

2）脱假肢：病人坐在椅子上，先将接受腔阀门打开，然后双手握住假肢往下拽，将残肢从假肢接受腔内拉出。

2. 平行杠内训练　同临时假肢的训练。

3. 平行杠外的步行训练　训练目的是进一步改善步行能力，并体会为获得更顺畅步态所需要的控制技巧。除高龄、体弱者外，尽可能在没有支撑的情况下进行训练。

4. 体位转移训练

（1）椅子坐站训练

1）坐椅子训练：靠近椅子，由健肢承重；将健侧脚尖回旋，之后将假肢脚并拢于坐姿位置；屈曲假肢膝关节，前倾上身，并以健肢承重，屈膝坐到椅子上（图 5-35A）。

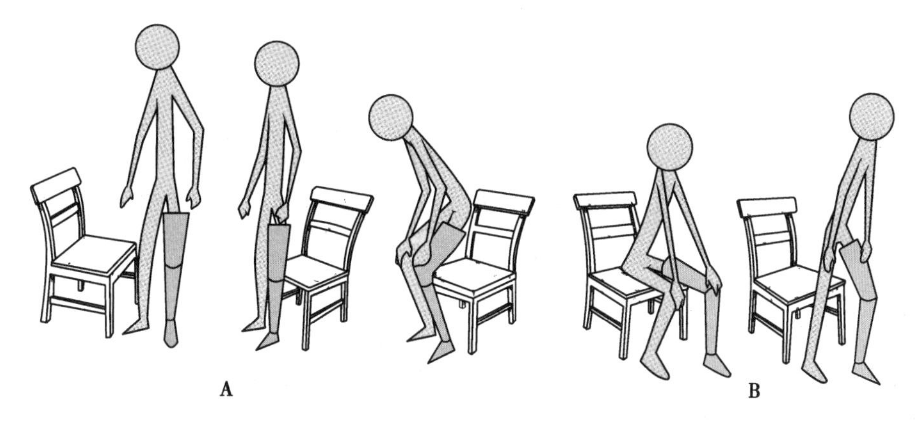

图 5-35　椅子坐站训练

2）站起训练：健肢脚挪向后方，假肢脚置前，上身前倾；用健肢承重，伸展髋关节与膝关节而站起来（5-35B）。

（2）地板坐站训练

1）地板站起训练：假腿在下，双手横向触地；屈曲健肢，双手支撑体重；手和健肢同时用力抬起身体，假腿向前站立（图 5-36A）。

2）坐地板训练：健腿支撑体重，假肢脚置于健肢脚后半部；弯腰，随后屈髋，健肢承重，下蹲；双手下垂撑地，慢慢坐下（图 5-36B）。

5. 上下楼梯训练

（1）上楼梯：健腿先上，再将假肢提上去并拢，如此逐级台阶上去（图 5-37A）。

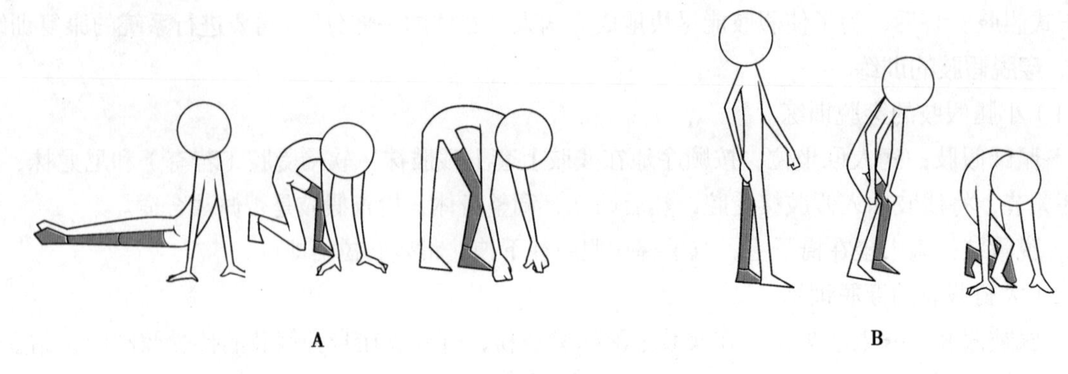

图 5-36　地板坐站训练

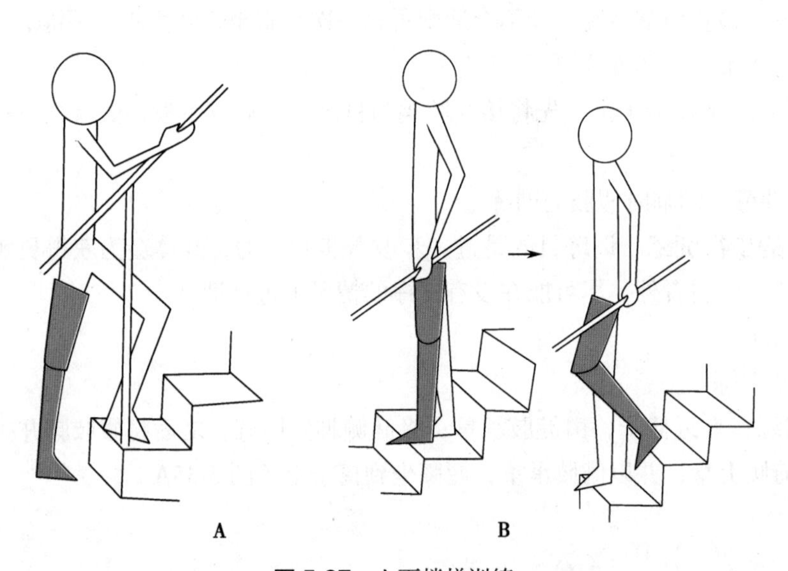

图 5-37　上下楼梯训练

（2）下楼梯：先下假肢，再下健腿与之并拢，逐级台阶下来。双脚交替下楼梯只在健肢肌力较强而残肢又较长的情况下才可进行。下台阶时假脚要伸出台阶边缘，假肢承重，健脚下一步，健脚着地时假肢屈膝，假脚迈下一步（图 5-37B）。

6. 上下斜坡训练

（1）上斜坡：健肢步长要大些，残肢屈髋后假肢再迈步，躯干尽量前倾。

（2）下斜坡：假肢步长要小些，健肢快步跟下，谨防失去平衡而跌倒。

7. 越障训练

（1）向前跨越时：假肢承重，健肢先跨，然后健肢承重。身体尽量前倾，残肢屈髋带动假肢跨过障碍物。

（2）横向跨越时：健肢靠近障碍物站立，假肢承重，健肢先横跨过障碍物，然后健侧承重，以健脚为轴心，假肢向前上方抬起跨过障碍物。

8. 实景训练　通过实用训练后，假肢使用者完成假肢和身体的初步磨合，可以比较自如地控制假肢完成大部分日常运动。这时假肢使用者就像刚领到驾照的新驾驶员，从安全出发，还应该进行实景训练。例如，在绿灯转红灯之前横过马路，在拥挤的区域行走预防跌倒，跌倒后的自救，以及上下公共汽车、电梯等等。在完成这些训练之后，假肢使用者的运动功能基本恢复，可以满怀信心地回归社会。

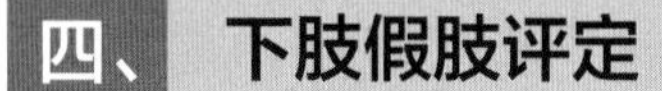

四、 下肢假肢评定

下肢假肢评定（prostheses evaluation）包括下肢假肢的临床适配性检查和下肢假肢代偿能力的评定。

（一）下肢假肢的临床适配性检查

1. 初检 大致分 5 个项目。

（1）与处方对照：是否按处方要求制作，如果是复查应参照前一次的意见。

（2）站立位检查：两脚分开保持 10cm 左右，在双腿均匀承重状态下进行检查。

1）佩戴假肢后的感觉：残肢是否完全、正确地纳入接受腔内，有无不舒适感。

2）假肢内外侧的对线：假肢足底的外侧、内侧与地面有无间隙，接受腔上缘的内侧或者外侧有无缝隙或者压迫感。

3）假肢前后侧对线：接受腔初始屈曲角度是否过大，接受腔相对于假脚位置是否适合，承重时膝关节是否稳定，有无打软腿的现象。检查膝上假肢时，还要注意坐骨结节是否恰好坐于接受腔的坐骨支撑面上。

4）假肢长度：假肢长度是否正确，假肢长度允许比健侧短 10mm 以内。

（3）坐位检查：坐位检查的内容如下。

1）在病人要坐下时，残肢与接受腔是否服帖，接受腔是否有脱出现象。膝上假肢的接受腔前壁上缘有无压迫，内侧对耻骨有无压迫；接受腔坐骨承重部位对后肌群有无压迫。

2）坐在椅子上时，小腿部分与地面是否垂直，假脚方向是否与健侧相对称、有无翘起和内外翻现象。膝下假肢膝关节屈曲时是否≥90°，腘窝部软组织有无挤出现象，腘绳肌腱部位是否疼痛，残肢有无不适感。

3）膝上假肢病人由坐位站起时，膝、踝等机械关节是否转动自如；提起假腿时，辅助伸展装置有否妨碍膝关节完全屈曲；由坐位站立时是否出现不愉快的空气音。

4）从前方看膝关节的高度、从上方看大腿的长度是否合适，允许假肢侧比健侧短 10mm 以内。

（4）步行检查：从前后及侧面观察病人步行，特别注意足底着地时膝关节的动作和左右侧步频、步长。

1）步行时是否有特殊不适感，残肢与接受腔之间的活塞运动是否在允许范围内，是否有不愉快的异常声响。

2）假脚的外旋角度是否与健侧相同，步宽、步幅是否均匀。

3）上、下楼梯和上、下斜坡是否顺利，能否顺利地单膝跪下。

4）膝上假肢检查时注意以下现象：①从后方观察，是否存在外展步态、躯干侧倾、画弧步态、足跟内（外）甩；②从前方观察，在足跟触地时假脚是否向外扭转；③从侧方观察，腰椎过度前凸，假脚拍地和踮脚步态等。

5）病人自我感觉检查：关节是否夹衣服，转动是否自如，假肢的悬吊是否良好，残肢远端是否感觉疼痛等。

6）步行检查：用视诊、触诊检查接受腔内壁和前壁上缘部分的软组织是否隆起，接受腔的外壁是否与残肢的外侧保持紧密和均匀地接触。膝上假肢还要检查步行运动时接受腔与残肢的位置关系有无改变，坐骨结节是否从坐骨支撑面上偏移。

（5）取下假肢后的检查：检查内容如下。

1）残肢检查：残肢有无红肿、变色、出汗及擦伤，承重部位和免压部位是否适当、有无变红，残端有无红肿、变紫或结块，接受腔的长度与残肢的长度是否一致。

2）假肢检查：是否达到处方要求，病人对假肢的外观、功能、穿着感的满意度，小腿假肢的重量≤2kg，大腿假肢的重量≤3.5kg，髋离断假肢的重量≤5.5kg。

2. 终检 在初检基础上，增加以下项目。

（1）假肢是否达到了处方设计要求。

（2）所使用的假肢配件是否适用于病人。

（3）初检时所发现的问题是否已得到解决。

（4）接受腔的口型、外观和软性装饰套是否圆滑、平整、无划痕。

（5）假肢整体外观是否近似健肢、颜色是否近似肤色。

（6）询问病人对假肢的外观、功能、穿着感是否基本满意。

（二）下肢假肢的代偿能力评定

病人佩戴终检合格的假肢，经过一段时间的正规康复训练，之后就需要对假肢使用者的代偿能力进行评定，评定方法可参照《下肢假肢基本功能评价表》（表5-4）和《下肢假肢社会活动能力评价表》（表5-5）。

表5-4 下肢假肢基本功能评价表

<table>
<tr><th colspan="2" rowspan="2">检查项目</th><th colspan="7">结果</th></tr>
<tr><th colspan="3">膝下假肢</th><th colspan="3">膝上假肢</th><th>髋离断假肢</th></tr>
<tr><td>1</td><td>步行距离（一次连续）</td><td colspan="3">2km以上</td><td colspan="3">1.5~2km</td><td>1~2km</td></tr>
<tr><td>2</td><td>步行速度（100m）</td><td colspan="3">1′20″~1′50″</td><td colspan="3">2′10″~3′05″</td><td>—</td></tr>
<tr><td>3</td><td>上下台阶（28阶、台阶高15cm、宽30cm）</td><td colspan="3">上 17″~19″
下 16″~18″</td><td colspan="3">上 29″~36″
下 26″~36″</td><td>—</td></tr>
<tr><td>4</td><td>步行方式</td><td colspan="7">不用拐杖（双侧截肢者，则需要使用单拐或双拐，第2、3项不属于其硬性要求的项目）</td></tr>
<tr><td rowspan="2">5</td><td rowspan="2">步态（直线行走）</td><td colspan="3">要求：正常</td><td colspan="3">要求：接近正常</td><td rowspan="2">—</td></tr>
<tr><td>正常</td><td>一般</td><td>异常</td><td>接近正常</td><td>一般</td><td>异常</td></tr>
<tr><td rowspan="2">6</td><td rowspan="2">体位转换能力（卧、坐、站）</td><td colspan="3">要求：顺利</td><td colspan="3">要求：基本顺利</td><td rowspan="2">—</td></tr>
<tr><td>顺利</td><td>一般</td><td>不顺利</td><td>基本顺利</td><td>一般</td><td>不能</td></tr>
</table>

注：①“—”不属于硬性要求的项目；②中年男性截肢者检测数据为例

表5-5 下肢假肢社会活动能力评价表

<table>
<tr><th colspan="2" rowspan="2">检查项目</th><th colspan="3">结果</th></tr>
<tr><th>膝下假肢</th><th>膝上假肢</th><th>髋离断假肢</th></tr>
<tr><td>1</td><td>每日佩戴时间</td><td colspan="3">工作时间内连续佩戴</td></tr>
<tr><td>2</td><td>跑（300m）</td><td>2′20″~2′50″</td><td>—</td><td>—</td></tr>
</table>

续表

检查项目		结果						
		膝下假肢			膝上假肢			髋离断假肢
3	跳跃	要求：良好			要求：良好			—
		良好	一般	不能	良好	一般	不能	
4	道路适应能力（小障碍、砂石）	要求：良好			要求：良好			—
		良好	一般	不能	良好	一般	不能	
5	上下公共汽车	要求：良好			要求：良好			能
		良好	一般	不能	良好	一般	不能	
6	骑自行车	要求：能			—			—
		能	不能					
7	驾驶小汽车	要求：能			—			—
		能	不能					
8	蹲下解手	要求：能			—			—
		能	不能					
9	洗澡	要求：能			—			—
		能	不能					
10	日常生活活动	要求：正常						
		正常	一般	异常				

注：①“—”不属于硬性要求的项目；②中年男性截肢者检测数据为例

（舒　彬）

第三节　上肢假肢

上肢假肢（upper limb prostheses）是指用于整体或部分替代人体上肢的人工肢体。上肢假肢的装配目的是弥补上肢外观缺陷，整体或部分替代人体上肢功能。

一、上肢假肢结构

（一）大体结构

上肢假肢按截肢部位分为部分手假肢、腕离断假肢、前臂假肢、肘离断假肢、上臂假肢、肩离断假肢，按照用途分为装饰性假肢和功能性假肢，按照力源分为自身力源假肢、体外力源假肢和混合力源假肢。在功能性上肢假肢中，索控式假肢属自身力源假肢，微动开关控制的电动假肢和肌电假肢属体外力源假肢，将索控和电动两种驱动方式同时组合在一具假肢中，则构成混合力源假肢。相同截肢部位不同类型的上肢假肢的大体结构基本相似，均是由接受腔、假手、假肢关节（腕关节、肘关节、肩关节）、悬吊装置及控制索系统、装饰部件等组成，差别在于各部分的结构和功能不同。上肢假肢类型及大体结构见表 5-6~ 表 5-11。

表 5-6 部分手假肢类型及大体结构

假肢类型	接受腔	假手	腕关节	肘关节	肩关节	装饰部件
装饰性	—	—	—	—	—	假手指
肌电式	半掌接受腔	肌电式	—	—	—	装饰性手套

表 5-7 腕离断假肢类型及大体结构

假肢类型	接受腔	假手	腕关节	肘关节	肩关节	装饰部件
装饰性	腕离断接受腔	装饰性	—	—	—	装饰性手套
索控式	腕离断接受腔	索控式	—	—	—	装饰性手套
肌电式	腕离断接受腔	肌电式	—	—	—	装饰性手套

表 5-8 前臂假肢类型及大体结构

假肢类型	接受腔	假手	腕关节	肘关节	肩关节	装饰部件
装饰性	前臂接受腔	装饰性	装饰性	—	—	装饰性手套
索控式	前臂接受腔	索控式	索控式	—	—	装饰性手套
肌电式	前臂接受腔	肌电式	肌电式	—	—	装饰性手套

表 5-9 肘离断假肢类型及大体结构

假肢类型	接受腔	假手	腕关节	肘关节	肩关节	装饰部件
装饰性	肘离断接受腔	装饰性	装饰性	装饰性	—	装饰性手套
索控式	肘离断接受腔	索控式	索控式	索控式	—	装饰性手套
肌电式	肘离断接受腔	肌电式	肌电式	肌电式	—	装饰性手套
混合力源	肘离断接受腔	肌电式	肌电式	索控式	—	装饰性手套

表 5-10 上臂假肢类型及大体结构

假肢类型	接受腔	假手	腕关节	肘关节	肩关节	装饰部件
装饰性	上臂接受腔	装饰性	装饰性	装饰性	—	装饰性手套
索控式	上臂接受腔	索控式	索控式	索控式	—	装饰性手套
肌电式	上臂接受腔	肌电式	肌电式	肌电式	—	装饰性手套
混合力源	上臂接受腔	肌电式	肌电式	索控式	—	装饰性手套

表 5-11 肩离断假肢类型及大体结构

假肢类型	接受腔	假手	腕关节	肘关节	肩关节	装饰部件
装饰性	肩离断接受腔	装饰性	装饰性	装饰性	装饰性	装饰性手套
索控式	肩离断接受腔	索控式	索控式	索控式	索控式	装饰性手套
肌电式	肩离断接受腔	肌电式	肌电式	肌电式	肌电式	装饰性手套
混合力源	肩离断接受腔	肌电式	肌电式	索控式	索控式	装饰性手套

1. 上肢假肢接受腔 是指包容上肢残肢的部分，是人体上肢残肢与假肢连接的界面部件，是上肢假肢的人 - 机系统的接口，对支配和悬吊假肢有重要作用。

（1）上肢假肢接受腔的基本要求

1）接受腔必须与残肢很好的敷贴，佩戴时无压迫疼痛和不舒服等。

2）能有效地传递残肢的运动。

3）尽可能地不妨碍残肢关节的运动。

4）在假肢允许负荷的范围内，具有良好的支撑性，即有良好的抗弯、抗旋、抗扭等性能，防止残肢在接受腔内转动、屈曲、活塞运动等。

（2）接受腔的材料：临床应用最广泛的材料是软性丙烯酸树脂与纤维增强材料的合成树脂材料。

（3）悬吊方式：①解剖悬吊，利用骨突出部位进行悬吊（骨性悬吊），如西北大学式前臂假肢接受腔、腕离断假肢接受腔等；②吊带悬吊，利用肩背带、上臂背带、围箍等进行悬吊，如肩离断假肢接受腔、上臂假肢接受腔等。

2. 假手 假手是上肢假肢的末端装置（terminal device）。它是代偿手部外观和功能的假肢部件。假手种类较多，主要分为装饰性假手、索控式假手、电动假手和工具手等。

（1）装饰性假手：以代偿人手外观为主要目的手部装置。常配以装饰性手套使用。装饰性手套用 PVC 或硅橡胶制作而成。其外形、色泽和表面结构都近似于正常人手。被动式装饰性假手由机械手架（图 5-38A）、内手套（图 5-38B）和装饰性手套（图 5-38C）组成。手可被动张开、抓物，其内的弹簧张力能使之闭合，适用于各类上肢截肢部位的装饰性假肢。

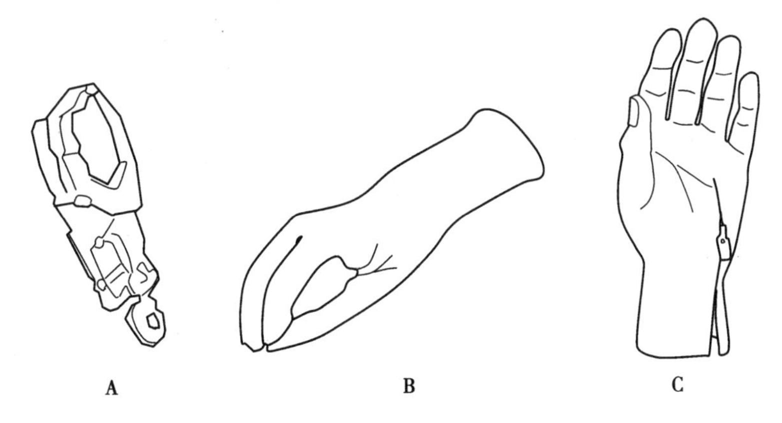

图 5-38　被动式装饰性假手

（2）索控式假手：又称机械手，用于索控式上肢假肢。有常闭式假手和常开式假手之分，也可分为拇指可动型（图 5-39A）、三指可动型（图 5-39B）索控手。

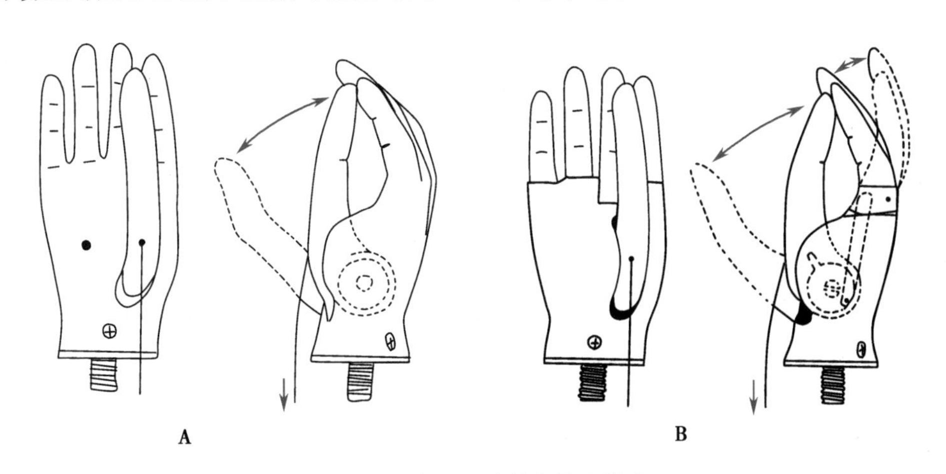

图 5-39　各种形式的索控式假手

（3）电动假手：以微型电动机驱动手指的假手，用于电动假肢和肌电假肢。由手、肌电电极或开关、电池、导线、充电器等组成（图 5-40）。

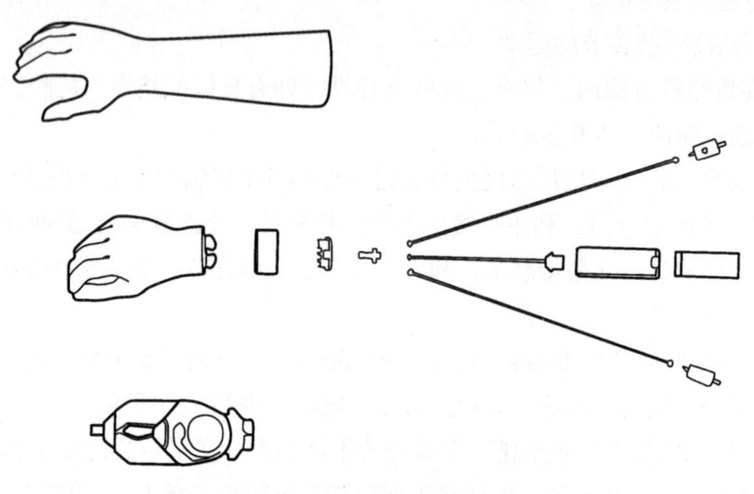

图 5-40　肌电假手的组件示意图

（4）工具手：具有完成特定工作的功能，而没有手外形的手部装置。钩状手就是一种典型的工具手，也称万能工具手。其他形式的工具手拥有不同形状的钩、环、夹子和钳子等。

3. 腕关节　上肢假肢的腕关节是假手与前臂连接的部件。正常人的腕关节可以完成掌屈、背伸、尺侧偏和桡侧偏四种动作。因此在设计上肢假肢的腕关节机构时，应当首先考虑代偿这些功能。此外，因截肢丧失了的前臂旋前、旋后功能通常由腕关节机构来代偿。目前使用的腕关节最基本的作用是用于安装手部装置。部分腕关节具有旋转的功能，较少种类的腕关节具有一定的屈伸功能（图 5-41）。

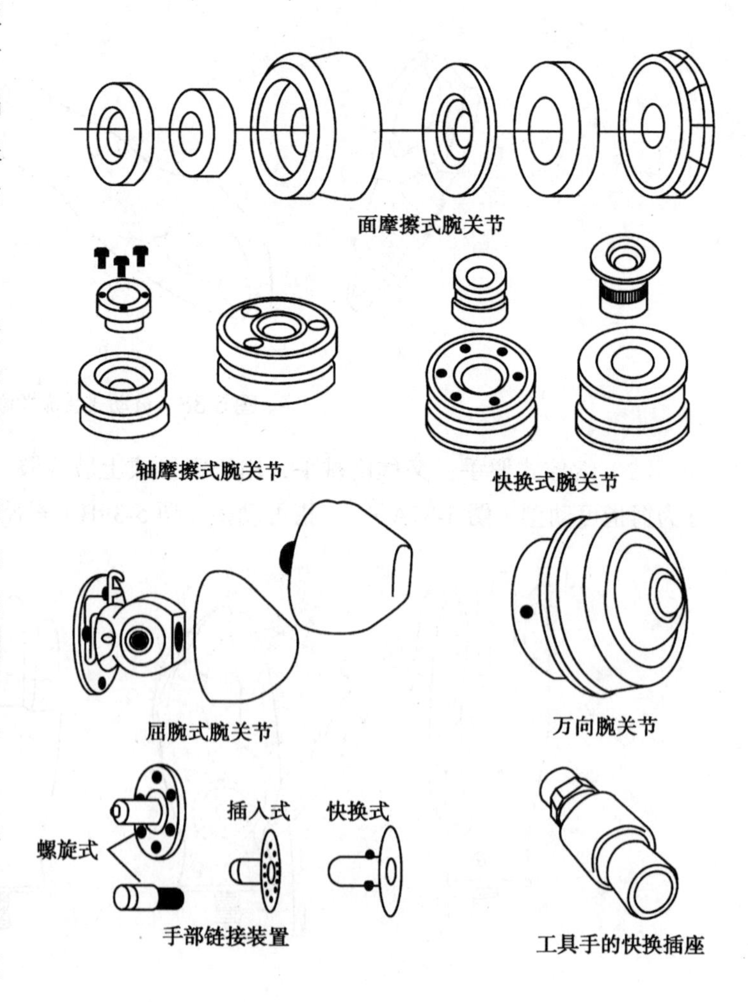

图 5-41　各种形式的腕关节

（1）装饰性假肢的腕关节：用于装饰性假肢，连接前臂筒和假手。主要类型有：带螺栓的连接器、带内螺栓的连接器、屈曲连接器、滚花旋盘、木制腕接头等。

（2）索控式假肢的腕关节：用于索控式假肢，连接前臂筒和索控式假手。主要类型有摩擦式腕关节、快换式腕关节、万向式腕关节、屈腕式腕关节等。

（3）电动假肢的腕关节：用于电动假肢，通过肌电信号或其他电子信号控制假手的旋转运动。

4. 肘关节 肘关节主要用于装配肘离断假肢、上臂假肢和肩离断假肢，连接假肢的上臂和前臂，代偿人体肘关节的屈伸功能。对肘关节的要求是，除了可控的屈曲运动外，病人能以最小的力使肘关节在任意位置固定。

（1）组件式肘关节：主要类型有组件式索控肘关节和电动肘关节。

（2）柔式肘关节：这种肘关节主要应用于前臂假肢，用于连接前臂接受腔和上臂围箍。柔式肘关节分为硬性和软性两种类型。

1）硬性连接柔式肘关节：用钢索连接的柔式肘关节（图 5-42A）。

2）软性连接柔式肘关节：用皮革或尼龙带连接的柔式肘关节（图 5-42B）。

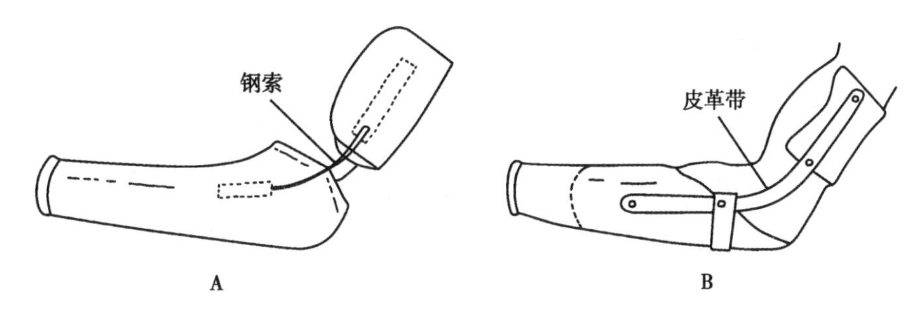

图 5-42 柔式肘关节

（3）铰链式肘关节：俗称肘关节铰链或肘铰链，由前臂支条、上臂支条和铰链关节构成。主要类型有 5 种。

1）单轴型：只有一个转动轴的铰链式肘关节，可自由摆动（图 5-43A）。

2）多轴型：有两个以上转动轴的铰链式肘关节。肘关节可实现最大屈曲角度（图 5-43B）。

3）倍增型：可以放大屈肘范围的铰链式肘关节，常用于前臂极短残肢装配上臂假肢（图 5-43C）。

4）手控锁型：可用手被动将肘关节固定在特定位置的单轴型铰链式肘关节（图 5-43D）。

5）止动型：用棘轮机构调节肘关节屈曲角度的铰链式肘关节（图 5-43E）。

5. 肩关节 用于装配肩离断假肢，连接上臂与肩部接受腔，主要代偿人体肩关节的屈曲、外展

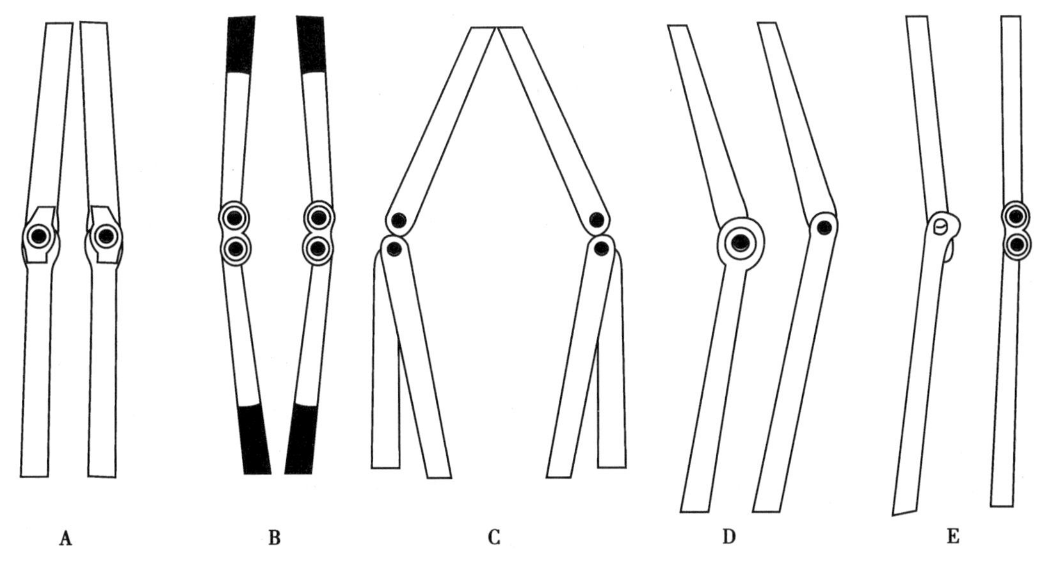

图 5-43 铰链式肘关节

功能。主要类型有隔板式肩关节、万向式肩关节和外展肩关节。目前又开发了电动肩关节（图5-44）。

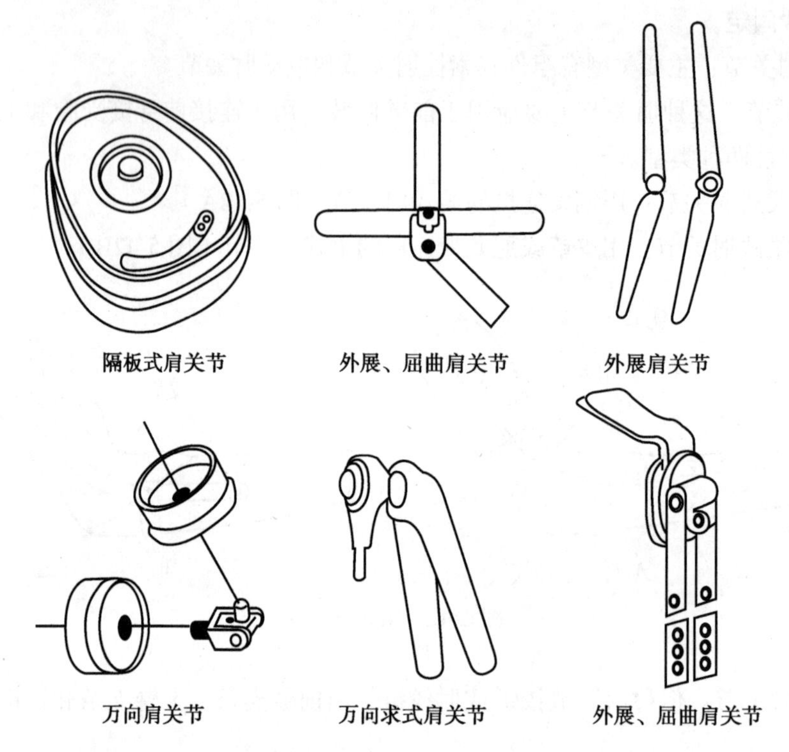

图5-44 各种形式的肩关节

6. 悬吊装置 上肢假肢在截肢者佩戴时受到假肢自重和所提携物品所产生的向下拉力，必须通过必要的接受腔结构或附加的固定装置来实现假肢的悬吊。同时，还必须克服假肢接受腔与残肢之间的相对旋转与侧向运动，使截肢者能够利用残肢良好地操纵假肢的各种动作。肘离断假肢、腕离断假肢、前臂假肢可以利用适当的骨性结构用接受腔进行悬吊，如肱骨髁、尺骨茎突、桡骨茎突等。其他类型假肢主要通过背带来实现悬吊。

背带（harness）泛指指佩戴于人体身上、用于悬吊上肢假肢的各式各样的带子，包括胸廓带、肩背带、上臂背带、围箍、围勒等。它们的材料、结构和形式都在不断改进。常用的有8字背带、9字背带、双重控制背带、三重控制背带、胸廓带等（图5-45）。

7. 控制系统 控制系统主要指在自身力源假肢中利用控制索系统，或者在体外力源假肢中利用残肢肌电信号、开关或声音控制上肢假肢动作的系统。

（1）控制索系统：将连接于上肢假肢背带与肘关节或手部装置之间，能有效地传递上肢区域或躯干动作和拉力的绳索系统。控制索由易弯曲的钢丝缆索和包覆在外部的金属软套管构成，称为鲍登索（Bowden cable）。其特点是牵引力的传递效率高。使用控制索系统的假肢称为索控式假肢。索控式假肢的控制索系统与背带系统融为一体，合称为背带系统。上肢假肢控制索系统主要有三种类型。

1）单式控制索系统：用一根绳索进行单一控制的系统（图5-46）。单式控制索系统（single control cable system）的典型代表是索控式前臂假肢的手部装置操纵系统，如控制手部装置开闭的前臂8字背带和9字背带。

2）双重控制索系统：用一根绳索起到两个控制功能效果的控制系统（图5-47）。双重控制索系统（dual control cable system）一般用在索控式肩部假肢和索控式上臂假肢上，用来操纵肘关节的屈曲和手部装置的开闭。

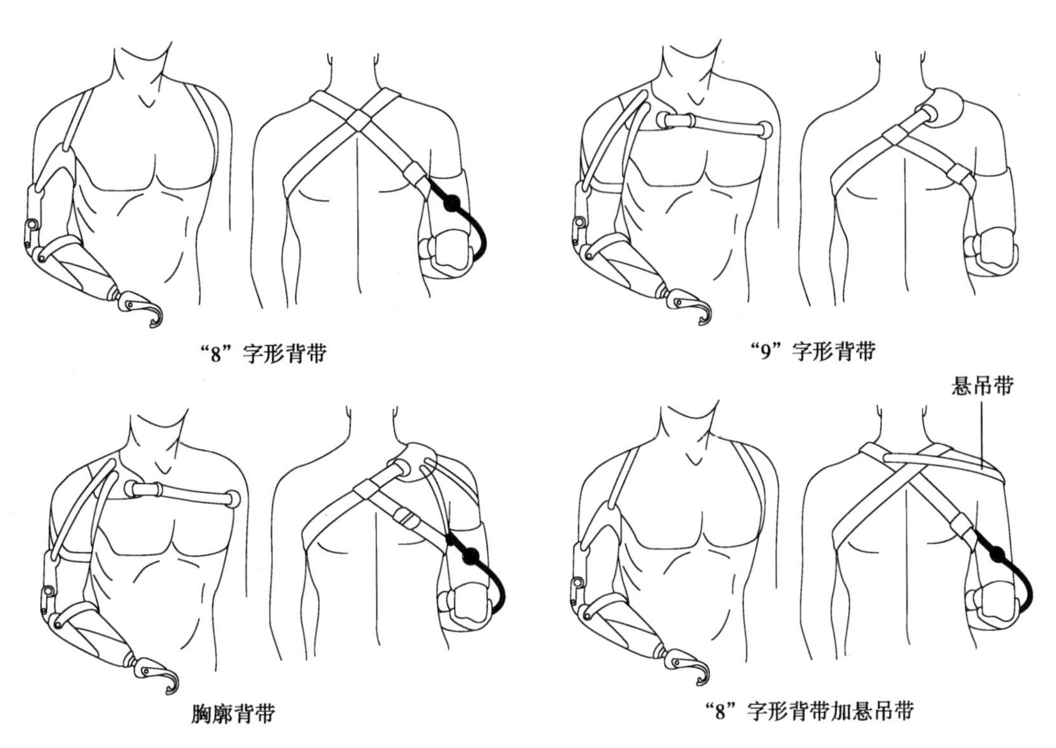

图 5-45　上肢假肢背带示意图

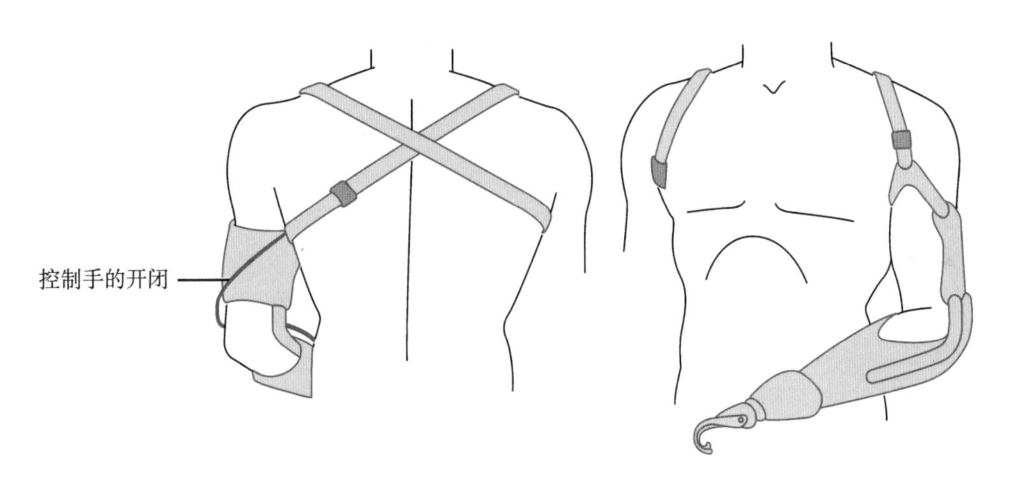

图 5-46　单式控制索系统

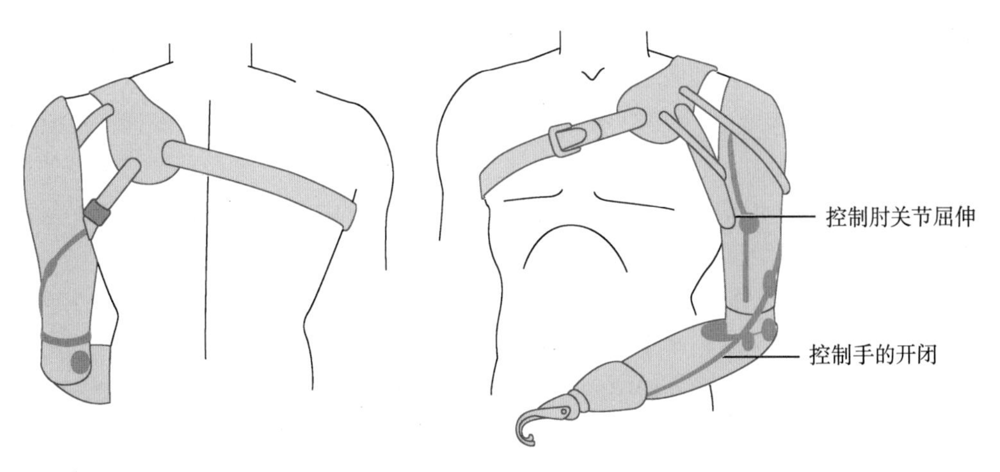

图 5-47　双重控制索系统

3）三重控制索系统：三重控制索系统（triple control cable system）是采用三组单式控制索控制上肢假肢的系统（图5-48）。例如，索控式上臂假肢通过肩胛带的运动带动背带来分别控制手的开合、屈肘和锁肘。

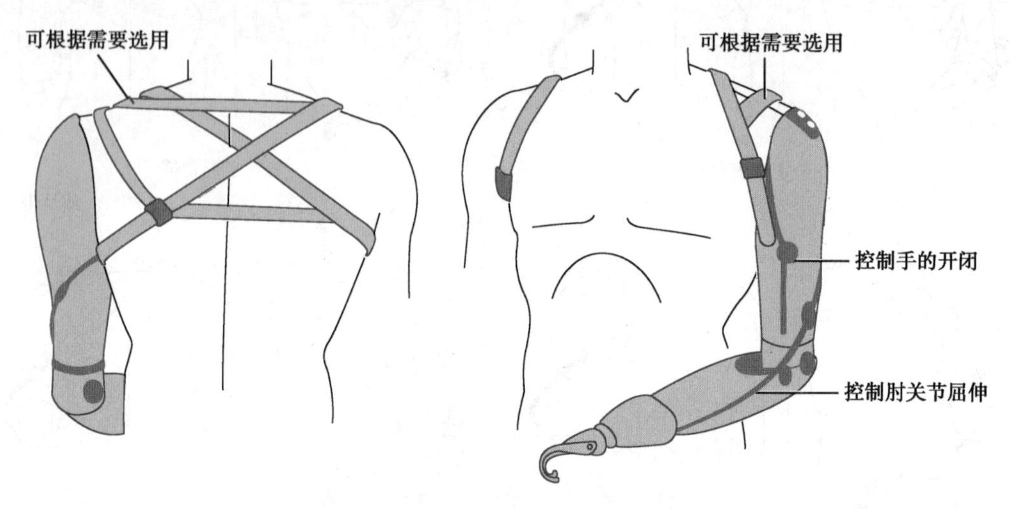

图5-48 三重控制索系统

索控假肢的背带系统既起到悬吊固定假肢的作用，又有牵引控制假肢的功能。功能上应满足：①悬吊假肢；②操纵假手装置的开合；③操纵肘关节的屈曲；④操纵肘关节的锁定。功能执行情况取决于肩胛带的活动度、残肢的条件以及肌力的状况。使用上应满足：①能将假肢可靠悬吊固定在残肢上；②截肢者佩戴后无压痛或不适；③操作方便，力求减少操作使用时对衣袖的磨损；④为操纵假肢传递力源。

背带的选择与制作因人而异。除了能充分发挥残肢的残存功能外，还应综合考虑截肢者的既往习惯、性别、职业差异。同一种假肢，往往有不同形式的背带，单一化会给部分截肢者操纵假肢造成困难。因此，必须根据截肢者的不同情况，如肌力、操纵能力、耐受性来修改设计方案，直至截肢者能满意地操纵假肢。

（2）肌电控制系统：为肌电假肢的控制系统。它利用表面肌电信号操控电动假肢关节和假手的活动，分为单通道、二通道和四通道系统。影响肌电控制系统选择的因素有肌电信号源、职业、环境、学习能力等。

（二）部分手假肢的结构

部分手假肢又可分为假手指和假手掌两类（图5-49）。

1. 假手指 假手指由橡胶、皮革、聚氯乙烯树脂、硅橡胶等制作，形式多样，一般仅起弥补手部外形的作用。皮革假手指由于有一定的透气性，穿着舒适，保护性好，价格便宜，但外观较差；聚氯乙烯假手指的外观较好，但聚氯乙烯假手指不耐污染，材料的抗老化性能不好，日光照射后容易变色；硅橡胶假手指外观、耐污染性能都比较好，但价格比较高。

2. 假手掌 常用的有装饰性和肌电式两种类型。装饰性假手掌由内手套和装饰性手套构成，仅具有装饰性功能。肌电式假手掌由半掌接受腔和结构精巧的电动手指构成，能够通过腕关节屈伸运动时产生的肌电信号控制微型电机驱动假手的开合，再戴上外形、色调和表面结构上都近似于正常人手的装饰性手套，具有较好的外观。

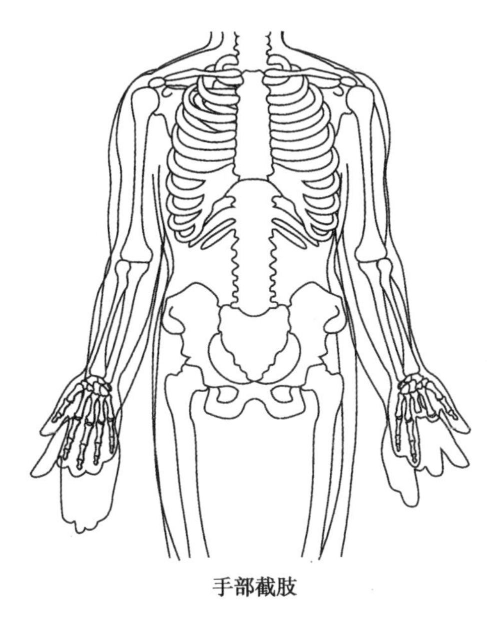

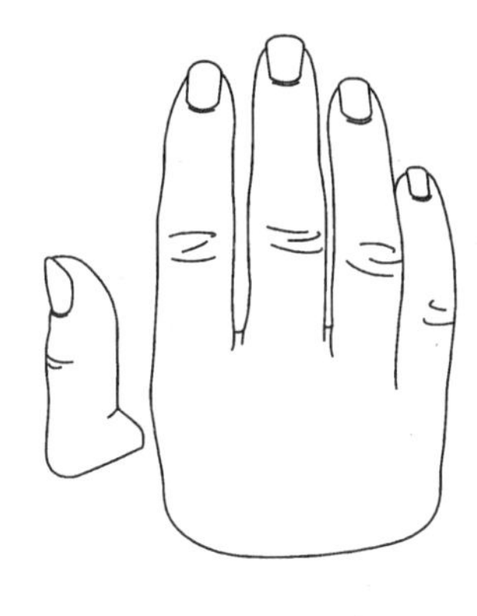

图 5-49　假手指和假手掌

（三）腕离断假肢的结构

1. 腕离断接受腔　腕离断接受腔从肘下包容残肢，利用残肢远端的尺桡骨茎突的骨骼膨突形状进行悬吊。为了解决穿脱假肢的问题，应在接受腔上接近骨骼膨突的适当位置开窗（图 5-50）或制作成盖板状结构。在接受腔外固定有外臂筒，用于安装假手。对于肌电假肢，需设计制作安装电极的结构。

2. 手部装置　可选用装饰性假手、索控式假手、工具手或电动手。

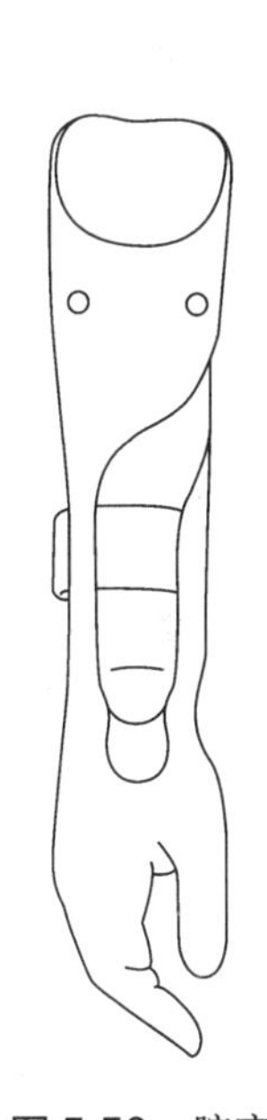

图 5-50　腕离断假肢接受腔（开口式）

（四）前臂假肢的结构

1. 前臂接受腔　前臂假肢常用的接受腔类型有明斯特式接受腔和西北大学式接受腔。也可用插入式接受腔。

（1）明斯特式接受腔：明斯特式接受腔（Müenster socket）是一种包髁式前臂接受腔。它是 1950 年由德国明斯特大学亥普（Hepp）和孔恩（Kuhn）教授发明的。接受腔采用包容肱骨髁和尺骨鹰嘴上部进行悬吊，尽量多地包容肱二头肌，由此省去了固定于上臂的皮围背带、环带和肘关节铰链。该接受腔适用范围广，长残肢、短残肢者都可用，尤其适用于安装前臂肌电假手。

（2）西北大学式接受腔：西北大学式接受腔（Northwest socket）是一种髁部悬吊式前臂接受腔，由美国西北大学于 1971 年开发。与明斯特式接受腔区别在于，该接受腔的前臂肘弯处根据前臂残长割出一定长度的口型。由于前侧的开口，更适宜肘关节的屈伸动作，此外髁部的包容弹性更大，更适用于中、长残肢。

2. 前臂筒　按照健侧前臂外形用合成树脂制作前臂筒，通过螺纹连接固定在接受腔外层，通过腕部结构与假手连接。对于索控式假肢，臂筒外可安装操控索控式假肢的拉索固定器。对于肌电假肢，需设计制作安装电池的电池盒。

3. 腕关节　根据不同的假肢类型可选用适用于装饰性假肢、索控式假肢、肌电假肢的腕关节。

4. 索控式前臂假肢的背带及控制索系统

（1）前臂8字背带：用于前臂假肢的一种背带，由通过非截肢侧腋窝的环带和支撑上肢假肢的背带构成。它们在背部中间部位交叉，呈“8”字形态而得名。

（2）前臂9字背带：用于前臂假肢的一种背带，因固定于非截肢侧腋窝部的环带与控制索相连而使背带看上去呈“9”字形而得名。它通过健侧腋窝环带和控制索牵引传导控制力量。

（3）上臂围箍：当需要安装带肘关节铰链的前臂假肢时，需要上臂围箍。它由皮革制成，系于上臂，与肘铰链相连接。此类假肢还需安装背带。它由腋窝套环、前吊带、控制索带组成。前吊带从三角肌的上部引出，分成两支固定于围箍；控制索带通过肩胛骨下方，用吊环与控制索相连，并可用皮带扣调节控制索带的松紧。

5. 铰链式肘关节 铰链式肘关节主要用于前臂残肢过短的假肢，它通过两根支条安装在接受腔两侧。

（1）倍增型：用于给肘关节活动范围小、不能实现足够屈肘角度的前臂短残肢病人安装假肢。主要有齿轮式和连杆式两种结构。利用齿轮和连杆原理，能把残肢的屈曲角度放大约两倍。

（2）双轴型：用两个转动轴连接上臂和前臂支条。其特点是容易屈肘，多用于工具型前臂假肢。由于采用双轴转动，铰链的屈曲运动更接近于人的生理肘关节的运动。转动灵活、省力。

（五）肘离断假肢的结构

1. 肘离断接受腔 肘离断假肢采用全接触式接受腔，利用残肢末端肱骨髁部的膨突来实现假肢的稳固悬吊，因而不用包住肩部。设计与制作时还需考虑运用内层接受腔或开窗等办法解决穿脱假肢的问题。

2. 前臂筒 按照健侧前臂外形用合成树脂制作前臂筒，通过肘关节与接受腔相连，通过腕部结构与假手连接。对于索控式假肢，臂筒外可安装操控索控式肘关节和假手的拉索固定器。对于肌电假肢，需设计制作安装电池的电池盒。

3. 肘关节 主要采用手控锁型肘关节和单轴型肘关节。

4. 装饰性肘离断假肢 由接受腔、前臂筒、铰链式装饰性肘关节、装饰性假手、装饰性手套构成（图5-51A）。重量轻、操作简便，具备有限的被动功能。接受腔借助带侧支条的铰链式肘关节与前臂筒相连接，铰链式肘关节可自由运动或由线闸操纵。装饰性假手可借助不同的腕关节与前臂相连接。

5. 索控式肘离断假肢 由接受腔、前臂筒、铰链式索控肘关节、索控式假手、背带与控制索系统、装饰性手套构成（图5-51B）。假肢的手部、腕关节采用与索控式前臂假肢相同的结构。接受腔借助肘关节与前臂筒相连接。采用手控锁型肘关节时，可将肘关节被动地固定在任意屈曲位置。采用索控肘关节时，可用控制索操纵肘关节的屈曲角度。借助不同的腕关节可将索控式假手或钩状手与前臂筒相连。不同假手之间可以互换。假手的功能活动借助控制索来完成。

6. 混合力源肘离断假肢 通过自身力源和体外力源共同操纵。前者控制肘关节的运动，后者控制假手的运动。假肢由接受腔、前臂筒、索控式肘关节、电动假手、电极或电动开关、电池、背带与控制索系统、装饰性手套构成（图5-51C）。屈肘和锁肘功能活动受肩背带控制。假手的功能活动受肌电信号或电动开关的控制。可安装电动旋腕装置。

（六）上臂假肢的结构

1. 装饰性上臂假肢 采用被动型组件式部件和装饰性假手组装而成。上臂和前臂的结构与连接

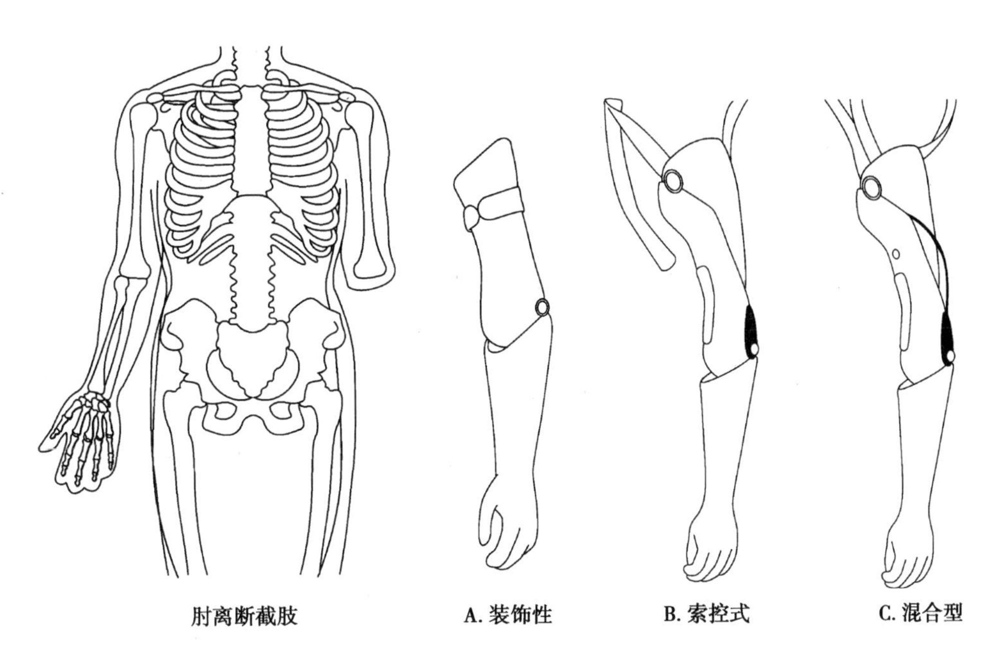

图 5-51　肘离断假肢

方式取决于肘关节的结构。使用组件式肘关节时，上臂和前臂用泡沫装饰外套塑形。使用铰链式肘关节时，上臂和前臂则采取臂筒的结构形式相连。装饰手通过不同的腕关节固定于前臂筒上。假肢通过固定在接受腔上的背带悬吊于截肢者的肩胛带上。

2. 索控式上臂假肢　整体结构与索控式肘离断假肢相似。前臂筒与上臂筒多用塑料制成，通过肘关节相连。肘关节为组件式索控肘关节，通过拉索控制，可实现主动屈肘，也可在任意角度锁定。假肢通过固定在接受腔上的背带悬吊于截肢者的肩胛带上。

3. 混合力源上臂假肢　整体结构与混合力源肘离断假肢相似。两者之间的区别有二，一是肘关节类型不同，二是接受腔类型不同。肘关节为组件式索控肘关节，通过拉索控制。接受腔包容至肩部，通过背带悬吊于截肢者的肩胛带上。

4. 肌电上臂假肢　肌电上臂假肢的手部功能和肘关节活动均由肌电信号来控制，由电池来驱动。接受腔包容至肩部，通过固定于其上的背带悬吊于截肢者的肩胛带上，并增加了安装电极的结构。肘关节为电动肘关节，活动受肌电信号控制。手部和腕部结构与肌电前臂假肢相同。外臂筒包住电极和导线，并通过电动肘关节与前臂筒连接。系列电动假手或电动夹均可作为手部装置使用，借助腕关节与前臂筒相连接，且可互换。

5. 上臂假肢的背带及控制索系统

（1）上臂 8 字背带：形状类似前臂 8 字背带，用于上臂假肢，固定于上臂接受腔上端的前方和后方。

（2）胸廓带：一种环绕健侧胸廓一周的背带。可用于上臂假肢，亦可用于肩离断假肢。胸廓带比较结实，可以承受一定的重量和外力。

（3）双重控制索背带系统：是用一根绳索起到两个控制功能效果的控制系统。一般用在索控式上臂假肢和索控式肩离断假肢上，用来操纵肘关节的屈曲和手部装置的开闭。

（4）三重控制索背带系统：是采用三组单式控制索控制上肢假肢的控制系统。它们是开手索、开肘索、肘屈曲索，分别完成开手、肘关节锁定、肘关节屈曲的功能。

（七）肩离断假肢的结构

1. 装饰性肩离断假肢 装饰性肩离断假肢分骨骼式和壳式结构。

（1）骨骼式结构：骨骼式结构的装饰性肩离断假肢由接受腔和骨骼式组件构成。骨骼式组件包括肩关节、上臂杆、肘关节、前臂杆和腕关节。腕关节再与装饰性假手相连。从肩部到腕部的假肢外形用泡沫装饰外套塑形，与健侧相称。包裹肩部的接受腔通过背带固定于肩胛带上。

（2）壳式结构：壳式结构的装饰性肩离断假肢的特点是采用了合成树脂上臂筒和前臂筒的结构。肩关节和肘关节相应地采用适合于臂筒连接的结构形式。假肢通过固定在接受腔上的背带悬吊于肩胛带上。

2. 索控式肩离断假肢 结构形式与壳式结构的装饰性肩离断假肢相似，只是肘关节和假手不再是装饰性的，而是索控式的。此外，还增加了拉索控制系统。索控式肩离断假肢的拉索控制系统与索控式上臂假肢的相近。

3. 混合力源肩离断假肢 将索控式肩离断假肢的索控式假手改换成肌电控制的电动假手，并将控制手的拉索去掉，取而代之安装上电极和电池，便构成了混合型肩离断假肢。肩关节连接接受腔和上臂，上臂又通过肘关节与前臂相连。病人通过肩背带来控制假肢的屈肘和锁肘动作。电动假手和电动夹均可作为手部装置使用，借助腕关节与假肢前臂相连，并且可以互换。

4. 肌电肩离断假肢 肌电肩离断假肢的肩、肘、腕、手各有一个自由度。四个自由度分别由胸部、背部和肩部引出的三路肌电信号控制。三路信号组合构成不同的信号模式，控制假肢肩、肘、腕、手的协调运动。

5. 肩离断假肢的背带及控制索系统 由胸廓带、弹力悬吊带及控制索构成。

（1）胸廓带：结构与上臂假肢的胸廓带相近。应用时需根据肩离断接受腔的具体形状进行调整。

（2）弹力悬吊带：安装在接受腔前面，主要用于肘关节的锁定。在难以打开锁定装置时，可将此带放长；在难于锁定时，则将此带缩短。

（3）控制索系统：包括①开肘索：安装在胸廓背带上，利用肩的外展运动操纵肘的锁定和打开；②复式控制索：安装在胸廓背带上，利用肩的屈曲、伸展动作用来操纵肘关节的屈曲和手部装置的开闭。

二、选配

对应不同的上肢截肢部位，应选配不同类型的上肢假肢。上肢假肢与截肢部位的关系见表5-12。

表5-12 上肢假肢与截肢部位的关系

上肢截肢部位	上肢假肢类型	上肢截肢部位	上肢假肢类型
肩胛带截肢 肩关节离断 上臂高位残肢截肢	肩离断假肢	前臂截肢	前臂假肢
上臂截肢	上臂假肢	腕关节离断 前臂极长残肢截肢	腕离断假肢
上臂极长残肢截肢 肘关节离断 前臂极短残肢截肢	肘离断假肢	截指 掌部截肢	部分手假肢

（一）部分手假肢的选配

1. 手指截肢 首要考虑的是装配假手指后手的功能能否得到改进。人的手指功能大部分体现在拇指与食指、中指的运动中。因此，拇指远节截指，食指、中指远节截指、中节截指后，如果残肢皮肤感觉良好，仍存在一些捏取、侧取、握取功能，则应劝说截肢者不必装配假手指。因为假手指的外套会影响残指的末端感觉，为了一点点外观牺牲非常重要的功能很不值得。

选配假肢时，单指截肢可以佩戴指套，又称为装饰指。截肢范围增大时，佩戴相应的内手套即可弥补其外观的缺陷。

2. 拇指全部切除或食指、中指全部切除 装配假手指或对掌装置不但可以弥补外观的缺损，而且在改善功能上是很有实用价值的。

3. 拇指全部切除合并食、中、环、小指切除或经掌骨截肢 只要有良好的残肢，特别是保留了良好的腕关节屈伸功能，前臂的旋前、旋后功能，则可以建议装配带有四连杆机构的功能性腕部假手。

4. 经掌骨近端截肢 为了轻便可建议装配装饰性假手。对于第一腕掌关节离断和掌骨近端截肢而腕关节屈伸功能良好的病人，根据需要可以装配有一定功能的肌电假肢，通过残肢腕关节的屈伸控制假手的开合。

（二）腕离断假肢的选配

腕离断假肢适用于腕关节离断及残肢长度保留了前臂 80% 以上（通常据尺骨茎突 5cm 以内）的截肢者。由于残肢长，不能安装屈腕机构，选择假手时应比健手小一号。选用腕离断专用部件，以尽量减少可能增加的假肢长度。这种假肢可安装索控式假手、肌电手或装饰性假手。

1. 装饰性腕离断假肢 具有较优越的装饰性功能，适用于那些放弃或不能佩戴功能性假肢的截肢者。其特点是重量轻、操纵简便，但仅有有限的被动功能，可作为辅助手使用。全接触式接受腔能够保证残肢的稳固悬吊，并且不会妨碍残肢的旋前及旋后运动。需注意尽量避免假肢过长。

2. 索控式腕离断假肢 由于较好地保留了前臂的旋转功能，残肢可直接带动假手旋前、旋后。因残肢长度所限，假肢不能安装屈腕机构。与体外力源假肢相比，它具有重量轻，不需电池的优点，但必须佩戴背带控制系统来控制手部装置的功能活动，因而影响佩戴的舒适性。如果安装钩状手，还需增加一个特殊的连接装置。索控式腕离断假肢常应用“9”字形肩带，使用单式控制索系统控制假手的开闭动作。适用于有功能要求而又不能佩戴肌电假肢的截肢者。安装时应尽量使假肢长度达到最小值，避免假肢过长。

3. 肌电腕离断假肢 采用前臂的肌电信号来控制假手的抓握活动。其前提条件是要有较好的肌电信号控制假手。由于残肢可自由旋转，不需要腕部旋转机构和肌电控制系统。

（三）前臂假肢的选配

前臂假肢适用于残肢长度为前臂 25%~80% 的前臂截肢者，是一类装配数量最多、代偿功能较好的上肢假肢。根据残肢条件和病人需求，既可装配装饰性前臂假肢，也可以装配功能型假肢，包括索控式前臂假肢、电动或肌电式前臂假肢及工具手、钩状手等。

影响前臂假肢选择的主要因素包括：肘关节的屈伸功能、残肢长度、残肢残留的旋前旋后的功能、肩关节功能、残肢的表面肌电信号强度。

1. 装饰性前臂假肢 具有较优越的装饰性功能，适用于各种前臂截肢的截肢者，特别适用于那些放弃或不能佩戴功能性假肢的截肢者。

2. 索控式前臂假肢 适用于有功能要求而又不能佩戴肌电控制假肢的前臂截肢者。与体外力源假肢相比，它具有重量轻、不需电池的优点，但必须佩戴背带来控制手部装置的功能活动，因而影响佩戴的舒适性。要求截肢者没有肩部和肘关节功能活动的障碍，在装配索控假肢期间，能进行充分的使用训练。

3. 肌电式前臂假肢 适用于有功能要求而又不适合装配索控式假肢的前臂截肢者。其优势是截肢者能较好地运用肌肉的活动控制假手的功能活动。其旋前旋后运动可采用被动式或由肌电信号控制的主动式悬腕机构来实现。装配肌电控制假肢的前提条件是要求残肢有较好的肌电信号，截肢者在装配肌电假肢期间能进行充分的使用训练。

（四）肘离断假肢的选配

肘离断假肢适用于肘关节离断或上臂残肢长度 85% 以上（通常为距肱骨外上髁 5cm 以内）和前臂极短残肢的截肢者。根据残肢条件和病人的要求，可装配装饰性假肢，也可以装配功能性假肢，包括索控式假肢、电动或肌电假肢。用拉索控制肘关节、用肌电信号控制假手的混合力源假肢是较好的选择。肘关节通过肩背带利用自身力源来驱动。假手的功能活动用肌电信号来控制、电池能量来驱动。

1. 装饰性肘离断假肢 装饰性肘离断假肢具有优越的装饰性，适合于那些放弃或不能佩戴功能性假肢的病人。装饰性肘离断假肢重量轻、操作简便，但只具备有限的被动功能，可作辅助手或用于携带物品。

2. 索控式肘离断假肢 适合于有功能要求但不能佩戴肌电假肢的截肢者。与体外力源假肢相比，它具有重量轻，不需电池的优点，但必须佩戴背带以控制手部装置和锁肘功能活动，因而影响了佩戴的舒适性。要求截肢者没有肩部功能活动障碍，在装配索控假肢期间，能进行充分的使用训练。

3. 混合力源肘离断假肢 适用于大多数肘关节离断的截肢者。其前提条件是要有较好的肌电信号以控制假手和良好的肩部活动控制肘关节。使用铰链式肘关节可使上臂和前臂长度达到较理想的状态。

4. 肌电肘离断假肢 与混合力源肘离断假肢相比，用肌电控制的肘关节替代了拉索控制的铰链式肘关节，增加了上臂的长度。双侧肘关节位置不对称造成假肢外观有较大的缺陷。前提条件是要求残肢有较好的肌电信号，截肢者在装配肌电假肢期间能进行充分的使用训练。

（五）上臂假肢的选配

上臂假肢适用于上臂残肢长度保留 30%~85% 的截肢者。可根据病人条件和需求选配各种类型的上臂假肢。假肢类型的选择取决于残肢的长度、肌肉的功能、双侧肩关节功能、肌电信号、病人意愿等诸多因素。

1. 装饰性上臂假肢 装饰性上臂假肢适合于各种上臂截肢者，特别适合于放弃或不能佩戴功能性假肢的截肢者。其显著特点是重量轻，外形逼真，但不能代偿肢体功能。

2. 索控式上臂假肢 索控式上臂假肢适用于有一定功能要求、具有中长残肢长度、但不要求佩戴体外力源假肢的病人。与体外力源假肢相比，它具有重量轻，不需要电池的优点，但必须佩戴背带控制索，从而影响了佩戴的舒适性。要求截肢者没有肩部功能活动障碍，在装配索控假肢期间能进行充分的使用训练。

3. 肌电上臂假肢 适用于有一定功能要求的上臂截肢者，尤其是残肢短或驱动拉索的自身力量较弱的截肢者。通常将肱二头肌和肱三头肌产生的肌电信号在控制系统里转换为四种脉冲信号，用来控制肘关节和假手。故而选配此类假肢的前提条件是必须有较好的肌电信号来控制手部装置和肘关节的功能活动。对截肢者使用训练的要求较高。

4. 混合力源上臂假肢 适用于多数有功能要求的上臂截肢者。由于将肌电控制上臂假肢中的肌电控制肘关节替换成索控式肘关节，其肘关节运动靠肩背带控制，而假手活动受肌电控制。前提条件是要有较好的肌电信号控制肌电假手。残肢的长度和肩关节的活动与力量要满足用拉索控制肘关节的要求。

（六）肩离断假肢的选配

肩离断假肢适用于肩关节离断、上肢带解脱术及上臂残肢长度极短（小于上臂全长 30%）的截肢者。肩离断的截肢者仅能利用肩胛骨的外展、内收，肩的上抬、下沉，健侧肩胛骨的外展及扩胸等有限运动，因此假肢的力源非常有限。行上肢带解脱术的截肢者，可用力源就更少了。因为失去了控制肩部运动的能力，多装配装饰性假肢。理想情况下，装配索控式肩离断假肢亦可实现肘关节的屈曲、肘关节锁的开闭和手指的开闭等功能活动，但肩关节仅能被动地屈伸和外展，不能进行主动控制。尽管也可为肩关节离断的截肢者装配肌电控制的功能性假肢，但装配的技术难度很高，使用训练的难度也较高，对截肢者和康复工作人员的要求也很高。

1. 装饰性肩离断假肢 较普遍地应用于肩关节离断和上肢带解脱术的截肢者。

2. 索控式肩离断假肢 适合于对功能有强烈要求而又不能装配肌电假肢的肩离断截肢者。索控系统的功能执行状况取决于肩胛带的活动和力量、训练程度等因素。与索控式上臂假肢相比，由于使用了胸廓带而使三重控制更难发挥作用。

3. 混合力源肩关节离断假肢 用肌电信号控制、用电池能量驱动假手的开合动作，有效地改善了索控式肩离断假肢的拉索控制和自身力源的困难。适合于肩离断和上肢带解脱术的病人佩戴。前提条件是，截肢者有较为强烈的使用功能性假肢的要求，有较好的肌电信号，能接受充分的使用训练。

4. 肌电肩离断假肢 用肌电控制和电池能源取代了混合力源肩离断假肢的肘关节控制和驱动，解决了混合力源肩离断假肢的拉索控制和自身力源的困难，但增加了肌电控制和使用训练的难度。对于有强烈使用功能性假肢要求、有较好肌电信号、而又不适合装配混合力源假肢的截肢者，可选择安装此类型假肢。

三、康复训练

无论上肢假肢设计制作得多么灵巧，如果没有自身的主观努力，或者缺乏必要的康复训练，很大一部分截肢者也不会或者不习惯使用它。对上肢截肢者佩戴假肢进行康复训练对发挥假肢的代偿功能有着十分重要的意义。上肢假肢的康复训练指导人员，除指导病人训练工作外，还应该做好病人的心理康复工作，充分调动病人的积极因素，增强截肢者使用假肢的信心，使截肢者逐步熟练地掌握控制使用假肢的方法与技术，为日后不断扩大假肢的使用范围创造条件。通过训练使截肢者体会到假肢给他们日常生活和工作带来的方便，增加回归家庭、回归社会的信心。

（一）上肢假肢穿脱训练

1. 索控式前臂假肢的穿脱训练 假肢佩戴时，应先穿上残肢套，将残肢穿入接受腔后再将健肢穿上肩背带。相反，脱下假肢时，先脱下健侧的肩背带，然后再将残肢从接受腔中脱出。

（1）单侧前臂截肢者穿脱假肢的训练：单侧前臂截肢者完全可以自行穿脱假肢。佩戴时先用健手将肩背带调整到适合的松紧度，一端连接于肘吊带上，另一端连接在牵引带上，再将残肢伸进接受腔。健肢伸入肩背带的套环内，接着做几个耸肩动作，使肩背带套于健侧腋下，且使肩背带交叉点处于背部正中，有皮上勒的，系好上勒的皮带即可。脱假肢时，先将肩背带脱下，然后将残肢从臂筒内抽出。

（2）双前臂截肢者穿脱假肢的训练：第一次穿脱假肢时，应由假肢师或治疗师帮助。先将假肢的固定牵引装置调整到适合的松紧度，连接好，然后放在便于截肢者佩戴的地方；佩戴时，截肢者背向假肢站立，双臂后伸，将两侧的残肢分别伸入左、右接受腔内。然后抬起双臂，像穿衣服一样，借助于假肢的固定牵引装置，将整个假肢悬挂在截肢者的双肩上。待检查各部分的位置适合后，系好上勒的带子即可。脱假肢的顺序与佩戴时相反。

（3）注意事项：如果残肢的软组织较多、残肢较短小，则在穿脱假肢时亦可不解开上勒的带子。这样可以简化穿脱，使双侧截肢者可更方便地自行完成假肢的穿脱。

2. 索控式上臂假肢的穿脱训练

（1）单侧上臂截肢者穿脱假肢的训练：单侧上臂截肢者完全可以自行穿脱假肢。佩戴时，先用健手将假肢的固定牵引装置按试好的松紧度连接好，然后将残肢伸入假肢的接受腔内，将肩锁带置于残侧肩上，再将胸部带套在对侧腋下即可。脱假肢的顺序与佩戴时相反。如果是采用上臂 8 字肩带，则和前臂假肢的穿脱方法相同。

（2）双上臂截肢或一侧上臂一侧前臂截肢的截肢者穿脱假肢的训练：穿脱假肢如同双前臂截肢者。开始时应由假肢师或治疗师帮助穿脱。之后，除了胸廓带和牵引带的松紧必要时需请他人帮助调节外，截肢者可以自行完成穿脱假肢。

3. 肌电假肢的穿脱训练 因假肢没有控制索系统，穿脱肌电假肢比索控式假肢容易得多。但是要注意，必须保证假肢接受腔内的电极与皮肤具有良好的接触。否则可能导致因肌电信号不好而导致不能控制假肢。

（二）上肢假肢的使用训练

1. 索控式上肢假肢的使用训练

（1）操纵索控式上肢假肢的五种基本动作训练

1）肩胛骨外移控制训练：双侧肩胛骨离开脊柱外移的动作，常与双侧肩关节前屈动作联合用于控制假手的开手（图 5-52）。

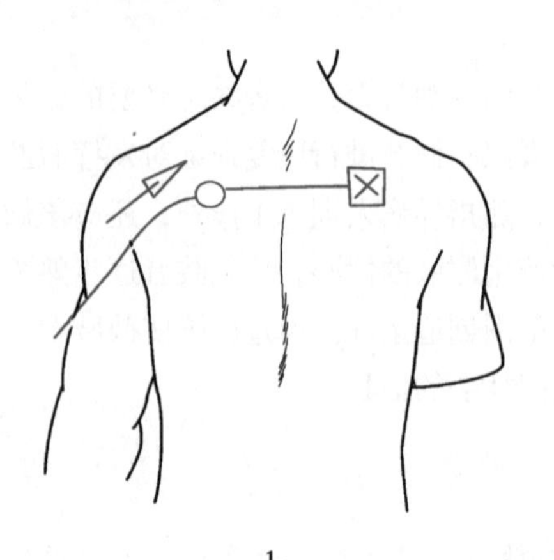
1

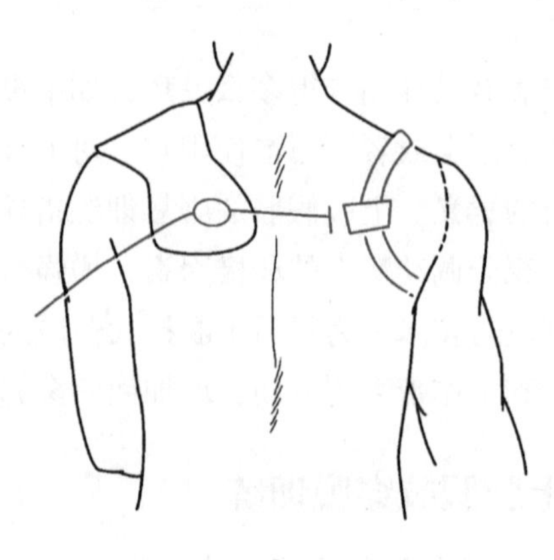
2

图 5-52 肩胛骨外移控制训练

2）升肩控制训练：残肢一侧肩部升高，对侧肩部保持静止，由此产生牵引位移操纵肘关节开锁。常用于在上臂假肢的三重控制系统中用于控制肘关节的开锁和闭锁（图 5-53）。

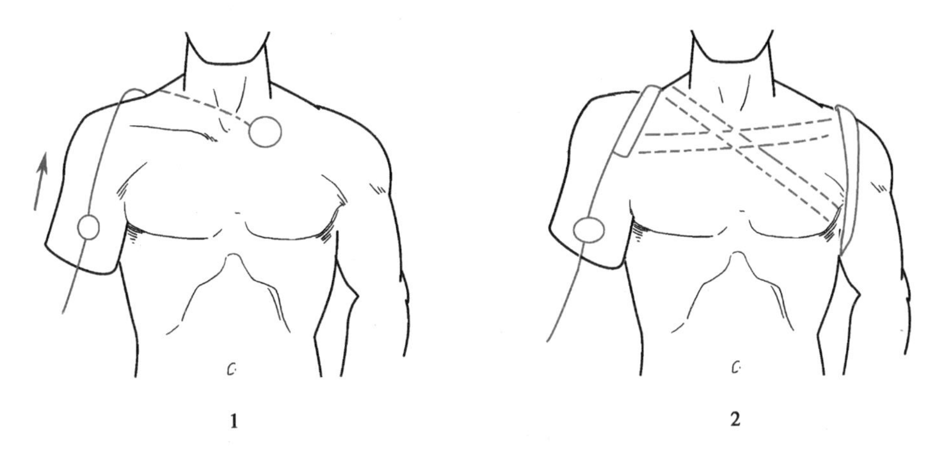

图 5-53 升肩控制训练

3）肩关节屈曲控制训练：残肢侧肩关节前屈，对侧肩部保持静止，由此产生牵引位移操纵屈肘。常用于在上臂假肢的三重控制系统中用于控制屈肘（图 5-54）。

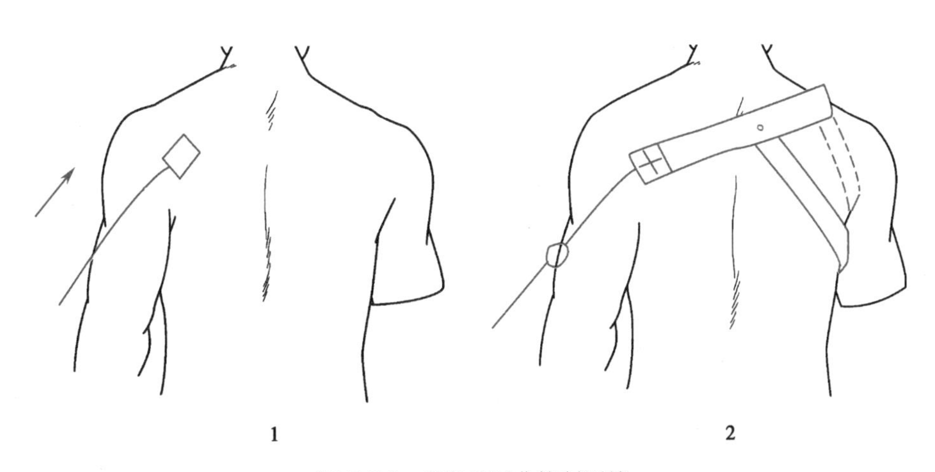

图 5-54 肩关节屈曲控制训练

4）肩关节后伸控制训练：肩关节后伸运动实际上是一个由残肢侧肩关节的后伸与同侧肩胛骨围绕胸廓前移的组合动作（图 5-55）。

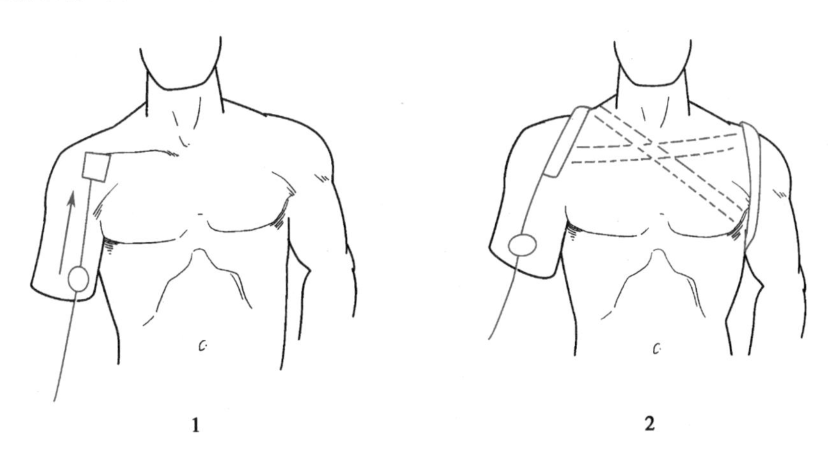

图 5-55 肩关节后伸控制训练

5）前臂旋前旋后控制训练：直接用前臂的旋前旋后动作控制腕离断假肢和长残肢前臂的旋腕功能。亦可利用前臂残余的旋前、旋后动作触动微动开关控制电动假手。

（2）前臂假肢的开闭手训练：前臂假肢的手部开闭有两种方式。一种是不屈肘开手，适合于远离躯干的工作；另外一种是屈肘开手，适合于近体工作。①不屈肘开手：健肢侧肩部作为支点静止不动。残肢侧做屈上臂、屈肩、沉肩，配合残肢前伸，肩背带拉动牵引索，打开假手；②屈肘开手：先屈肘，健肢侧肩部作为支点静止不动。残肢侧做屈上臂、屈肩、沉肩，配合残肢前伸，使肩背带拉动牵引索，完成开手动作。屈肘开手的力源主要依靠屈肩和屈臂动作。

在训练手部开闭动作时，可先在职业训练台上进行，然后再逐渐增加水平移动训练，并变换其他高难度的动作，直到截肢者熟练掌握开闭手的动作为止。一般先从训练抓握最易抓握的物体开始，再逐步训练抓握形体大、不易抓握的物体，如圆木、积木、乒乓球、玻璃球等。还可以采用插柱板进行训练，训练截肢者插大小和形状各异的插柱，以此提高训练兴趣，熟练手部动作。

（3）索控式上臂假肢的使用训练：与索控式前臂假肢相比，索控式上臂假肢的结构较为复杂。操纵、使用索控式上臂假肢有一定的难度。因此操纵假肢的屈肘、开手、闭手训练就显得尤为重要。截肢者只有在熟练掌握索控式上臂假肢的操纵方法后，才能准确、无干扰地完成各种独立的动作或某一联合动作。

1）双重控制索系统的使用训练：训练截肢者前屈上臂使肘关节屈曲，后伸上臂锁住肘关节；在锁住肘关节后，前屈上臂操纵手部动作。最后训练控制假肢动作的协调性。通过反复练习，截肢者掌握使用双重控制索系统的操作方法，并使控制假肢所需的身体动作减少到最低限度。

2）三重控制索系统的使用训练：让截肢者处于站立位或坐位。训练截肢者下沉肩胛带，将肩肱关节向后伸，以此来控制肘关节锁。外展双侧肩胛带，控制开手。前屈肩肱关节控制屈肘。训练时，要逐个动作单独训练，然后再训练各动作的协调性。为了增加截肢者训练的兴趣，可采用抓握一些物体的方法。

2. 肌电上肢假肢的使用训练 残肢状况的好坏直接影响假肢功能的发挥。截肢者的残肢情况、关节活动度、肌力条件、肌电信号的状态都是影响肌电假肢功能十分重要的因素，特别是肌电信号的状态更是至关紧要。因此，在装配肌电假肢前，要对截肢者进行充分的残肢训练，准确检测肌电信号源位置。

（1）肌电信号检测定位：使用专用的肌电测试仪，对截肢者残肢表面肌电信号进行测试，在残肢表面上寻找肌电信号较好的部位。

（2）常用的信号部位和控制方法：常用的双通道的前臂肌电假肢的肌电信号多来自前臂伸肌群和屈肌群，控制开手和闭手。带有肌电分平信号的前臂肌电假手通常用屈肌、伸肌的低电平信号控制开手、闭手；应用其高电平信号控制腕关节的旋前、旋后。上臂截肢后要求的动作多，而信号来源少，肌电假肢装配困难很多，不得不经常应用混合控制方法。常将双通道的上臂肌电假肢的电极放在残余的肱二头肌、肱三头肌部位，应用患肢的屈肘、伸肘动作信号控制假肢的闭手和开手动作。肘关节的屈肘和伸肘动作依靠索控机构完成。有的肌电假肢利用两组肌肉同时收缩作为转换开关信号，通过控制转换开关分别控制假手和肘、腕关节的运动。

（3）肌电信号源的训练：训练以生物反馈法为依据进行。通过反复启发、诱导和训练，病人感觉到肌电发放水平在随着意识控制患肢动作而发生相应的变化，从中悟出要领，建立起联系。①模拟开手或闭手时患肢的动作，进行控制肌肉收缩的自我意识训练；②利用指示灯的亮灭来定性地鉴定肌电是否引出；③将电极与肌电测试仪相连，可以定量地测定肌电发放水平；④用电极直接控制假手手头，让截肢者在训练中能直观看到假手的动作，提高截肢者训练的兴趣。

（4）肌电假肢的使用训练：肌电假肢训练主要有三个目的：减少误动作；增强随意控制能力；提高力度控制水平。肌电假肢使用训练有如下特点：①肌电假手由于去除了控制索，截肢者不再用自身关节运动牵拉牵引索开手，使得手的应用空间增大了很多。需要注意加强截肢者在尽可能大的空间范围应用假手的训练。②由于肌电假手控制随意性好，应注意训练快速闭手、取物与开手、放物功能。某些带有手指感觉的肌电假手应当注意训练捏取软的物体。③减少使用中误动作的训练。某些假手的动作可能引起电极的接触不良而不能引出正确的信号，不能开手或由于干扰信号过大引起错误动作。如果反复出现某种固定的错误的动作，则需要从接受腔的装配上检查原因或注意回避某种动作。

在掌握了基本控制动作之后，开始高级动作练习，主要包括以下内容：①力度控制，如握持杯子、拿起鸡蛋；②精确控制，使用汤匙、写字、拿钥匙开门等；③协同控制，假肢和健肢协同配合，完成穿衣、拧毛巾、切菜等日常生活动作。

3. 截肢者脱下假肢后的体育娱乐训练

（1）利手交换训练：对健侧手臂进行利手交换训练。提高健侧手臂的运动能力、灵活性和协调性，使健侧手臂起到代偿作用，尽快适应日常生活。

（2）残肢训练：如果前臂残端较长，可以将打乒乓球、羽毛球的拍子用弹力绷带与残端固定后进行练习。如果是上臂截肢可以在残端上绑缚沙袋进行体操训练。

（3）跑步训练：上肢截肢者由于一侧截肢，在跑步时会产生不平衡，所以在跑步时要努力加大残端摆动的幅度，如果残端较短，还要用肩摆动和腰的扭动使其躯干平衡。

4. 上肢假肢实际使用训练 首先是日常生活训练，包括穿脱衣服、个人卫生、饮食、开关门、开关电器、拿笔写字、打电话等，然后过渡到学习、工作性训练。日常生活项目的训练不仅会使截肢者掌握一些实际使用假肢的方法，而且也是截肢者扩大假肢用途的一种过渡。日常生活项目训练内容大部分列为双臂截肢者的必修课。单臂截肢者可选择部分双手活动项目进行训练。通过这些训练，可使截肢者基本上达到日常生活的自理和从事一些简单的工作。

（1）在装配假肢的同时选用合适的自助具：双上臂截肢者可将生活套袖套在残肢上，再卡上勺子或笔，即可进食或写字。用假手吃饭不能用筷子，只能用弯成合适角度的勺子或叉子。梳头时应当使用大一点的梳子等。

（2）动作要适应假肢的结构特点：如转动收音机旋扭或打开水龙头时，由于假手指难以完成扭转动作，需利用假手指的推、拨动作去实现。

（3）要充分利用假手的被动装置：如打电话拨号码时，要将假手（主手）的小指和无名指被动地处于完全屈曲位。举杯喝水或穿袜子时要使假手的腕关节机构被动地处于掌屈位。而写字时，要使假手被动地处于旋前约 15°、掌屈约 35°，小指与无名指被动地处于完全屈曲的状态。

（4）注意双手的配合动作：如打开牙膏时，用辅助手拿住牙膏的下部，用主手拨转牙膏盖。

（5）为使用假手提供方便：如将衣服扣子（尤其是内衣）改用拉锁，以简化穿衣动作。牙膏盖、肥皂盒盖不要扣得很紧，以便于推开。

5. 上肢假肢使用训练的期限 一般而言，截肢后首次安装上肢假肢的单侧前臂截肢者需要 50~60 小时的训练时间。单侧上臂截肢者、双侧前臂截肢者需要 70~80 小时的训练时间。双侧上臂截肢者需要 100~120 小时的训练时间。训练应分阶段进行，每天训练两次，每次 2 小时。训练期间，中间休息 10~15 分钟，以免造成过度疲劳。对已养成不正确习惯的截肢者，训练花费的时间更长。

截肢者经过专门的使用训练，回到家庭和社会中，功能训练并没有最终结束。需要进一步巩固。巩固训练应做到：①训练人员定期追踪服务，指导截肢者正确掌握和使用日常活动中所遇到的各种专门工具和特殊物件；②帮助截肢者制订进一步使用假肢的计划，达到熟练技巧和扩大假肢在日常生活和劳动方面应用的目的；③继续进行残肢的功能训练；④截肢者定期复查，及时纠正假肢的缺陷。

6. 上肢假肢的保养与维护 上肢假肢没有自身修复机能，应在发生故障之前进行必要的保养和维护。

（1）接受腔的保养与维护：接受腔直接与皮肤接触。在穿用假肢时，接受腔内壁会被汗和污物弄脏，残肢在潮热的环境中会产生湿疹、溃疡。一方面要清洁保养接受腔，保持清洁干燥。另一方面要清洁保养残肢。在接受腔内的皮肤，由于压迫、摩擦、温度的变化，会出现皮肤色素沉着、磨破、感染、小水疱、滑囊、过敏性皮炎等，因此要增强皮肤的抵抗力，预防皮肤疾病。每日清洗残肢，保持残肢的清洁和干燥。

（2）连接件的保养与维护：壳式上肢假肢的日常维护只需擦拭表面，避免弄脏衣服。如果出现裂纹，应找专业人员解决。

（3）装饰性手套的保养与维护：装饰性手套在使用中易出现变脏、变色、变质等问题。应注意正确使用，加强养护。使用时谨防锐器划破手套，切忌与墨水、油性彩笔、油垢油漆等接触。污染后用皂液或洗衣粉清洗。不用脏手或染色布触摸假手部件。不使用假肢时，注意放在清洁、通气的地方保管。不要放在日光直射、高（低）温、湿度高的环境内。

（4）索控式上肢假肢的保养与维护：①假手若出现指钩破损、歪斜及旋转轴松动时，应及时更换或修理。若出现操控不良时，应及时采取措施排除；②控制索的索套与钢丝间的摩擦常出现油污时，宜尽早更换零件；③控制索拉伸不灵活时，待查明原因后，再注入少量润滑剂；④钢索接头盒索环连接部松动需更换部件或修理；⑤背带部分易被汗水弄脏，金属连接件因生锈发生故障。应使用不易生锈材料。

（5）肌电上肢假肢的保养与维护：①特别注意电极、电线、旋转机构及微型开关部位的保养，避免水、潮湿的空气进入，保持电极表面清洁。②按使用说明书正确保养和维护机械部件。发现不正常时送专业人员拆卸修理。③注意保养和维护假肢的电器元件。电池电压不应低于额定电压。④要避免碰撞、跌落、挤压、高温、潮湿及与酸碱物质接触。⑤不用假肢时应关闭电源。

四、上肢假肢评定

（一）临床适配性检查

上肢假肢组装完成之后，要在康复医师、作业治疗师、假肢师的共同协作下，进行适配性检查。检查其是否可以正常操作；在适配、功能、舒适和外观等方面是否满足设计要求。功能和舒适程度受到年龄、全身状况、截肢部位和原因、残肢状况、假肢部件、装配时间、装配质量、训练、假肢使用环境、病人的积极性等因素影响。

假肢装配是一个非常复杂的“人-机-环境”相结合的过程，要求在假肢装配过程中，必须在截肢者身上进行系统的、细致的适配性检查，确保得到理想的装配效果。通过适配性检查，不仅能使病人初步掌握操纵和使用假肢的方法，了解假肢的功能代偿，更重要的是发现和解决假肢制作和装配方面存在的问题，检验性能指标、舒适程度和外观质量。在适配性检查中，要及时认真听取病人对假肢的评价和改进意见。上肢假肢适配性检查是一项耐心细致的工作，直接影响上肢假肢的使用效果，必须由医（康复医生、治疗师）、工（假肢师）、患（截肢者及家属）三方面密切合作和及时交流沟通，才能保质保量地完成。

1. 与处方对照进行检查 首先检查假肢是否符合处方要求，若符合则继续进行下面的检查。

2. 检查佩戴是否容易和是否能穿到正确位置 通过截肢者反馈和检查假肢在残肢上的状态进行检查。残肢佩戴不到位时，需要重穿。

3. 检查接受腔与残肢的适合程度 残肢加以适当衬垫后应与接受腔较好地接触，操纵假肢时应无疼痛感觉。检查时，可对假肢施加一定力量模拟假肢提、拿、推、拉动作，残肢应当无疼痛。取下假肢后，检查残肢皮肤应当无变色现象。

（1）抗下垂、拉力的稳定性检查：又称假肢移动长度的检查。让截肢者戴上假肢，前臂伸直，在假肢末端加上 20kg 的垂直牵引力，接受腔下移的位移量应小于 2cm。取下假肢后，残肢皮肤应当无变色现象，肩背带也不应有损伤。

（2）抗扭转力的稳定性检查：将肘关节固定在屈曲 90°位置，在手腕处（距肘关节轴 30cm 处）用 1kg 的力向内侧或外侧拉动前臂部。截肢者抵抗该力而假肢不转动。

4. 检查假肢对线 上肢假肢对线，必须根据人体上肢解剖学的构造和各部分的配合关系，通过对线来调整和确定假手、腕关节、肘关节、肩关节和接受腔之间的位置和角度关系，使之既符合人体的自然肢位，又便于在日常生活和工作中发挥假肢的代偿功能。

检查上肢假肢对线时，基本肢位应是：两手放松垂直于身体两侧，肘关节轻度屈曲，前臂无旋前旋后，腕关节略伸，手掌平行于躯干，掌心向内，指关节轻度屈曲。

（1）前臂假肢的对线检查：在进行前臂假肢的对线检查时，主要检查腕关节的安装位置和角度。

1）从侧面看，残肢的中心线通过腕关节连接盘的后缘，腕关节连接盘与水平面保持 5°~10°的屈曲位。上肢姿态与健侧对称。

2）从前面看，自肩峰引下的垂线通过腕关节连接盘的中心，腕关节连接盘应与水平面呈 5°~10°的内收角。上肢姿态与健侧对称。

（2）上臂假肢的对线检查：在进行上臂假肢的对线检查时，主要检查肘关节的安装位置和角度。

1）肘关节位置的确定：从侧面看，自肩峰引下的垂线通过腕关节连接盘后缘，连接盘与水平面成 5°~10°的前倾角；从前面看，自肩峰引下的垂线通过连接盘中心，连接盘面内收 5°~10°。

2）上臂假肢的对线位置：上臂前屈 5°~10°，前臂前屈 5°~10°，腕关节屈曲 5°~10°，前臂部不得接触到身体的骨盆。上肢姿态与健侧对称。

（3）肩离断假肢的对线检查：在进行肩离断假肢的对线检查时，主要确定肩关节的安装位置与角度，其余的和上臂假肢相同。

1）从侧面看，上臂的中轴线与自肩峰引下的垂线成 5°~10°的屈曲位。

2）从前面看，上臂的中轴线相对于自肩峰引下的垂线外展 5°~10°。

3）从顶部看，肩关节相对于通过肩峰的人体中心线内旋 5°~10°。

4）上肢姿态与健侧对称。

5. 检查假肢长度 检查上肢假肢长度时，应在佩戴时保持两肩水平的状态下，使假手拇指末端或钩状手的末端与健侧拇指末端平齐或稍短。对于前臂假肢，自肘关节到假手拇指末端长度可比健侧短 1cm。对于上臂假肢，肘关节轴与肱骨外上髁的位置一致，而前臂残侧可比健侧短 1~2cm。

6. 检查肘关节屈曲角度 前臂截肢者戴上假肢后假肢侧的曲肘程度应与健侧相同。接受腔口型不应妨碍肘关节正常活动。检查上臂假肢的屈肘活动度时，应将前臂处于 90°位置上进行检查。假肢的被动屈肘和主动屈肘均应达到 135°。假肢侧肘关节完全屈曲时，患侧肩的屈曲角不应超过 45°。

7. 检查控制系统的操纵效率 病人戴上假肢后固定牵引装置，应能有效控制假肢的传动机构。截肢者操纵假肢应无勒痛感。

（1）手指开闭时牵引索的传递效率应在70%以上。

（2）将假手放在嘴边和裤子前面纽扣位置时主动将手张开的开手距离应达到被动开手距离的50%以上。

（3）病人戴上假肢屈肘至90°时，手指应能完全张开。前臂假肢在上臂外展、屈肘夹角为50°时，手指张开距离不应小于40mm。

（4）上臂假肢的牵引索能有效地控制假手的开闭、屈肘和松锁等机构。在上臂外展至60°时，锁住机构仍可保持于不活动状态。病人在佩戴假肢后正常步行时，肘关节锁住机构不应自动锁住。

8. 检查假肢的重量 由于手在上肢的最远端，加上持重，会产生很大的力矩作用在残肢上，因此必须限制并力求减轻假肢（特别是手部装置）的重量。通常要求：①手部装置重≤0.3kg；②前臂假肢≤0.5kg；③上臂假肢≤0.8kg；④肩关节离断假肢≤1.4kg。

9. 电动和肌电假肢的控制检查

（1）电极或电动控制开关的位置应准确。

（2）肌电信号或电动控制开关控制手头开合、腕关节旋转、肘关节屈伸应灵敏且不受干扰。

（3）在肘关节屈或伸的状态下，肌电信号或电动控制开关应灵敏且不受干扰。

（4）能控制假手抓握和放开物体。

（5）控制假肢的动作配合、功能切换连贯。

（二）上肢假肢的代偿功能评定

1. 单侧上肢假肢的功能评定 单侧上肢截肢者，有一侧上肢存在，在进行假肢训练的同时，应该同时帮助其训练健肢与假肢的协同功能，这时假手主要起辅助作用。上肢假肢代偿功能的评定可参照《上肢假肢的基本功能要求》（表5-13）《前臂索控假肢的评定》（表5-14）和《肩离断和上臂假肢的评定》（表5-15）。

表5-13 上肢假肢的基本功能要求

项目	假手指	掌手假肢	前臂假肢	上臂假肢
抓住	能	—	能	能
举起、搬运	能	—	能	—
操纵	能	—	能	—
释放	能	—	能	能
拉	能	能	能	能
伸	能	能	能	能
转动或旋转	能	—	—	—

注："—"不属于硬性要求的项目

表5-14 前臂索控假肢的评定

检查项目	结果		标准
假肢穿上和脱下时肘的屈曲度	穿上时 脱下时	度 度	穿上和脱下假肢时，其主动屈曲度必须相同
假肢穿上和脱下时前臂的旋转度	穿上时 脱下时	度 度	穿上时的主动旋转角度必须是脱下时的1/2
控制系统的操作效率		%	效率必须是70%以上

续表

检查项目	结果			标准
肘屈曲90°时钩状手和手开大率或闭合率			%	主动开大、闭合的程度必须完全达到被动开大、闭合的程度
在嘴和裤子前面纽扣两处位置，钩状手或手的开大和闭合	嘴 裤子纽扣	cm cm	% %	肘屈曲90°时，其主动完全开、闭必须达到70%以上
对下垂拉力的稳定性（移动长度）			cm	位移量≤2cm
适合状况和接受腔压迫时的舒适程度				向接受腔施加压力，病人不应出现不舒适或疼痛感

注：效率＝张开的钩状手所需的力 ×100%/拉力牵引索所需的力

表5-15 肩离断和上臂假肢的功能评定

检查项目	结果		标准
	上臂假肢	肩离断假肢	
穿上假肢时残肢的可动范围	屈曲 伸展 外展 旋转	度 度 度 度	屈曲 90°（健180°） 伸展 30°（健60°） 外展 90°（健180°） 旋转 45°（健60°）
假肢肘的屈曲范围	度	度	假肢肘的屈曲 135°
穿上假肢时，肘的主动屈曲范围	度	度	肘完全屈曲 135°
肘完全屈曲所需肩的屈曲角度	度	度	肩的屈曲角度不应超过45°
肘屈曲（90°以上）所需的力量	kg	kg	不应超过4.5kg
控制系统的操作效率	%	%	效率至少要在50%以上
肘屈曲90°时，手指钩的开大或闭合	cm %	cm %	肘屈曲90°时，末端装置应完全开大或闭合
在嘴和裤子前面纽扣的两处位置，手指钩的开大或闭合	嘴 cm % 裤子 cm 纽扣 %	嘴 cm % 裤子 cm 纽扣 %	末端手部装置的开大或闭合至少要达到50%程度
接受腔对扭力的稳定性	度	度	距肘轴心约30cm的远端位置，旋转度必须抵抗约1kg牵引力
对下垂拉力的稳定性	cm	cm	加23kg左右牵引力，接受腔离开残肢下移≤2.5cm
适合状况和接受腔压迫时的舒适程度			接受腔施加的压力不应使病人有不舒适或疼痛感

2. 双上肢假肢的功能评价 按照《双上肢假肢的评定》（表5-16）对双上肢假肢进行功能。

表5-16 双上肢假肢的功能评定

日常生活动作项目	前臂假肢		上臂假肢	
	完成次数	所需时间	完成次数	所需时间
穿衣服、扣衣扣	1	5分钟	1	15分钟
系腰带	1	1分钟	1	3分钟

续表

日常生活动作项目	前臂假肢		上臂假肢	
	完成次数	所需时间	完成次数	所需时间
穿袜子	1	3分钟	1	9分钟
系鞋带	1	3分钟	1	3分钟
叠被	1	1分钟	—	—
打开水龙头	12	1分钟	6	1分钟
打开牙膏盖，取牙膏	1	1分钟	1	2分钟
打开肥皂盒	12	1分钟	—	—
拧干湿毛巾	1	1分钟	—	—
拿起梳子	6	1分钟	—	—
拿起羹匙	3	1分钟	3	1分钟
拿起馒头	12	1分钟	6	1分钟
提暖瓶倒水	1	1分钟	1	2分钟
端起口杯	12	1分钟	2	1分钟
划火柴	2	1分钟	1	2分钟
旋转门把手	10	1分钟	4	2分钟
用钥匙开锁	1	2分钟	—	—
拿起钢笔	4	1分钟	1	1分钟
打电话	1	1分钟	—	—
开关电灯	12	1分钟	2	1分钟
打开收音机、电视机	12	1分钟	6	1分钟
从衣兜内取工作证	1	2分钟	—	—
拾取硬币	4	1分钟	—	—
解大便、小便	做到	不限时间	做到	不限时间

注：①双上肢截肢者能争取在标准时间内完成的一些必要的日常生活动作项目；②在拿起、使用和放下物体时，动作应自然；③在使用物体的过程中，不得出现物体松脱或其他不安全的现象；④“—”不属于硬性要求的项目

（方　新）

第六章 轮椅与助行器

【学习要点】

掌握：轮椅、助行器的定义、分类、选配原则。

熟悉：轮椅、助行器的选配方法与临床应用。

了解：轮椅、助行器的结构与特点，了解轮椅使用与处方内容。

第一节 轮　　椅

轮椅（wheelchair，W/C）是带有轮子的座椅，主要用于功能障碍者或其他行走困难者代步。轮椅既是常用的代步工具，也是个人转移的重要辅助器具。其基本作用是使伤残者及行走困难者借助轮椅进行康复训练，能够从事一些日常生活活动和具备参与社会活动的能力，并提高使用者的独立性，扩大生活范围。轮椅使用得当，能避免过多消耗体力，提高移动功能，减少对家人的依赖，有利于就业和全面康复。

一、分类

（一）分类方法

对轮椅的分类有很多，尚无统一的标准或模式，通常从以下几方面进行分类。

1. 按驱动方式　分为手动轮椅和动力轮椅。手动轮椅又可分为：双手驱动轮椅、摆杆驱动轮椅、单手驱动轮椅、电力辅助手动轮椅、脚驱动轮椅、护理者操纵的轮椅等；动力轮椅又可分为：电动轮椅、机动轮椅及爬楼梯轮椅等。

2. 按轮椅大致结构　分为折叠式轮椅和固定式轮椅。

3. 按使用对象年龄　分为成人用轮椅、儿童用轮椅和婴幼儿用轮椅。

4. 按轮椅的主要用途　分为标准型轮椅、偏瘫用轮椅、截瘫用轮椅、竞技用轮椅等。也可分为站立用轮椅（使人站在有轮子平台上的框架里的移动辅助具）和站起轮椅（将人从坐姿移动到站姿的辅助装置）。

（二）常见轮椅

1. 手动轮椅　手动轮椅（manual wheelchair）是指以乘坐者手驱动、脚踏驱动或陪伴者推动的轮椅车。分为标准型（成人型）和小型，此两种轮椅的区别是前者座位较后者宽，高度亦高。所有轮椅的脚踏板、扶手都是可以拆卸，以便病人完成转移动作。

2. 电动轮椅 电动轮椅（electric wheelchair）是指电力驱动的轮椅车，分为标准型和小型两种。电动轮椅的控制方式有三种：上肢或手控制；呼吸控制；下颏控制。电动轮椅的重量约为标准手动轮椅的2倍。电动轮椅主要适用于不能自己驱动轮椅的病人，或者虽然自己能驱动轮椅，但驱动时间有限的病人。

3. 轻型轮椅 轻型轮椅（light wheelchair）的样式与标准轮椅相同，但重量大约仅是标准轮椅的2/3，一般由铝合金、钛或复合材料构成。经常靠轮椅上下汽车的病人及体育运动者宜选择此类轮椅。轻便轮椅也可以折叠，轮子亦可拆卸。

4. 躺式轮椅 躺式轮椅（reclining wheelchair）分半躺式与全躺式。半躺式轮椅可以身后倾斜30°。适用于高位颈椎损伤病人，更利于保持平衡和吸吮通畅。但轮椅重量明显大于标准轮椅，总长度亦长，在较狭窄的地方不易操作。

5. 运送轮椅 运送轮椅（transport wheelchair）是由陪护人员驱动的轮椅，前后轮较小，重量大致与轻便轮椅相同。此种轮椅是使用电动轮椅所必需的，对使用半躺式轮椅的病人也很有帮助。

6. 站立轮椅 此种轮椅可以使病人站立或坐下，以完成某一动作。病人按下一个按钮后，轮椅座位会自动升高或降低至所需高度，适合病人坐、站体位转换。

7. 坐厕轮椅 坐厕轮椅（closestool wheelchair）供不能如厕的残疾人及老年人使用，分为小轮式坐厕椅、带便桶的轮椅。

二、结构

（一）标准型轮椅

标准型轮椅又称普通轮椅，一般由轮椅架、车轮、轮胎、靠背、刹车、座椅、脚托及腿托、扶手等部分组成（图6-1）。

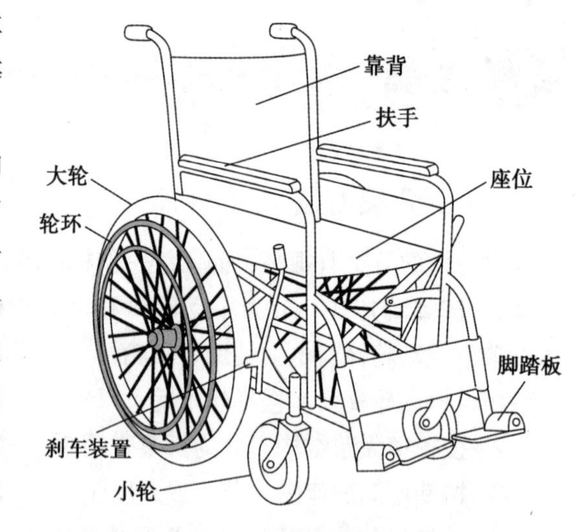

图6-1 标准型轮椅结构

1. 轮椅架 这是轮椅的核心部分，分为固定式和折叠式两种。固定式的强度和刚度均较好，结构简单，牢固、耐用，一般靠背可向前折叠，使体积相对减小；折叠式在折起时体积较小，方便携带。电动轮椅多为固定式轮椅架。大多数国产轮椅架是金属制造的，如不锈钢、铝合金或轻金属等，也有用玻璃纤维制造而成。国外的轮椅为了减轻轮椅重量，方便携带及运输，多选用铝合金材料或全塑料及碳纤材料的轮椅架。轮椅架的金属管表面镀铬或涂以漆类保护层。

2. 车轮 轮椅上装有一对大车轮和一对小车轮。

（1）大车轮：又称为后轮或驱动轮。大部分轮椅的大车轮都安装在轮椅架的后方，仅对有肩关节后伸障碍的病人安装在轮椅前方。其直径为46~66cm，常用的尺寸为50.8cm、61cm、66cm三种规格。典型的电动轮椅后轮直径多为46cm，而传统手动轮椅的后轮直径则多为60cm左右。每个大轮的外侧都装有轮环（手轮圈），手轮圈的材料有多种，如不锈钢、轻金属、橡胶涂层等。轮椅的手轮圈是可以更换的，对于双手握力较差的病人，应考虑在手轮圈表面加摩擦力较大的涂层，如乙烯塑料涂层或有橡胶涂层的手轮圈等，以增加摩擦力；亦可沿手轮圈四周增加推动把手。推把有以下几种：

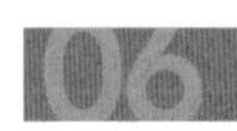

①水平推把，用于 C_5 平面脊髓损伤病人，可靠屈肘力推车前进。若无水平推把，病人则无法驱动轮椅。②垂直推把，用于类风湿性关节炎肩手关节活动受限病人。③加粗推把，用于手指运动严重受限而不易握拳的病人，也适用于骨关节炎、心脏疾病或老年病人。

（2）小车轮：也称脚轮或转向轮，安装有转向系统，决定轮椅的行驶方向。手动轮椅的脚轮直径范围在 5~20.3cm 之间，常用规格为 12.7cm、20.3cm。活动较多病人可选用直径 12.7cm 聚亚氨酯脚轮；直径 20.3cm 脚轮的驾驶舒适感好，但清障功能差。直径 5cm 脚轮的清障功能好，较适用于一些体育运动。

3. 轮胎

（1）实心轮胎：又称为硬轮胎。

1）优点：在地毯上推动轮椅时，较为容易；保养简单；耐用。

2）缺点：使轮椅重量增加；在凹凸不平的路面上推动时，震动感较明显。

（2）充气轮胎：又称为软轮胎。

1）优点：对凹凸不平路面有避震作用，乘坐者的舒适感较好。

2）缺点：需要定期充气；易破损；在地毯上推动轮椅时较吃力。

4. 靠背 靠背承托病人背部，乘坐是否合适关系到病人的安全与舒适问题。轮椅的靠背有低靠背和高靠背以及可倾斜靠背和不可倾斜靠背之分。靠背高低的选择主要是根据病人躯干受控程度和活动能力。

（1）低靠背（低腰承托）：上缘一般在使用者肩胛骨下 2~3cm 处，乘坐时躯干活动范围较大，便于脊柱前屈、后伸及旋转运动，但需要躯干有一定的平衡和控制能力，且坐靠时间过久易产生腰痛，适用于截瘫病人或经常参加体育运动的病人。低靠背轮椅多为不可倾斜的靠背轮椅。

（2）高靠背（高背承托）：上缘一般超过肩部，主要适用于躯干控制能力较差、不能独立驱动轮椅的病人。若病人的躯干和头颈控制能力均较差，如四肢瘫病人，可在高靠背上附加头托；若病人出现体位性低血压，可通过调整靠背的倾斜角度来解决。

5. 刹车装置 刹车是用于刹住大车轮以停止或将轮椅保持在固定位置的装置，以维持病人的安全转移。普通轮椅的刹车装置较简单，分为凹口式、肘节式两种类型。凹口式刹车安全可靠，但操作较费力；肘节式刹车是利用杠杆原理，通过几个关节而后制动，其力学优点是比凹口式刹车强，但失效较快。若只能使用一只手时，如偏瘫病人，可采用单手刹车，或安装延长杆操纵两侧刹车。

6. 倾斜杆 倾斜杆的主要作用是跨越障碍物、防止轮椅后倾跌倒。当轮椅越过门槛等障碍时，踏下倾斜杆，轮椅后倾以翘起前轮，再用力前推，便可越过障碍；当后轮后倾过度时，倾斜杆先触及地面，可防止轮椅进一步后倾而发生向后跌倒。

7. 扶手 有固定扶手、活动扶手两种。活动扶手可将扶手完全移除或翻折至后方，以便乘坐者自行或护理人员协助完成转移。有些扶手可调节高度，以适应使用者的身长和臂长。还可在扶手上架上小桌板，供读书、用餐时使用，同时对预防脑卒中病人的肩关节半脱位有一定作用。

8. 脚托与腿托 腿托是用来支托小腿部，分为固定式、可拆卸式和膝部角度可调式。可拆卸式腿托，便于轮椅接近床缘；膝部角度可调式脚托，与高靠背轮椅配套使用，便于乘坐者取半卧位。脚托是用来支托足部，分为横跨两侧式、两侧分开式。理想脚托是可以摇摆到一边，还可以拆卸。有些轮椅在脚托处安装了脚踝带、脚跟环等装置，可防止脚滑脱。需要注意脚托高度，脚托过高，屈髋角度过大，身体重量更多集中在坐骨结节，容易引起该处压疮。

9. 轮椅附件 轮椅附件包括轮椅桌、各种垫类、座位及座位系统、外展阻块等。轮椅附件是为了满足乘坐者的特殊需求而专门设计，配置多种人性化功能，如增加手柄摩擦面、车匣延伸、防震装置、扶手安装臂托、手扶圈、上翻扶手，以及方便病人的吃饭桌、书写架、购物篮等。

（二）电动轮椅

电动轮椅是在普通轮椅基础上，增加了马达与电池。一次充电可续航 20~60km，最大速度约 8~15km/h，爬坡角度最大为 12°，充电约需 4~6 小时。适用于手部功能不全、重度瘫痪、心肺功能较差以及需要较大移动距离的病人，如高位截瘫或偏瘫等。电动轮椅的使用，需要有良好的单手控制能力、基本正常的认知功能，以及较大的活动空间。电动轮椅因采用外加电力能源驱动，其结构主要由模块化动力系统、驱动系统、控制系统组成（图 6-2）。

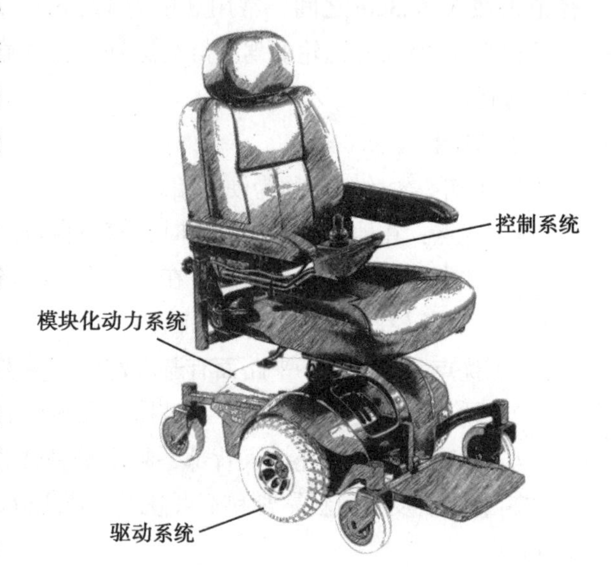

图 6-2　电动轮椅结构

1. 模块化动力系统　即动力底座，位于轮椅下部，包括马达、电池、驱动轮、脚轮以及电子线路，上方为座椅系统，座椅功能各有不同，包括空间倾斜、椅背后倾、腿托升降和座椅升降功能。

2. 驱动系统　驱动系统有后轮驱动、中轮驱动及前轮驱动三种类型。前轮驱动多用于室内，后轮驱动适用于室内、室外。后轮驱动系统中，驱动轮位于使用者的重心之后，脚轮在前，有悬挂及减震系统，增强了轮椅向前的稳定性，提高了其跨越小障碍物的能力；前轮驱动系统中，驱动轮位于使用者的重心前方，后轮为脚轮，稳定性好，跨越障碍物能力强，但因其重心向后偏，在凹凸不平地面上直线行驶较困难。

3. 控制系统　主要包括操纵杆和开关。

（1）操纵杆：是电动轮椅系统最常见的接入设备。大部分操纵杆是按“比例”控制轮椅的，即轮椅的速度快慢由操纵杆偏离中心位置的远近决定。有特殊疾病的病人可选用特殊的操纵杆，如手足徐动症病人的运动功能差，可选用等距操纵杆，只能朝某一特定方向移动；手抓握功能较差的病人，可选用末端改装的操纵杆，有利于抓握；手臂粗大运动缺失、保留部分远端手指运动功能的病人，可选用微型操纵杆，仅花费较小力气即可驱动轮椅；四肢均无主动运动的病人，如四肢瘫，可选择吹吸式气动开关或下颏控制操纵杆，通过用嘴向吸管吹气和吸气或头颈部活动来控制轮椅。

（2）开关：由单个或多个开关操控轮椅，适用于缺乏良好运动控制能力、不能有效使用操纵杆的病人。开关控制的功能明确，但通常比操纵杆控制的反应慢。使用多个开关可以加快轮椅速度，但无法“按比例”控制轮椅速度，因此，轮椅始终以固定的、较慢的速度行驶。

知识拓展

智 能 轮 椅

智能轮椅是将机器人技术应用于电动轮椅，也称智能轮椅式移动机器人。智能轮椅通常是在一台标准电动轮椅的基础上增加一台电脑和一些传感器或者在一个移动机器人的基础上增加一个座椅进行构建。作为一种服务机器人，智能轮椅具有自主导航、避障、人机对话以及提供特种服务等多种功能；作为机器人技术的一种应用平台，智能轮椅上融合了机器人研究领域的多种技术，包括运动控制、机器视觉、模式识别、多传感器信息融合以及人机交互等等。目前世界各国都在广泛开展智能轮椅相关技术的研究，智能轮椅的交互性、自主性以及安全性都取得了很大的发展。

三、选配与使用

轮椅的选配需要多学科团队协作，其参与评估的团队成员包括：病人、康复医生、辅具治疗师、物理治疗师、作业治疗师等。病人是其中最重要的成员，病人的意见和意愿对于选择合适的轮椅十分重要。康复医生、康复治疗师对病人的运动、感觉、认知功能以及对使用轮椅的态度、身材、转移能力、生活方式等多方面进行综合评估，为其选配合适的轮椅。

（一）轮椅选配的原则

1. 首先是满足使用者的身体功能状况。
2. 其次是舒适、耐用。

不是价格越高、功能越全越好。

（二）轮椅选配的方法

1. 一般状况的评定 由康复医师评估病人，了解使用者的年龄、疾病诊断、运动、感觉、认知功能、康复需求以及对使用轮椅的态度、能力、使用者所处的环境、家庭条件等。

根据评估情况选择适合使用者的轮椅。偏瘫病人可选配单侧手驱动的轮椅；脑瘫病人可选配靠背可倾斜，并加装头枕、分腿板、安全带等支撑装置的轮椅；四肢瘫病人可选配具有较大摩擦力的手轮圈，能拆卸扶手以及减压坐垫的轮椅；截瘫有压疮者可选配俯卧式轮椅；下肢截肢者可选配重心调整过的轮椅；不宜久坐或久站者可选配坐立两用轮椅；一般病人可选配标准型轮椅；残疾人或年老体弱者可选配电动轮椅；特别需求者可选配选择特殊轮椅。

2. 轮椅尺寸与大小的测量 轮椅的尺寸，特别是座位宽窄、深浅与靠背的高度，以及脚踏板到坐垫的距离，都会影响到乘坐者的舒适度。此外，还要考虑病人的安全性、操作能力、外观等。

轮椅的测量设备与用具：测量用坐椅、皮尺等。测量要求：受检者穿着普通衣服，坐在测量用坐椅上，髋关节和膝关节屈曲 90°，足底着地，有矫形器者需佩戴矫形器。

轮椅尺寸与大小主要有下列参数测量与记录（示图中黑色箭头为尺寸要求）。

（1）座位高度：座位高度（seat height）是测量腘窝至地面高度（图 6-3），一般为 45~50cm；座位太高，轮椅不能靠近桌子；座位太低，坐骨承受重量过大。

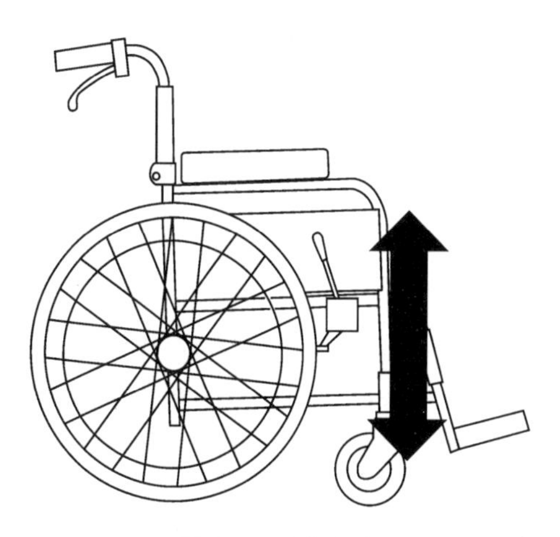

图 6-3 座位高度

（2）座位宽度：座位宽度（seat width）是测量坐位时两侧臀部最宽处的距离再加 5cm（图 6-4），一般为 40~46cm；座位太窄，进出轮椅比较困难，臀部及大腿组织受到压迫；座位太宽则不易坐稳，操纵轮椅不方便，双上肢易疲劳，进出大门也有困难。

（3）座位深度：座位深度（seat deep）是测量臀部向后最突出处至小腿腓肠肌间的水平距离再减 5cm（图 6-5），一般为41~43cm；若座位太浅，体重将主要落在坐骨上，易造成局部受压过多；若座位太深则会压迫腘窝影响局部的血液循环，并易刺激局部皮肤产生压疮。对大腿较短或有髋、膝屈曲挛缩的病人，则使用浅座位较好。

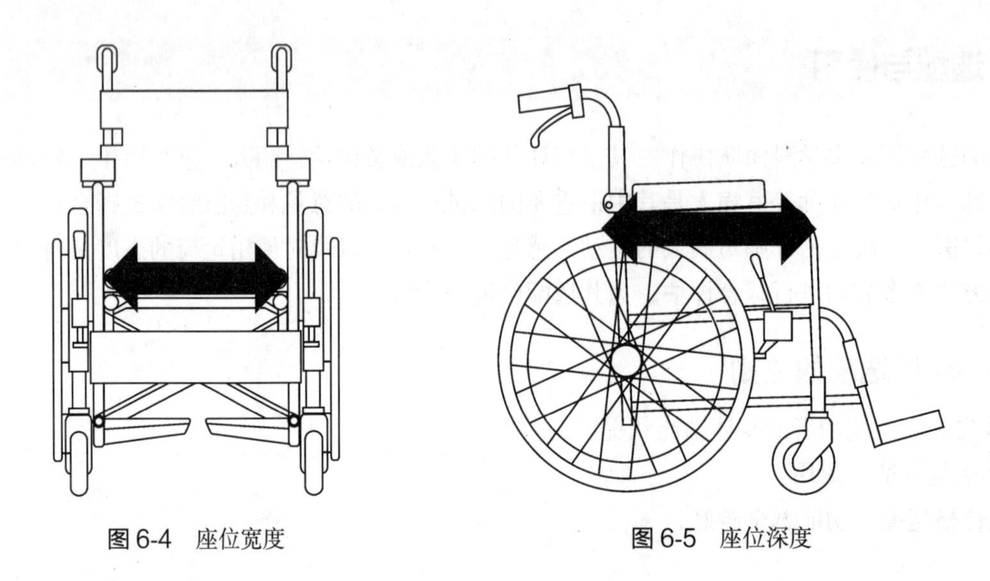

图6-4 座位宽度　　图6-5 座位深度

（4）座椅角度：座椅角度（seat angle）是指座位与轮椅之间的夹角（图6-6），也称为坐姿角。坐姿角的范围一般为0°~20°。一定的坐姿角可使骨盆稍微倾斜，给躯干提供更多的稳定性，病人乘坐时更有安全感。

（5）扶手高度：扶手高度（armrest height）是测量在上臂自然下垂肘关节屈曲90°时肘下缘至椅面的距离再加2.5cm（图6-7），一般为22.5~25cm。有坐垫者还应加上坐垫高度；适当的扶手高度有助于保持正确的身体姿势和平衡，并使上肢放置在舒适的位置。扶手太高，上臂被迫上抬，易感疲劳。扶手太低，需要上半身前倾才能维持平衡，不仅容易疲劳，还会影响呼吸。

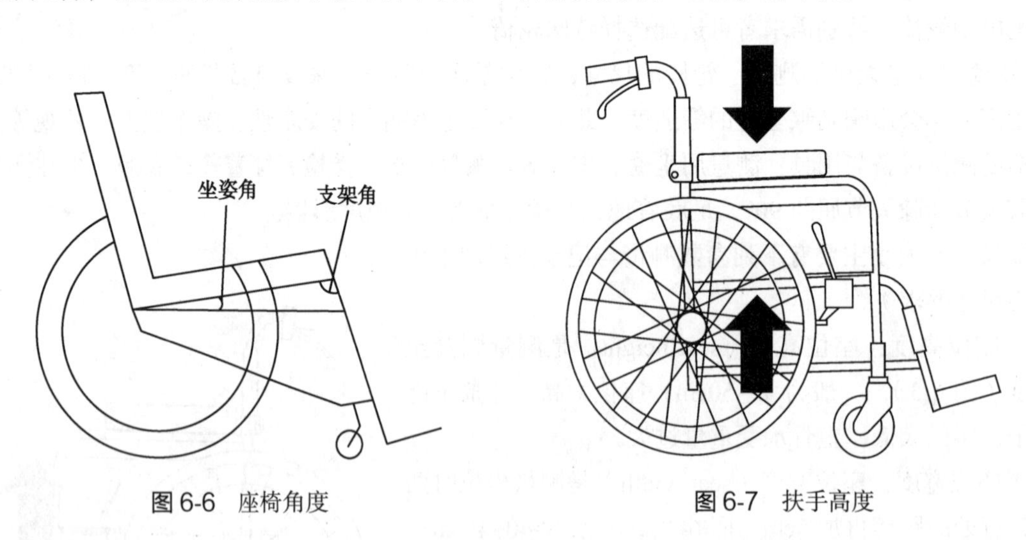

图6-6 座椅角度　　图6-7 扶手高度

（6）靠背高度：靠背高度（backrest height）分低靠背与高靠背的高度（图6-8）。低靠背的高度是测量从坐椅面到腋窝的实际距离再减去10cm；高靠背的高度是测量从坐椅面到肩部或后枕部的实际高度；靠背越高，越稳定；靠背越低，躯干上部及上肢的活动范围越大。

（7）轮轴高度：轮轴高度是指地面与轮轴之间的距离（图6-9）。理想的轮轴高度是病人在轮椅中坐直且将手放松至车轮顶部时，肘关节的屈曲角度在100°~120°之间。轮轴过低，病人可能无法完

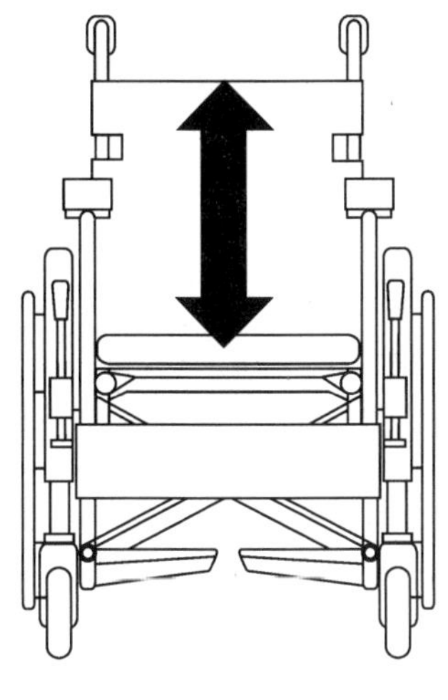

图 6-8 靠背高度

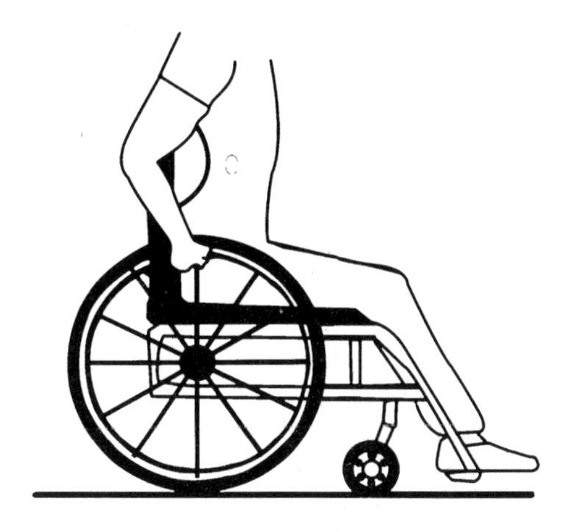

图 6-9 轮轴高度的测量

全触到手轮圈，导致每次推动的距离较短；轮轴过高，推动过程中被动外展病人肩关节，有导致肩峰撞击综合征的危险。

（8）脚踏板高度：脚踏板高度（pedal height）一般应与地面至少保持 5cm 距离。

（9）轮椅全高：轮椅全高（wheelchair height）是指手推把上缘至地面的高度（图 6-10），一般为 93cm。

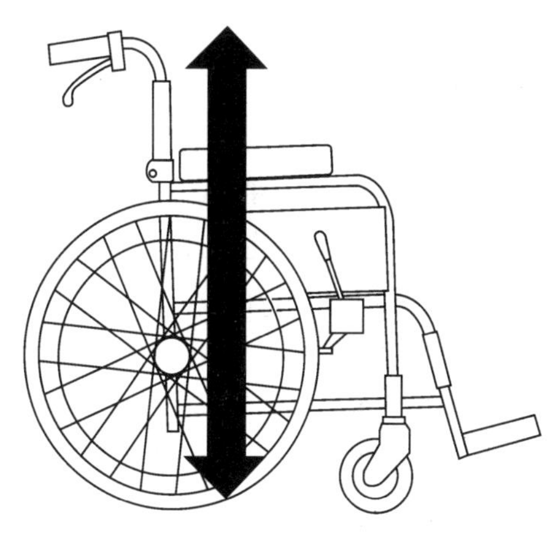

图 6-10 轮椅全高

（10）坐垫与脚踏板的距离：最佳距离为乘坐者坐好后，双脚放在脚踏板上，腘窝处大腿前端底部与坐垫之间约有 4cm 间隔，这样可使大腿底部与臀部同时承受重量，而又不压迫腘窝处的血管和神经，同时还要使脚踏板与地面之间保持一定的间隔。坐垫与脚踏板之间的距离过小，可使大腿前端底部与坐垫之间离开过多，造成坐骨结节承重过大，长时间如此乘坐就会产生压疮。坐垫与脚踏板距离过大，乘坐者的脚不能够踏在脚踏板上，双脚失去依托而晃动，容易导致碰伤。如果大腿底部完全承受小腿和脚的重量，长时间如此乘坐就会压迫腘窝处的血管和神经，同时小腿自由晃动，也容易造成皮肤擦伤或压迫神经与血管。

3. 轮椅类型及附件的选配

（1）双侧上肢无力，但手指可搬动小手把或按动电开关者，选配电动轮椅。

（2）肩肘部有力，而手的握力不够者，可将手轮加粗，或选配带推把的手轮。

（3）力弱者，可安装车闸延长杆。

（4）不能独立进出轮椅者，选配可向两侧分开的脚踏板。

（5）髋关节屈曲受限者，选配可倾斜式靠背轮椅。

（6）膝关节屈曲受限者，选配可抬起的脚踏板支架。

（7）双下肢完全瘫痪者，选配带腿托和脚跟环的轮椅。

（8）不能维持稳定坐位者，可加用安全带。

（9）下肢截肢，特别是双侧大腿截肢者，要把轮椅的车轴后移，安装倾斜杆，防止重心后移，导致轮椅后翻。

（10）在室内、城市街道使用，选配实心轮胎，直径较小的脚轮；在农村及路面差的环境中使用，选配充气轮胎，直径稍大的脚轮。

（11）需坐在轮椅上工作和就餐者，选配台阶式短扶手，或轮椅桌。

4. 轮椅选配的注意事项

（1）选择轮椅时需注意使用的安全性、病人的操作能力、轮椅的重量、使用的地点、舒适性、价格、外观等。应特别注意选用合适的轮椅坐垫，以防压疮。对躯干平衡和头颈部控制不良的病人可用头托或颈托。要特别注意安全因素，如车轴的位置、脚轮的位置和直径、座位的位置和高度、载物的放置位置以及大车轮和地面接触点的间距宽度等。

（2）测量用坐椅的椅面不可太软。

（3）独自驾驶轮椅者，选配轮椅时应把轻便放在第一位。

（4）轮椅定制时，既要考虑外观，也要考虑使用者的功能、使用地点、经济能力以及更换零件的费用等。

（三）轮椅的评估

1. 轮椅质量的评估 包括检查①轮椅折叠是否顺利；②四轮是否同时着地；③两手握住轮椅手把手均匀向前推动轮椅，是否呈直线行走；④将轮椅横放，用手推动大轮，检查转动是否灵活，有无摆动现象，前脚轮转动是否灵活；⑤电镀和喷漆质量如何；⑥制动器是否牢固，其装置是否与轮胎靠得太近；⑦脚踏的开合是否灵活，调节是否灵活；⑧各部件的安装、开合、调节是否灵活可靠。

2. 轮椅的动态评估

（1）车轮着地性：评估使用者驱动轮椅经过障碍物时，是否出现其他车轮悬空，造成方向失控，而使轮椅突然转向，出现安全隐患的情况。

（2）动态稳定性：评估使用者驱动轮椅上下坡道时，在一定坡度内，是否出现轮椅向各个方向翻倒的情况。

（3）驻坡性能：使用者坐于轮椅上，将轮椅推至斜坡上刹好车闸，是否出现轮椅沿坡道下滑或者翻倒的情况。

（4）滑行偏移量：使用者让轮椅短距离自行滑行时，是否出现侧方滑移现象；若出现侧方滑移，可能为轮椅装配不平衡，导致使用者双侧用力不均衡，而影响躯干及双上肢的发育及发展。

（5）最小回转半径的测试：使用者在水平测试面上驱动轮椅做360°双向转向，其测试值小于0.85m。

（6）最小换向宽度的测试：使用者在水平测试面上驱动轮椅仅做一次倒退，将轮椅回转180°的最小通道宽度，其测试值小于1.5m。

（7）椅座及靠背垂直静载荷测试要求：在轮椅椅座和靠背上分别单独放置20kg的预置载荷，再单独在椅座上加130kg和单独在靠背上加55kg的静载荷，10分钟后撤去静载荷，椅座及靠背变形挠曲度小于100mm，左右靠背管与扶手管交点的左右间距变形量不应超过20mm，轮圈内面与扶手管外面的距离变形量小于5mm（靠背静载荷不考虑该变形量），除去载荷后的永久变形量不超过3mm。

（8）整车耐冲击测试：将展开的空载轮椅水平抬高400mm，使其自然落地3次，观察有无变形、断裂、脱焊和损坏等异常现象。

（9）小脚轮耐冲击测试：将装有假人的轮椅车从测试斜面平台由上向下行驶，使之与台阶碰撞3次，观察有无变形、断裂、脱焊和损坏等异常现象。

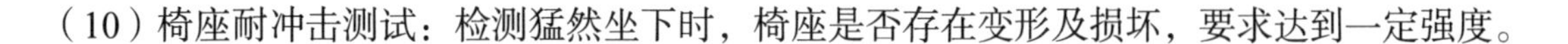

（10）椅座耐冲击测试：检测猛然坐下时，椅座是否存在变形及损坏，要求达到一定强度。

（四）轮椅使用

轮椅使用是指根据乘坐者的能力，正确地使用和操作轮椅的方法。

1. 适应证与禁忌证

（1）适应证：包括①步行功能减退或丧失者，如截肢、下肢骨折未愈合、截瘫、其他神经肌肉疾病引起的双下肢麻痹、严重的下肢关节炎症或疾病等；②非运动系统本身疾病，但步行对全身状态不利者，如严重的心脏病或其他疾病引起的全身性衰竭等；③中枢神经系统疾病，使独立步行有危险者，如有认知、感知障碍的脑血管意外、脑外伤病人，严重帕金森病、脑性瘫痪难以步行的病人等；④高龄老人、步履困难易出意外者、长期卧床者。

（2）禁忌证：包括①严重的臀部压疮或骨盆骨折未愈合者，不宜使用坐式轮椅；②缺乏足够视力、判断力和运动控制能力者，不宜选用电动轮椅。

2. 轮椅使用步骤 以普通轮椅为例说明。

（1）操作前的检查与调试技术：包括①规格、尺寸与处方是否相符；②各紧固部件是否拧紧无松动；③各操作部件是否灵活可靠，轮椅打开、折叠是否顺利；④刹车装置是否灵活、有效可靠；⑤脚踏板的开合是否灵活，打开后固定是否牢固；⑥四个车轮是否均匀着地，脚轮转动是否灵活，大车轮转动是否平稳灵活，两侧用同样的肌力向前推动轮椅时能否直线前进；⑦座椅及靠背是否紧绷、无污染和破损；⑧乘坐是否舒适。

（2）乘坐轮椅前的准备：排空大小便；移去障碍物，准备好必要的操作空间；打开轮椅并移动到方便转移的位置，使两个转移面尽可能靠近且高度相同、稳定或用转移板相连接；关紧车闸，抬起脚踏板。

（3）轮椅中的坐姿与维持：一般要求乘坐者在轮椅中保持躯干直立，两侧对称、安全舒适、功能最好的姿势。某些姿势异常者需定制特殊的轮椅座位及座位系统来校正或维持坐姿；使用特制的座椅和各种坐垫、扶手和扶手垫、脚踏板给乘坐者以稳定的支撑，防止局部过度受压，保持舒适和良好的姿势。

（4）轮椅使用的注意事项

1）由他人推轮椅时，在推动轮椅前要注意病人的体位是否正确，有无前倾与歪斜；帮助病人将双手放于扶手上，双足踩住脚踏板，必要时用固定带束紧；对平衡功能严重碍，难以保持身体平衡的病人，应采用腰带将其固定，下坡时尤其重要；行进速度宜缓慢，应随时注意周围环境和观察病人情况，以免发生意外。下马路沿石或台阶时，让轮子后方先下；上马路沿石或台阶或门槛时，让轮椅前轮先上。

2）病人自己操作轮椅时，要掌握轮椅的操作要领，坐姿正确、保持平衡，随时注意周围环境，并对自己的体力要有充分的估计，特别是上街和上坡时更应小心。上、下坡时要注意保持相应的前倾或后仰的体位，防止身体被前抛或后翻。

3）在推动轮椅的过程中，要眼看前方，随时观察周围环境，不可快速推动轮椅进行嬉耍，避免脚轮方向与大车轮垂直。

4）推动折叠轮椅或在凹凸不平的地面推动轮椅时应抬起脚轮。抬起脚轮时，用脚踩倾倒杆同时双手下压手推把，以防倾倒杆折断。

5）长时间乘坐轮椅者，要注意压疮的预防。保持坐面清洁、干燥、平整、柔软、舒适，定时进行臀部减压，一般常用方法 30~60 分钟抬臀一次，每次 3~5 秒。

6）长时间使用轮椅者，应戴无指手套，以减少轮圈对手指的摩擦。

7）为便于轮椅出入，应在台阶处修建坡道并防滑，在侧面安装扶手。

8）不使用轮椅时，应把车闸打开。定期对轮椅进行检查与保养，维持轮椅在正常状态。

9）高位截瘫病人乘坐轮椅时应有人保护。

（五）轮椅处方

病人在配备轮椅前，由康复医师及治疗师对其进行评估，了解使用者的年龄、疾病诊断、功能障碍、康复需求、家庭及工作环境、经济状况及特殊需要等情况，开出轮椅处方并帮助病伤残者选择和调整轮椅。轮椅处方（wheelchair prescription）内容，包括①病人一般情况，如姓名、年龄、性别、住址、文化程度、职业等；②临床诊断；③康复诊断，或主要问题及功能障碍情况；④使用者参数，如使用者类型及体形参数；⑤轮椅选配数，如驱动方式是手动或电动，手动是双轮或单轮，电动是手控、颌控或气控等，尺寸是大小轮直径、轮胎、座位、靠背、扶手、脚踏板类型等；⑥结构要求，包括特殊附件等；⑦医师签名；⑧处方时间等（表6-1）。

表6-1　轮椅处方

1. 基本资料

姓名____________　年龄____________　住址______________________________

临床诊断____

康复诊断____

使用者类型：□成年人　□未成年人　□儿童　□普通人　□截肢者

2. 测量使用者尺寸

使用者体型测量：坐宽______cm　坐高______cm　坐长______cm

座位臀足间距离______cm　体重______kg

3. 轮椅选配

车型：□固定式　□可折叠式

驱动方式：□手动（□双轮　□单轮：□左　□右）

□电动（□手控　□颊控　□颏控　□气控）　其他（□自动　□他动）

大车轮尺寸：□50.8cm　□61cm　□66cm　□无手轮圈　□有手轮圈

小车轮尺寸：□12.7cm　□20.3cm

轮胎：□普通　□硬橡胶　□一般充气　□低压充气

座位：□硬座　□软座　□特殊要求______________________________

坐垫：□海绵坐垫　□真空棉坐垫　□充气坐垫　□充水坐垫　□凝胶坐垫

□硅胶坐垫　□复合型坐垫　□其他

靠背：□普通　□有靠头枕　□靠背可倾

扶手：□普通固定　□阶梯式　□一般可掀式　□可移动　□可装轮椅桌

制动刹车：□凹口式　□肘节式　□延长杆式

脚踏板：□普通固定　□可拆卸式　□可翻转移动　□其他

腿托：□固定式　□可旋开式　□腿托护板　□腿前挡

其他附件：□前臂手托或手带支承架　□固定带　□多功能托盘　□便桶　□其他________

特殊说明事项：

医师__________日期__________

康复工程技术人员根据轮椅处方为病人配制轮椅。由于每一位需配备轮椅病人情况各异，因此在具体配备轮椅的一些细节方面，除根据轮椅处方要求外，还应适当参考病人病历的有关内容。

第二节 助 行 器

用于辅助人体行走的所有器具统称为助行器具（assistive ambulatory devices，AAD），简称助行器。

一、结构与分类

助行器的作用，在于它可以增加单个或多个支撑点来增大使用者的身体支撑面，从而有助于保持站立或步行过程中身体的稳定性，同时，减轻对下肢的负荷，降低对关节的负重要求或弥补下肢的肌力不足等。通过这些助行器的作用，使用者可以提高日常生活活动能力，减少对家庭和社会的依赖等。此外，使用助行器还有助于改善使用者的心肺功能，外周血液循环以及预防骨质疏松发生等。助行器的主要功能有：保持平衡、支持体重、增强肌力、辅助行走等。

根据结构和功能，可将助行器分为无动力式助行器、功能性电刺激助行器和动力式助行器。无动力式助行器结构简单、使用方便，是最常见的助行器，又可分为助行杖和助行架两大类。

（一）助行杖

用于辅助人体行走的杖类器具统称为助行杖（walking stick）。助行杖可分为手杖和拐杖两大类。

1. 手杖 手杖（cane）是指利用腕关节及以下部位用力以助行走的器具。它可以由铝合金等轻型材料制造，也可以由木质、硬质塑料制作。虽然设计不同，但都装有 2~5cm 长的橡胶底部，以保证安全。根据高度是否可调，分为固定式与可调式；根据着地点数，手杖分为单足手杖和多足手杖。

（1）单足手杖：单足手杖与地面仅有一个接触点，通常采用木材或铝合金材料制作，主要由把手、支撑杆、套头三部分组成（图 6-11）。单足手杖又可分为直立手杖和减力手杖。

1）直立手杖：直立手杖（single-tip cane）（图 6-11A）的把手在矢状面上是位于其着地点的后方，加上本身的直立结构，使得手杖触地时的上传震动可以直达把手，故对使用者的手（尤其是腕关节）有一定的力量要求。长期使用直立手杖，使用者会感觉手腕不适，甚至出现腕管综合征等。

2）减力手杖：减力手杖（offset single-tip cane）（图 6-11B）的把手是位于其着地点的正上方，可以避免使用者手腕过度尺侧屈曲。减力手杖上部的“7”字形结构，可以大大减轻着地点触地时的上传力量，从而减少对上肢的慢性损伤，包括减少腕管综合征的发生等。

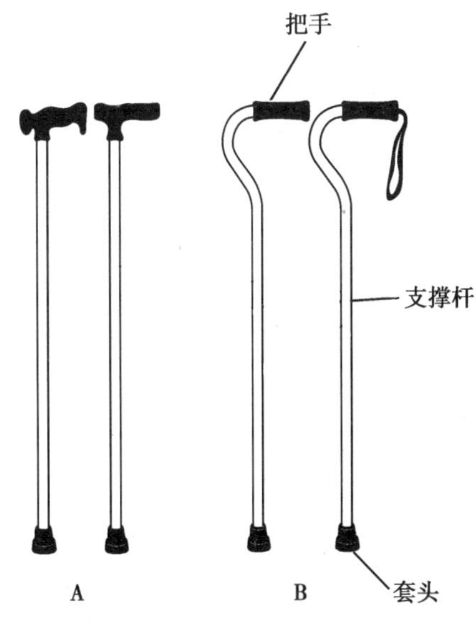

图 6-11 单足手杖

（2）多足手杖：多足手杖主要由把手、基座、支撑杆三部分组成，支撑面广且稳定（图 6-12）。多足手杖又可分为四足手杖、三足手杖。

1）四足手杖：四足手杖（quad cane）（图 6-12A）的基座有四个着地点，每个点通常采用硬质橡胶套头紧紧套住，起到缓震作用。四足手杖有小号和大号两种。小号四足手杖（small quad cane）成矩形，占地面积约为12cm×22cm；大号四足手杖（large quad cane）的占地面积约为16cm×29cm。使用时，把手的开口侧应向后，把四足在地面构成的矩形的平侧（而不是斜的两侧）靠近病人身旁。四足手杖在走路时不要太靠近病人，以免行进过程中手杖与身体发生碰撞；也不要离得太远，以免杖着地负重时向内倾倒。四足手杖的支撑面大，稳定性好，但占地面积大，不太适用于上下楼梯或高低不平处。由于四足同时着地，才能保证其稳定性，故在行走过程中，使用者常会放慢脚步，从而降低了行走速度。

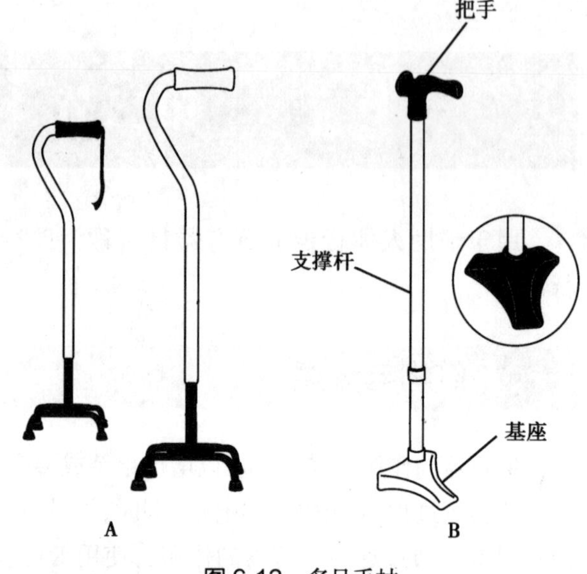

图6-12 多足手杖

2）三足手杖：三足手杖（tripod cane）（图6-12B）的基座被三角形的硬质橡胶板块所替代，兼顾单足拐杖的良好移动性和四足拐杖的良好稳定性。

2. 拐杖 拐杖（crutch）是指利用腕关节以上部位用力以助行走的器具。拐杖简称拐，可分为腋拐、矫形拐、前臂拐、腋下拐、四足拐、平台拐、H型拐等类型。

（1）腋拐（图6-13）：腋拐（axillary crutch）又称标准拐（standard crutch），主要由上端的腋托、中间的把手、支撑杆、套头组成，分固定式和可调式两种。腋拐可以单侧使用，也可以双侧使用。单侧使用腋拐时，使用侧上肢及腋拐可共同承担近80%的体重；双侧使用腋拐时，双上肢及腋拐可共同承担100%的体重。腋拐采用单足着地，移动性良好；腋拐的稳定性与单足手杖相似，但比四足手杖稍差。腋拐的负重点是位于中间的把手，而不是腋托。腋托上一般装有海绵套，腋托抵住胸部或者被夹于腋窝，可提供较好的侧向（左或右倾）平衡力，帮助稳定肩部。腋拐对使用者的体能、手腕部力量有较高的要求。当整个身体重量完全依靠腋拐时，有可能导致过于前倾造成的腋神经损伤，或相对侧倾造成的桡神经损伤。使用腋拐行进时，所需空间较大，故腋拐不适合于空间狭小处使用。其优点：可靠稳定，适合上下楼梯；缺点：笨重、外观不佳、易产生腋下压迫。

（2）矫形拐（图6-14）：结构上，矫形拐（orthopedic crutch）比腋拐少了一边，有点像是减力手杖的向上延伸；功能上，矫形拐与腋拐相同，但比腋拐轻、美观。

（3）前臂拐（图6-15）：前臂拐（forearm crutch）又称肘拐（elbow crutch）。其显著特点是在把手的上方配有一个轻金属或塑料制成的弧形前臂套，有前开口和侧开口两种。此套环扣于使用者前臂，可以让使用者腾出手来做其他事情，同时减轻了对手腕部的力量要求。使用时，前臂套不易太紧，以免使拐难以移动；也不要太松，以免失去支撑力。前

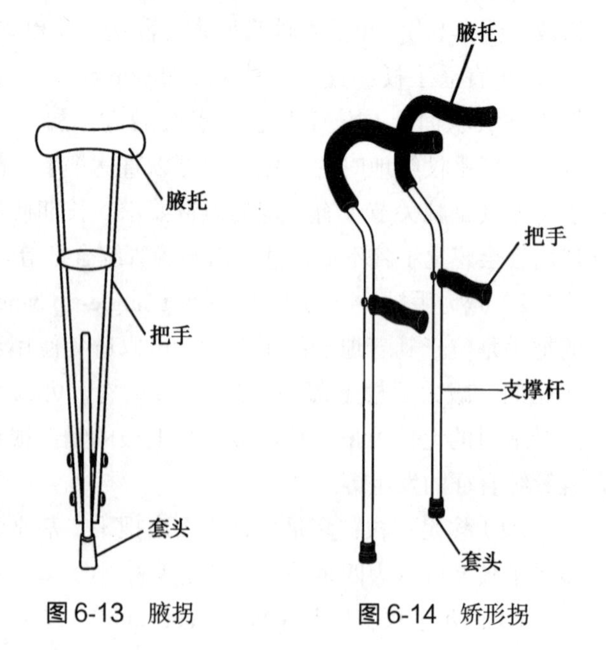

图6-13 腋拐　　图6-14 矫形拐

臂套环扣在肘关节和腕关节之间中点的稍上方，太低会导致支撑力不足；太高会妨碍肘的活动，甚至碰撞尺神经，引起尺神经损伤。前臂拐可单侧使用，也可以双侧使用，一般可减少下肢 40%~50% 的负重，可提供较好的腕部稳定性。把手的位置和支撑杆的长度可以调节。与手杖相比，前臂拐可较好地保护腕关节；与腋拐相比，前臂拐轻便、美观，但防止身体左右侧倾斜的能力不如腋拐。前臂拐对使用者的躯干力量有较高要求。有时前臂套不宜解脱，妨碍其使用。

图6-15 前臂拐

（4）腋下拐：腋下拐（underarm crutches）的结构类似于前臂拐，不同之处在于腋下拐的上臂套代替了前臂拐的前臂套。

（5）四足拐（图 6-16）：四足拐（quad crutch）主要由前臂套、把手、支撑杆和四足基座组成，类似于前臂拐与四足手杖的联合体。四足拐的稳定性较好，但重量相对较大。

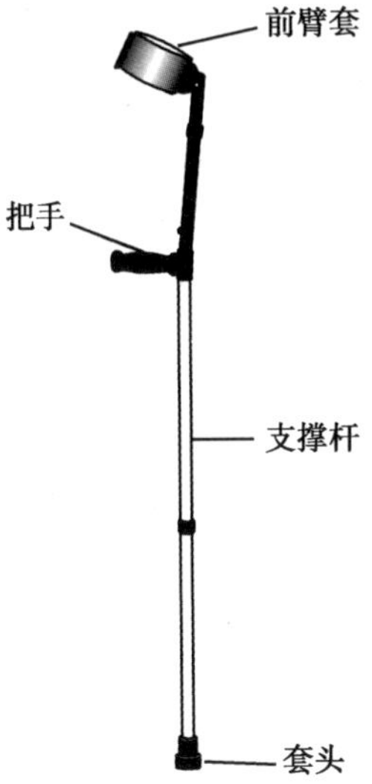

（6）平台拐（图 6-17）：平台拐（platform crutch）又称类风湿拐。主要由把手、前臂托、支撑杆和套头组成。使用时，将使用者的前臂固定于平台拐的前臂托，用手握住前臂托前方的把手，掌控行走方向。由于使用者的前臂被固定，遇到危险时会妨碍其手的防护性伸出，故使用者要具备一定的平衡与协调能力之后，才能使用平台拐在无监护下行走。

（7）H 型拐（图 6-18）：H 型拐（H-frame crutches）由 2 个前臂拐与 1 个曲线型金属杠组成。金属杠将 2 个前臂拐之间保持一定距离，增加了稳定性。随着使用者行走能力的增强，可将金属杠撤除，H 型拐就变成了 2 个前臂拐。H 型拐填补了常规拐与助行架之间的空白，兼顾了两者的优点。

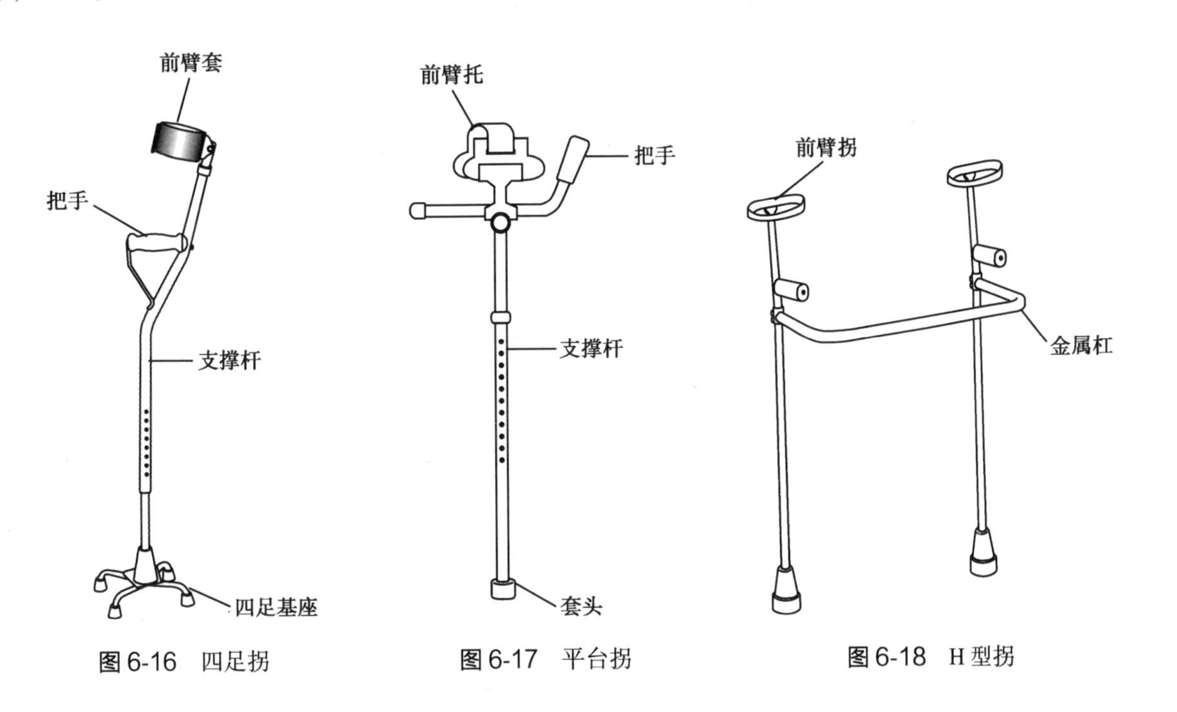

图6-16 四足拐 图6-17 平台拐 图6-18 H 型拐

（二）助行架

用于辅助人体行走的框架类器具统称为助行架（walking frame or walker），也称步行架。其主要功能①有助于行走，缓解疼痛；②有助于保持平衡；③肌无力时有助于支撑身体；④有助于减少患腿负重；⑤有助于恢复正常行走步态。在所有步行辅助器具中，助行架所能提供的支持力及稳定性最大，但行走速度最慢。根据是否带轮，可将助行架分为无轮助行架和有轮助行架两大类。

1. 无轮助行架 无轮助行架属于标准型助行架（standard walker），临床常见类型有固定式、平行式、交互式和前推式。

（1）固定式：固定式助行架又称为讲坛架（pulpit frame），它是一种三边形（前面、左侧、右侧）的金属框架式结构，具有较高的稳定性（图 6-19A）。使用时，需要将助行架提起前行，故对使用者的上肢力量有较高要求。

（2）交互式：交互式助行架（reciprocal walking frame）是一种三边形的框架式结构，两边装有铰链，无脚轮（图 6-19B）。使用时，先向前移动一侧，然后再移动另一侧向前，如此来回交替移动前进。分固定式与可调式两种类型。

（3）平行式：平行式助行架（parallel walker）相当于一个微型的、可携带的平行杠（图 6-19C），支撑面大，稳定性高，对上肢力量有较高要求。

（4）前推式：前推式助行架（forward pusher）是一种金属结构的助行架，主要由防滑的基座和高度可调的杆状扶手组成（图 6-19D）。与平行式助行架相比，前推式助行架在地毯上的移动性较好。

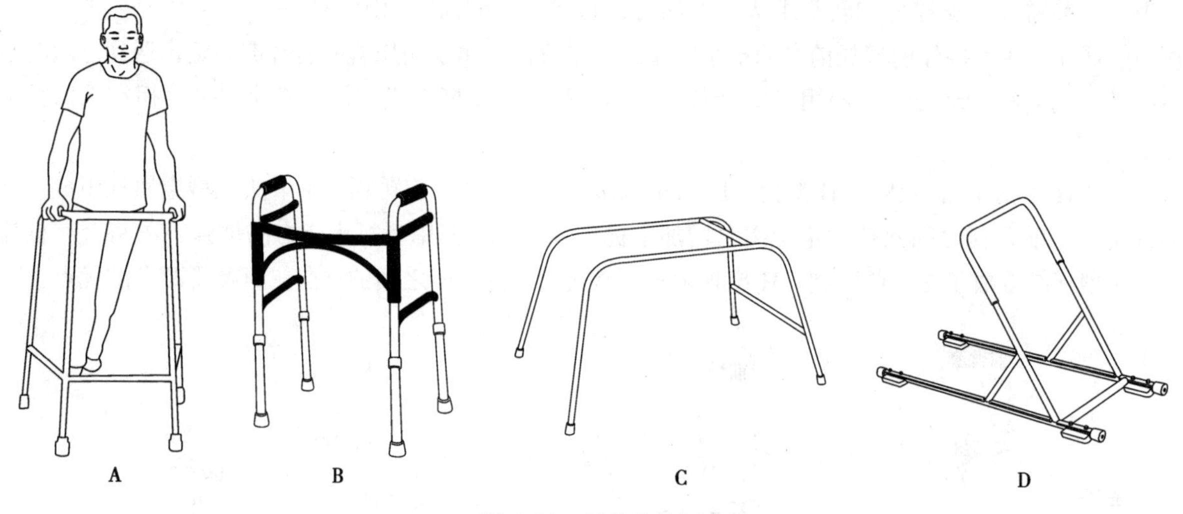

图 6-19 无轮助行架

2. 有轮助行架 带有脚轮的助行架，称为有轮助行架（rolling walker or rollator）。根据轮的数量，有轮助行架分为两轮、三轮和四轮助行架。

（1）两轮助行架：顾名思义，两轮助行架（2-wheeled rolling walker）是指带有两个脚轮的助行架。通常情况下，前面两个着地端带有脚轮，为助行轮；后面两个着地端不带脚轮，为滑行件或网球状滚球。使用者推着助行架在平整地面上行走，可提高使用者的步行速度，且对使用者的上肢力量要求不高。与无轮助行架相比，两轮助行架的移动性较好，但前后稳定性稍差。

1）框内型与框外型：根据使用者起步时是否需要站在框架内，可将两轮助行架分为框内型和框外型。需要使用者起步时站在框架内的，称为框内型助行架（图 6-20A），反之则为框外型助行架（图 6-20B）。

2）前置式与后置式：根据使用者与助行架之间的前后位置关系，可将两轮助行架分为前置式和后置式。助行架在前，使用者在后推动的，称为前置式助行架（front walker）（图 6-21A）；助行架在后，使用者在前拉动的，称为后置式助行架（back walker）（图 6-21B）。

（2）三轮助行架：带有三个脚轮的助行架称为三轮助行架（3-wheeled rolling walker），前面装有万向的导向轮，后面装有两个驱动轮，由于均有三点稳定性，可作为外出用途的助行器，并附有刹车

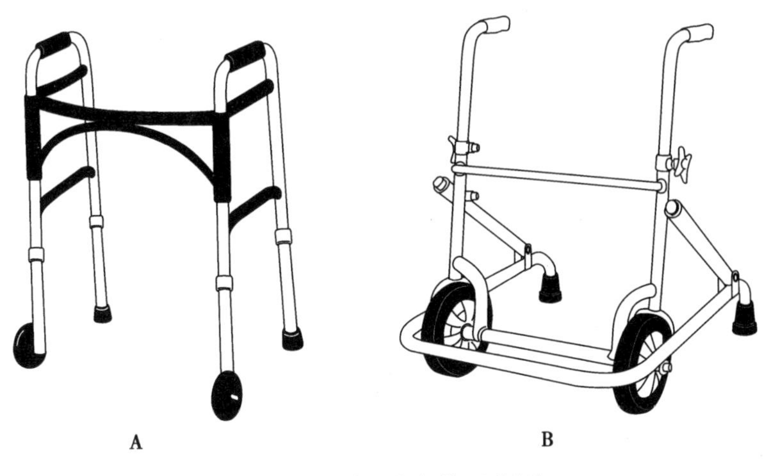

图 6-20　框内型与框外型助行架

及储物筐。

1）长柄式：长柄式助行架（spider walker）主要由 2 个前轮、1 个后轮、马鞍座、胸板、控制杆及把手组成（图 6-22）。马鞍座的高度可根据使用者的腿长调节，马鞍座的前后位置，以及前、后轮之间的距离都可以调节，控制杆及把手掌控行进方向。

2）手闸式：带有手闸的三轮助行架又称为三轮助行车。它由 1 个前轮、2 个后轮、支撑杆、把手及手闸组成（图 6-23）。手闸控制 2 个后轮，移动性与稳定性均较好。不足之处是手闸用久后磨损、松弛。

（3）四轮助行架：带有四个脚轮的助行架又称为四轮助行架（4-wheeled rolling walker）。

1）平台式：平台式助行架又称为前臂支

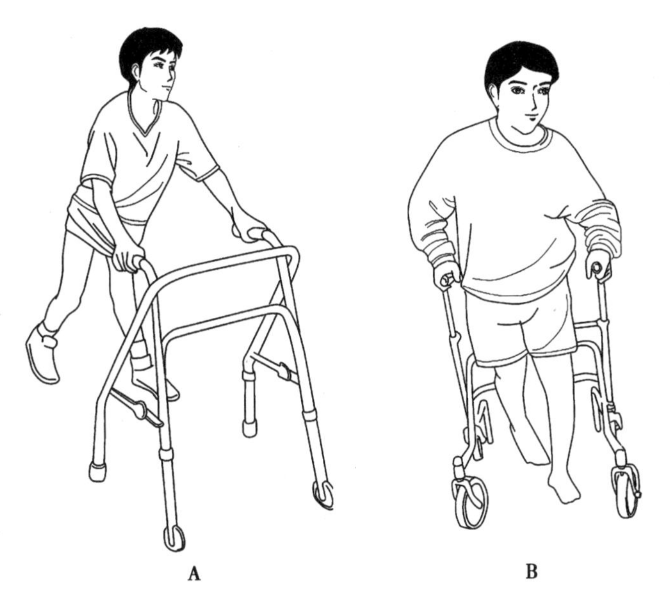

图 6-21　前置式与后置式助行架

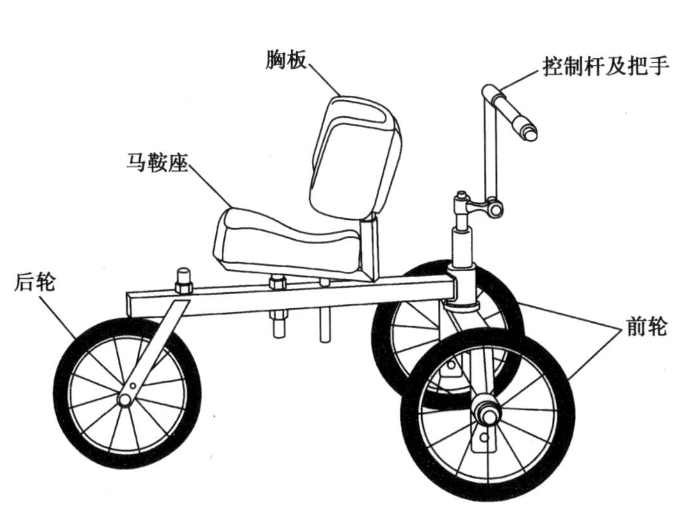

图 6-22　长柄助行架

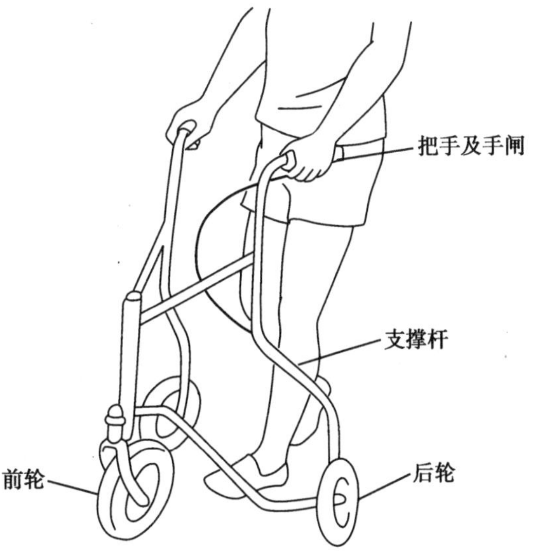

图 6-23　三轮助行车

撑式助行架（forearm support walker），主要由前臂支撑平台及把手、2个前轮、2个后轮、马鞍座、支撑杆组成（图6-24）。使用时，将使用者前臂置于助行架的前臂支撑平台，双手握住支撑平台前方的把手，利用助行器带动身体向前行进。特点是支撑面积大，移动性、稳定性好。

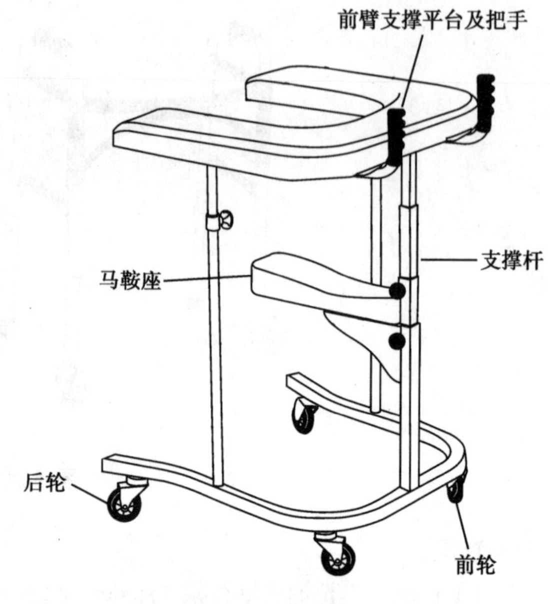

图6-24　平台式助行架

2）折叠式：折叠式助行架主要由可折叠框架、2个前轮、2个后轮组成（图6-25）。使用时，使用者将前臂平放于垫圈上前进，不用手握操作。特点是移动性较好，可以折叠，携带方便。

3）腋窝支撑式：腋窝支撑式助行架由两侧腋窝支持体重而步行，有4个脚轮，体积较大。

4）单侧式：单侧式助行架的稳定性较好，但重量相对较大。

5）手闸式：带有手闸的四轮助行架称为四轮助行车。它由2个前轮、2个后轮、椅座、把手及手闸组成（图6-26）。手闸控制2个后轮，对使用者的上肢力量要求不高，移动性、稳定性均较好。不足之处在于体积大，转向不便，手闸用久后磨损、松弛。

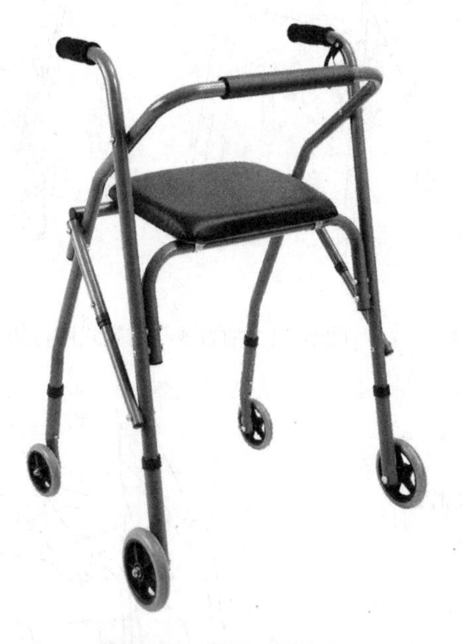

图6-25　折叠式助行架

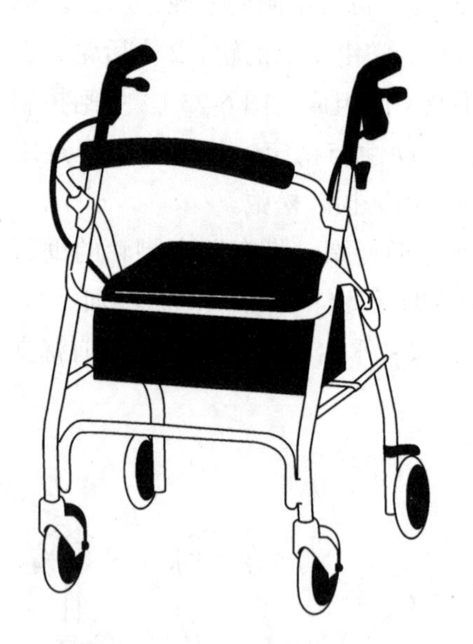

图6-26　四轮助行车

知识链接

手杖椅与助行椅

手杖椅是一种既可以作为手杖又可以作为椅凳的助行器（图6-27A）。作为手杖，可帮助使用者行走；作为椅凳，当使用者需要休息时，将手杖放置在相对平整的地面上，顺着手杖主杆的方向将座椅向前滑动拉开，以骑跨方式坐上。

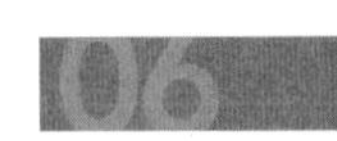

助行椅（Merry walker）是一种兼顾助行架和轮椅特点的助行器（图 6-27B）。使用时，使用者手扶前方，或者两侧扶杆，推动前行；当需要休息时，使用者可坐到身后的椅座上。助行椅将使用者局限在一个封闭的空间内，具有防止其侧倒或后倒的功能。

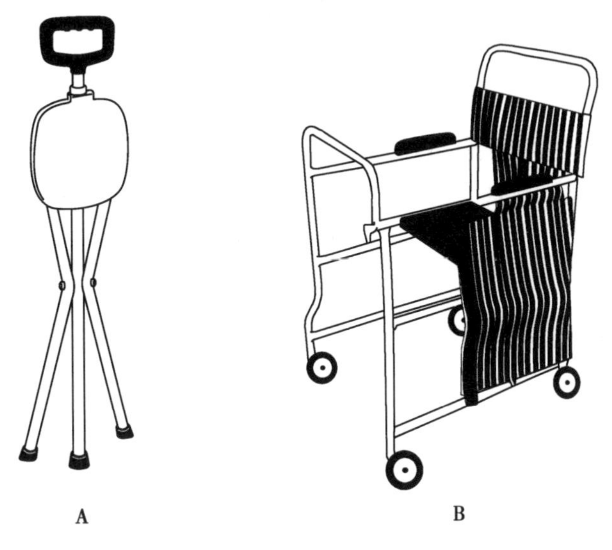

图 6-27 手杖椅与助行椅

二、选配与临床应用

（一）助行器的选配原则

助行器的选配要根据助行器的结构特点、使用者状况，以及使用环境等因素来综合考虑。

1. 助行器的结构特点

（1）稳定性：就助行器的稳定性而言，依次顺序为助行架→腋拐→前臂拐→手杖。

（2）移动性：就助行器的移动性和保持左右上下肢的正常交替运动而言，依次顺序为手杖→前臂拐→腋拐→助行架。

2. 使用者状况

（1）全身与局部状况：对身体虚弱、平衡能力差的使用者，适合选用助行架；对单侧负重能力差、手腕部力量弱的使用者，适合选用单侧腋拐或前臂拐。

（2）伤病时期：疾病初期或术后早期，适合选用助行架，用于早期站立与行走训练；随着病情好转、稳定性增强，逐渐过渡到腋拐或前臂拐。

3. 使用环境

（1）多足手杖、H 型拐、助行架适用于平地。

（2）单足手杖、腋拐、前臂拐适用于平地，也适用于高低不平地面。

（3）助行架适用于较大空间。

（4）单足手杖适用于狭窄空间、上下车或楼梯等。

（5）手杖椅、助行车适用于远距离行走或郊外活动。

（6）助行椅适用于身体虚弱者室内活动。

（二）常见助行器的选配及临床应用

选择合适长度或高度的助行器，是保证使用者安全，最大限度发挥助行器功能的关键。因此，助行器长度或高度的确定十分重要，是选配助行器的前提与基础。

1. 单足手杖

（1）长度

1）站立位测量：让使用者穿上鞋或矫形器站立。肘关节屈曲 25°~30°，腕关节背伸，测量小趾前外侧 15cm 处至背伸手掌面的距离（图 6-28A）。

2）站立位测量：让使用者穿上鞋或矫形器站立。测量股骨大转子至地面的距离，即为手杖的长度及把手位置（图 6-28B）。

3）卧位测量：让使用者仰卧或者俯卧，双手放身旁，测量尺骨茎突至足后跟的距离，再加 2.5cm 鞋跟高度（图 6-28C）。

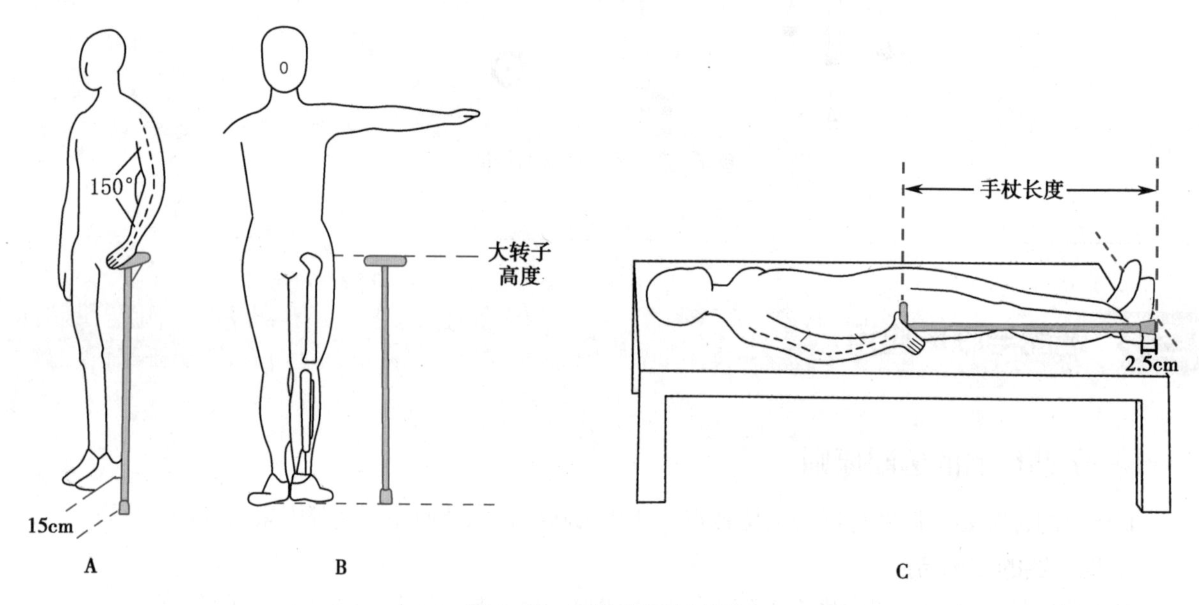

图 6-28 手杖长度的测量

若手杖太长会增加承重时肘关节的弯曲及上臂三角肌的负担，也易使手腕往外滑，减少无力，使肩上提，造成脊柱侧弯；如手杖太短，肘关节需完全伸直，行走时躯干前倾，易加重腰部肌肉负担，增加上下楼梯的困难。

（2）临床应用：适用于握力好、上肢支撑力强的病人，如偏瘫病人健侧、老年人等。

1）用于弥补肌无力，如脊髓灰质炎或下肢神经损伤后。

2）用于缓解疼痛，如骨性关节炎或下肢骨折后。

3）用于加宽步行的基底，提高平衡能力，如脑外伤或多发性硬化时。

4）用于保护损伤骨关节，如骨质疏松或半月板切除后。

5）用于代偿畸形，如脊柱侧凸或肢体短缩时。

6）用作探路器，如偏盲或全盲时。

7）用于提醒，如用来提醒他人注意自己是走路慢或不稳者，以免受到伤害。

2. 多足手杖

（1）长度：同单足手杖。

（2）临床应用：适用于平衡能力较差、用单足手杖不够安全的病人。可用于脑卒中康复训练早期，可提供较好的稳定性。

3. 腋拐

（1）腋拐长度有5种测量方法（图6-29）

1）身长减去41cm。

2）站立位身高乘以77%。

3）仰卧位腋下量至脚跟的长度再加5cm。

4）站立位，从腋下5cm处量至第五脚趾外15cm。

5）如使用者有下肢短缩畸形，让使用者穿鞋或矫形器仰卧时，将腋拐轻轻贴近腋窝，测量至第五脚趾外15cm与足底平齐处的距离。

（2）把手高度：同手杖长度，站立时大转子的高度即为把手位置。

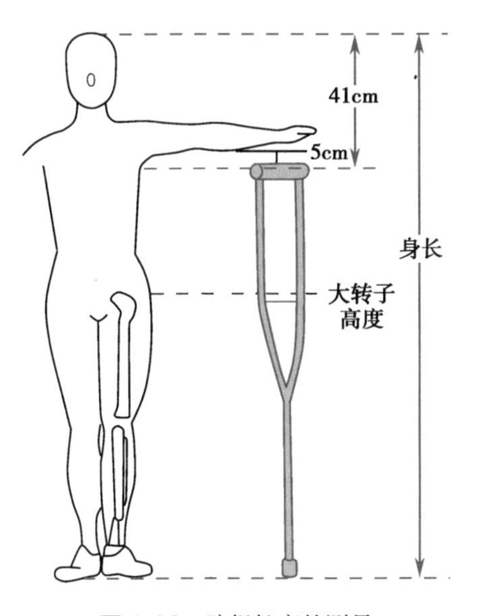

图6-29 腋拐长度的测量

（3）临床应用：任何原因导致步行不稳定、下肢无力和下肢不能承重，且手杖、多足杖或前臂拐无法提供足够稳定的病人。

1）单侧下肢不能负重时，如单侧胫腓骨骨折、骨不连植骨后。

2）双侧下肢功能不全、不能交替迈步时，如双大腿骨折术后。

4. 前臂拐

（1）前臂套与把手之间的距离：小于使用者前臂的长度，即小于腕关节与肘关节之间的距离。前臂套上缘一般位于肘关节下方2.5cm处。

（2）把手高度：同手杖长度，两边的把手高度要使肘关节弯曲20°~30°。

（3）临床应用：适用于手握力差、前臂力量弱而又不必使用腋拐者。

1）双下肢无力或不协调，如脊髓损伤后或某些脊柱裂病人。

2）单下肢无力且不允许该侧肢体负重时，如踝部骨折或半月板切除早期。

3）全身性伤病导致双上肢无使用手杖的足够力量时，如进行性肌营养不良或脑外伤后。

5. 矫形拐

（1）矫形拐长度：同腋拐。

（2）把手高度：同手杖长度。

（3）临床应用：同腋拐。

6. 腋下拐

（1）上臂套与把手之间的距离：小于使用者上臂的长度，即小于肘关节与肩关节之间的距离。上臂套一般位于上臂的中部。

（2）把手高度：同手杖长度。

（3）临床应用：主要适用于肱三头肌无力者。

7. 四足拐

（1）前臂套与把手之间的距离：同前臂拐。

（2）把手高度：同手杖长度。

（3）临床应用：主要适用于截瘫病人学习迈至步、迈越步。

8. 平台拐

（1）平台拐长度

1）站立位测量：让病人穿上鞋或下肢矫形器站立，肩臂松弛，目视正前方，体重平均分配到两足，测量尺骨鹰嘴至地面的距离。

2）卧位测量：病人仰卧或者俯卧，双手放身旁，测量尺骨鹰嘴至脚后跟的距离，再加 2.5cm 的鞋跟高度。

（2）临床应用：适用于下肢单侧或双侧无力而上肢的腕、手又不能负重者。如脑血管疾病引起的步行障碍，慢性关节炎以及长期卧床者的步行训练等。

9. H 型拐

（1）前臂套与把手之间距离：同前臂拐。

（2）把手高度：同手杖长度。

（3）临床应用：主要适用于脑瘫、脊柱裂痉挛病人。

10. 无轮助行架

（1）高度：同手杖长度

（2）临床应用：单侧下肢无力或截肢，如老年性骨关节炎或股骨骨折；双下肢无力，如多发性硬化或帕金森病；身体虚弱者，如长期卧床者、老年人。

1）固定式助行架适用于上肢功能健全，而下肢损伤或骨折不宜负重者。

2）交互式助行架适用于立位平衡差，或上肢肌力弱不能抬起助行架者。

3）平行式助行架适用于立位平衡差，或者脑瘫、脊柱裂病人。

4）前推式助行架适用于脑瘫病人学习交互式步行。

11. 两轮助行架

（1）高度：同手杖长度。

（2）临床应用：适用于上肢肌力差，提起步行器有困难的行走障碍者；可用于上肢肌力正常，平衡功能差的截瘫病人；也可用于长期卧床者的步行训练。

1）前置式助行架：主要适用于躯干肌屈曲痉挛，或者臀大肌、腹肌力量较弱者。

2）后置式助行架：主要适用于躯干肌后伸痉挛，或者髂腰肌、腘绳肌痉挛者。

12. 三轮助行架

（1）高度：同手杖长度。

（2）临床应用

1）长柄式助行架：适合于脑瘫病人在站立位进行娱乐活动。

2）三轮助行车：适用于户外活动。

13. 四轮助行架

（1）高度：同手杖长度。

（2）临床应用：适用于全身肌力减退、脑卒中引起的步行障碍、慢性关节炎及长期卧床者等的步行训练。特别适用于老年人出行时使用，不适合术后病人早期使用。

1）折叠式助行架：主要用于步行不稳的老年人。

2）腋窝支持式助行架：主要用于上肢肌力减退者。

3）单侧式助行架：适用于偏瘫病人或用四足手杖仍不够稳定的病人。

4）四轮助行车：适合户外活动。

（蒋宛凌　侯文生）

第七章 自助具

【学习要点】

熟悉：各类自助具的功能特点、适用人群。

掌握：自助具的定义、作用及分类，自助具适配流程、选配原则。

了解：常用自助具的简易制作方法。

第一节 作用与分类

自助具（self help devices）是指为了提高功能障碍者的自身能力，利用残存功能，使其能较省力、省时地完成日常生活活动，以增加其生活独立性的一类辅助器具。

一、主要作用

自助具不仅是一种治疗手段，也是帮助病人树立重返社会信心的工具。自助具的主要作用：

（一）代偿作用

1. 代偿肢体已丧失的功能，以完成功能活动。
2. 代偿关节活动范围，使活动简便、省时省力。
3. 代偿视、听功能，增强视觉和听觉能力。

（二）支撑作用

1. 对肢体和关节给予支撑，以维持其功能。
2. 便于单手活动，以克服需要双手操作的困难。

二、分类

（一）进食类

1. 杯具

（1）大手柄杯子：适用于手握力不足、抓握障碍而不能正常持杯者（图 7-1A）。

（2）斜口水杯：适用于喝水时仰头有困难、颈部后伸活动受限者，有吞咽功能障碍者，肩、肘、腕关节疼痛造成上肢运动障碍者，以减少臂、肘或头部活动（图 7-1B）。

（3）双手柄杯：提供多角度抓握，可握住任意一个或两个手柄，手指穿过手柄开口，也可以直接握住杯身。适用于上肢颤动、持物不稳、手灵巧性差、抓握障碍者（图 7-1C）。

（4）带杯托的杯子：适用于脊髓损伤、上肢功能障碍、轮椅使用者。

（5）带吸管的杯子：适用于持杯能力丧失，不能自己喝水及吞咽困难的病人。若病人的手根本无法持杯时，可用长或长而弯的吸管插入杯中吸饮料（图 7-1D）。

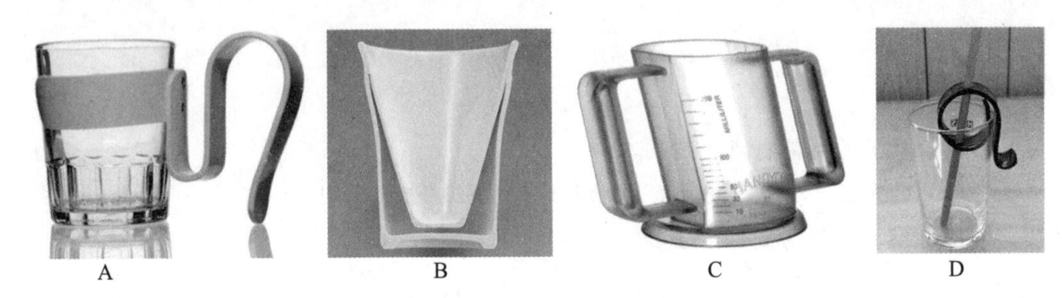

图 7-1 杯具

2. 带辅助夹的筷子 在两根筷子中间安装一根弹簧片，松手后借弹簧的张力而自动分离，适用于手指伸肌无力、手指变形、握力不足或颤抖等原因不能正常使用筷子者（图 7-2）。

3. 叉、勺

（1）加粗手柄的叉、勺：易于抓握，适用于手活动受限、握力不足者（图 7-3A）。

（2）加长手柄的叉、勺：适用于上肢活动受限、够不到碟或碗的病人，长柄与叉、勺的角度可因人而异。

（3）可弯曲的叉、勺：手柄前侧柔性材料可以弯曲成任意角度，方便将食物送入口中。适用于前臂和腕手关节活动受限，取食或进食困难者（图 7-3B）。

（4）带手掌套的叉、勺：适用于手屈曲痉挛、手指变形、握力丧失者（图 7-3C）。

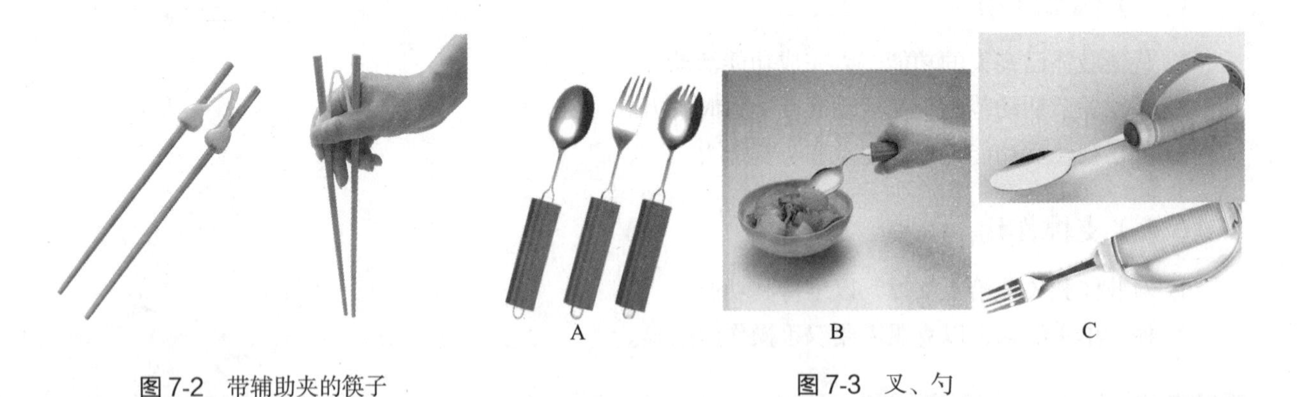

图 7-2 带辅助夹的筷子

图 7-3 叉、勺

（5）叉勺：结合了餐叉和餐勺的功能，可以解决频繁更换叉、勺的问题。

4. 碟盘、碗

（1）高沿碟盘：边沿较高，防止用勺取食物时将食物推出盘外。适用于上肢震颤及控制功能障碍者（图 7-4A）。

（2）分格碟盘：可将盘子中间的食物分开，其边缘深陷而接近垂直，这样用勺取食物时，食物不易被洒到碟外。适用于单手操勺者和手的灵活性、稳定性差者（图 7-4B）。

（3）舀取碗：半球形状，一侧碗沿为高的回转曲线设计，助于舀取碗内食物，多配以防滑垫或

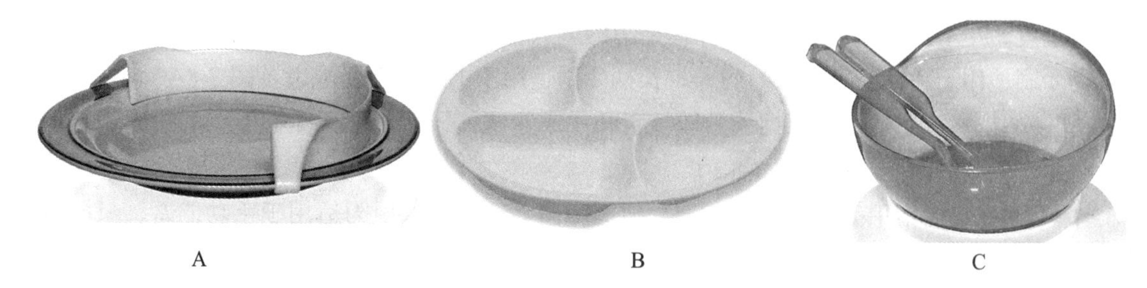
A B C

图 7-4 碟盘、碗

防滑吸盘使用。适用于上肢运动障碍、只能单手进餐或控制能力较差者（图 7-4C）。

5. **喂食器** 对于双上肢严重运动功能障碍，自我进食困难者，可选用自动喂食器（图 7-5）。

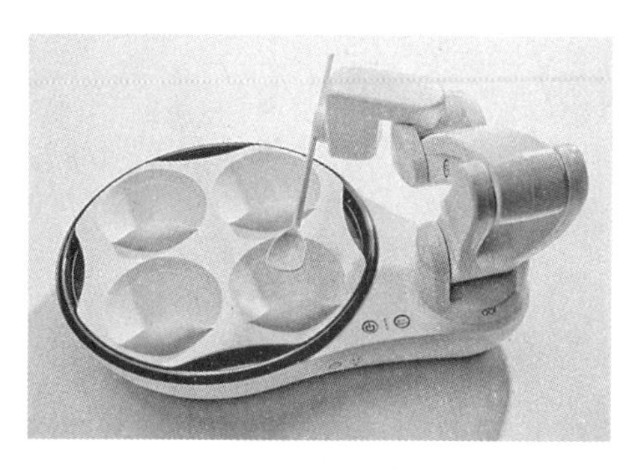

图 7-5 喂食器

（二）洗浴类

1. **洗浴刷** 用于上肢运动障碍、移动障碍、躯干弯曲困难者等，包括吸附式洗浴刷、长弯柄浴刷、成角旋转后背清洗器和带套环洗澡巾等（图 7-6）。

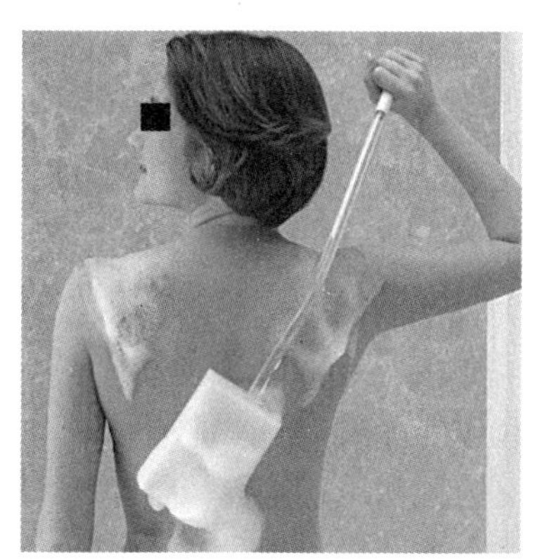
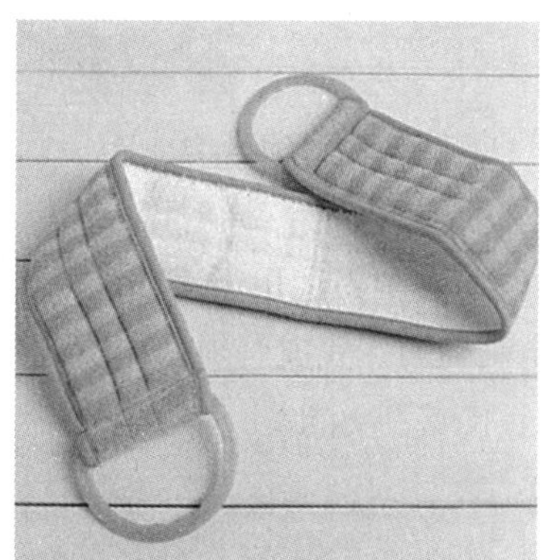
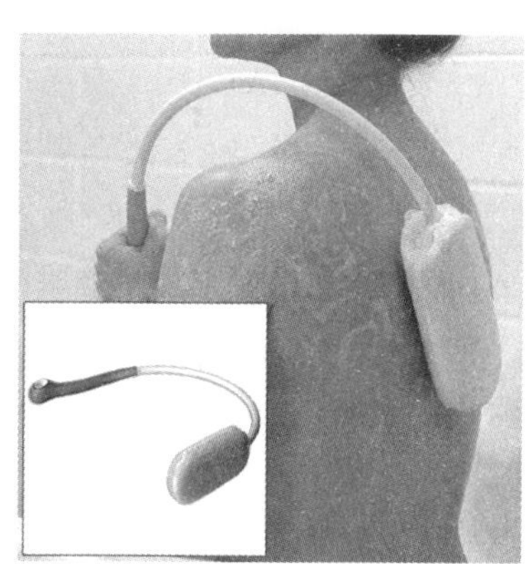

图 7-6 洗浴刷

2. **淋浴椅** 适用于平衡功能障碍、下肢运动障碍，进出浴盆困难者，对站立在浴缸或浴室有认知障碍者等（图 7-7）。

3. **皂液器** 适用于上肢、手功能障碍不能握持肥皂者，包括按压式和自动感应式两类。

4. **洗澡手套** 适用于手精细运动差、抓握障碍者。

5. **淋浴垫** 适用于运动、平衡障碍及其他有摔倒风险者。

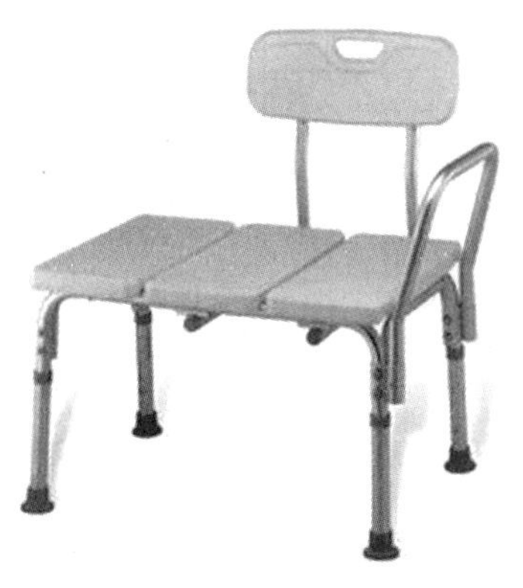
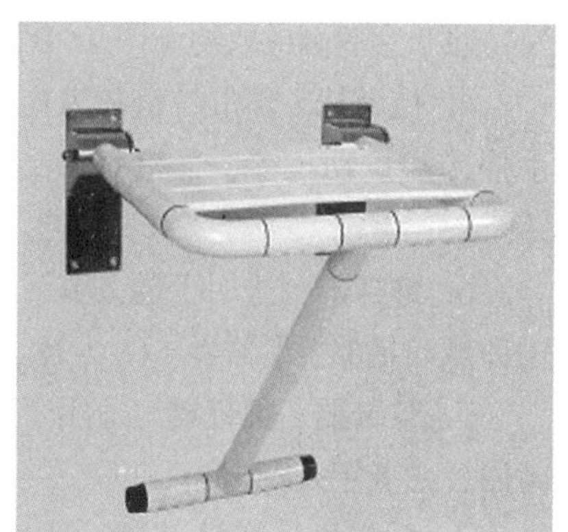

图 7-7 淋浴椅

（三）修饰类

1. **牙刷** 粗柄牙刷适用于抓

握能力较差者；手掌套式牙刷适用于无抓握能力的病人；带负压吸盘的牙刷适用于只能使用单手的病人；电动牙刷适用于手灵巧度受限的病人；长柄牙刷适用于上肢活动受限者（图7-8A）。

2. 梳子 粗柄梳子适用于抓握能力较差者；手掌套式梳子适用于无抓握能力的病人；长柄、弯形梳子适用于上肢活动受限者（图7-8B）。

3. 指甲刀 易握指甲刀适用于关节炎、抓握障碍者；台式指甲刀适用于手功能差、只能单手使用者，尤其适合偏瘫病人（图7-8C）。

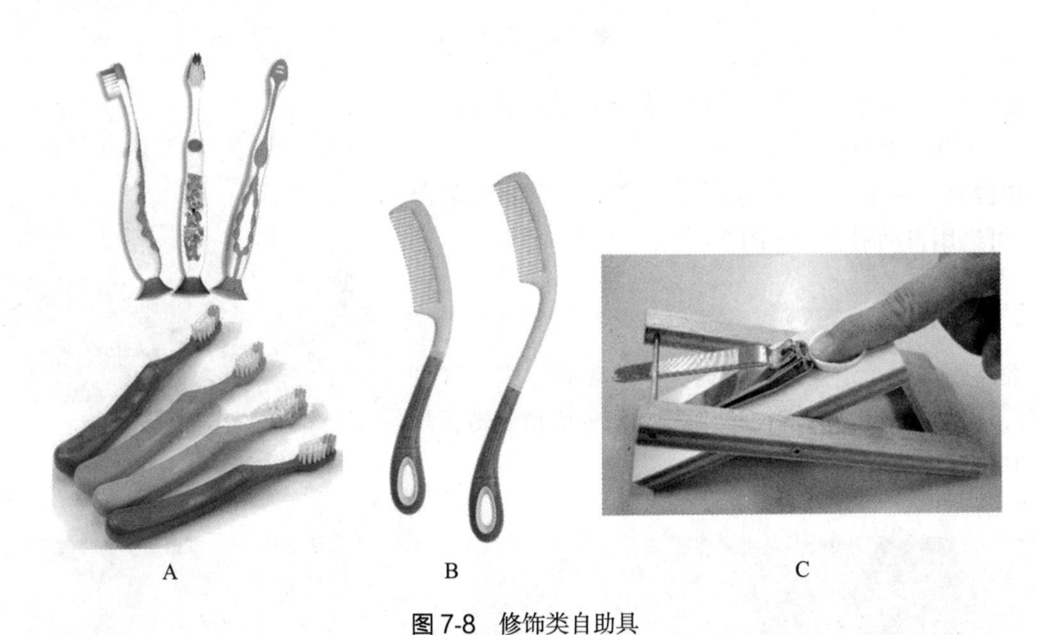

A B C

图7-8 修饰类自助具

4. 剃须刀 带有手掌持握带的电动剃须刀适用于手功能障碍、抓握力量弱者。手指捏握功能丧失者，可以利用2~4指的伸展，固定剃须刀，完成剃须动作。

5. 电吹风固定器 适用于一侧上肢或手功能差，单手使用者。

（四）穿着类

1. 系扣器 病人因手指屈曲受限、灵巧性和精细功能障碍系纽扣有困难，可以采用系扣器。手指屈曲受限或握力不足者可将手柄加粗，加长手柄适用于上肢活动受限者（图7-9A）。

2. 魔术贴 可以代替T恤衫外衣的纽扣，便于手指不灵活者穿衣。

3. 穿衣棍 长柄一端为S形圆滑、橡胶覆层钩子，协助穿脱衣服，另一端可设计成鞋拔或C形勾，便于穿脱鞋或取物（图7-9B）。

4. 拉链托 环形拉链托为穿入拉链拉舌孔内的大环，带有一个弹簧挂钩，以便手指功能差时将手伸入和拉动拉锁。手指屈曲受限或握力不足者可制作加粗手柄的拉锁托或带T形抓握手柄的拉链托。

5. 穿袜器 适用于髋关节活动受限、不能弯腰或肩关节不能前屈者使用，尤其适用于穿戴踝足矫形器或足部矫形器者（图7-9C）。

6. 穿鞋器、脱鞋器 适用于上、下肢运动障碍、关节炎、平衡功能较差、弯腰活动受限的功能障碍者或老年人。

7. 系带器、弹性鞋带 适用于上、下肢运动障碍或只能单手操作不能系鞋带者或儿童（图7-9D）。

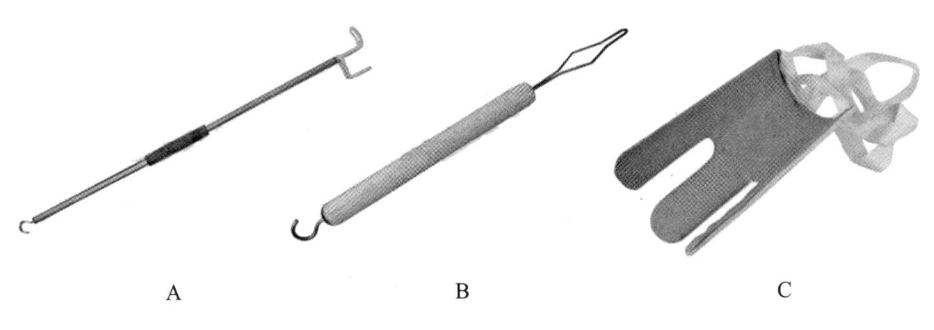
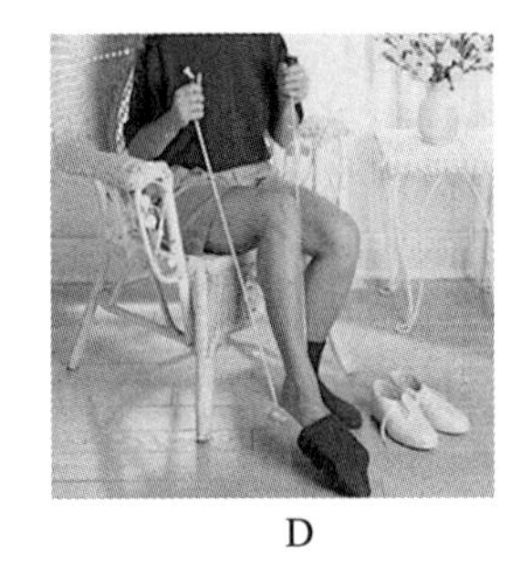

A B C D

图 7-9 穿着类自助具

（五）如厕类

1. 排尿自助具 用于脊髓损伤、偏瘫等肢体功能障碍的病人及排尿障碍者。包括集尿器、导尿用品等。

2. 失禁自助具 用于二便障碍，大、小便失禁者。包括尿垫、尿裤、尿塞、大便塞等。

3. 坐便椅 用于肢体功能障碍者或行动不便的老年人。包括带脚轮和不带脚轮的坐便椅。

4. 坐便器 包括增高坐便器和内置自动冲洗、空气烘干功能的智能全自动坐便器。

5. 增高坐便器座 适用于下肢力弱或年老体弱者，可根据需要调整坐便器高度，方便起坐（图 7-10A）。

6. 电动坐便升降器 用于肢体功能障碍、没有力量从坐便器起身的病人，可根据需要随时升降坐便器座，辅助上下坐便器（图 7-10B）。

7. 坐便器扶手 用于病人如厕时支撑身体（图 7-10C）。

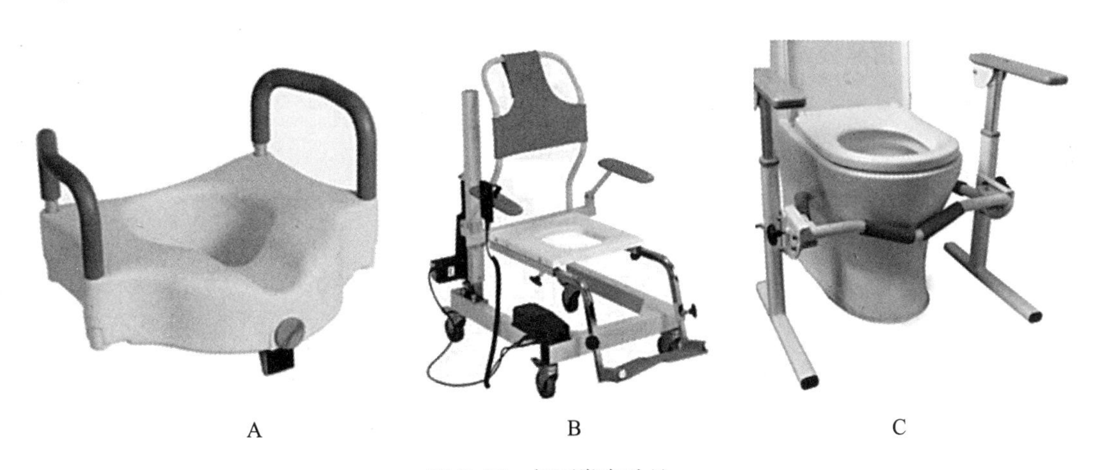

A B C

图 7-10 如厕类自助具

8. 手纸夹 用于夹持手纸并擦拭清洁肛门区域，适用于截肢、上肢关节活动受限、手功能差者。

（六）阅读书写类

1. 棱片眼镜 利用棱镜折射原理，可看到放于床脚外边的电视或胸前书架上的书籍，用于长期卧床者（图 7-11A）。

2. 翻页器 将橡皮固定于手柄的一端以易于翻书，适用于手功能障碍者（图 7-11B）。

3. 阅读书架 可以调节方向并且有光源照明，适用于长期卧床者（图 7-11C）。

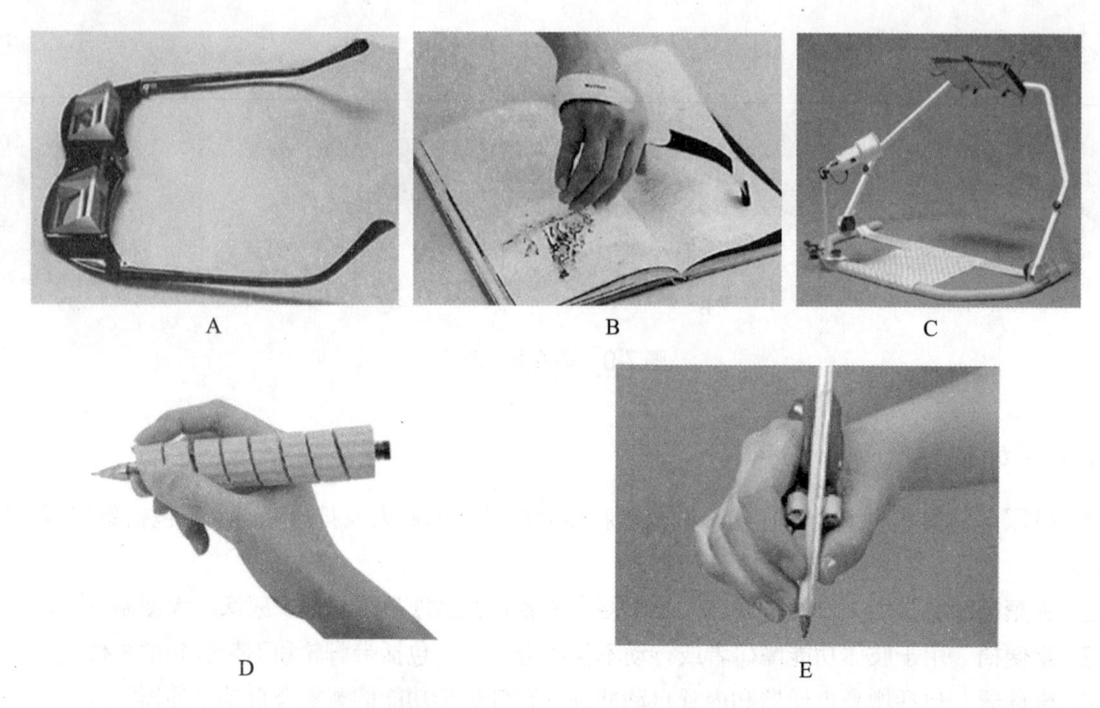

图 7-11 阅读书写类自助具

4. **增粗笔** 可用橡皮圈绑在笔竿上，或卷上泡沫胶，或在笔杆上穿上一块乳胶，或穿上练习用的高尔夫球或小弹簧，或用黏土成型固定柄。适用于握持有困难者（图 7-11D）。

5. **免握笔** 将笔套在附有自动粘贴带上的小带中，绑于手掌上，或将笔固定于特制的低温热塑板材上。适用于手指无力者（图 7-11E）。

6. **书写器** 包括抓握式书写器、移动式书写器、掌套式书写器和异型书写器。适用于手抓握能力差和关节变形者。

（七）通讯交流类

1. 电话自助具

（1）C 形夹：手抓握功能差打电话握不住电话筒把者，可在电话听筒上加上 C 形夹。

（2）电话听筒固定器：用较长的鹅颈轴，末端为电话听筒固定夹，鹅颈轴可以任意角度旋转，方便使用。

（3）拨号器：适用于手指功能差而不能拨号码者。

2. 计算机操作自助具

（1）键盘棒：手指无力时可用 C 形夹插入橡皮头棒，改用腕力叩键打字（图 7-12A）。适用于手指功能差而不能敲击键盘者，对于上肢功能严重障碍者可以使用头棍或口棍输入。

（2）改装键盘：适用于手功能障碍者，可根据需要选用单手输入键盘、加大键盘等。

（3）改装鼠标：适用于手功能障碍者，可根据功能需要选用追踪球（图 7-12B）、摇柄式鼠标、吹吸口控鼠标等。

3. **交流板** 适用于某些存在严重言语表达、书写、手势障碍者，一个简单的交流板可以包括日常生活用品与动作的图画，也可以由一些照片或从刊物上剪裁的照片组成。这些照片或图画应能使病人指出他要做什么，如喝水、上厕所、看电视等；他要去的地方，如商店、朋友家；另外，也应包括标志一些概念的图画，如上、下、大、小、热、冷、白天、黑夜、有病、饥饿等。应根据病人的需要

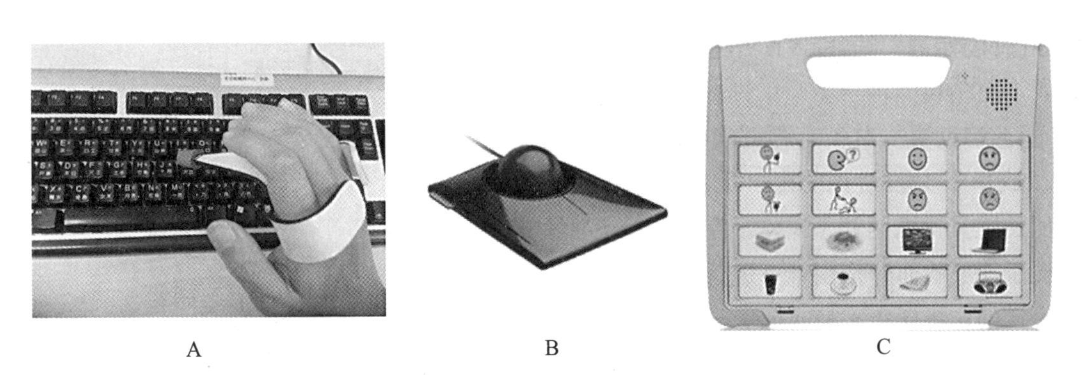
A B C

图 7-12 通讯交流类自助具

与不同的交流环境设计交流板（图 7-12C）。

（八）取物类

1. 取物器 近端为控制手柄，远端为可开合的 U 形钳，用连接装置相连，通过控制手柄的扳机激活装置拾起地上或稍远处物品。适用于移动和站立困难者，不能弯腰拾物者，如脊髓损伤者或强直性脊柱炎病人（图 7-13A）。

2. 夹具 用于抓握、取物障碍者，辅助抓取小空间中的物体，如从钱夹中取钱币，将信从信封中取出等。

3. 手抓握器 手肌痉挛者因手长期处于屈曲挛缩状态，导致手掌及指间皮肤溃烂、异味等症状，手抓握器内装药物，可起到抑菌、消除异味的作用（图 7-13B）。

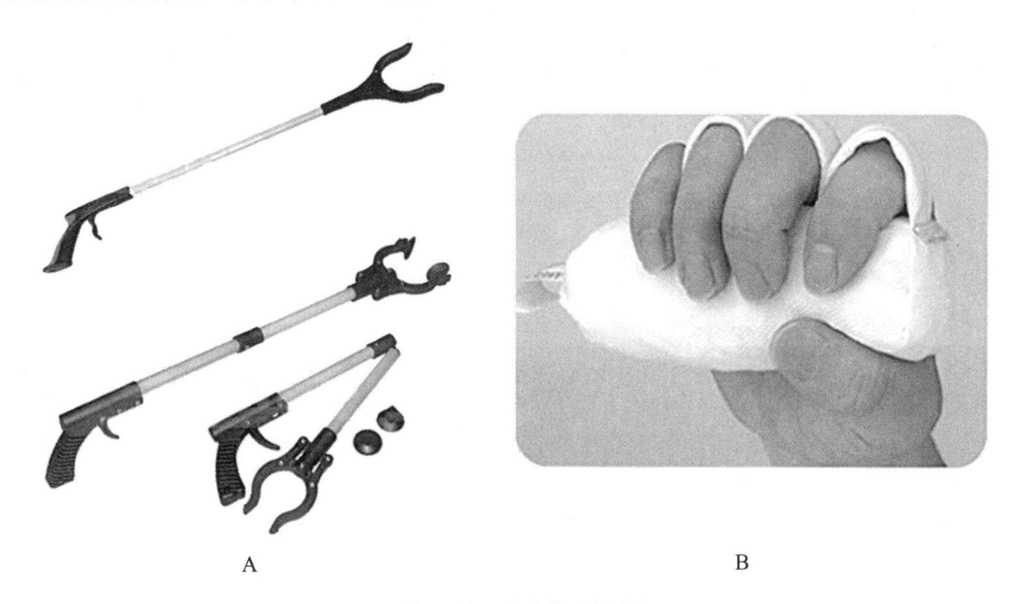
A B

图 7-13 取物类自助具

（九）文娱类

文娱自助具包括改进快门的相机、改进的剪刀、改进的游戏手柄、棋牌辅助器具、改进手柄的园艺工具等。文娱类自助具通常注重解决抓握能力，这可以通过改变手柄的类型来实现。对于操作能力障碍的人，通过使用特殊的手链、腕链，能够更加牢固地掌握多种休闲娱乐活动，甚至快速竞技运动。

1. 纸牌固定器 适用于手功能障碍，不能手持扑克牌者（图 7-14）。

2. 园艺自助具 对于有腰部伤病不便进行弯腰操作的，或由于上肢活动受限，无法到达操作地点的，可加长工具操纵柄利于操作。在定植铲上加固 C 形夹，便于能屈腕而分指困难者进行种植操作；对于手功能不佳的，将操作工具的把手改装成 T 形加粗，或在把手上裹一层橡胶；将不同功能的工具组合在一起，如一头是定植铲，一头是小锄，省去参加者频繁更换工具的麻烦。

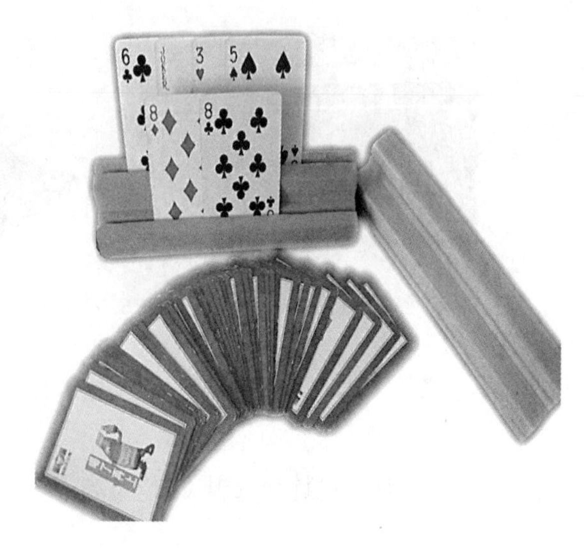

图 7-14 文娱类自助具

3. 游戏手柄 通过加粗或加长游戏手柄，可使手功能障碍者亦能轻松玩电子游戏。对于只能通过单手操作者，也可以通过可移除的零件、额外的按钮和可定制选项能够很好地进行单手操作，或者方便玩家坐在轮椅上进行游戏。图 7-15 为改制后的单手操控游戏手柄，它将手柄左上方的左摇杆，整个移到了手柄左底端的背面，对于只有右手的玩家，可以将大头朝下的摇杆压在左腿上，从而使得方向选择的操作变得可行。

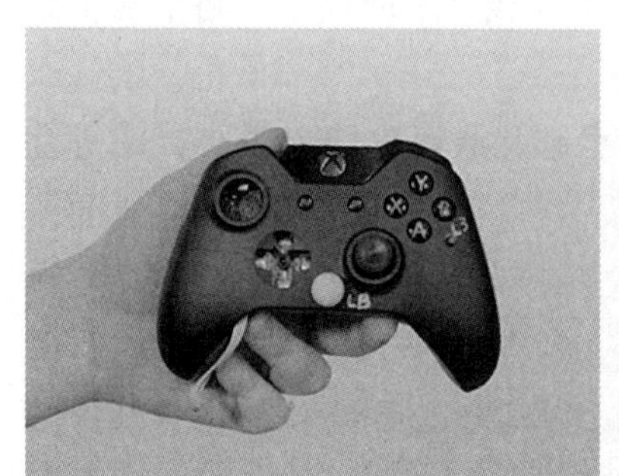

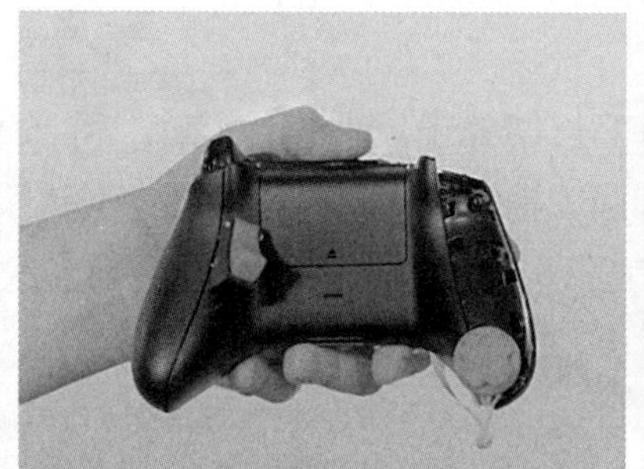

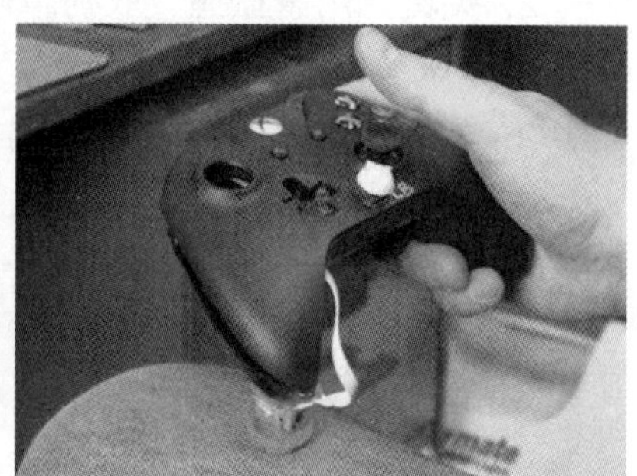

图 7-15 改制后的单手操控游戏手柄

第二节 选配与改制

自助具的设计多与上肢功能和日常生活活动有关，用以辅助病人独立或部分独立完成自理、工作或休闲娱乐等活动。自助具既可以是在原有基础上改造，也可以为功能障碍者定制。

一、选配原则

根据病人的功能障碍状况、年龄选择适合的自助具，自助具的选择应遵循以下原则：

（一）依据评估按需选配自助具

对需要使用自助具者而言重要的是适合自身需求，有益于残余功能的利用和改善，在选配自助具前应经过专业机构服务人员对使用者进行功能评估，选配最合适的自助具。

（二）根据功能缺失情况及年龄组别适配

每个功能障碍者功能缺失的情况不同，对自助具的要求各不相同，不同年龄的病人对选用自助具的侧重点也不相同，如：儿童以认知学习、训练重建身体功能等自助具为主，中青年以日常生活、家庭康复训练、提高生存质量的自助具为主，老年人和重度功能障碍者以保护性、帮助看护及休闲类的自助具为主。

（三）选择轻便舒适、坚固耐用的自助具，使用的材料环保、易清洁。

（四）考虑病人生活环境、经济情况、家人社会支持情况、社会保障等因素。

二、适配流程与制作方法

（一）适配流程

自助具适配是在辅助器具服务专业机构中，由医工结合的专业人员组成的团队进行个案评估适配，其流程见图 7-16。

1. 评估 购买、改制自助具前应对功能障碍者进行全面评估，包括：询问功能障碍者的病史、生活环境和经济情况，了解其需求和期望值，评估其功能障碍程度、潜在功能，相应自助具的适配评估。

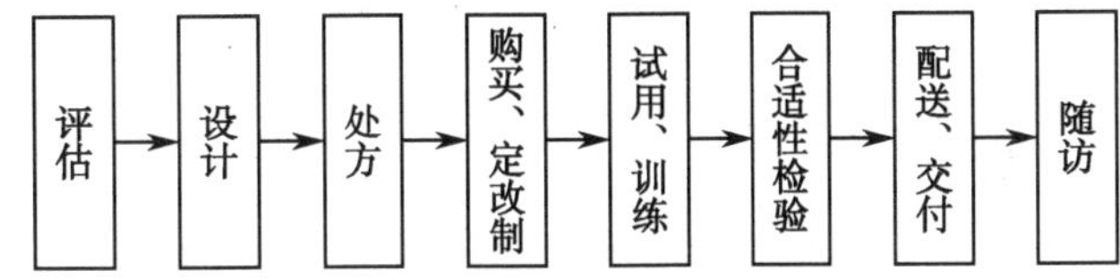

图 7-16 自助具适配流程图

2. 设计 根据功能障碍者的功能情况，结合其生活环境和经济条件等因素，设计适合的自助具。

3. 处方 确定适合功能障碍者的自助具，内容应包括使用者的一般情况、诊断和自助具名称、型号或类型、材料、尺寸、附件等。

4. 购买、定改制 根据处方的要求购买或定改制相应的自助具。

5. 试用、训练 初步试用自助具，进行专门的使用训练，使用者只有掌握正确的方法后才交付使用，并教会使用者如何清洁及保养。

6. 合适性检验 评估自助具对功能障碍者功能改善情况是否达到预期效果，使用是否合适。

7. 配送、交付使用。

8. 随访 对使用效果和新的需求进行随访服务，如需调整或更换及时处理。

（二）常用自助具的简易制作

1. 多功能 C 形夹 多功能 C 形夹形状有多种，有的为宽型，其中带有 ADL 套，套口缺口，用以插入勺、叉、刀等用具的手柄；有的为封闭型，无开口；还有的为开口型，带有可以转动的 ADL 套，可根据需要改变 ADL 套的方向。C 形夹主要用于抓握能力弱或丧失，但前臂旋前旋后和腕的功能尚好的功能障碍者。制作时用宽度为 2~3cm 的条形低温热塑板材，在恒温水槽中加热至软化后，敷贴在病人手上成型、修剪，再在掌面或侧面固定可旋转或固定的 ADL 套（图 7-17）。

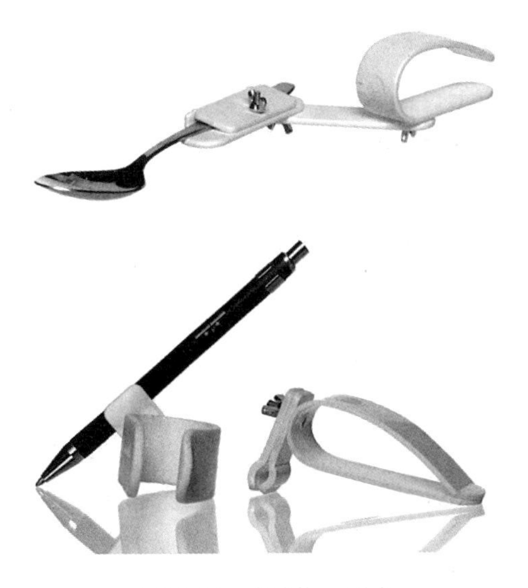

图 7-17 多功能 C 形夹

2. 万能袖带 由热塑材料、皮革或帆布制成环绕手掌的环形固定带，掌侧面为筒形插袋，两端装有魔术贴起紧固作用（图 7-18）。可以将勺、叉、牙刷、敲击棒等用具插入固定。适用于偏瘫、颈段脊髓损伤、类风湿关节炎等造成的握力减弱或丧失者。选用皮革或帆布材料，裁成宽 20~30mm 的长带，长度大于手掌沿掌横纹处周长约 50mm，在掌侧制作一筒形袋用于插工具手柄，在背侧两端加魔术贴固定。

3. 手柄 可根据需要制作加粗手柄、加长手柄、带弯手柄、环状手柄等。可直接将工具手柄缠上海绵或硅胶树脂材料的卷绕握柄（图 7-19），也可选用粗木柄、橡胶柄、塑料柄套等材料进行改造，用长木柄或橡胶柄、塑料柄以加长工具手柄。

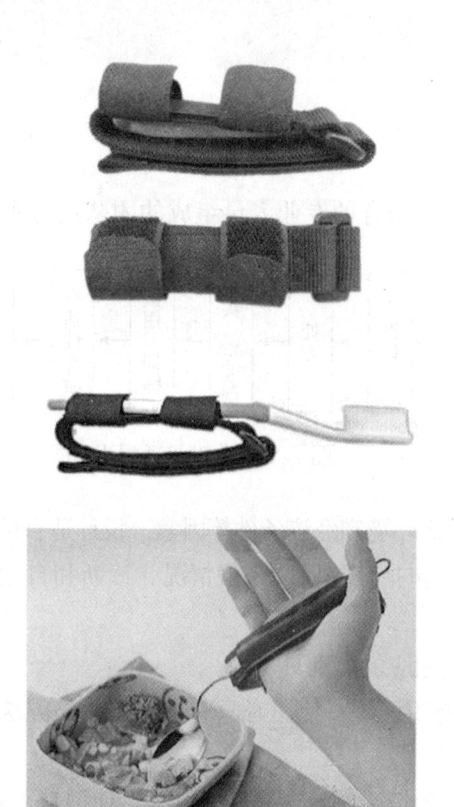

图 7-18 万能袖带

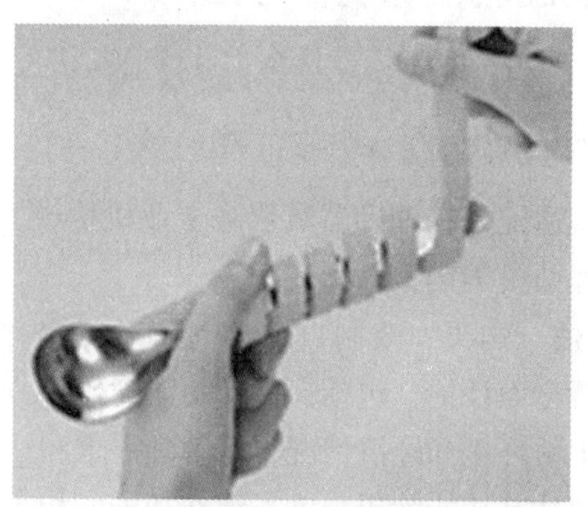

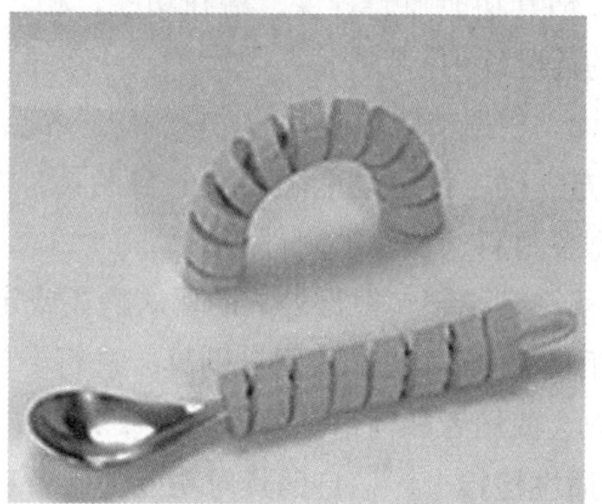

图 7-19 用海绵卷绕握柄加粗勺的手柄

知识拓展

形状记忆聚合物

形状记忆聚合物（shape memory polymers，SMP）又称为形状记忆高分子，是指具有初始形状的制品在一定的条件下改变其初始条件并固定后，通过外界条件（如热、电、光、化学感应等）的刺激，又可恢复其初始形状的高分子材料。形状记忆聚合物具有可恢复形变量大、记忆效应显著、感应温度低、加工成型容易、使用面广、价格便宜等特点。形状记忆聚合物大体上分为固态的形状记忆聚合物和高分子凝胶体系两大类，固态的形状记忆聚合物主要有交联聚烯烃、聚氨酯、聚酯等。由于形状记忆材料具有优异的性能，且与纺织材料具有相容性，在纺织、服装、建筑、军事以及医疗护理产品等多个领域中具有潜在应用优势。在医疗中，与传统的矫形固定材料相比，SMP 材料具有随体性好，便于安装，可随时调节形状，轻巧舒适，透气性好，力学性能良好等优点，可以在矫形固形材料方面发挥作用。如进食类自助具中乐餐勺的形状记忆握柄使用的便是一款聚氨酯系的形状记忆聚合物材料。

知识链接

智能餐勺

防颤抖进食器（liftware steady starter kit，LSSK）是一款配有防颤动专利技术的智能餐勺，它可以有效抵消病人的手部颤抖，防止病人将食物弄撒（图 7-20），适用于稳定帕金森病病人和其他协调功能障碍者。LSSK 内置微型电脑，通过传感器检测病人的动作信号，识别病人的颤抖方向，然后使勺子朝颤抖的相反方向移动。试验数据表明，LSSK 能减少病人 76% 的颤抖。与 LSSK 相似，电动防颤抖进食器（liftware level starter kit，LLSK）新增了两个电动引擎，能够使勺子水平和垂直操作，不仅抵抗不随意的运动，而且可缩短餐桌与嘴之间的距离。无论病人如何抖动，都能有效地进行补偿，从而方便进食。

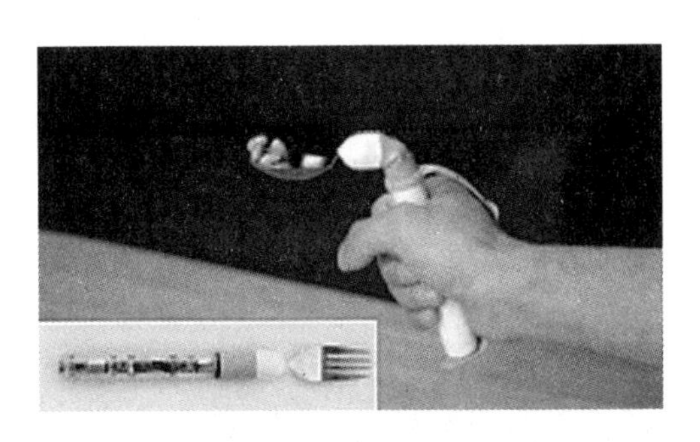

图 7-20 智能餐勺

（刘旭东）

第八章 坐姿系统与坐垫

【学习要点】

掌握：坐姿系统的定义、分类、选配原则；坐垫的分类、选配原则。

熟悉：坐姿系统的结构、选配流程，使用坐姿系统的注意事项，坐垫的舒适度评价指标。

了解：坐姿系统的选配工具，个体化坐垫的设计制作流程。

第一节 坐姿系统

坐姿系统（seating system）是通过控制姿势或压力，达到矫正畸形、预防压疮、提高坐姿舒适性、帮助病人完成功能性活动的一类辅助器具。

一、分类

（一）按技术类型分类

根据技术类型，可将坐姿系统分为姿势控制型、压力控制型两大类。

1. 姿势控制型 良好的坐姿：头在中立位，脊柱生理曲度正常，骨盆水平并呈轻度前倾，双侧髋关节轻度外旋，髋、膝及踝关节屈曲 90°，双足平放于地面或支撑面。脑外伤、脑瘫等中枢神经系统伤病病人，其肌张力和运动控制能力出现障碍，不能连续适应坐位姿势的调节，从而表现为坐姿异常。

正确的姿势控制有助于病人充分发挥自身功能，增加肢体运动和反应控制的范围和能力，扩大观察环境的视野，从而更好地适应于环境。所有移动和姿势维持的前提是要保持身体的平衡，当病人不能有效地控制身体姿势时，需要通过外部定位部件如坐姿系统来辅助支撑身体。

姿势控制型坐姿系统（posture control seating system）的主要功能：向病人提供足够的身体支撑，帮助其完成姿势控制、预防和矫正畸形，改善病人的部分生理功能，帮助病人完成一定的功能性活动，提高日常生活自理能力，如吃饭、穿衣、学习、工作和出行等。

根据病人的坐姿能力，姿势控制型坐姿系统又可分为三类。

（1）手自由式坐姿系统：不用手支撑也能维持长时间稳定坐姿的病人使用的坐姿系统，称为手自由式坐姿系统（hands-free seating system）（图 8-1A）。双下肢骨折、严重类风湿性关节炎、关节畸形等病人通常需要使用此类坐姿系统，其主要目的是改善病人的活动性和舒适性。

（2）手依赖式坐姿系统：需要一只手或双手支撑才能维持坐姿的病人使用的坐姿系统，称为手依赖式坐姿系统（hand-dependent seating system）（图 8-1B）。部分脑出血、脊髓灰质炎后遗症病人常

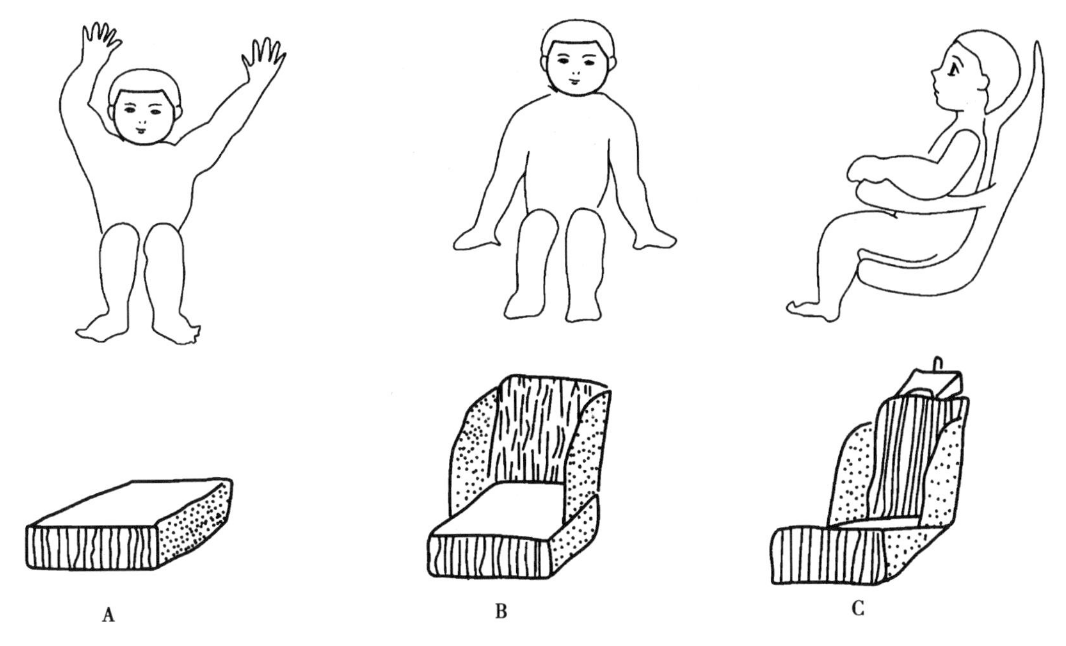

图 8-1 按坐姿能力分类

常需要使用此类坐姿系统，其特点是：①当病人举起手臂进行活动时，躯干为了维持稳定可以轻度下陷；②在坐姿系统上安装有特殊扶手或固定带，使病人在保持坐位的同时还可以让其上肢处于特定的功能位；③对病人的骨盆和躯干给予控制，以解放其双手，使之能从事其他功能性活动。

（3）手支撑式坐姿系统：缺乏独立坐姿能力者需要使用的坐姿系统，称为手支撑式坐姿系统（propped seating system）（图 8-1C）。脑瘫、高位截瘫病人通常需要使用此类坐姿系统，其主要特点是：①对病人头部、胸部及背部都给予良好支撑；②靠背一般可以倾斜。

脑瘫、脊髓侧索硬化症等病人由于其神经肌肉的敏感性改变，常常会出现不自觉的、难以主观控制的肌肉痉挛，以及躯干与肢体的姿势异常、反射异常，严重者出现肌肉、肌腱的拉伤、断裂、关节脱位，甚至骨折和永久性畸形。在病人出现这些症状的早期，畸形与异常姿势尚未固定之前，姿势控制型坐姿系统可较容易地控制病人姿势并对其畸形进行矫正。在使用姿势控制型坐姿系统时，应密切观察病人的肢体形态及功能变化，并随着康复进程给予相应调节。此外，在使用坐姿系统控制姿势时，不要对病人的正常康复训练造成太大的影响。

2. 压力控制型 压力控制型坐姿系统（pressure control seating system）的主要功能：将与坐具界面接触的臀部软组织承受的压力，进行合理的再分布，降低峰值压力，并通过改变坐姿系统界面的形状，使臀部与坐具界面的压力分布均衡，从而有效地防止压疮的产生。压力控制型坐姿系统不仅在压疮预防中扮演着重要的作用，而且它可向病人提供足够的支撑力，防止身体出现畸形或畸形加重。此类坐姿系统主要适用于长期卧床，不能行走或需借助于轮椅活动的病人。

知识链接

舒适型坐姿系统

人的颈椎、腰椎、臀部和下肢，在保持长时间坐姿时常会呈现不适，具有舒适功能的坐姿系统可从各个方向、多个角度对人体姿势进行调节，使肌肉和关节处于放松状态，从而获得良好的舒适性。姿势调节方式有电控、温控、压力控制等，有些系统还配备磁疗、按摩等功能。

舒适型坐姿系统适用于老年人、颈肩腰腿痛病人，以及各种亚健康人群，特别是长期坐位工作者，如办公室人员、计算机操作员、司机等。随着此类坐姿系统功能的不断完善，其应用将越来越广泛，越来越普及。

（二）按控制的身体部位分类

根据控制的身体部位，可将坐姿系统分为躯干型、头躯干型、躯干下肢型、头躯干下肢型、躯干下肢足型和头躯干下肢足型共六种类型。

1. **躯干型** 此类坐姿系统主要控制人体躯干及骨盆（图 8-2A）。
2. **头躯干型** 此类坐姿系统主要控制头颈部、躯干及骨盆（图 8-2B）。
3. **躯干下肢型** 此类坐姿系统主要控制躯干、骨盆及下肢（图 8-2C）。
4. **头躯干下肢型** 此类坐姿系统主要控制头颈部、躯干、骨盆及下肢（图 8-2D）。
5. **躯干下肢足型** 此类坐姿系统主要控制躯干、骨盆、下肢及足部（图 8-2E）。
6. **头躯干下肢足型** 此类坐姿系统主要控制头颈部、躯干、骨盆、下肢及足部（图 8-2F）。

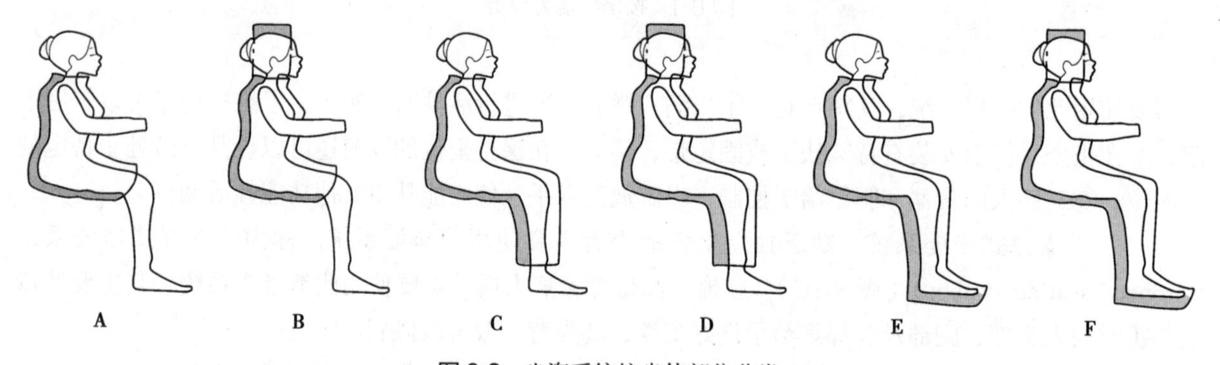

图 8-2 坐姿系统按身体部位分类

（三）按坐姿系统的结构形式分类

根据坐姿系统的结构形式，可将坐姿系统分为坐式、躺椅式和立式三种类型。

1. **坐式** 坐式坐姿系统（图 8-3A）以臀部承重为主，最常见。
2. **躺椅式** 躺椅式坐姿系统（图 8-3B）增加了背部受力，减少了臀部承重，提高了舒适性。不

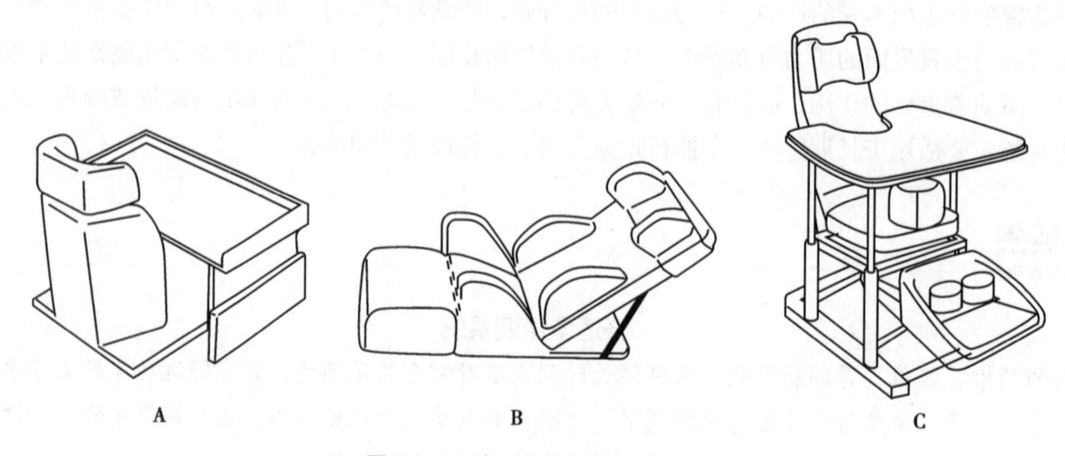

图 8-3 坐姿系统按结构形式分类

足是占用空间较大。

3. **立式** 立式坐姿系统（图 8-3C）采用双足承重，仅用于少数特殊病人。

（四）按制作材料与工艺分类

按制作材料与工艺，可将坐姿系统分为普通型、模塑型、可调节型三种类型。

1. **普通型** 在生活坐具或轮椅的基础上，采用木材、金属、塑料、海绵、皮革、帆布等材料改制或特制而成。

2. **模塑型** 根据身体不同部位的形态特点，采用热成型和压力成型材料，模塑而成。

3. **可调节型** 随着身体的发育和功能的改变，可对坐姿系统进行调节或者比较方便地改变其形状。

（五）按适用年龄分类

根据适用年龄，可将坐姿系统分为成人型、儿童型。

1. **成人型** 多用于成人脑外伤、脑卒中病人。此类坐姿系统通常需要定做，并与轮椅上结合使用。

2. **儿童型** 多用于脑瘫患儿。此类坐姿系统相对轻便且易移动，可以单独使用，也可以放在椅子上使用。

二、结构

一个典型的坐姿系统，主要由支撑体及附件两部分组成（图 8-4）。

（一）基本构成

1. **支撑壳体** 支撑壳体是保持身体姿势的主体。要求具有足够的刚度、强度，尤其是承受人体重心的支撑底座和参与身体平衡的靠背。制作材料多用木制品、塑料制品和金属制品等。

2. **缓冲层** 缓冲层位于支撑壳体之上，具有分散臀部与坐具界面压力的作用，通常采用形态可恢复的材料制作，如海绵等。

3. **表面覆盖层** 覆盖在缓冲层之上，主要起保护作用。一般要求：防水、易清洗、抗菌，不会引起皮肤过敏。四个方向可以延伸，变形时不会出现皱褶。另外，表面覆盖层还应具有合适的光滑程度，使人体与坐具界面之间能产生适当的摩擦力，保持人体在坐姿系统内的稳定性和移动能力。表面覆盖层多采用各种天然皮革、人造皮革等材料制成。

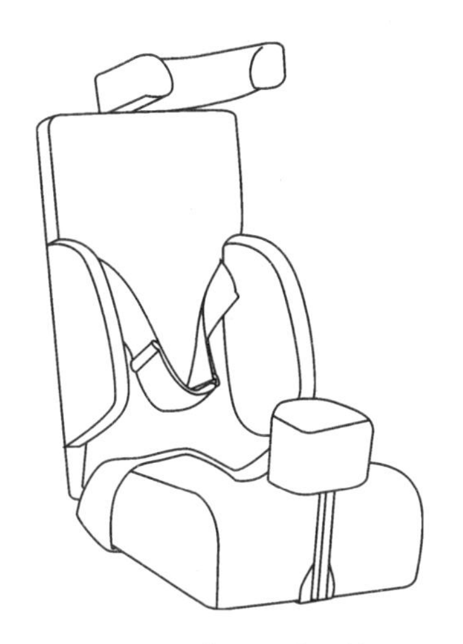

图 8-4 典型坐姿系统

4. **表面的吸湿散热层** 多用棉、麻、丝等织物制成，选用材料时要考虑其吸湿性、散热性和光滑度等。

（二）主要附件

坐姿系统的附件很多，大致分为轮椅桌、轮椅桌附件、头颈部附件、躯干及骨盆附件、下肢及足部附件、各种带子（图 8-5）。

1. **轮椅桌** 轮椅桌有三种类型：无边轮椅桌、三边轮椅桌、全边轮椅桌。主要用途是摆放物品及病人肢体、固定轮椅桌附件。

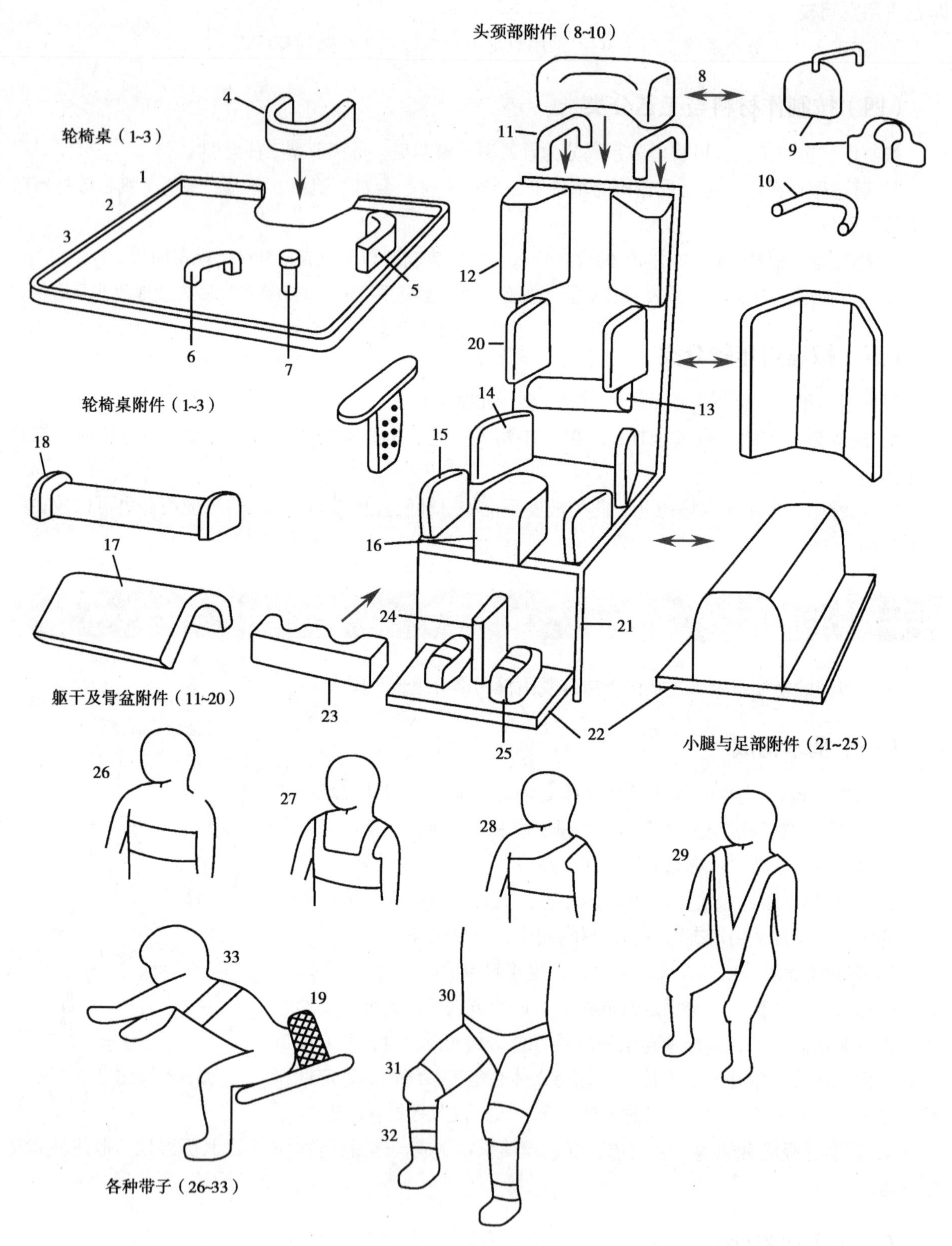

图 8-5　坐姿系统的主要附件

1. 无边轮椅桌；2. 三边轮椅桌；3. 全边轮椅桌；4. 胸垫；5. 肘挡；6. 竖手把；7. 横手把；8. 头托；9. 头托；10. 颈托；11. 肩垫；12. 肩胛垫；13. 腰垫；14. 骨盆挡；15. 外展挡；16. 内收挡；17. 胸挡；18. 侧板；19. 骶部垫；20. 躯干挡；21. 小腿托板；22. 足踏板；23. 膝部垫；24. 足隔板；25. 足套；26. 胸带；27. 肩胸带；28.Y 形带；29.V 形带；30. 髋带；31. 膝带；32. 踝带；33. 腕带

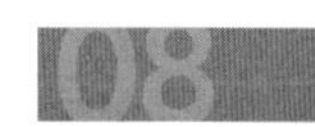

2. 轮椅桌附件

（1）胸垫：防止躯干前倾。

（2）肘挡：抑制肩肘的不随意运动。

（3）竖手把：抑制手的不随意运动。

（4）横手把：抑制手的不随意运动。

3. 头颈部附件

（1）头托：保持头部于正中位置。

（2）颈托：保持头部于正中位置。

4. 躯干及骨盆附件

（1）肩垫：防止肩部上抬，防止躯干前倾。

（2）肩胛垫：抑制肩胛骨向中线靠拢。

（3）腰垫：支持腰部。

（4）骨盆挡：固定骨盆。

（5）外展挡：防止髋关节外展。

（6）内收挡：防止髋关节内收。

（7）胸挡：防止躯干前倾。

（8）侧板：防止躯干的侧向移动。

（9）骶部垫：防止骨盆向后移动。

（10）躯干挡：防止躯干的侧向移动。

5. 下肢及足部附件

（1）小腿托板：托小腿。

（2）足踏板：支撑双足。

（3）膝部垫：防止膝部向前移动。

（4）足隔板：防止双足交叉。

（5）足套：帮助足底的全面接触，预防和矫正马蹄足。

6. 各种带子

（1）胸带：防止躯干前倾。

（2）肩胸带：防止躯干前倾，保持躯干正中位。

（3）Y形带：防止躯干前倾，保持躯干正中位。

（4）V形带：防止躯干前倾，保持躯干正中位。

（5）髋带：防止骨盆前移。

（6）膝带：防止膝部前移、伸展，固定骨盆。

（7）踝带：防止膝部伸展，防止足部的横向移动。

（8）腕带：抑制手不得随意运动。

三、选配

（一）选配程序

坐姿系统的选配程序包括选配前评估、坐姿系统处方、设计与制作、临床适配性检查等。

1. 坐姿系统的选配前评估

（1）评估团队：坐姿系统评价是针对每个病人的个体需求、个体功能以及潜在的学习技能，评价坐姿系统是否满足病人的需要及适应性，或对现有坐姿系统提出修改意见。坐姿系统的评估团队通常是由临床医生、康复治疗师、康复工程师、专业护理人员、社会工作者等组成。

1）临床医生：对病人的一般状态、身体状况、疾病诊断和疾病演变过程以及预后作出评价，确定是否需要进行治疗及具体治疗方法，选择与之匹配的坐姿系统种类。

2）康复治疗师：对病人的感觉和运动功能、机体发育、运动的协调程度和残疾状态作出评估。

3）康复工程师：向病人提供可行的技术、知识和用品，以满足病人的特殊需求。

4）专业护理人员：记录日常护理过程中，病人在使用坐姿系统时出现的问题及信息，了解病人在使用坐姿系统的舒适度与匹配度，具有发现问题和处理问题的一般能力。

5）社会工作者：负责相关部门的协调工作，安排病人康复计划等相关事宜。

所有参与评估的人员都需要具有一定的临床经验，具有良好的沟通能力和团队协作精神，并有较丰富的专业知识。

（2）评估方法

1）掌握病人的一般状况：包括年龄、性别、病史、诊断、治疗经过、体能、身体状况、疾病演变趋势等。如儿童的坐姿系统应当有利于患儿的身体发育，并预防发育中可能出现的畸形；对渐进性疾病，应选择可调式坐姿系统，以适应病人形态及功能的变化。

2）对病人进行身体检查：一般由临床医师完成，包括生命体征、全身骨隆突点及相应部位软组织的完整性、腱反射强度、脊柱四肢关节的活动范围。是否有畸形存在，该畸形是结构性畸形，还是可矫正的功能性畸形，以及病人的认知能力等。

3）对病人的功能障碍进行评定：一般由康复治疗师完成，包括对躯干、四肢功能障碍的程度，病人的平衡能力、控制力、耐力、感知力的强弱，同时也包括病人精神和心理状态的稳定程度。

4）对护理人员的评估：包括护理人员的数量，以及对病人需求的敏感性，掌握相应护理专业知识的程度，以及是否接受过坐姿系统应用的技能训练等。

5）对病人生存环境和活动空间的了解：通常由康复工程师完成，包括病人家庭、学校、工作区域等环境是否与坐姿系统兼容，病人在这些环境中是否能安全方便地使用坐姿系统，是否需要配置一些辅助附件，如餐桌板、斜坡读书板、饮料架等。

6）社会工作者的作用发挥程度：包括对病人经济状况、支付能力的了解情况，对坐姿系统提供性价比的评估，与康复部门沟通的程度等。

（3）对病人的个体评估内容：主要包括对病人的生理机能、感觉与运动能力、认知与行为能力的评估。

1）生理机能的评估：包括对年龄、性别、营养状态、疾病一般情况的评定和对呼吸循环系统的功能测定。呼吸循环系统的功能测定包括病人的呼吸频率、潮气量、心率、有效射血分数及通气血流比值等基本生理参数。这些基础生理指标的评定，为确定病人是否需要特殊类型的坐姿系统提供重要参考。

2）感觉、运动能力：感觉包括视觉、听觉和触觉等。在使用坐姿系统时，触觉的作用相对于视、听觉要更重要，因为病人的特定部位在坐姿系统中是否造成损伤，在一定程度上取决于该部位的触觉灵敏程度。当此部位触觉减弱或消失时，软组织遭受长时间的压迫则有可能产生压疮，因此，准确的感觉评估是安全舒适地使用坐姿系统的必要条件；运动能力的评价包括是否存在畸形、各关节活动范围、关节是否强直、关节周围的韧带是否挛缩、肌力是否下降，以及肌张力是否改变、肌肉对神经支配的反应是否降低等。

3）病人的认知和行为能力：包括病人对周围环境和事物的认识能力、分析能力和解决问题能力，特别是病人的机动性和自我推动力、自我照顾和排泄功能，以及使用其他设备的能力。这些因素直接决定着病人使用坐姿系统的能力和范围。

只有通过专业的评估团队对病人进行生理和心理等全面、科学的评估，才能设计和选配出适合病人使用的坐姿系统。

2. 坐姿系统处方 由专业的评估团队对病人的需求、身体状况、能力和所需坐姿系统的性能进行量化评估，开出坐姿系统处方。合格的坐姿系统处方应明确坐姿系统的应用目的、基本功能、制作机构、品种和附件。坐姿系统的品种和附件选择与病人的年龄、功能障碍和使用目的密切相关。例如儿童型坐姿系统要适应儿童生长发育，应当选择尺寸可调节的；成人型坐姿系统应能与轮椅搭配使用，以增强其移动性能。

3. 设计与制作

（1）坐姿系统模型：按照坐姿系统处方，由设计制作人员建立坐姿系统模型。这种模型既可以是实物模型，也可以是计算机虚拟模型，但必须能够真实反映病人在使用坐姿系统时的身体状态，特别是压力参数的变化。

（2）坐姿系统制作：由评估团队和病人共同对模型进行模拟性试验，找到问题并进行改进。在反复的模拟实验过程中，应重视病人的反馈意见，以完成坐姿系统模型的最后设计。然后由制作人员完成坐姿系统的制作。

4. 临床适配性检查

（1）使用坐姿系统应达到的功能目标

1）使身体异常状态或姿势反射得到抑制，让病人保持放松状态。

2）保持身体正常的肌肉活动，发挥其运动功能。

3）维持骨骼中线的最佳对位，恢复倾斜的身体，预防压疮，尤其是预防或控制脊柱、关节变形及肌肉挛缩。

4）稳定躯干，减少疲劳，提高其舒适度及耐力，提高上肢的操作性。

5）稳定头部、颈部，改善心肺功能。

6）易于照顾，提高病人与周围环境的适应能力，更好地参与社会活动。

（2）检查要点：坐姿系统制作完成后应进行系统性检查。主要从以下几方面对照处方要求进行验收。

1）坐位时要求具有良好的稳定骨盆、支撑躯干的作用。

2）靠背和坐垫的表面要求具有一定的摩擦力。如果摩擦力太小，会引起病人臀部向前滑移，从而改变病人坐姿。另外，也应避免产生过大的剪切力。

3）承重部位压力分布必须均匀。特别是一些骨隆突部位的压力应合理分散，否则将引起局部软组织损伤。

4）身体重心应位于坐姿系统支撑面之内。如果身体重心移到坐姿系统以外，会引起坐姿的不平衡和不稳定。

5）对坐姿系统表面材料的吸湿散热性能和整体的美观性、安全性和操控性进行检查。

6）对于一些特殊疾病，应根据不同特点进行针对性检查。如脑瘫病人，其坐姿系统应限制下肢前突、骨盆后倾和肩胛骨后移。

（二）坐姿系统的选配工具

常用的坐姿系统选配工具有专家系统和压力分布系统。

1. 专家系统 专家系统是把病人的需求、技能与适当坐姿系统进行匹配的系统。采用计算机程序，帮助坐姿系统评估团队成员，根据对病人的评估结果，选择、优化设计与制作最佳的坐姿系统，迅速开出坐姿系统处方。

2. 压力分布系统 可以客观测量病人与坐姿系统接触面的表面压力，观察病人在姿势变化时身体与坐姿系统界面间表面压力的变化和对病人的影响。这些参数可作为模拟性实验中最重要的客观依据。压力分布系统一般是由压力分布单元、信息处理采集单元和软件系统三部分组成。

知识拓展

有限元分析法应用于坐姿系统的选配

随着计算机技术的发展，一种不需要病人直接参与的有限元分析法已经被应用于坐姿系统的选配。坐姿系统界面的有限元分析包括几大步骤。首先根据病人骨盆及部分腿骨组织的CT扫描图像，通过反求法（reverse method）建立病人的虚拟实体模型。反求法是指对难以用严密统一的数字语言描述的复杂事物，通过对事先造出的模型进行测量，再以此为依据，反向求出实物模型的方法。具体到坐姿系统中，就是先取得病人坐姿下骨骼的三维图像，再反向求出坐姿系统的界面模型。数字模型建立后，可以在这一模型内选取特定的躯体部位和不同力学特性的材料，分别对骨及软组织划分不同单元，进行模拟实验和力学检测，再对结果加以分析。通过修改模拟条件、反复试验，从而获得人体软组织-坐具界面应力分布的最佳设计方案。

将有限元分析法应用于坐姿系统的选配，不仅结果客观、可靠，而且可避免无效加工所造成的浪费，也不需要病人的反复参与验证。

（三）坐姿系统的选配原则及基本要求

1. 选配原则

（1）坐姿系统的外形尺寸要与坐具相匹配。

（2）坐姿系统的内表面要与病人形体相匹配。

（3）BAD原则（参阅第九章）。

2. 基本要求

（1）骨盆和下肢

1）骨盆：承受躯干和上肢重量，在控制身体重心方面起着极为重要的作用，不仅影响机体的稳定性，同时还影响肢体的各种姿势和活动。骨盆的理想位置：①冠状位，处于水平或向前稍微倾斜；②矢状位，处于中线位；③最佳角度为骨盆固定后大腿与躯干呈90°。

在躯干和下肢伸肌张力较强的病人，如脑瘫，为了对抗较高的伸肌张力，坐姿系统可以将大腿与躯干的角度减小到略低于90°，这需要依靠倾斜坐垫来减小与靠背的夹角；当需要下肢过伸时，如某些髋关节畸形病人，可以将靠背适当倾斜来加大夹角；为了防止骨盆的前后、侧向和旋转移位，可以将坐垫制成中间凹陷形状。

骨盆的固定性支撑是全方位的，只要能起到支撑固定作用，无论前面、后面、侧面、下面均可使

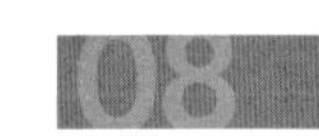

用。对于严重的骨盆倾斜病人，可以在臀部周围和脊柱区加用骨盆固定带。骨盆固定带的角度可以调节，从45°到90°不等（图8-6）。

2）下肢：下肢的定位包括腿和足的姿势固定。腿和足的姿势将直接影响到骨盆和臀部的定位。合理的下肢姿势应为双下肢外展约30°，膝关节屈曲90°，双足底与地面平行，与小腿成90°，即踝关节功能位。双足的支撑对于大腿后侧股二头肌、坐骨结节和骶尾骨等处的压力再分布具有重要意义。适当的定位可以有效预防上述部位的压疮产生。脚托的尺寸可以定做，脚托架的长度和角度应能调节。小腿腓肠肌萎缩是下肢固定后最常见的问题，应该进行主动或被动的功能训练加以预防。

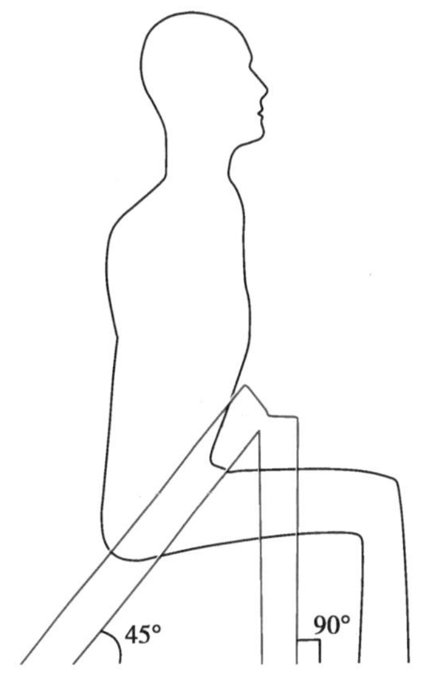

图8-6 骨盆固定带

（2）躯干：完成骨盆和下肢的姿势定位，之后是考虑躯干定位。躯干在矢状位和额状位处于中线是理想的位置，但很多病人存在脊柱侧弯或其他畸形，情况严重者可以引起呼吸和循环障碍。此时需要明确病人是哪一个脊柱节段出现异常，这种异常是否可以采用坐姿定位装置进行矫正和固定，以及允许矫正的最大角度。

躯干的支撑可以来自多个方向。主要是通过调节座椅靠背的高度和形状，进行后方固定，同时，采用辅助支撑部件对病人的身体缺陷加以补偿，如脊柱前凸加用腰垫。

当病人存在严重脊柱侧弯不能维持躯干于矢状位中线时，可以采用三点力控制系统进行双向侧方支撑（图8-7）。由于身体侧方的软组织相对薄弱，故支撑材料的表面应尽可能柔软，以避免软组织损伤。

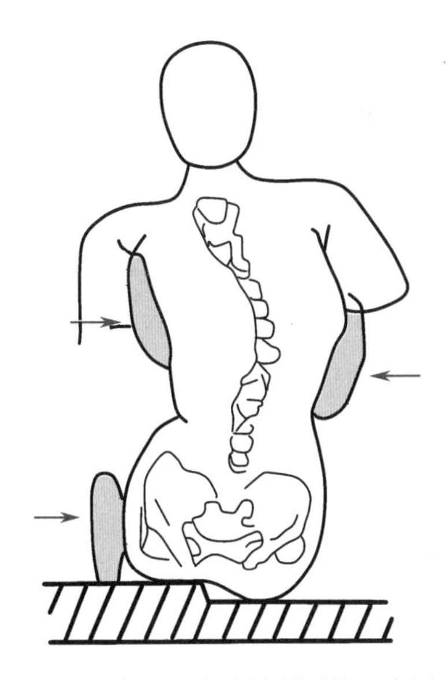
图8-7 侧面三点力控制系统示意图

（3）头颈部：对于某些颈肌无力病人，如脑瘫、颈椎骨折等，常常需要对头颈部进行固定。其固定支架既可以固定于坐具靠背上，也可以是独立的。最重要的是必须坚持个体化设计，避免过度矫正或矫正不足。

（4）上肢：上肢的定位支撑原则，以病人姿势的正确性为基础。如果手需要执行某种操作，给前臂和手腕的稳定支撑就变得极为重要。许多上肢瘫痪病人，由于肩关节肌肉萎缩无力，在重力作用下往往出现肩关节脱位或半脱位，将病人肘关节固定在坐姿系统的扶手上，将能起到有效的支撑作用。

四、临床应用

（一）坐姿系统的适应证

1. 脑血管疾病 如脑出血、脑梗死、脑血管畸形病人，一侧或双侧肢体的肌力下降或消失，病人不能正常坐立或行走。

2. 神经系统疾病 如脑瘫、多发性硬化症、脊髓侧索硬化症、小脑萎缩症等病人，由于肌力下降或无力、肌张力异常、反射异常等因素，导致病人步态不稳、阵发性痉挛、不协调随意运动等。

3. 创伤性疾病

（1）神经系统创伤：如脑外伤、脊髓创伤病人，其躯干和（或）肢体的感觉运动减弱或消失、大小便失禁，不能独立地坐立与行走。

（2）运动系统创伤：如严重骨创伤、多发性创伤病人，不能站立、行走，需要长期卧床或使用轮椅。

4. 骨关节病　如严重骨性关节炎、类风湿性关节炎、强直性脊柱炎病人，由于关节畸形、韧带挛缩、肌力进行性下降，病人无法有效地支撑躯体直立，甚至伴有剧烈疼痛。

5. 慢性消耗性疾病　如恶性肿瘤、肾衰竭、糖尿病、肝硬化中晚期病人，其营养状态严重恶化，无法站立行走。

6. 躯干与四肢畸形病人。

7. 高龄体弱或伴有其他系统功能衰竭者。

（二）使用坐姿系统的注意事项

1. 先近后远　由于近端的固定对远端肢体活动会造成影响，故姿势固定应从近端开始，逐渐向远端进行。先近后远，还可以避免坐姿系统的过度支持。

2. 有效支持最小化　在保证病人稳定姿势的前提下，最小的有效支持能最大限度地为病人提供主动控制与功能发挥的空间。

3. 矫正功能性畸形　对于功能性畸形，可以使用材质较硬的材料，如硬泡海绵包裹木头或硬塑料，用大于异常张力的力量来进行畸形矫正。

4. 维持结构性畸形　对于不可逆的结构性畸形，可采用一体化成形材料，尽量增大与病人身体的接触面积，维持病人现有体形与结构，防止畸形的进一步加重。

5. 掌握正确的操作方法　在康复治疗师的指导下学习正确的使用方法，并要求病人及陪护者反复操作练习。

6. 定期检查　由相关人员定期追踪检查。在每次使用前后，病人及陪护者应常规检查坐姿系统是否损坏，皮肤有无损伤等。

第二节　坐　垫

坐垫（seat cushion）是指椅凳、轮椅、汽车坐椅等坐具支撑底座表面上覆盖的一层结构。通常由棉、麻、丝、植物编织物等材料制成，介于坐具与人体臀部之间，起着缓冲压力、保持温度与湿度、维持一定摩擦力等作用。坐姿系统中的坐垫是指介于坐姿系统支撑底座表面或靠背表面与病人身体之间的护垫，具有保护软组织、预防压疮、维持躯干稳定和帮助定位坐姿等功能。

一、分类和结构

（一）按作用原理划分

1. 压力分布控制型　当作用于皮肤表面的外部压力大于局部毛细血管内压力时，因挤压血管致

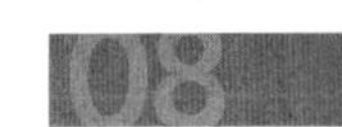

管腔变窄或闭塞，甚至出现血管痉挛，血流减少或消失，引起软组织局部缺血，导致皮肤坏死。另外，软组织所受压力不均时，即存在内部压力梯度，可出现压力高处组织间液移向压力低处，造成细胞水肿，细胞破裂的几率增大，也易出现软组织坏死。

压力分布控制型坐垫在设计中的基本要求：控制作用于软组织表面的压力峰值、压力分布和压力梯度。具体方法是扩大坐垫与身体的接触面积，均匀分散压力，也可采用特殊材料和特别结构等来减轻骨隆突起部位的压力。

不同体位下的受压部位不同，需要分散压力的部位也不同。

（1）仰卧位：主要受压部位是枕骨隆突，肩胛部，脊柱棘突隆起处，肘部，骶尾部，足跟部。

（2）侧卧位：主要受压部位是耳部，肩部，肘部，大转子部，膝关节内外侧髁，踝部。

（3）俯卧位：主要受压部位是耳部，面颊部，肩峰部，胸肋部（女性乳房部）、肘部、髂嵴、耻骨联合部（男性生殖器），膝部，足趾部。

（4）坐位：主要受压部位是头枕部，肩部，骶尾部，坐骨结节，足跟部，足趾部。

2. 压力 - 时间控制型 长时间的低压力压迫比短时间的高压力压迫对组织造成的损伤大；压力越大，软组织能耐受压力的时间相对越短；压力减小，软组织耐受压力的时间相对延长。压力 - 时间控制型坐垫是利用动态交替减压系统制作而成。可以通过周期性充气、放气的方法，改变坐垫表面的压力及分布。也可将坐垫分成几个不等的充气块，在不同的时间内分别给不同的充气块充气、放气，动态的改变局部压力，改变组织内液的流动方向，以达到保护皮肤、维持稳定的目的（图 8-8）。

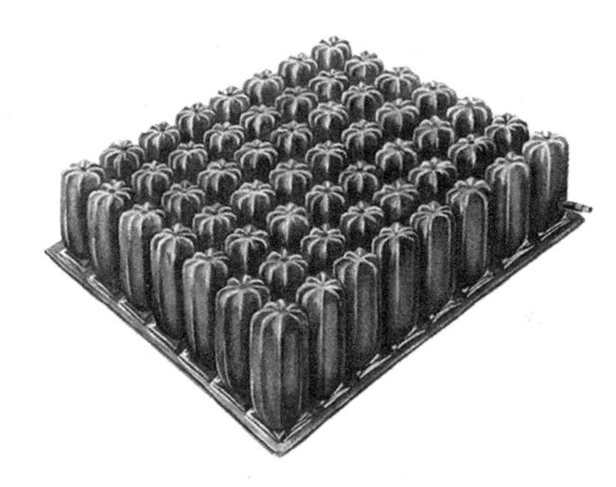

图 8-8　压力 - 时间控制型坐垫

3. 剪切力或摩擦力控制型 摩擦力和剪切力是病人坐于坐具表面时必然产生的力量，其成因及方向见图 8-9。如果坐垫与人体软组织表面的摩擦力或剪切力过大，就会加速软组织局部缺血和坏死。如果摩擦力或剪切力过小将导致病人在坐垫内失去稳定。剪切力或摩擦力控制型坐垫是主要设计方法是上表面局部分割法，可降低坐垫的剪切力和摩擦力，如将整块海绵坐垫的上表面切割成小矩形阵列状。

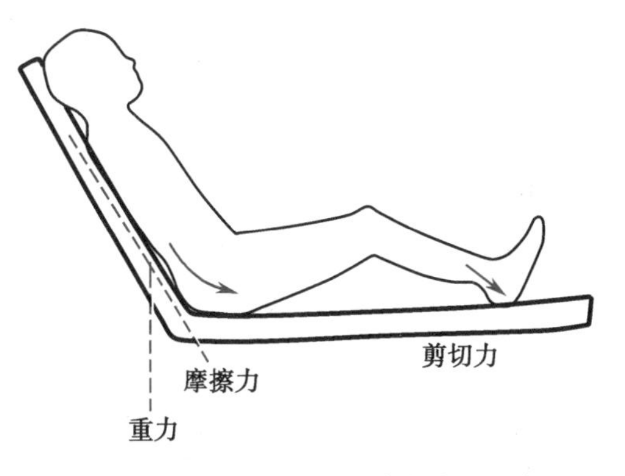

图 8-9　坐位下剪切力与摩擦力产生示意图

4. 温度控制型 局部微环境温度的降低有助于抑制软组织损伤的产生。降低软组织与坐垫界面之间的温度，目前主要是使用一些凝胶类材料制成垫子的内胆，此类材料具有大的热容量，易于维持或降低皮肤接触面的温度。另外坐垫内注入热容量大的黏性流体或水，也能有效地降低坐垫表面的温度。

5. 湿度控制型 在人体软组织与坐具表面的微环境中，湿度也是引起损伤的另一主要因素。选用吸湿性强、透气性好的材料制成坐垫，是控制局部湿度，预防皮肤并发症的有效方法之一。

6. 姿态控制型 此类坐垫的主要目的是维持身体在坐姿系统内的稳定，并帮助身体维持合理的坐位姿势。主要方法是应用中间凹陷型坐垫维持稳定和坐姿。这一类型坐垫需要提供一定的摩擦力和剪切力。应注意软组织的保护性设计。

（二）按制作材料的材质划分

根据制作材料的不同，坐垫可分为泡棉坐垫、凝胶坐垫、充气坐垫、蜂巢式坐垫和复合型坐垫五种。

1. 泡棉坐垫 制作材料为泡沫和海绵等。优点是质轻价廉，易于加工改造，可防止骨突部位直接接触坐垫。其中黏弹性海绵是一种体温敏感性材料，这种材料在体温的环境下能变得柔软，可以增加身体的沉浸深度，扩大身体与坐垫的接触面积，并使骨隆突处的压力重新分布。缺点是不耐用，易变形。

2. 凝胶坐垫 坐垫表面材料为固态凝胶。优点是有很好的均压作用，能随使用者的身体活动改变形状，以减少骨突部位的压力，缺点是质量较重，吸震效果较差。

3. 充气坐垫 内部填充物为气体，表面材料种类多为较软的塑料、橡胶等。优点是可以平均臀部所受的压力，有良好的分压效果。缺点是稳定性不足，易被划破。

4. 蜂巢式坐垫 多由聚酯材料制作，外观像蜜蜂的巢，中间有很多微小的孔。优点是可使空气流通，重量轻，易清洗。缺点是比较硬。

5. 复合型坐垫 用两种或两种以上材料结合制作的坐垫。如将凝胶和记忆海绵结合，坐垫臀部位置使用凝胶材料，其他部位使用慢回弹的聚氨酯海绵材料，这种坐垫的上层较软而下层稍硬，既有较好的减压性，也具备一定的支撑能力。

二、选配

坐垫在稳定坐姿、预防压疮发生中起到重要作用。一个良好的坐垫不仅要符合生物力学原理，而且要具有良好的散热、吸湿和透气功能。坐垫的表面面料要干燥，易于清洗，与病人身体之间的摩擦力要适当，并具有一定的厚度和弹性。选择一个舒适的坐垫，不仅要注重坐垫本身的材料特性、坐垫的类型，还要有一套针对不同个体的系统选配方法。针对病人不同身体情况和生物力学特点设计制作的坐垫，才能充分发挥其最大功能。

（一）坐垫的选配原则

1. 具有良好的压力分散功能 坐垫能够充分增大与臀部及大腿软组织界面的接触面积，使接触表面压力均匀且达到最小，尽量降低峰值压力，达到保护软组织的目的。

2. 良好的稳定性 正确的坐姿是进行功能活动的前提。病人置于坐垫中，由于重力的作用或重心的偏移，一般臀部会有向前滑动的倾向，此时身体与坐垫间的摩擦力和剪切力增加，发生压疮的概率也相应增大。良好的坐垫设计应符合臀部的形态特点，要前高后低，前硬后软，这样就可以防止臀部前滑，保持平衡。有些病人由于本身畸形的存在，或者臀部两侧发育不对称，在坐位时有发生侧倾的可能，此时应选用防侧倾的坐垫，以保持其稳定性。

3. 遵循人体的生物力学特点 不仅要选择适合病人体重、异常坐姿的坐垫，而且要注意坐垫的软硬度、摩擦力等机械性能。只有选择使用符合人体生物力学特点的坐垫，病人才有可能获得舒适感。

4. 安全性 制作坐垫的材质要具备阻燃、防霉、抗菌、耐用等特性。

5. 要有良好的透气性、散热吸湿性能。

6. 要清洁方便。

7. 物美价廉，具有良好的性价比。

（二）个体化坐垫的设计与制作

各种标准化坐垫，能满足大部分病人的需求。标准化坐垫并不是按照病人个体的生物力学特性和特定形态优化设计，对部分脑瘫、严重类风湿关节炎病人，标准化坐垫并不适合其使用，需要进行个体化坐垫的设计与制作。

个体化坐垫的设计与制作是一个非常复杂而系统的过程，以压力均匀分布型坐垫设计为例，具体步骤如下：

1. 个体化压力均匀分布型坐垫设计制作流程　坐垫的个体化设计与制作，其依据的是不同个体的生物力学特征，首先要取得病人个体的软组织与坐垫界面的完整形态参数。目前国内是用数学建模的方法实现坐垫的设计制作，有较高的性价比。其流程是：先检测人体软组织生物力学参数，坐垫制作材料的特性参数，臀部 - 坐垫界面压力分布参数等，然后建立坐垫界面数学模型，通过计算机辅助设计与制作。这样设计制作出的坐垫，对于不同类型的病人具有明确的针对性，能起到良好的效果。

2. 人体软组织生物力学的数学模型　生理状态下软组织的生物力学具有黏弹性、各向异性、非线性、非均态等特性。在动态加载条件下，人体软组织的生物力学特性有松弛、蠕变、滞后、拟弹性四种主要特征。数学模型的建立实质是对软组织力学特性和特征的动态描述。

3. 实时在体软组织生物力学特性参数采集与提取　获得个体软组织的生物力学特性参数，应首先采集被测软组织应力 - 应变随时间变化的实验数据。其次选取数学模型对实验数据进行数学拟合，从中提取出个体软组织的特征参数，为用有限元分析法优化设计坐垫提供依据。

4. 坐垫材料特性及其参数的测量　坐垫材料的五种特性：①密度；②硬度；③弹性；④减震性；⑤包容性。在设计过程中应特别注意的是坐垫的形状、密度，重力吸收特性、热量湿度转移特性、耐久性，透气性，可洗性、再用性等。

5. 坐垫表面的数学建模与计算机辅助设计和制作　获得病人臀部 - 坐具表面压力分布参数，病人臀部软组织生物力学特性参数，以及制作坐垫材料的力学特性参数后，就可以通过建立数学模型的方法，设计个体化坐垫的外形，进而加工制作。

（三）坐垫的性能指标

1. 舒适性指标　要求坐垫有助于软组织压力的均匀分布，具有良好的导热性，透气性，防湿性。

2. 功能性指标　要求坐垫具有稳定性，垫子与垫套之间有良好的摩擦性，坐垫厚度适中，物美价廉，易于养护。

3. 安全性指标　要求坐垫具有良好的阻燃性、抗菌、抗霉性。

4. 材质指标　要求材料密度和硬度适中，兼有弹性和塑性，有良好的阻尼特性，外包封材料有利于促进稳定和减少峰值压力。

（四）坐垫的评价

使用坐垫是避免病人发生压疮的有效方法之一，而评价坐垫的有效性，主要就是了解坐垫，在消除或减少身体在坐姿系统中软组织所受压力的作用。同时包括对坐垫舒适性和稳定性的了解。

1. 人体组织 - 坐垫界面压力分布评价　人体组织 - 坐垫界面的压力分布状况，通常是用来评价均布型坐垫的重要指标。需要通过特殊的仪器和相关的软件系统，对压疮发生的危险性因素作出客观定量的评价。它首先建立人体-坐具界面生物力学分析的数学模型，为个体性优化设计坐垫，计算机辅助设计和制造模型提供关键信息。测量系统主要包括：压力传感器，接口电路，相关的压力显示和分析软件。测量的主要评价参数包括人体组织-坐垫界面间的压力峰值、平均压力、左右侧体压分布最大梯度值和平均压力梯度。通过这些测量可以对坐垫的防压疮功能提供客观评价，并为选择和调整坐垫提供依据。

2. 舒适度评价 舒适度（degree of comfort）是一种主观感觉，指病人在坐垫上的关节角度和关节灵活度。把人长时间在此姿势下能够接受，而且不会感到刺激和疲劳的区域定义为舒适的区域。在此区域内身体各部位肌肉处于放松状态，身体各关节处于功能位，软组织受压部位均保持正常的血液循环。从坐具界面的几何特性出发，它与稳定度、柔软性、变形高度、臀部的舒适度和腿部的舒适度等因素有关，具体如下：

（1）侧向稳定性：指人体在坐垫内侧向倾倒的可能性。

（2）前后稳定性：指人体在坐垫内前后倾倒的可能性。

（3）柔软性：是以材料的柔软性是否恰当为衡量标准，不能太软，也不能太硬，要求有适度的光滑度和弹性。

（4）变形：是以坐垫变形合适为衡量标准，一般臀部坐深为30mm时，利于长时间保持坐姿。

（5）高度：指坐具上坐垫的厚度有利于使用者保持舒适的坐姿，一般以病人双手可以舒适放于坐具扶手为最佳高度。

（6）臀部舒适度：长时间使用坐垫时臀部保持舒适姿势的程度。

（7）腿部舒适度：长时间使用坐垫时腿部保持舒适姿势的程度。

上述七项主观感觉，每项按10级评分。让病人在坐垫上端坐10分钟之后打分，综合评价总体舒适度（表8-1）。

表8-1 人体舒适度主观评价表

评分依据	评价内容						
	侧向稳定性	前后稳定性	柔软性	变形	高度	臀部舒适度	腿部舒适度
1~2分	很大	很大	很差	很差	很差	很差	很差
3~4分	较大	较大	较差	较差	较差	较差	较差
5~6分	尚可	尚可	尚可	尚可	尚可	尚可	尚可
7~8分	较小	较小	较好	较好	较好	较好	较好
9~10分	非常小	非常小	非常好	非常好	非常好	非常好	非常好

注：分值越大，代表舒适度越高

（五）坐垫选配后的检查要点及使用时的注意事项

1. 检查要点

（1）坐垫与坐姿系统要有稳定的固定方式，在坐姿系统内不能轻易滑动。

（2）坐垫与人体要保持适度的摩擦力，既能提供人体的稳定性，又不能造成皮肤损害。

（3）压力分布必须均匀，特别是骨隆突部位的压力不能集中。

（4）坐垫表面材料应该有良好的吸湿散热性能，需利于拆卸和清洗。

（5）对于充气、充水等类型坐垫要检查其安全性，避免爆裂或渗漏。

2. 使用时注意事项

（1）使用前保证坐垫的完整性和稳定度，及面料的清洁度。

（2）使用前明确病人臀部皮肤有无损伤及红肿，给予相应处置。

（3）使用过程中注意检查臀部与坐垫的相对位置是否改变，坐垫有无变形，内容物有无泄漏。

（4）使用中定时检查坐垫表面是否有排泄物积存，及时更换和清洗。

（5）使用后需常规检查坐垫是否损坏，皮肤有无压伤等。

（李春龙）

第九章 无障碍环境

【学习要点】

掌握：环境、障碍、无环境障碍的定义；无障碍环境的改造原则和步骤。

熟悉：生活环境无障碍；行动环境无障碍；交流环境无障碍；居家环境无障碍。

了解：教育环境无障碍；就业环境无障碍；文体环境无障碍；宗教环境无障碍；公共环境无障碍。

无障碍（barrier-free，no barrier）是相对障碍而言，而障碍（barriers）是个人环境中限制功能发挥并形成残疾的各种因素，如有障碍的物质环境、缺乏相关辅助技术、对残疾的消极态度以及妨碍健康人生活的各种服务、体制与政策等。环境（environment）是指形成个体生活背景的外部或外在世界的所有方面，并对个体功能产生影响。无障碍环境（accessibility）是指功能障碍者在平等参与社会活动的过程中，无论从事何种活动都没有任何障碍的环境。

知识链接

无障碍环境的由来

20 世纪初，由于人道主义的呼唤，建筑学界产生了一种新的建筑设计方法——无障碍设计。它运用现代技术建设和改造环境，为广大残疾人提供行动方便和安全空间，创造一个平等和参与的环境，后来就称之为“无障碍环境”。

国际上对于无障碍环境的研究可以追溯到 20 世纪 30 年代初，当时在瑞典、丹麦等北欧国家就建有专供残疾人使用的设施。1961 年美国国家标准协会制定了世界上第一个无障碍设计标准，1968 年和 1973 年国会分别通过了建筑无障碍条例和康复法，提出了使残疾人平等参与社会生活，在公共建筑、交通设施及住宅中实施无障碍设计的要求，并规定所有联邦政府投资的项目，必须实施无障碍设计。继美国之后，英国、加拿大、日本以及中国台湾、中国香港等相继制定了有关法规，推动了无障碍建筑的发展。联合国大会在 1997 年 12 月 12 日通过的第 52/82 号决议中，确定无障碍环境是进一步提高残疾人机会均等的优先工作，特别是 2006 年 12 月第 61 届联合国大会通过的《残疾人权利公约》，是无障碍环境的国际法规，成员国必须遵守。

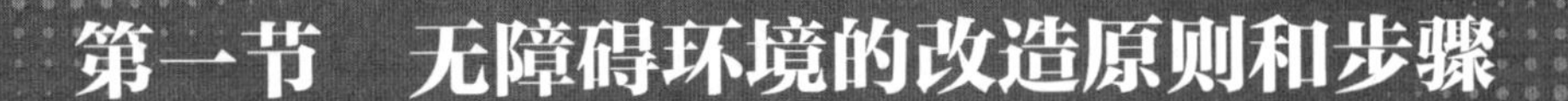

第一节 无障碍环境的改造原则和步骤

一、改造原则

无障碍环境的改造，需要遵循以下五大原则。

（一）个人需求原则

首先考虑功能障碍者的个人需求，根据其个人需求，确定优先改造的环境。由于个体差异，面对九大环境：生活环境、行动环境、交流环境、教育环境、就业环境、文体环境、宗教环境、居家环境、公共环境，一个人通常仅有一个或两个环境需要改造。若有多个环境需要改造时，则要根据功能障碍者的个人需求，安排改造的先后顺序。

（二）康复目标原则

根据不同的康复目标，合理安排相应的环境改造。不同年龄的功能障碍者，由于康复目标不同，故需要改造的环境也不同。对0~6岁功能障碍者，康复目标是正常生长发育，故对脑瘫、小儿麻痹症等患儿，需要早期干预和改造生活环境、行动环境，使其尽可能发育正常；对6~16岁功能障碍者，康复目标是就学，需要重点改造教育环境，使其能够受到教育，最好是随班就读；对16~60岁功能障碍者，康复目标是就业，需要重点改造就业环境，使其能够得到职业；对60岁以上功能障碍者、各年龄段重度残疾人，康复目标是生活自理，需要重点改造生活环境。

（三）障碍类型原则

根据功能障碍者的障碍类型，有的放矢地改造环境。对于视力、言语和听力障碍者，需要改造交流环境，包括改造教育环境和就业环境中的交流障碍；对肢体障碍者，通常改造的环境较多，需要排序和选择，才能合理使用资源。

（四）适用适配原则

根据实际情况，选择适用且适配的辅助器具来改造环境。改造环境的实质是用辅助技术来克服障碍，即选用合适的辅助器具以及适配服务来帮助功能障碍者。对辅助器具的选配，不是价格越贵、质量越高越好，而是要适用，此外还要适配。

（五）综合考虑原则

综合考虑兼顾各种类型的功能障碍者。环境改造是一项系统工程，不能因为解决了一个群体的障碍而对其他群体造成不便。例如：盲道对盲人是必要的无障碍建筑，但对乘坐轮椅的肢体障碍者，特别是怕颠簸的大小便失禁者则构成了障碍，为此需要协调两种类型功能障碍者的无障碍环境；在建筑大楼内，是轮椅乘坐者的主要行动环境，故大楼内的走廊不主张修建行进盲道，而以墙角和沿墙扶手代替导向。只在房间门口、电梯口、楼梯口等改变环境的地点，可以铺设提示盲道。尤其在坡道上不能修建盲道，因为坡道不是为盲人所设，若在坡道上修建盲道，则对需要坡道的肢体残疾人、老年人、孕妇和行动不便者构成了障碍。

知识链接

人造环境的分类

人造环境（human-made environment）是人类制造的产品和技术，如高楼大厦、电灯电话、道路桥梁等构成的环境。

1. 按ICF分类

（1）e115：个人日常生活用产品和技术。

（2）e120：个人室内外行动和交通用产品和技术。

（3）e125：交流用产品和技术。

（4）e130：教育用产品和技术。

（5）e135：就业用产品和技术。

（6）e140：文化、娱乐及体育用产品和技术。

（7）e145：宗教和精神活动实践用产品和技术。

（8）e150：公共建筑物的设计、施工及建造的产品和技术。

（9）e155：私人建筑物设计、施工及建造的产品和技术。

2. 按人造环境的属性分类

（1）人类基本活动环境：包括生活环境、行动环境和交流环境，是指人类生存需要的产品和技术。

（2）人类技能活动环境：包括教育环境和就业环境，是指人类发展需要的产品和技术。

（3）人类社会活动环境：包括文体环境、宗教环境、居家环境、公共环境，是指人类提高生活质量需要的产品和技术。

二、改造步骤

（一）明确改造环境的辅助器具类型

在具体实施环境改造时，首先要明确需要改造的环境及其顺序，然后在优先改造的环境中选取相应的辅助器具类型。

（二）辅助器具的评估

在明确环境改造的辅助器具类型之后，由专业人员对辅助器具进行评估，并填写评估报告。常用辅助器具评估报告有：生活环境改造的辅助器具评估报告（生活辅助器具、站立架、坐姿系统、床垫）、行动环境改造的辅助器具评估报告（轮椅、助行器）、交流环境改造的辅助器具评估报告（助听器、助视器、导盲器、读屏软件）、教育环境改造的辅助器具评估报告（智力障碍辅助器具）和居家环境改造的辅助器具评估报告等。

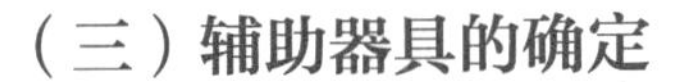

（三）辅助器具的确定

根据评估，确定合适的辅助器具。由于具有同样功能的辅助器具，因材质、结构、外观、产地等不同而可能出现较大的价格差异，为此，在确定具体辅助器具时，可按中国台湾提出的 BAD 顺序实施。

1. 购买 购买（buy，B）是指从市场上选购现有的辅助器具。此种方式的优点是经济、快捷，缺点是适配性较差。

2. 改制 改制（adapt，A）是指从市场上不能购买到合适的辅助器具，选择功能相近的辅助器具加以修改。此种方式的优点是适配性较好，缺点是费时。

3. 设计 设计（design，D）是指从市场上的成品无法满足要求或者市场上找不到合适产品时，不得不重新设计，定身量制。此种方式的优点是适配性好，缺点是获取周期长，成本高。图 9-1 示辅助器具的适配程度、获取周期以及成本之间关系。

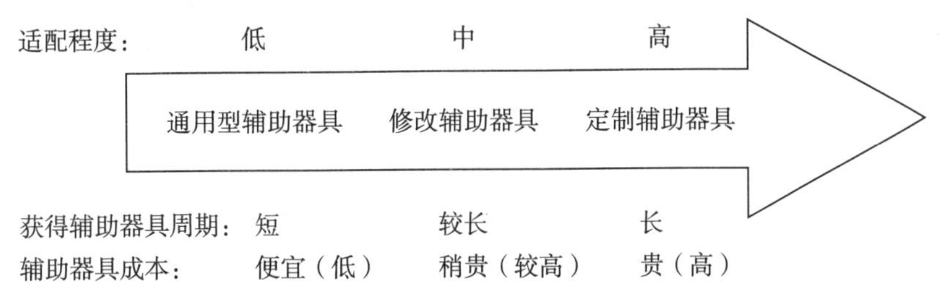

图 9-1 辅助器具的适配程度、获取周期与成本之间关系

第二节 无障碍环境的应用

一、生活环境无障碍

生活环境是人类日常生活的基本环境。通俗来讲就是吃、喝、拉、撒、睡，以及穿衣、洗澡等日常生活活动的环境。生活完全自理就是生活环境无障碍。

（一）生活活动项目与活动困难分析

1. 生活活动项目 主要有七类，共 16 项生活活动。

（1）自己清洗和擦干身体：包括①自己清洗和擦干部分身体；②自己清洗和擦干全身。

（2）护理身体各部：包括①护理皮肤；②护理牙齿；③护理毛发；④护理手指甲；⑤护理脚趾甲。

（3）如厕：包括①控制小便；②控制大便。

（4）穿脱：包括①穿脱衣裤；②穿脱鞋袜。

（5）进食。

（6）喝水。

（7）照顾个人健康：①确保身体舒适；②控制饮食；③维持个人健康。

2. 生活活动困难分析 各种原因引起病人的运动、感官、智力等障碍，从而导致病人的生活活动困难，主要群体是肢体障碍、智力障碍、精神障碍和视觉障碍者。上肢截肢者，特别是双上肢截肢者，由于自身结构损伤而导致完全或大部分的生活不能自理；视觉障碍者，通常是由于感官功能损伤而导致生活自理有不同程度的困难；智力障碍者和精神障碍者，由于认知能力受限而影响生活自理。

（1）进食需辅助的原因：①四肢瘫、小儿麻痹后遗症及肌肉萎缩者，由于手部肌无力无法握勺；②脑瘫、偏瘫及脑外伤者，由于中枢神经系统损伤导致手眼协调及头部控制差而无法握勺，影响进食；③智力障碍者，由于认知能力受限而影响进食。

（2）喝水需要辅助的原因：①脑瘫及脑损伤者，由于头部控制及吞咽问题；②四肢瘫及肌肉萎缩者，无法握杯子；③智力障碍者，由于认知能力受限。

（3）沐浴及如厕需要辅助的原因：①截瘫、偏瘫、脑瘫等上肢手功能、下肢功能障碍者，在沐浴及如厕时会产生手抓、握、放、下肢移位、坐姿平衡、擦洗背部、洗脚等问题；②肢体及智力障碍者，穿脱衣、裤、鞋袜均有困难而需要辅助。

（二）生活活动无障碍的辅助器具

针对上述七类生活活动的困难，选配相应的辅助器具，从而实现生活环境的无障碍。表9-1示生活活动项目及相关辅助器具。

表9-1 生活活动项目及相关辅助器具

序号	ICF代码	生活活动项目	ISO代码	辅助器具举例
1	d510	自己清洗和擦干身体（部分身体、全身）	09 33	淋浴椅、浴缸、浴盆、擦洗身体刷子、擦干器
2	d520	护理身体各部		
2.1	d5200	护理皮肤	09 45	电动剃须刀、易夹镊、镜子
2.2	d5201	护理牙齿	09 42	粗柄牙刷、电动牙刷
2.3	d5202	护理毛发	09 39	长柄梳、电吹风、充气洗头盆
2.4	d5203 d5204	护理手指甲 护理脚趾甲	09 36	指甲刷、带吸盘指甲锉、带放大镜指甲剪、带底座指甲剪
3	d530	如厕	09 12	坐便椅（带轮或不带轮）、坐便凳、坐便器、坐便器垫、增高坐便器座、手纸夹
3.1	d5300	控制小便	09 24 09 27 09 30 09 31	导尿管、男用尿套、女用导尿器 集尿器、尿壶 尿垫、尿裤 阻尿器（阴茎夹、阴道塞）
3.2	d5301	控制大便	09 30 09 31	尿垫、尿裤 阻便器
4	d540	穿脱		
4.1	d5400、 d5401	穿衣裤 脱衣裤	09 03 09 09	带尼龙搭扣的衣裤、连裤服 穿衣杆、穿衣夹、纽扣钩、拉链器
4.2	d5402、 d5403	穿鞋袜 脱鞋袜	09 03 09 09	病患鞋、护理短袜、卷曲弹性鞋带 穿袜器、脱靴器、加长鞋拔

续表

序号	ICF 代码	生活活动项目	ISO 代码	辅助器具举例
5	d550	进食	15 09	粗柄餐具、弹簧筷子、防撒碗、防撒盘、易握碗、自动喂食机
6	d560	喝水	15 09	易握杯、带啜咀杯、吸管
7	d570	照顾个人健康		
7.1	d5700	确保个人身体舒适	18 09	躺椅、安乐椅、靠背、腿支撑架
7.2	d5701	控制饮食和身体素质	15 09 09 48	半流质喂食杯 人体秤、皮褶测量器
7.3	d5702	维持个人健康	04 主类	供氧器、血压计、配药盒、减痛刺激器

此外，盲人生活用辅助器具有防溢提示器、点字手表、语音体温计、语音血压计等。

二、行动环境无障碍

行动环境是指个人室内外移动和交通的环境。行动环境无障碍是指功能障碍者为实现个人室内外移动和交通而需要增加的人造环境，以便克服行动活动的障碍。

（一）行动活动项目与活动困难分析

1. 行动活动项目 主要有十二类，共 47 项行动活动。

（1）维持和改变身体姿势：包括①卧姿；②蹲姿；③跪姿；④坐姿；⑤站姿；⑥体位变换。

（2）移动自身：包括①坐姿移动自身；②卧姿移动自身。

（3）举起和搬运物体：包括①举起；②用手搬运；③用手臂搬运；④用肩和背搬运；⑤放下物体。

（4）用下肢移动物体：包括①用下肢推动；②踢。

（5）精巧手的使用：包括①拾起；②抓握；③操纵；④释放。

（6）手和手臂的使用：包括①拉；②推；③伸；④转动或扭动手或手臂；⑤投掷；⑥接住。

（7）行走：包括①短距离行走；②长距离行走；③不同地表面行走；④绕障碍物走。

（8）到处移动：包括①爬行；②攀登；③奔跑；④跳跃；⑤游泳。

（9）不同场所移动：包括①住所内移动；②建筑物内移动；③住所和建筑物外移动。

（10）使用器具移动：包括①使用助行器移动；②使用各种轮椅移动。

（11）乘坐交通工具：包括①乘坐各种汽车；②乘坐火车；③乘坐飞机；④乘坐轮船等。

（12）驾驶车辆：包括①驾驶自行车；②驾驶三轮车；③驾驶摩托车；④驾驶汽车等。

2. 行动活动困难分析 由于身体自身结构和功能损伤及环境障碍，从而导致病人的行动困难，主要群体是肢体障碍者和视觉障碍者。

肢体障碍是脑瘫、截瘫、偏瘫、截肢、小儿麻痹后遗症（俗称“三瘫一截儿麻”）等的常见并发症，肢体障碍者都有不同程度的行动困难。脑瘫的临床表现主要为四肢痉挛、角弓反张、姿势异常等，常常继发脊柱侧弯、髋关节脱位或内收、膝关节过伸、跟腱挛缩引起的尖足、足外翻、扁平足等，导致患儿出现抬头、翻身、坐、爬、站、走等方面的行动困难；截瘫的临床表现主要为受伤平面以下出现瘫痪，导致病人出现运动、感觉等方面的行动困难；下肢截肢者由于自身结构损伤，导致病人出现站立和行走等方面的行动困难；偏瘫是由脑血管病、脑外伤及脑部肿瘤等原因引起一侧上下肢的运动功能损伤，常常合并肩关节半脱位、肘腕关节屈曲、髋外展、足内翻、足下垂等，导致病人出现行走、手拿放物品、转移等方面的行动困难；儿麻后遗症由于受累肌肉出现萎缩，神经功能不能恢复，造成下肢畸形，如足部的马蹄内翻足、外翻足、高弓足、仰趾、爪形趾，膝部的膝内翻、膝外翻、膝反屈，髋部的屈曲、外展、外旋异常等，也必然导致行动困难。视觉障碍者通常是由于感官功能损伤而导致行动困难。

（二）行动活动无障碍的辅助器具

针对上述十二类行动活动的困难，选配相应的辅助器具，从而实现行动环境的无障碍。表 9-2 示行动活动项目及相关辅助器具。

表 9-2 行动活动项目及相关辅助器具

序号	ICF 代码	行动活动项目	ISO 代码	辅助器具举例
1	d410	改变身体的基本姿势		
1.1	d4100	躺下	12 31	抓梯、移位带、自立式扶手、立式移动升降架
	d4103	坐下		
	d4104	站起	18 18	抓握栏杆和把手、支撑扶手
2	d415	保持一种身体姿势		
2.1	d4150	保持躺姿	09 07	卷式安全带、体位垫
2.2	d4153	保持坐姿	18 09	坐姿椅、髋关节椅、靠背、椅子扶手
2.3	d4154	保持站姿	04 48 08	站立架、可倾斜站立支撑台
			18 18	抓握栏杆和把手、支撑扶手
3	d420	移动自身	12 31	
3.1	d4200	坐姿移动自身	12 31	转移板、转台
3.2	d4201	躺姿移动自身	12 31	滑动垫、翻转床单
4	d430	举起和搬运物体	24 30	滑车、操纵器、升降台
5	d440	精巧手的使用	24 09	按钮
5.1	d4400	拾起	24 21	延伸器
5.2	d4401	抓握	24 18	抓握器具、手动取物钳
5.3	d4402	操纵	24 06	开启器、挤管器、各种开关
5.4	d4403	释放		弹簧筷子、假手
6	d445	手和手臂的使用	24 09	旋转把手和旋钮、
6.1	d4450	拉	24 09	固定把手和球形手柄
6.2	d4451	推	24 09	固定把手和球形手柄
6.3	d4452	伸	24 21	手动取物钳、电动取物钳、延伸器
6.4	d4453	转动或旋转手或手臂	24 09	手轮和曲柄把手
7	d450	行走	12 03	手杖、拐杖、助行架
8	d460	不同地点到处移动	12 03	手杖、拐杖、助行架
9	d465	利用设备到处移动	12 22	各种人力轮椅车和动力轮椅车
10	d470	利用交通工具	12 10	各种无障碍汽车
11	d475	驾驶	12 12	汽车改装
			12 16	各种摩托车和两用车
			12 18	各种脚踏车

此外，盲人行动无障碍的辅助器具有盲道、过马路的蜂鸣器、盲杖、电子导盲装置、公交车辆语音提示系统等。

三、交流环境无障碍

交流环境是指从事交流活动的环境。交流环境无障碍是指功能障碍者为实现交流活动而需要增加的人造环境，以便克服交流活动的障碍。

（一）交流活动项目与活动困难分析

1. 交流活动项目 主要有三类，共 17 项交流活动。

（1）交流 - 接收

1）听懂口语。

2）非口语交流，包括：①理解肢体语言；②理解信号和符号；③理解图画和图表及相片；④理解正式手语；⑤理解书面信息。

（2）交流 - 生成

1）讲话。

2）生成非言语信息，包括：①肢体语言；②信号和符号；③绘画和照相；④正式手语；⑤书面信息。

（3）交谈和使用交流设备及技术：包括①交谈；②讨论；③通讯器具，如电话或手机或传真机；④书写器具，如打字机或电脑或盲文书写器等；⑤使用交流技术，如盲文软件和因特网等。

2. 交流活动困难分析 由于身体自身（结构和功能）损伤及环境障碍，从而导致病人的交流困难。如：视觉障碍、听觉障碍和言语障碍者，由于感官功能和结构的损伤而导致交流困难；智力障碍、精神障碍者，由于认知受限、心理障碍而难以沟通，产生交流困难；肢体障碍者，如偏瘫和脑瘫，因中枢神经系统损伤致张力异常，影响到口腔的协调动作或语言发育障碍而造成交流困难。

（二）交流活动无障碍的辅助器具

针对上述三类交流活动的困难，选配相应的辅助器具，从而实现交流环境的无障碍。表 9-3 示交流活动项目及相关辅助器具。

表 9-3 交流活动项目及相关辅助器具

序号	ICF 代码	交流活动项目	ISO 代码	辅助器具举例
1	d310-d329	交流 - 接收		
1.1	d310	交流 - 接收 - 口头信息	22 06	各种助听器（如盒式、耳背式、耳内式、眼镜式、骨导式等）
1.2	d315	交流 - 接收 - 非言语信息	22 03	各种助视器、望远镜、放大镜、三棱镜、电子助视器
1.3	d320	交流 - 接收 - 正式手语信息	05 06 06	训练手语辅助器具
1.4	d325	交流 - 接收 - 书面信息	22 30 24 22 33	触摸阅读材料 触摸式电脑
2	d330-d349	交流 - 生成		
2.1	d330	说	22 09	发声辅助器具如人工喉
2.2	d335	生成非言语信息	22 12	绘画和书写辅助器具，如制图和绘画软件

续表

序号	ICF 代码	交流活动项目	ISO 代码	辅助器具举例
2.3	d345	书面信息	22 12	绘画和书写辅助器具，如文字处理软件
3	d350-d369	交谈和使用交流设备与技术		
3.1	d350	交谈	22 21	面对面沟通辅助器具，如文字、图片和语音沟通板
3.2	d360	使用交流设备与技术	22 18	处理声音、图像和视频信息的辅助器具，如录音机、录像机、电视机、感应环路等。

四、教育环境无障碍

教育环境是指从事教育活动的环境，交流环境和行动环境是其基础，若没有交流与行动环境，则无法实现教育活动。教育环境无障碍是指功能障碍者为实现教育活动而需要增加的人造环境，以便克服教育活动的障碍。

（一）教育活动项目与活动困难分析

1. 教育活动项目 主要有四类，共21项教育活动。

（1）有目的的感觉体验：包括①看；②听；③其他感觉，如触觉和嗅觉。

（2）基础学习：包括①模仿；②复述；③学习阅读；④学习写作；⑤学习计算；⑥掌握技能，如使用文具、电脑和工具等。

（3）应用知识：包括①集中注意力；②思考；③阅读；④写作；⑤计算；⑥解决问题；⑦作出决定。

（4）教育活动：包括①非正规教育；②学龄前教育；③学校教育；④职业教育；⑤高等教育。

2. 教育活动困难分析 教育环境对各类残疾人都有不同程度的障碍，其原因也是由于身体自身损伤及环境障碍而造成的教育活动困难。如：①脑瘫及脑外伤病人，由于手眼协调和视觉问题，导致书写与阅读困难；②截瘫病人，由于手指问题，导致握笔、打字困难；③视觉障碍者，由于视力问题，导致书写、阅读困难；④智力障碍者，由于不识字或认知受限，妨碍其学习。

（二）教育活动无障碍的辅助器具

对肢体障碍者，改造教育环境的辅具器具有握笔器、自动翻书器、电脑辅助器具等；对视觉障碍者，改造教育环境的辅助器具有盲文打字机、写字板等；对听觉障碍者，改造教育环境的辅助器具有助听器和FM无线调频系统；对智力障碍者，改造教育环境的辅助器具有认知拼装积木、各种教育课程训练的辅助器具等。特别是影像放大成像系统，可放大2.5~50倍，基本解决低视力学生上课三要素（看远处黑板、看近处书本、写笔记）的无障碍教育环境。

五、就业环境无障碍

就业环境是指从事就业活动的环境。就业环境无障碍是指功能障碍者为实现就业活动而需要增加的人造环境，以便克服就业活动的障碍。

（一）就业活动项目与活动困难分析

1. 就业活动项目 主要有三类，共8项就业活动。

（1）准备就业：学徒工作。

（2）得到、维持和终止工作：包括①寻求工作；②维持工作；③终止工作。

（3）就业活动：包括①自谋职业；②兼职就业；③全职就业；④无报酬就业。

2. 就业活动困难分析 就业环境对各类残疾人都有不同程度的障碍，其原因也是由于身体自身损伤及环境障碍而造成的就业困难。如肢体障碍者由于行动困难，听觉、视觉、语言障碍者由于沟通困难，都会导致就业困难；智力障碍和精神障碍者更难找到工作。

（二）就业活动无障碍的辅助器具

肢体障碍者的就业环境改造，包括工具和器材的改造，如轮椅乘坐者拿取高处物品时，需要提供站立轮椅或升高轮椅；电脑改制成特殊鼠标、特殊键盘等。盲人就业环境的改造包括提供特殊工具（盲文卷尺）和电脑改制（语音读屏软件）等。对轻度智力障碍和精神障碍者的就业，需要提供特殊的辅助器具，以及专门的职业培训。

六、文体环境无障碍

文体环境是指从事文化、娱乐和体育活动的环境。文体环境无障碍是指功能障碍者为实现文化、娱乐和体育活动而需要增加的人造环境，以便克服文体活动的障碍。

（一）文体活动项目与活动困难分析

1. 文体活动项目 主要有六类，共 18 项文体活动。

（1）游戏：包括：①棋类游戏；②牌类游戏；③电子游戏。

（2）运动：包括：①保龄球；②各种大球；③各种小球；④田径；⑤游泳。

（3）艺术和文化：包括：①看节目，如各种表演；②看电影电视；③参观展览；④表演节目，如唱歌、跳舞、小品、演奏乐器；⑤书法绘画。

（4）手工业制作：包括：①编织；②陶瓷。

（5）业余爱好：如集邮、收藏硬币或文物。

（6）社会活动：包括：①走访亲朋；②参加公共场所活动。

2. 文体活动困难分析 文体环境对各类残疾人都有不同程度的障碍。其原因也是由于身体自身损伤及环境障碍而造成的文体活动困难。如肢体障碍者由于行动困难，听觉、视觉、语言障碍者由于沟通困难，都会导致文体活动困难。

（二）文体活动无障碍的辅助器具

文体环境的改造包括提供文体活动的辅助器具，如肢体障碍者的文体活动辅助器具有硬地滚球、篮球轮椅、竞速轮椅等；听觉障碍者的文体环境改造包括文体活动的手语和字幕；视觉障碍者的文体活动辅助器具有盲人门球、盲人扑克牌等；智力障碍者的文体活动辅助器具有旱冰壶、室内篮球等。

七、宗教环境无障碍

宗教环境是指从事宗教和精神性活动的环境。宗教环境无障碍是指功能障碍者为实现宗教和精神性活动而需要增加的人造环境，以便克服宗教活动的障碍。

（一）宗教活动项目

包括有组织的宗教活动，如佛教、道教、回教、基督教和天主教，以及精神性活动，即有组织的宗教活动之外的精神性活动。

（二）宗教活动无障碍的辅助器具

当轮椅乘坐者进入寺庙时，对轮椅的轮子提供特殊保护；对视觉障碍者的宗教活动，提供盲文宗教书籍等。

八、居家环境无障碍

居家环境是从事家务活动的环境，包括居家活动环境和居家建筑环境两方面。居家环境无障碍是指功能障碍者为实现居家活动而需要增加的人造环境，以便克服居家活动和居家建筑的障碍。

（一）居家活动环境无障碍

1. 居家活动的内容与活动困难分析

（1）居家活动：分为三大类11项。

1）准备膳食。

2）做家务：包括：①清洗和晾干衣服；②清洁烹饪区和餐具；③清洁生活区；④使用家用电器；⑤贮藏日用品；⑥处理垃圾。

3）照管居室物品：包括：①缝补衣服；②维修器具；③照管室内外植物；④照管宠物。

（2）居家活动困难分析：居家活动困难也是由于身体自身损伤及环境障碍造成，居家环境对各类残疾人都有不同程度的障碍。对肢体障碍者，由于下肢移动或上肢活动困难或手眼协调的困难，均可导致家务活动的障碍；视觉障碍者由于视力问题，智力障碍者由于认知问题，均会导致家务活动的障碍；听觉与语言障碍者由于沟通问题，会导致部分家务活动的障碍。

2. 居家活动无障碍的辅助器具 针对上述居家活动的三类11项困难，选配相应的辅助器具，从而实现居家活动环境的无障碍。表9-4示居家活动项目及相关辅助器具。

表9-4 居家活动项目及相关辅助器具

序号	ICF代码	居家活动项目	ISO代码	辅助器具举例
1	d630	准备膳食	15 30	语音厨房秤、带易握刀和固定器的切菜板、土豆刷、削皮器、打蛋器、切碎器、烹饪用具
2	d640	做家务		
2.1	d6400	清洗和晾干衣服	15 15	洗衣机、脱水机、晾衣架
2.2	d6401	清洁烹饪区和餐具	15 06	高度可调洗涤槽、带吸盘瓶刷、盘子滤干器、洗碗机
2.3	d6402	清洁生活区	15 12	海绵刷、掸子、地毯清扫器
2.4	d6403	使用家用电器	15 03 15 12	微波炉、冰箱、洗碗机 自动吸尘器、地板抛光机
2.5	d6404	贮藏日用品	18 36	搁板、厨、床头柜、药品柜
2.6	d6405	处理垃圾	15 12	电动簸箕、自动开启垃圾桶

续表

序号	ICF 代码	居家活动项目	ISO 代码	辅助器具举例
3	d650	照管居室物品		
3.1	d6500	缝补衣服	15 15	缝纫机、带放大镜刺绣箍、开口缝纫针、穿针器、易握剪刀
3.2	d6504	维修器具	24 27	螺旋固定夹、台钳、磁性垫、工具固定器
3.3	d6505	照管室内外植物	30 21	室外园艺用工具、跪凳
3.4	d6506	照管宠物	30 33	宠物喂食槽

（二）居家建筑环境无障碍

1. 居家建筑环境内容

（1）按照 ICF：居家建筑环境的内容有 3 项，包括①私人建筑物的出入口设施；②私人建筑物内的设施；③私人建筑物为指示道路、行进路线和目的地而建造的标识。

（2）按照我国《城市道路和建筑物无障碍设计规范》：居家建筑环境的内容及改造有 6 项，包括①住宅门口；②客厅和走廊；③浴室和厕所；④厨房和饭厅；⑤卧室和书房；⑥阳台和窗户。

2. 居家建筑环境改造 参照 2012 年 3 月发布的中华人民共和国国家标准 GB50763—2012《无障碍设计规范》。

（1）住宅门口：包括门前、门、门槛、楼房住宅门的改造。

1）门前：①门前要有不小于 1.50m×1.50m 的轮椅活动面积；②门前有台阶时，要建可移动或固定坡道，坡道的规范见表 9-5；③标准坡度是 1/12，最多 9m 长，接着是 1.5m 长的休息平台，然后才能再接坡道。

表 9-5 坡道的坡度与高度的最大容许值

坡度（高 / 长比例）	最大高度（m）	水平长度（m）
1/20	1.20	24.00
1/16	0.90	14.40
1/12	0.75	9.00
1/10	0.60	6.00
1/8	0.30	2.40

2）门：①最好是自动门，也可采用推拉门、折叠门或平开门，若是推拉门、折叠门或平开门，则需要水平门把手；②自动门宽度为 1.00m，其他门宽度不小于 0.80m（表 9-6）；③在门扇的下方应安装高 0.35m 的护门板。

表 9-6 门的净宽

类别	净宽（m）	类别	净宽（m）
自动门	≥1.00	平开门	≥0.80
推拉门、折叠门	≥0.80	弹簧门	≥0.80

3）门槛：①对于四肢瘫用手动轮椅者，不能有门槛；②对其他的轮椅用户，可有一点门槛，但高度不应大于 1.5cm，否则要修坡道。

4）楼房住宅门：通常都是平开门，在门把手一侧的墙面应留有不小于 0.5m 的墙面宽度，以便开门（图 9-2）。

（2）客厅和走廊

1）宽度：①迎面或同时通过两个轮椅的客厅和走廊至少宽 1.80m；②迎面或同时通过一个轮椅和一个行人的客厅和走廊需宽 1.50m（图 9-3）；③由于轮椅常会将墙皮碰落，故离地面 35cm 以下的墙面应贴以保护墙皮的轮椅挡板；④轮椅旋转 90°处所需要的空间应为 1.5m×1.5m，以车轮为中心旋转 180°时一定要有 1.7m×1.7m 的空间，旋转 360°时需有 2.1m×2.1m 的空间；⑤单拐步行时通道所需的宽度为 0.70~0.90m，双拐步行时需 0.90~1.20m。

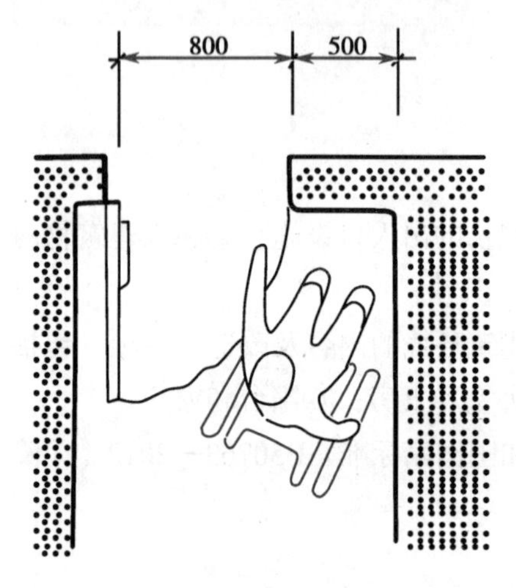

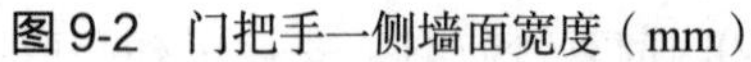
图 9-2　门把手一侧墙面宽度（mm）

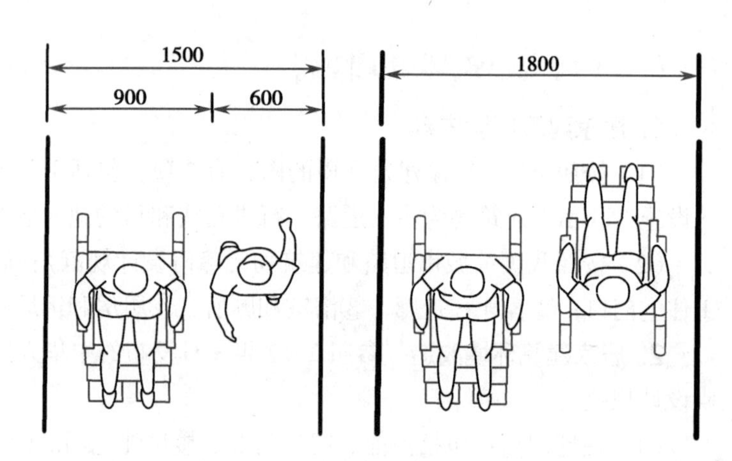

图 9-3　客厅和走廊的宽度（mm）

2）扶手：单层扶手的高度为 0.85~0.90m，双侧扶手的上层扶手高度应为 0.85~0.90m，下层扶手高度应为 0.65~0.70m，扶手末端应向内拐到墙面或向下延伸不小于 0.10m。

3）墙角：做成圆弧形。

4）墙面：应设自地面高 0.35m 的护墙板，预防轮椅脚托板撞墙。

5）地面：应平整，选用遇水不滑的地面材料，要有轮椅移动的足够空间。

6）门槛：走廊到宅内各室的门槛要求，与住宅门口相同。

7）设施：家具的摆放要考虑乘轮椅者能通过并接近和操作，如轮椅到椅子和沙发的转移，电灯、电话、电视、音响、空调、插座等电器的操作方便。

（3）浴室和厕所

1）门：宽度不小于 0.80m，方便轮椅进出，门扇内侧要设置关门拉手。

2）地面：应平整，并选用遇水不滑的地面材料，要有轮椅移动的足够空间。

3）坐便器：①高度与标准轮椅坐高一致（0.45m），坐便器两侧需设置 0.70m 水平抓杆，该尺寸是普通人从坐位到起立时需要支撑的高度。坐便器里侧的 L 形扶手是固定在墙上，其中的垂直安全抓杆是如厕后起立时防止摔倒（图 9-4 左侧）。坐便器外侧的 L 形扶手是活动扶手，通常是立于地面（图 9-4 右侧）。当轮椅乘坐着靠近坐便器时，可将水平杆向上旋转 90°靠在后墙上，便于轮椅乘坐着转移到坐便器上。即 L 形活动扶手的墙端和中点均为铰链，且水平杆要向外延伸 200mm 后再向下延伸，是根据扶手的设计规范。②要方便取手纸。

4）洗浴器：①浴盆上安放活动坐板或在浴盆一端设置 0.45m 的洗浴坐台，便于轮椅转移。浴盆内侧的墙面要有两层水平抓杆或水平连垂直的抓杆，外侧有 0.90m 高的扶手，便于淋浴时扶稳和洗浴后的转移支撑（图 9-5）。②若淋浴，则淋浴椅高度要与轮椅一致，要方便打开水龙头。

5）洗面器：①最大高度为 0.8m，应采用单杠杆水龙头或感应水龙头；②洗面器下部要方便轮椅

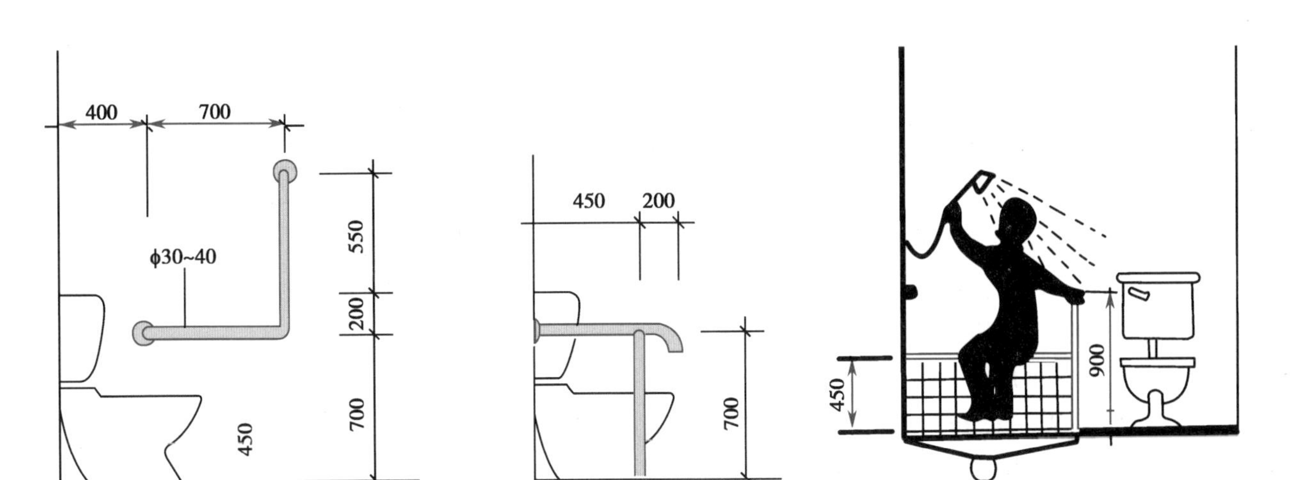

图 9-4　坐便器两侧固定式安全抓杆（mm）　　图 9-5　淋浴池侧坐台及扶手（mm）

靠近使用，为防止洗面时，轮椅最前端的脚踏板撞墙或碰水管，则脚轮触地处与墙面需 0.40m；③电源插座要设在使用方便的地方；④洗面器上方的镜子底边距地面为 0.9m，顶端向前倾斜 15°，便于站立者和坐轮椅者均可使用（图 9-6）。

6）应急：①设紧急呼叫按钮；②门扇向外开，其上需设置观察窗口；③能开关电灯。

（4）厨房和餐厅

1）门：厨房和餐厅合一且为开敞式方便残疾人；若有门则推拉门比较方便实用。

2）案台：台面距地面 0.75~0.80m 的高度，对乘轮椅者和可立姿的残疾人都可使用；案台下方为便于乘轮椅者深入，最小空间宽度是 0.70m，高度是 0.60m，深度 0.25m；案台最好是高度可调的，案台两侧可设抽屉式落地柜。

3）吊柜：案台上的吊柜底面距案台 0.3m，吊柜自身高度 0.6~0.8m，深度 0.25~0.3m，方便取餐具、调料、食物和开关柜门（图 9-7）。最好是高度可调的吊柜。

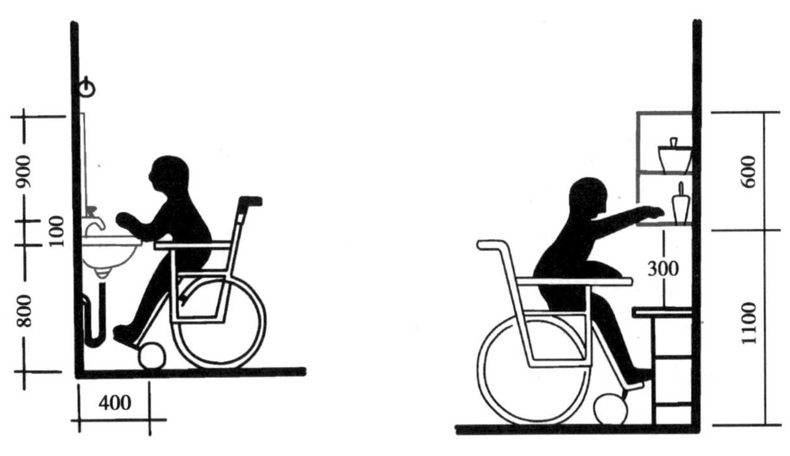

图 9-6　手盆及镜子高度（mm）　　图 9-7　吊柜高度位置（mm）

4）炉灶：应采用案台上安放的炉灶，控制开关在案台前面操作。

5）洗涤池：①洗涤池应采用单杠杆水龙头或感应水龙头；②洗涤池的上口与地面距离不应大于 0.80m，洗涤池深度为 0.10~0.15m；③洗涤池下方轮椅的空间同于案台。

6）设备：①冰箱和冰柜的取物要方便；②微波炉、电水壶、电开关等使用方便。

7）饭桌：桌面高度和桌下空间要求同于案台。

此外，厨房面积要考虑到乘轮椅者进入和操作的位置及回转方便等。

（5）卧室和书房

1）均要有轮椅活动的足够空间，家具如床和椅子的高度与标准轮椅坐高一致（0.45m），便于转移。

2）床边有助站扶手，床位的一侧要留有直径不小于1.50m的轮椅回转空间。

3）乘轮椅者要能自行开关窗户和窗帘、电灯、电话，以及床头柜和衣柜取物。

4）书桌的桌面高度和桌下空间要求同于案台。

（6）阳台和窗户

1）阳台深度在1.5m以上，便于乘轮椅者休闲。

2）窗扇的开启和窗把手的高度要适合乘轮椅者的使用要求。

3）乘轮椅者的视线水平高度一般为1.10m，阳台围栏或外窗窗台的高度不大于0.80m，以适合乘轮椅者的视野效果。

（三）居家环境的无障碍改造原则

在居家活动环境和居家建筑环境进行无障碍改造时，主要考虑个案本身的能力、经济状况和环境空间等，并把握可及性、安全性、舒适度、提升独立生活功能、与避免继发伤害等原则来综合考虑。居家环境改造时，以调整个案生活方式为优先考虑；其次为移动家具制造顺畅的空间或通路；第三为辅助器具的协助；最后才是建筑的改造，由于建筑改造涉及土建、防水层、承重墙等，故要慎重。

九、公共环境无障碍

公共环境是从事公共活动的环境，包括公共活动环境和公共建筑环境两方面。公共环境无障碍是指功能障碍者为实现公共活动而需要增加的人造环境，以便克服公共活动和公共建筑的障碍。

（一）公共活动环境无障碍

1. 公共活动的内容与困难分析

（1）公共活动的内容　包括①非正式社团活动；②正式社团活动；③典礼。

（2）公共活动困难分析　公共活动困难也是由于身体自身损伤及环境障碍引起，公共环境对各类残疾人都有不同程度的障碍。对肢体障碍者，由于下肢移动或上肢活动的困难或手眼协调的困难，导致公共活动的障碍；视觉障碍者由于视力问题，智力障碍者由于认知问题，均会导致公共活动的障碍；听觉言语障碍者，由于交流障碍会导致部分公共活动的障碍。

2. 公共活动无障碍的辅助器具　大型的正式社团活动，应该配手语服务员或字幕，以及音响设备，以便照顾参加公共活动的听觉障碍者及老年人。

（二）公共建筑环境无障碍

1. 公共建筑环境内容　包括①公共建筑物的出入口设施；②建筑物内的设施；③公共建筑物为指示道路、行进路线和目的地而建造的标识。

2. 公共建筑环境的无障碍改造　参照2012年3月发布的中华人民共和国国家标准GB50763—2012《无障碍设计规范》。

（1）城市道路：城市道路的范围包括人行道、人行横道、人行天桥、人行地道、桥梁、隧道、立体交叉的人行道等，无障碍要求如下。

1）人行道在各种路口应设缘石坡道（宽度不应小于 1.5m，坡道不应大于 1∶20）。

2）城市主要道路、建筑物和居住区的人行天桥和人行地道，应设轮椅坡道（wheelchair ramp）和安全梯道。

3）在坡道和梯道两侧应设扶手（高度为 0.85m）。

4）城市中心地区可设垂直升降梯取代轮椅坡道。

5）盲道：盲道（tactile ground surface indicator）分行进盲道和提示盲道。行进盲道（directional indicator）是用表面呈长条形的凸起标识，用于指引视觉障碍者继续向前直行（图 9-8A）；提示盲道（warning indicator）是用表面呈圆点形的凸起标识，表示盲道要拐弯或为起点、终点，具有提醒注意作用（图 9-8B）。要求①城市中心区道路、广场、步行街、商业街、桥梁、隧道、立体交叉及主要建筑物地段的人行道应设盲道；人行天桥、人行地道、人行横道及主要公交车站应设提示盲道；②城市中心区、政府机关地段、商业街及交通建筑等重点地段应设盲道，公交候车站地段应设提示盲道；③城市中心区、商业区、居住区及主要公共建筑设置的人行天桥和人行地道应设符合轮椅通行的轮椅坡道或电梯，坡道和台阶的两侧应设扶手，上口和下口及桥下防护区应设提示盲道；④桥梁、隧道入口的人行道应设缘石坡道，桥梁、隧道的人行道应设盲道；⑤立体交叉的人行道口应设缘石坡道，立体交叉的人行道应设盲道。

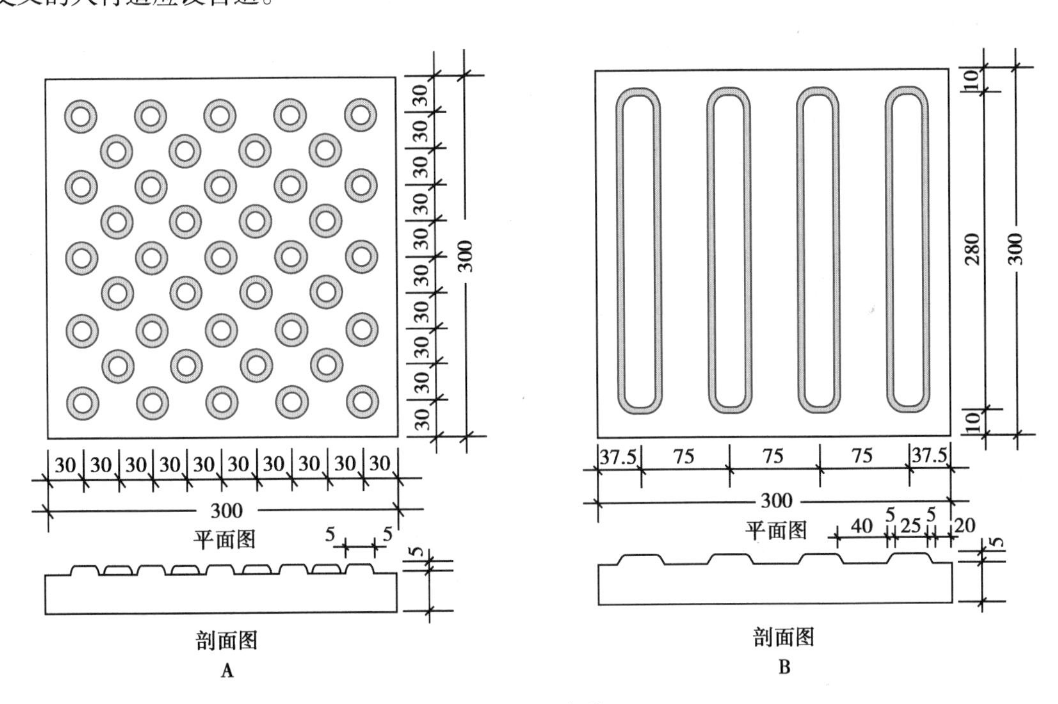

图 9-8　盲道

6）设有红绿灯的路口，宜设盲人过街音响提示装置。

（2）居住区：居住区就是指小区，实施无障碍的范围主要是道路和绿地，具体要求如下。

1）居住区的道路：要求与城市道路相同。

2）人行步道：有台阶或公共绿地有高度差时，应同时设轮椅坡道和扶手。

3）厕所：应为无障碍厕所。无障碍厕所（individual washroom for wheelchair users）是指在出入口、室内空间及地面材质等方面，均方便行动困难者使用且无障碍实施齐全的小型、无性别厕所。无障碍厕所的尺寸为 2m×2m（图 9-9），内有坐便器、洗手盆、放物台、挂衣钩、呼叫按钮和安全抓杆等。

（3）公共建筑：公共建筑的范围包括办公、科研、商业、服务、文化、纪念、观演、体育、交通、医疗、学校、园林、居住建筑等，无障碍要求如下。

1）出入口设施：门前平台和坡道要求同于居家无障碍，但门扇同时开启的最小间距≥1.5m，应采用自动门。在旋转门一侧应另设残疾人使用的门。

2）大厅和走廊：可参考居家无障碍，但宽度不应小于1.8m，以便两台轮椅可并排通过。走廊两侧应设扶手，走廊内不得设置障碍物，走廊转弯处的阳角应为弧墙面或切角墙面。

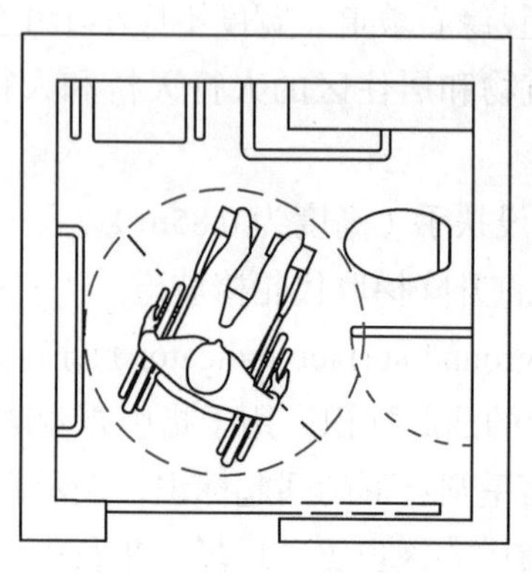
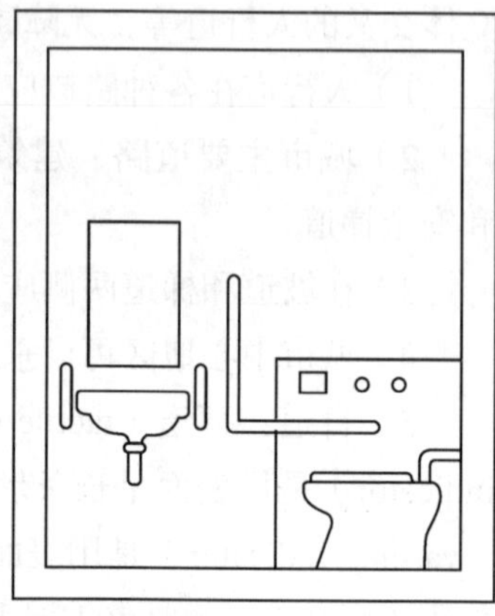

图9-9 无障碍厕所

3）楼梯和台阶：应采用有休息平台的直线形梯段和台阶，宽度不应小于1.5m，两侧应设高0.85m的扶手，直径为0.35~0.45mm。楼梯和台阶的起点和终点应设提示盲道。

4）电梯：无障碍电梯（accessible elevator）是指适合于行动困难和视觉障碍者进出和使用的电梯。无障碍电梯的轿厢门宽≥0.8m，深度≥1.4m，轿厢宽度≥1.1m，正面和侧面应设高0.80~0.85m的扶手，正面有高0.90m至顶部的镜子，侧面应设高0.90~1.10m带盲文的选层按钮（候梯厅等同），有上下运行、数显和报层音响。

5）公厕：男、女公共厕所应各设一个无障碍厕位。无障碍厕位（water closet compartment for wheelchair users）是指在公共厕所内设置的带坐便器及安全抓杆且方便行走困难者进出和使用的带隔间的厕位。无障碍厕位的面积不应小于1.80m×1.40m，坐便器和扶手尺寸同于居家无障碍；洗手盆两侧和前缘应设安全抓杆，盆前应有1.10m×0.80m乘轮椅者使用面积；男厕所小便器两侧和上方应设安全抓杆。

6）设备：要考虑乘轮椅者使用方便，包括：服务台、收款窗口、售票口、挂号口、取药口、饮水器、公用电话、电灯开关等。

7）标识：①盲道：在楼门口、服务台、门厅、楼梯口及楼梯平台、电梯、电话、洗手间等应设提示盲道；②指示牌：如紧急出口、洗手间、电梯口、服务台、公用电话等，要有指示牌；建筑物外要有无障碍通道、停车场、残疾人停车位等标识。图9-10是国际通用的无障碍标志牌。

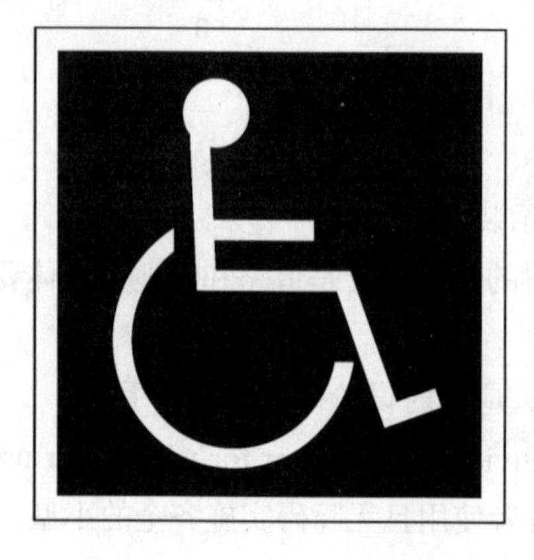
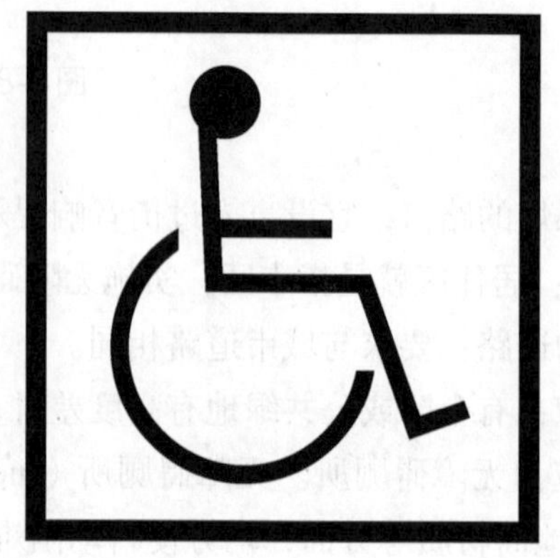

图9-10 无障碍标志牌

知识拓展

信息无障碍

1988年，建设部、民政部和中国残疾人联合会联合发布了《方便残疾人使用的城市道路和建筑物设计规范》，1990年颁布了《中华人民共和国残疾人保障法》，其中规定“国家和社会逐步实行方便残疾人的城市道路和建筑物设计规范，采取无障碍措施”，2001年建设部、民政部和中国残疾人联合会联合批准并发布了中华人民共和国行业标准《城市道路和建筑物无障碍设计规范》，2012年3月国家标准GB50763—2012《无障碍设计规范》发布后，2012年6月国务院颁布了《无障碍环境建设条例》，包括总则、无障碍设施建设、无障碍信息交流、无障碍社区服务和法律责任等。随着人们物质文明和精神文明的提高，无障碍环境的范畴从最初的道路、建筑物等发展到信息交流，从而提出了信息无障碍的概念，信息无障碍是指获得信息和进行信息交流无障碍，包括信息技术无障碍和网络无障碍。

（舒 彬　林建强）

第十章 交流与智力障碍的辅助器具

【学习要点】

掌握：助听器、人工耳蜗、语言增强与交流替代系统、交流板、多感官训练系统的定义，助听器的工作原理，闭路电视助视器的优缺点，人工喉分型，多感官训练系统结构组成。

熟悉：助听器的结构组成，非光学助视器的临床应用，AAC的性能与设计要求，计算机认知训练系统的结构组成以及训练模块的主要内容。

了解：助听器的分类与选配，非视觉性的辅助设备或装置的临床应用，交流板与透明眼凝视系统的应用，电子喉的分型及优缺点，卫星跟踪定位系统的结构组成与功能。

第一节 听觉障碍的辅助器具

听觉系统中，传音、感音或听觉中枢部分结构与功能障碍，均可导致听觉障碍。我国第二次残疾人抽样调查结果显示：听力语言残疾为各类残疾之首，其中，有不少听觉障碍者需要通过助听器或人工耳蜗来改善听觉功能。

一、助听器

助听器（hearing aid）是一个有助于听力残疾者改善听觉障碍，进而提高与他人会话交际能力的工具、设备、装置和仪器等。广义上讲，凡能有效地把声音传入耳朵的各种装置都可以看作为助听器，狭义上讲，助听器就是一个电声放大器，通过它将声音放大使听障者听到了原来听不清楚、听不到的声音，这种装置就是助听器。

（一）结构

1. 基本结构　任何助听器都包括6个基本结构。

（1）话筒：又称传声器或麦克风，接收声音并把它转化为电波形式，即把声能转化为电能。

（2）放大器：放大电信号（晶体管放大线路）。

（3）耳机：又称受话器，把电信号转化为声信号，即把电能转化为声能。

（4）耳模：又称耳塞，置入外耳道。

（5）音量控制开关。

（6）电源：供放大器用的干电池。

2. 附件　助听器除有上述6部件外，大多数型号的助听器还有3个附件，或称3个附加电路。

（1）音调控制。

（2）感应线圈。

（3）输出限制控制。

（二）工作原理

电子助听器是一放大器，它的功能是增加声能强度并尽可能不失真地传入耳内。因声音的声能不能直接放大，故有必要将其转换为电信号，放大后再转换为声能。输入换能器由传声器（麦克风或话筒）、磁感线圈等部分组成。其作用是将输入声能转为电能传至放大器。放大器将输入电信号放大后，再传至输出换能器。输出换能器由耳机或骨导振动器构成，其作用是把放大的信号由电能再转为声能或动能输出（图 10-1）。电源是供给助听器工作能量不可缺少的部分，另外还设有削峰或自动增益控制装置，以适合各种不同程度耳聋病人的需要。

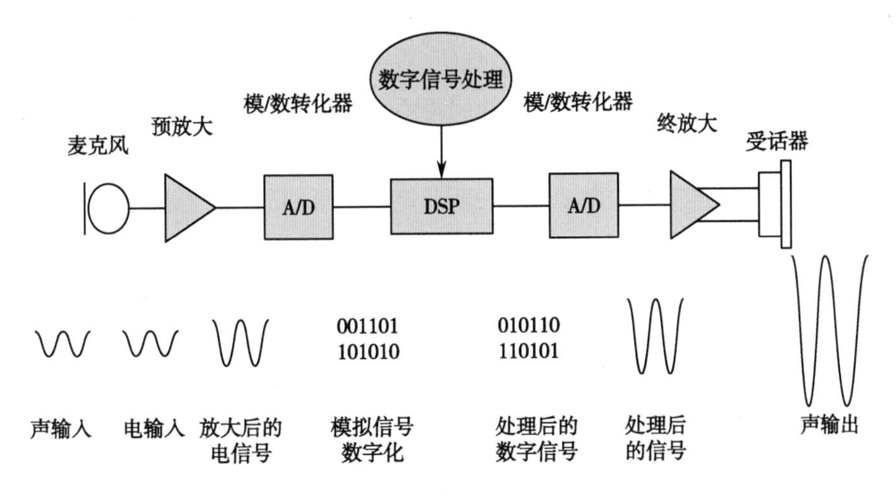

图 10-1　助听器工作原理

（三）分类

1. 根据放置部位分类

（1）盒式助听器：又称口袋式、体佩式、袖珍式助听器。体积似香烟盒，助听器的麦克风、放大器及电池组装在其中，主机经一根长导线连接耳机插入外耳道内使用。通常挂在胸前小袋内或衣袋内。优点：体积较大，可装置多种功能的调节开关，提供较好的声学性能，并易制成大功率型，满足严重听障者的需要，适用于老年人、儿童和手指活动不方便病人；使用普通 5 号或 7 号电池，也可使用充电电池，价格便宜，维修方便。不足：主机与耳机之间的连接导线较长，不美观。

（2）眼镜式助听器：将传声器、放大器、耳机、电池盒及各种功能开关全部安装在眼镜腿内，或者将普通眼镜的一只腿末端与耳背式助听器连接在一起，便于维修和更换。优点：除用于气导方式外，也适合于制成骨导助听器；可同时满足屈光不正和耳聋病人的需要。不足：眼镜与助听器相互牵制，售价贵，已逐渐被市场淘汰。

（3）耳背式助听器：又称耳后式、耳挂式助听器。形似香蕉曲度，伏于耳后，一般长约4~5cm。受话器开口与一硬质塑料管制成的导声钩连接，把它挂在耳郭上缘根部，由此钩经软塑料管和耳模耳塞放进耳甲腔及耳道口助听。优点：性能优良，机壳可制成各种肤色；佩戴于耳朵背后，外形小巧、轻便；有多种档次和不同功能。不足：助听器挂在耳后，耳郭的集音作用和定位功能未获充分利用；对于经常出汗的病人，会因受潮而加速助听器元器件的老化。

（4）定制式助听器：定制式助听器是“耳内式助听器”“耳道式助听器”及“深耳道式助听器”

的统称。优点：外形小巧，隐蔽性好；按照耳道形状定制，佩戴舒适；不易进水，进汗，利于助听器保养；充分利用外耳的声音收集功能；能以正常的方式接听电话；抑制耳鸣的效果较佳。不足：成本高，价格较贵。

（5）开放式助听器：与耳背式助听器相比，开放式助听器采用轻巧纤细的导声管，富有一定的弹性。优点：佩戴起来更加舒适；功率较传统耳背式助听器低，验配范围一般在80dB以下；适合轻度、中度损失用户。不足：价格较贵。

2. 根据使用距离分类

（1）有线式助听器：为教育训练聋儿发展口语教学专用的集体助听器，经放大器并联多付耳机，放置在课桌上为每个学生使用，称为有线式。也可连接组合音箱，聋童坐在教室内以开放声场形式接受扩声教学。这种助听器的使用距离十分有限。

（2）无线式助听器：分为调频助听器和红外助听器两种。使用时学生将其挂在胸前，而老师或父母身佩发射装置（如无线话筒）进行教学或对话，在一定的距离范围内可以自由活动。除在室内教学外，还可走出户外进行讲解。这种助听器的使用距离相对较远。

3. 根据助听途径分类

（1）气导助听器：通过空气声波振动鼓膜→听骨链→内耳的途径进行助听的装置。

（2）骨导助听器：通过声波转换为机械振动形式，经颞骨传至内耳进行助听的装置。又分接触式和骨锚式骨导助听器。

1）接触式骨导助听器：是将声频振荡器压迫接触颅骨使振动传至内耳，由于重压会引起不适感，又有皮肤、皮下组织阻隔致能量有较大衰减，影响效果。

2）骨锚式助听器：骨锚式助听器（bone anchored hearing aid，BAHA）是用铆钉将声频振荡器直接固定在颅骨上的一种部分植入式骨导助听器。适用于：骨导平均40dB以内，气导平均60dB以上单侧聋，介于助听器与人工耳蜗之间的一种新型助听装置。

（四）选配

1. 选配原则

（1）失聪病人经过正规治疗（含手术）无效，且病变完全稳定后才考虑佩戴助听器。对于新近发生的耳聋或处于活动期病人，可于静止后一年再决定；对遗传性缓慢加重的听力障碍，应慎用助听器，最好在专业人员指导下佩戴。

（2）双耳严重的外耳道炎、中耳炎流脓不止，双外耳道完全闭锁，不宜选用气导助听器，可考虑选用骨导助听器。其他各类耳聋病人，均以气导助听器为宜。

（3）选配前应做纯音听力测试，依听力图选配适宜的助听器。对感音神经性聋病人，应尽可能测试阈上功能或语言测听，对判定效果有利。

（4）为助听器佩戴者提供2~3周试用期，使听障者在专门人员指导下反复调整各项控制旋钮，选用最适宜的助听器，从而获得满意效果。

（5）在条件许可的情况下，为听力损失90dB以下病人，先选用耳背式或耳内式助听器，而对90dB以上病人，可考虑选配耳背式助听器，极重度听力损失可以考虑采用手术植入电子耳蜗。

（6）单耳佩戴助听器，通常就可克服听力障碍；若条件许可，最好采用双耳助听；儿童听力障碍病人的语言康复，普遍采用双耳助听。

2. 选配要点

（1）据纯音听力图语言频率平均损失计算，阈值在0~30dB者，无需佩戴助听器；30~45dB者，可用可不用助听器；45dB 或 40~90dB，建议佩戴助听器，多数能获得满意结果；90~110dB，佩戴助听器的效果欠佳。对婴幼儿童，建议在 2~3 岁前使用大功率助听器，对利用残余听力发展口语能力有重要意义。

（2）自幼听力语言障碍者，即使听力 55~70dB，若 8~12 岁后才开始佩戴助听器，多数病人不会取得满意效果，故最迟应在 5~6 岁前佩戴助听器。

（3）若双耳损失一致，动态范围相近，双耳助听的效果更好。

（4）双耳听力损失差异大于 30dB，应用一耳助听器，可为语言辨别率高和动态范围大的一侧佩戴。

（5）一耳听力损失小于 40dB，而另一耳为 60~70dB 左右应为后者配用。

（6）一耳听力损失 60~70dB，而另一耳听力损失远大于此值，应为前者配用。

（7）若双耳听力曲线起伏不一致，应为较平坦一侧配用。

（8）对老年性听力障碍、噪声性听力障碍、药物中毒性听力障碍等重振现象阳性者，以内耳毛细胞病变损害为主，响度变化的忍耐度减低，适合选配带有自动增益控制及电脑装置的助听器。

（9）长期反复发作的功能性听力障碍（癔症或神经官能性听力障碍），佩戴助听器的效果较好。

（10）双耳完全性听力损失，一般不用佩戴助听器。儿童完全性听力损失，最好在 2-3 岁前佩戴大功率助听器。

（11）一耳完全性听力损失，另一耳正常，一般不用佩戴助听器，也可佩戴“对侧信号交联式”助听器，即全聋耳佩戴助听器的传声器，受话器将声音导入健耳。

（12）双耳听力损失在 70dB 以上，应当佩戴双耳助听器。为避免引起反馈啸叫，可佩戴双耳对侧信号交联式助听器。

3. 性能指标 一个合格的助听器至少应考虑下述六项性能指标。

（1）频率范围：低档助听器的频率范围至少在 300~3000Hz，普通助听器高频应达到 4000Hz，高级助听器的频率范围可在 80~8000Hz 之间。

（2）最大声输出或饱和声压级：实际上代表了助听器的最大功率输出。使用助听器时的最大声输出应低于患耳的不舒适阈，尤其对重振阳性的患耳，必须控制最大声输出以保护患耳。

（3）最大声增益：主要表示助听器的放大能力，各国生产的助听器增益多在 30~80dB 之间。一般说，听力损失程度轻的病人宜佩戴增益小的，程度重的应佩戴增益中等或大的助听器。在具体使用中助听器上都备有使声增益在一定范围内变动的音量调节开关。选配适合的助听器可依一些公式预先计算，最简易的方法是按照纯音听力图，对 500、1000、2000Hz 三个音频的增益补偿调节，以其阈值的一半或稍多为宜，多能获得满意效果。

（4）频率响应和音调调节：为满足听力障碍者的听力要求，助听器应提供各种不同的频率响应，频率不同反应在听觉上就是音调不同。为了使助听器的频响比较符合听力障碍者的听力损失特点，音调调节钮上设置一些不同音调，通常 L 代表低音，N 为正常，H 为高音。

（5）信号噪声比：助听器耳机放大后的输出往往是语言信号和恼人的噪声同时存在，信号噪声比值越大，语言信息输出的质量也越好。优质助听器的信噪比可达 40dB 左右，至少应保证 30dB 以上。

（6）谐波失真：为了能高效地传输放大后的声信号，助听器的失真度应越小越好，按规定失真应小于 10%，而小于 5% 的基本上可以保持语言的逼真性。

二、人工耳蜗

人工耳蜗（cochlear implant）又称电子耳蜗或生物耳（bionic ear），一种特殊的声 - 电转换电子助听装置。将机械声信号转换为电信号，通过电极传入病人耳蜗，刺激耳蜗残存听神经，使病人产生听觉，是双耳重度或极重度感音神经性聋病人重返有声世界的唯一手段。人工耳蜗尽管不是严格意义上的辅助器具，但它属于一种重要的康复工程产品。

（一）结构

人工耳蜗主要由四部分组成（图10-2）。

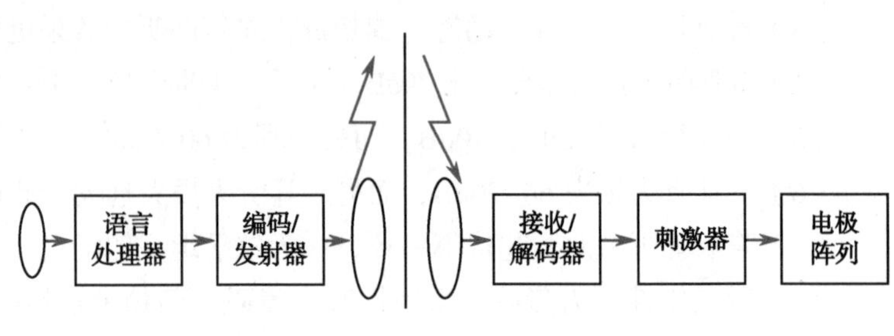

图 10-2 人工耳蜗结构图

1. 拾音器 接收环境声波，并转换为电信号，传至言语处理器。

2. 言语处理器 将电信号加工、呈递，刺激耳蜗内残存听神经，引起听觉的特殊电信号。

3. 传递 - 接收 / 刺激器 将由言语刺激器送来的信号经颞部头皮传输至耳蜗内电极。

4. 电极 传导电信号刺激残存听神经。

（二）临床应用

1. 适应证

（1）语前聋病人：双耳重度或极重度感音神经性聋；患儿最佳年龄应为 12 个月至 5 岁，在语言形成的早期阶段，人工耳蜗植入有利于深度聋或全聋儿童言语能力的发育；佩戴助听器后，听觉能力无明显改善（双耳听力损失≥90dB）；对人工耳蜗有正确认识和适当的期望值。

（2）语后聋病人：双耳重度或极重度感音神经性聋；各年龄段的语后聋病人；助听器选配后言语识别能力无明显改善；对人工耳蜗有正确认识和适当的期望值。

2. 禁忌证

（1）绝对禁忌证：包括①内耳严重畸形病例，如 Michel 畸形或耳蜗缺如；②听神经缺如；③严重的精神疾病；④中耳乳突化脓性炎症尚未控制者。

（2）相对禁忌证：包括①全身一般情况差；②不能控制的癫痫。

（龙顺波）

第二节 视觉障碍的辅助器具

低视力是指一个病人即使经过治疗或标准的屈光矫正后仍有视功能损害，双眼中好眼的最佳矫正视力 <0.3~ 光感或视野半径 <10°，但能够或有可能应用其视力去安排或去做某项工作。用于改善低视力病人活动能力的任何一种装置或设备，均称为助视器（visual aids）。

一、助视器的放大原理

放大作用即增大目标在视网膜上的成像，有四种方法能增大视网膜成像。

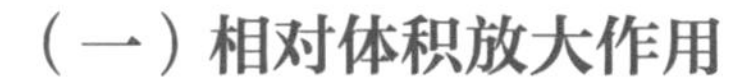

（一）相对体积放大作用

在相对体积放大作用中，是目标实际的体积或大小增大了。当外界目标增大时，视网膜成像亦随之增大，两者的关系是成正比关系，即目标增大几倍，视网膜成像也相应增加几倍。这种相对体积放大作用的例子有大字印刷品，如大字书、大字报纸等。

（二）相对距离放大作用

相对距离放大作用也叫移近放大作用，即将目标例如书本向眼前移近而产生放大作用。当目标向眼前移近时，视网膜成像亦随之增大。当目标离眼 40cm 时，视网膜成像为 1 倍，当目标离眼距离 20cm 时即为原距离的 1/2 时，视网膜像放大 2 倍，当目标距眼为 10cm 即为原距离 1/4 时，视网膜像放大 4 倍，以此类推。

（三）角放大作用

是指物体通过光学系统后视网膜成像大小，与不通过光学系统视网膜成像大小之比。角放大作用最常见的光学设备是望远镜。

当目标离眼太远或目标无法向眼前移近时，都可以利用角放大作用。

（四）投影放大作用

即把目标放大投射到屏幕上，如电影、幻灯以及闭路电视等，都称为投影放大。这实际上也是一种线性放大作用，投影放大作用 = 投影像大小（cm）/ 目标大小（cm）。

二、远用光学助视器

远用光学助视器主要是指望远镜。

（一）望远镜的基本设计类型

所有望远镜都可以认为它们包括两个光学系统，即物镜与目镜。物镜通常是正透镜，离所观察的目标近。目镜离观察者的眼睛很近，是屈光度数较物镜大得多的负或正透镜。目镜的正负与望远镜的类型有关。例如在伽利略望远镜的目镜是负透镜，而在开普勒望远镜的目镜是正透镜。

1. 伽利略望远镜 伽利略望远镜包括一个物镜（正透镜）及一个目镜（负透镜）。望远镜系统的放大作用可由下列公式求出：

$$M=\frac{-F_2}{F_1}$$

其中，M：望远镜的放大率；F_2：目镜的屈光度数；F_1：物镜的屈光度数

如上述目镜 F_2 的屈光度数为 −20.00D，物镜 F_1 屈光度数为 +10.00D，所以该望远镜的放大率为：

$$M=\frac{-(-20)}{10}=2X\text{（2 倍）}$$

2. 开普勒望远镜 该类望远镜物镜与目镜均为正透镜，但后者屈光度数较前者大许多。该类望远镜产生的是倒像，需要有变倒像为直立的装置。同样放大倍数的开普勒望远镜，比伽利略望远镜的镜筒要长一些。伽利略望远镜和开普勒望远镜的比较见表 10-1。

表 10-1 伽利略望远镜与开普勒望远镜比较表

伽利略望远镜	开普勒望远镜
常用的放大倍数为 2 倍	可达 10 倍
不需要加三棱镜系统	需要加三棱镜变倒像为正像
可为调焦及非调焦式	常为调焦式
光学设计比较简单	光学设计较复杂
重量轻，可以装在眼镜内	重量大一些，少数装在眼镜上
周边畸变明显	周边畸变轻，成像的质量及亮度佳
镜筒较短	镜筒较长

（二）低视力门诊常用的远用望远镜

1. 眼镜式望远镜 是低视力门诊常用的助视器，重量较轻（图 10-3）。

2. 单筒手持望远镜 常见的有 4×12，放大倍数为 4 倍；6×16，放大倍数为 6 倍；8×21，放大倍数为 8 倍等。这些望远镜均可调焦，能看清楚的范围约为眼前 30cm 到无限远。镜筒调短时可以看远处，镜筒调长时可以看近处，调到中间位置看中距离目标。而且携带、使用都比较方便（图 10-4）。

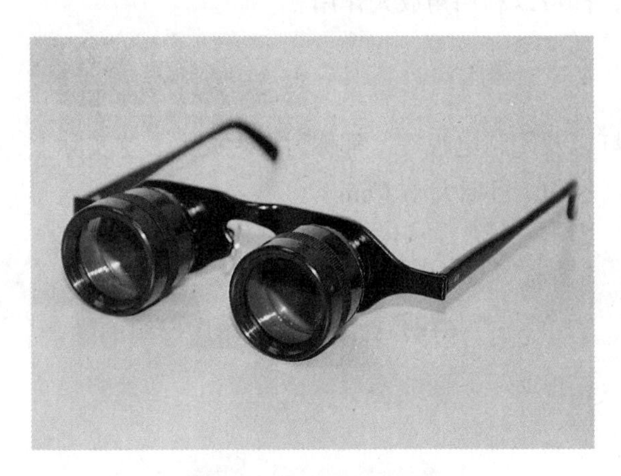

图 10-3 眼镜式望远镜

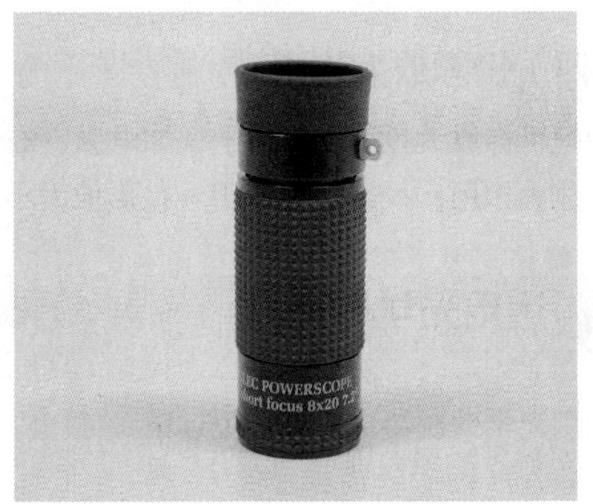

图 10-4 单筒手持望远镜

很多望远镜上标明 8×21，7.2°，它的含义是：该望远镜放大 8 倍，物镜的直径为 21mm，视野大小是 7.2°。

（三）优缺点

1. 优点 包括①使远处物体放大的唯一光学系统；②适用于看电视、看比赛、戏剧、广告牌及远处景物等。

2. 缺点 包括①视野范围小；②很难寻找快速运动的物体；③需要特殊训练；④手持望远镜占用单或双手；⑤视野缩小的病人使用时有一定困难。

三、近用光学助视器

近用光学助视器主要是指眼镜助视器、近用望远镜助视器、立式放大镜、手持放大镜等。

（一）眼镜助视器

眼镜助视器与普通眼镜相似，但为屈光度数较大的正透镜。该类镜片的缺点是常常有周边部畸变。

1. 眼镜助视器的放大原理 普通眼镜助视器与一般眼镜没有很大区别，只是屈光度数较大，例如一般老视眼镜常为+1.00~+4.00D（D是指屈光度数）。而在眼镜助视器常常从+4.00D开始。这种眼镜助视器所以能够产生放大作用，是由于病人只有将读物移到离眼很近处才能看清。这是由于目标与眼睛之间的距离缩短，因而使视网膜像增大，这便是一种相对距离的放大作用。眼镜式助视器的放大率计算公式：

$$M=\frac{F}{4}$$

其中，F：正透镜镜度；M：眼镜式助视器的放大率

知识链接

儿童佩戴眼镜式助视器的特殊性

临床上，我们经常遇到一些有调节力的病人，特别是儿童，即使在使用正透镜（F）时，由于近反射作用而产生调节（A）附加于正透镜屈光度上，其实际屈光度为L_1=F+A，使实际工作距离1/（F+A）小于正透镜焦距。

如患儿10岁，戴+12.50D正透镜，按理论计算工作距离应为8cm，但在实际测量中发现其工作距离可能为5cm，故此时，总镜度为L_1=100/5=+20.00D，高出+12.50D是因为调节A所致。A=L_1–F=20–12.5=7.50D，因此，对调节力较强的儿童使用眼镜式助视器时，应按测量所得的实际工作距离I_1，算出其实际镜度$L_1=\frac{1}{l_1}$，由此推算出实际放大率$M=\frac{L_1}{4}$。可见，由于调节的存在，上述公式转变为：

$$M=\frac{F+A}{4}$$

其中，F：正透镜镜度；A：付出的调节

2. 眼镜助视器的应用 佩戴眼镜助视器时应注意以下问题。

（1）当用正透镜帮助低视力病人看近物时，由于正透镜代偿了病人部分或全部的调节，病人实际付出的调节小于未戴镜时的调节，从而相应产生的辐辏小于实际所需的辐辏，而底朝内的棱镜能使像外移从而弥补了不足的辐辏。

（2）如果眼镜助视器的屈光度数≥+10.00D时，低于2.00D的散光可以忽略，因为低视力病人看到的是一个大而较模糊的像，而散光矫正与否常不为病人觉察，因此对视力影响不大。

（3）单眼戴普通眼镜助视器的病人，在阅读时，如果视力差的眼干扰视力较好的眼，则将视力差的镜片贴上不透明纸，可以避免视觉干扰。

（4）许多使用眼镜助视器的病人在书写时，可用原阅读用眼镜屈光度数的1/2。使书写距离比阅读距离延长，书写会方便一些。

（5）在使用较大屈光度数阅读时，由于阅读距离较近，常感疲劳。可以给病人阅读架（或以乐

谱架代替），解决好病人的照明等。

3. 眼镜助视器的优缺点

（1）优点：包括①它是最容易接受的助视器；②可空出双手拿材料或书写；③在凸透镜助视器中，眼镜式助视器的视野最宽；④可以长时间的阅读；⑤适用于手臂震颤的病人；⑥可单眼或双眼使用。

（2）缺点：包括①凸透镜度数越高，阅读距离越近，最高度数眼镜式助视器的阅读距离可在2.5cm以内；②透镜超过+10.00D时造成书写困难；③透镜度数增加时，视野逐渐缩小；④较近的阅读距离会妨碍照明；⑤透镜度数较高时，阅读速度会减慢；⑥光学中心固定，偏中心注视的病人有一定困难，他们必须转动眼睛或歪头视物。

（二）近用望远镜助视器

最简单的一种近用望远镜由一个非调焦望远镜，在其物镜上加一个正透镜，或称为阅读帽而成。这样可以变远用望远镜为近或中距离用。当25cm目标发出的光线经+4.00D的阅读帽以后，变成平行光线，目标来自无限远。光线经过望远镜的物镜入目镜后，进入一个正视眼内，恰好在视网膜上形成一个清晰的像。远用望远镜变近用，其近距离完全取决于在物镜上所加阅读帽的屈光度数，与望远镜的放大倍数无关，即阅读距离等于所加阅读帽的焦距。

1. 近用望远镜助视器放大原理　远用望远镜在物镜上加阅读帽（正球镜）以后，其放大倍数亦发生改变，可以用下列公式求出：

$$M=M_a \times M_d$$

M为加阅读帽后望远镜放大倍数；M_d为望远镜原放大倍数；M_a为阅读帽的放大倍数

设阅读帽的屈光度数为+8.00D，望远镜的放大倍数为2.5×，则：M_a=8.00/4=2.0×，所以近用望远镜的放大倍数：$M=M_a \times M_d$=2.5×2，M=5×，该近用望远镜的放大倍数为5×。

2. 近用望远镜的应用　近用望远镜是比较复杂的低视力助视器：指导病人将不同屈光度数的阅读帽放在望远镜上，使其既能看远又能看近。在训练时，向病人介绍调节钮的位置及旋转方向。让病人从远距离开始，自己调节焦距。使病人眼睛与望远镜在一直线上。旋转目镜可获得最佳近视力。

3. 近用望远镜的优缺点

（1）优点：比同样放大倍数的眼镜助视器阅读或工作距离远。适合一些中距离的工作，如打字、读乐谱、画图及一些修理工作。双手可自由活动，易获得较好照明。

（2）缺点：视野小，景深较短。

（三）立式放大镜

立式放大镜是固定于一个支架上的凸透镜，目标或读物与透镜间的距离是恒定的（固定焦距）或可变的（可调焦或非固定焦距）。

1. 光学原理　在固定焦距的立式放大镜，固定在架子上的凸透镜与贴在支架底部的阅读物或目标间的距离小于该凸透镜的焦距，这样便在凸透镜的后方形成一个放大的正立的虚像，该虚像射出的光线，经凸透镜后，不是平行光线而是发散的光线，所以使用这种立式放大镜需动用调节，或使用阅读镜。

2. 常用的立式放大镜

（1）固定焦距立式放大镜：带光源的立式放大镜：如图10-5，有的还带有刻度尺，可对放大后的图像进行测量，对看地图等很有好处。因放大镜自身带有光源，因而不需外界照明，使用比较方便。

（2）可调焦距立式放大镜：一般可调焦式立式放大镜可应用于正视及轻度近视、远视病人。这种放大镜都比较小，携带方便。

可调焦立式放大镜的优点是不需使用调节。对于某些病人使用眼镜或其他助视器难以维持固定焦距者，可以应用。主要缺点是视野小，使用时姿势差，易于疲劳等。

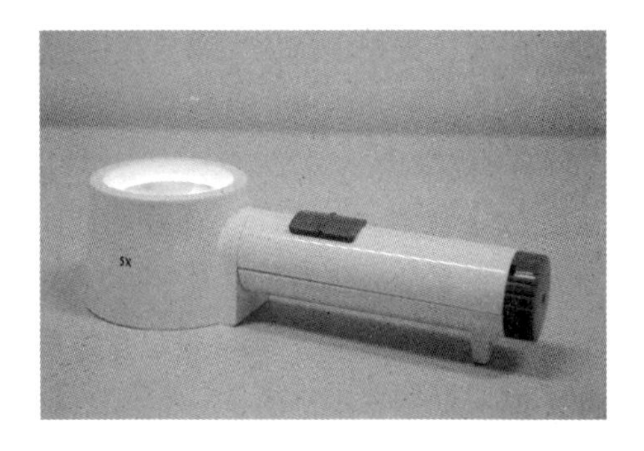

图 10-5 带光源的立式放大镜

3. 临床应用 在使用立式固定焦距放大镜时，一定要戴阅读眼镜或使用调节。阅读时只要逐渐水平移动镜体即可保持一个固定的工作距离，不要使放大镜离开读物。其放大率取决于阅读材料离透镜距离、放大镜的屈光度数以及观察眼离透镜的距离。根据调节力的大小还可以适当地戴上阅读近附加眼镜。

固定焦距立式放大镜多适用于视野损害较严重，但尚保存较好视力的病人，如视网膜色素变性及青光眼等。儿童比较容易接受这种放大镜。视力下降不太严重，但有周边视野损害者，可使用圆柱形放大镜，这种放大镜支架面可以加上一线条标志，作为阅读材料的参考线，以免字行的错位。

4. 优缺点

（1）优点：包括①透镜安装在支架上，可预测焦距；②阅读距离较正常；③适用于短时间精细工作；④适用于儿童或不能用手持放大镜的成人；⑤适用于视野受限的病人；⑥放大镜本身可自带光源，加强照明；⑦可与标准阅读眼镜联合使用。

（2）缺点：包括①视野小，通常靠近放大镜以获取较大视野；②如果成像有角度时，会产生像差，要指导病人从透镜面的垂直方向视物；③带框架的透镜限制了照明，除非框架是透明的或自带光源；④放大镜屈光度一般不超过 +20.00D。

（四）手持放大镜

手持放大镜（hand magnifiers）是一种手持的可在离眼不同距离使用的正透镜，即眼与透镜距离可任意改变的近用助视器。

1. 手持放大镜的类型 手持放大镜可有不同形状，可为圆形、长方形等。其外壳及手柄可为塑料、金属，或两者兼有。有的放大镜为折叠式，可改变其大小，携带方便，不使用时其外套也可起到保护镜片的作用。有的手持放大镜本身带有光源，且多见于放大倍数较高者。一般而言，放大倍数高，透镜直径小；反之，放大倍数低，透镜的直径较大。

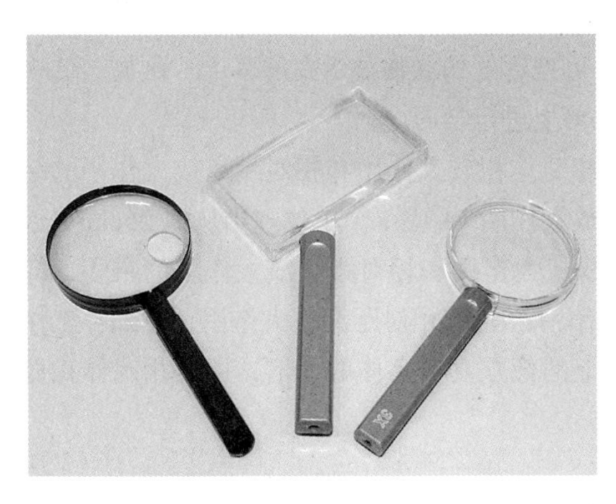

图 10-6 各种手持放大镜

2. 常用的手持放大镜 各种手持放大镜：图 10-6 为各种手持放大镜。

3. 手持放大镜的应用 手持放大镜是低视力病人（包括正常人）比较常用的一种助视器。它最适合于短时间读细小目标，例如读温度计的刻度、标签、电话本、节目表、药品说明书等。在光线不佳处，可以使用带有光源或照明的手持放大镜。

使用手持放大镜时，应注意调整放大镜与目标之间的距离，使放大倍数适合于病人的视力和视野情况。眼睛离放大镜要稍近一些，以使视野稍扩大一些。具体使用手持放大镜的方法是，让病人戴上远用矫正眼镜，先把手持放大镜放在读物上，然后放大镜慢慢离开读物，使成像变形最轻为止，这样读物便在放大镜的焦距内，且很接近焦点处。病人眼与放大镜间的距离，可由病人自行决定。

4. 优缺点

（1）优点：包括①工作或阅读距离可以改变，且距离比一般眼镜助视器远一些，可用于视野小的病人；②放大倍数可以改变；③适合于非中心注视病人使用；④一般不需用阅读眼镜；⑤适合于短时间使用及阅读细小的材料；⑥价格便宜，易于买到及使用方便；⑦放在眼前可以做眼镜助视器使用；⑧对照明要求不高。

（2）缺点：包括①需占用一只手；②视野较小，尤其在高倍放大时；③阅读速度慢，不易有双眼单视；④当病人有手颤时，很难使用这种放大镜。

四、电子助视器

电子助视器主要包括闭路电视助视器、阅读机、低视力增强系统、全球定位系统等。

（一）闭路电视助视器

1. 基本结构及种类 闭路电视助视器的基本结构包括摄像机、光电耦合装置、显示屏、光源和可前后及左右推拉的文件台（或称 X-Y 平台）等（图 10-7）。

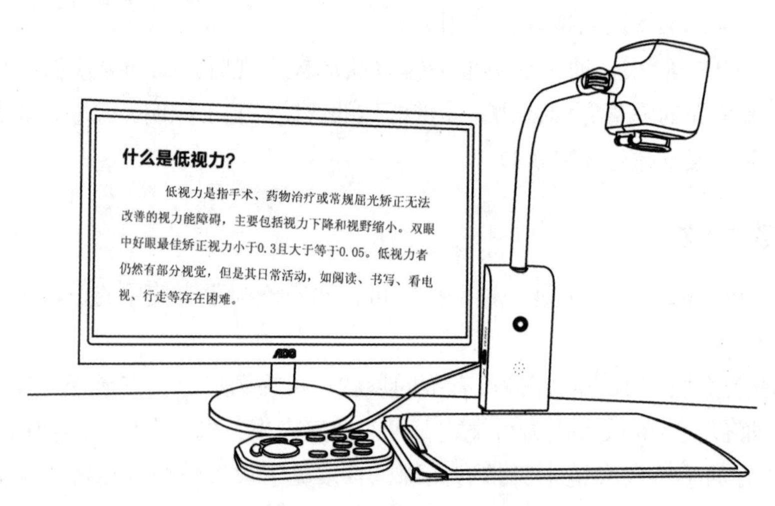

图 10-7 闭路电视助视器

有些闭路电视助视器还有望远镜摄像头，利用摄像头可把远处的景物显示在屏幕上。例如，低视力儿童可以利用此镜头系统将教室中黑板上的字显示在屏幕上进行学习。

2. 闭路电视助视器的放大原理 闭路电视助视器是相对体积放大作用和相对距离放大作用的结合。如果从 25cm 的距离来看闭路电视的时候，相对距离放大作用 =1 或 1 个单位。当从比 25cm 更近的距离来看屏幕时，总共可以获得的放大倍率是相对体积放大作用和相对距离放大作用的乘积，即 $M=M_1 \times M_2$，其中，M_1：闭路电视助视器的相对体积放大作用；M_2：相对距离放大作用，比如：工作距离 =20cm，那么相对距离放大作用 =1.25×，如果屏幕上的像是真实字体的 5 倍，那么相对体积放大作用是 5×。则总的放大作用是 $M=M_1 \times M_2=1.25 \times 5=6.25\times$。

3. 优缺点

（1）优点

1）放大倍数高：比传统的一般光学助视器放大倍数为高，有些闭路电视助视器的最高放大倍数为60倍，这是一般光学助视器无法达到的，且放大倍数变换也很容易。

2）视野大：闭路电视助视器较一般光学助视器的视野大。

3）更有利于严重视力及视野损害病人：例如矫正视力在0.01~0.02的病人，一般光学助视器常无能为力，需要借助于闭路电视助视器。

4）可有正常的阅读距离：一般光学助视器常随放大倍数增高，阅读或工作距离变近。使用闭路电视助视器可以采取病人喜欢的工作或阅读距离，并可保持舒适体位，这对需要较长时间工作或学习的低视力病人是十分重要的。

5）可有图像反转的改变：病人可以选择白底黑字（如一般书刊），也可以通过软件变换为黑底白字。许多低视力病人确实喜欢读黑底白字，这是一般光学助视器所无法达到的，因为许多低视力病人觉得白底耀眼，容易产生视疲劳。例如白化病病人常喜欢用黑底白字进行阅读。

6）对比度可以改变：闭路电视助视器与一般液晶显示屏一样，可以调整对比度及亮度。有些病人在对比度提高的情况下，视力有所提高；有些病人如果怕光，可以把亮度调低。

7）对于有严重视野缩小者更为适用：例如晚期青光眼或视网膜色素变性病人，常呈管状视野，如果用一般光学助视器，因视野进一步缩小，病人或找不到目标或阅读很慢，看完一个字改看另一个字时，往往会找不到另一个字。用闭路电视助视器时只要把字固定在显示屏的某一点上，就可通过移动摄像头下的平板或利用手持摄像镜头的移动，使读物或目标准确地进入注视区。

8）阅读时不需要过度辐辏：使用闭路电视助视器，病人使用正常辐辏即可。而且不管放大倍数多大，仍可有双眼单视，这也是一般光学助视器所不能达到的。

9）有利于教学，尤其对低视力儿童的教育最有益：低视力儿童可以用远距离摄像镜头对准教室的黑板，教师在黑板上写的字、画的图，都可以映在屏幕上。在家庭中，儿童可以利用它读书、写字、做作业，对做数学题、地理画图等更为方便。

10）可借以从事其他工作：低视力病人还可利用闭路电视助视器做其他事情，如绣花、织毛衣、集邮、看照片及辨认药瓶上的小字说明书等。

（2）缺点：闭路电视助视器的最大问题是价格较高。

（二）阅读机

阅读机（reading machine）可以把各种印刷品，如书籍、杂志及各种复杂资料的文字转换成语音，使盲及低视力病人方便且容易地“阅读”各种书刊和报纸等。

（三）低视力增强系统

低视力增强系统是一种应用电脑视频技术产生放大及增强对比度的高科技产品。低视力增强系统是一种便携式头戴装置，所以使用者或病人双手可从事各种活动或工作，它适合黄斑变性、糖尿病性视网膜病变、青光眼、视神经萎缩及视网膜色素变性等低视力病人。

（四）全球定位系统

全球定位系统（global positioning system，GPS）是通过一个人造卫星组成的网络，来确定物体的移动速度和物体在地球上的位置。通过全球定位系统病人能接收到有关自己的位置和周围情况的信息，因而容易确定自己行走的路线。全球定位系统能告诉病人下一步应该向哪个方向走，能告诉病人正穿过哪条马路，甚至能告诉病人他正站在公园的哪一边。因此全球定位系统能有效地拓展病人的独立活动空间。

五、 非光学助视器

不是通过光学系统的放大作用，而是通过改善周围环境的状况来增强视功能的各种设备或装置，称为非光学性助视器。它们可以单独应用，也可以与各种光学助视器联合应用。

（一）控制光线传送

太阳帽或称大檐帽、眼镜遮光板，均可阻挡或滤过周边部的光线，避免其直接射入眼内。还有各种滤光片，可以滤过各种短波光，降低这些光线射入眼内，使成像对比度增加，进而改善视功能。滤光片对光线的滤过作用，是消除光谱中紫外线及短波长光线的有效方法。光线的滤过作用可以有效地降低人眼的眩光。但是滤光镜在降低眩光的同时也会使目标的亮度下降而影响视觉活动。滤光镜的另一个缺点是对色觉的影响，它会影响人们对色觉的感知。

（二）照明

照明对低视力病人十分重要。低视力病人常常需要较强的照明，有时也需要中度或低度的照明，他们常常对眩光及对比度很敏感，有时明或暗适应的时间也较长。控制照明对某些低视力病人帮助很大，甚至可以不必再用其他光学助视器。当然，在一般情况下需用助视器加照明的控制。

为获得较强的照明，除增加光源的强度以外，还可将光源移到目标附近，这是一种既节约能源，又增加照明强度的有效方法。照明灯的臂应能调整，但最好是有关节的灯臂。这种灯臂较长，因有关节，所以可以自由地在各方向运动，以符合不同病人的需要。另外，灯光要求可调，既可以将光线调亮，也可将光线调暗。光源应该有半透明的光罩，射出的光线要在眼水平以下，以免光线直射或反射进入眼内，引起眩光或眼部不适，甚至引起视力下降。

不同眼病对照明的要求不同：一般黄斑部损害、视神经萎缩、病理性近视等，常需较强的照明。某些眼病如白化病、先天性无虹膜、角膜中央部混浊或核性白内障等，常需较暗照明。白内障术后无晶体眼在强光下易出现眩光，因而常需较暗照明。年龄与照明关系密切：正常老年人比年轻人需更强的照明；老年低视力病人往往比正常老年人需要更强些的照明。

（三）控制反光

病人在阅读时，可以用“裂口阅读器”，通过裂口看到字句，一方面对比明显，而且避免了反光。

（四）加强对比度

书及刊物应有强烈的黑白对比。在白纸上写黑字，能够加强对比。低视力门诊要接待各种眼病造成严重视力损害的病人，所以门诊内的设备、地板与墙壁等的对比度要强一些。低视力病人的周围环境，如室内家具、桌椅及其上物品，均要求有强的对比度。

（五）相对体积大小或线性放大作用的利用

如大字印刷品、大字号的电话拨号盘，可以套在普通电话盘的外面，以利于低视力病人使用。用于低视力儿童或其他年龄病人的文娱活动，有大扑克牌等。

（六）阅读架

许多低视力病人需要在很近距离阅读，这样身体很易疲劳，例如头颈部、背部、腰部等。如有阅读架，则不但可以采取舒适体位，减轻疲劳，而且把书放在阅读架上，手也可以自由活动。

六、非视觉性的辅助设备或装置

超声波导向仪，常用于盲人或视力严重损害病人，病人可以靠听觉，根据导向仪发出信号的高低来决定障碍物的有无、方向及距离等；会讲话的书、计算器、体重计等，均以听觉代偿视觉的不足；靠触觉的阅读器，可以靠机器的振动，通过手指来阅读。此外还有靠触觉的盲人手表、钟等。

（一）长手杖

手杖作为视力残疾者的行走工具，需要通过训练，才能使它真正起到延伸触觉或起到“触角”的功能。训练病人使用长手杖走路的关键问题是手杖与身体的活动协调一致，使手杖成为病人身体的一部分。长手杖不但可为盲人，也可为低视力病人使用。夜盲病人，白天行动尚可，但在夜晚行动就有困难，此时可以用长手杖帮助走路。

（二）导盲犬

训练导盲犬的目的是用狗为盲人带路。导盲犬完全听从主人的命令，一般讲它不“认路”，主人要上下班或到朋友处访问，要自己认路，比如在何处拐弯，在何处过马路，都由主人自己决定。如果主人决定拐弯时突然有汽车迎面开来，导盲犬便不执行主人的命令，自动停下来，等车过或危险过去以后再前进。总之，导盲犬的作用是向盲人及低视力病人提供保护，使病人行动安全而迅速。

知识拓展

视网膜假体

视网膜假体分为视网膜上假体及视网膜下假体。

视网膜上假体包括眼内及眼外两部分。眼外部分借助近红外线光源或电磁诱导原理向眼内部分提供信息和能量。视网膜上假体作用的原理：先用一个 CCD 摄像头捕获外界视觉图像，经处理转变为不同的像素，通过激光感应系统送至眼内部分，将激光脉冲转换成电刺激信号，经微电极直接刺激与之邻近的神经节细胞及轴突，再经视神经传入大脑视皮层，使病人有能力感知外界信息。

视网膜下假体又称人造硅视网膜，即硅芯片表面排列着数以千计的微光电二极管阵列，微光电二极管吸收外界入射光线能量并转换为电信号。视网膜下假体置于色素上皮层与视网膜外丛状层之间，刺激双极细胞。视网膜下假体中的芯片充当视网膜中光感受器的角色。其作用机制为微光电二极管接收外界光信号，传送到芯片，在光电二极管中转变为电脉冲，然后由微电极刺激视网膜内层尚有功能的双极细胞、神经节细胞及其他神经细胞网络结构，信号经自然传送途径处理后再经视神经传入大脑视皮层，使病人感知图像。

（于旭东）

第三节 言语障碍的辅助器具

语言是人们在社会交际中的工具，人类大脑皮层具有特定的言语中枢区域和与之间联系的周围性感受系统和运动系统。语言中枢受到损伤的人会产生言语障碍，不能进行正常的沟通，因此必须通过一定的辅助沟通工具或者特定的表达形式进行交流。

一、语言增强与交流替代系统

语言增强与交流替代系统（augmentative and alternative communication，AAC）是指一切用于改善病人交流能力的装置、符号、策略与技术的总称，又名辅助交流系统。

根据1989年美国言语语言听力协会（American speech-language-hearing association，ASHA）发表的正式定义，AAC是临床语言治疗领域，为暂时或永久性言语障碍的病人提供有效便利的交流方式。

（一）AAC系统的组成、适用对象及介入目的

1. AAC系统的组成 根据是否借助身体以外的设备进行补偿，可将辅助交流系统分为两大类：无专用设备的辅助交流系统（unaided AAC systems）和有专用设备的辅助交流系统（aided AAC systems）。无专用设备的辅助交流系统是指不需要任何形式的外部交流设备就可表达交流，如手语、面部表情、手势等。有专用设备的辅助交流系统是指交流时需要借助外部设备，这些设备通常用于存储和显示交流符号。辅助交流系统是由交流符号、辅助器材、交流技术及交流策略等四部分组成。

（1）交流符号：指利用视觉、听觉、触觉等抽象符号来代表我们所谓的传统概念。交流符号可分为辅助性与非辅助性两种。辅助性交流符号是指用身体以外的对象来完成交流的功能，如实物、图片、相片、漫画、文字、点字等；非辅助性交流符号是指用身体的一部分来完成沟通功能，如肢体语言、脸部表情、手语、口语等。

（2）辅助器材：指用人的身体或装置来传送或接受交流信息。例如交流簿、交流板、图表、电子交流仪器或计算机等。

（3）交流技术：指传送信息的方法，例如：直接选择，是让交流者自己直接选择要表达的符号；扫描则是由他人或计算机逐一指出目标符号，直到交流者选定特定的目标物为止。

（4）交流策略：指将上述的符号、器材、技术等三个组件组合起来，由一个经过专业训练团队所制订的交流介入计划来发展或增强交流障碍者的交流能力。

2. AAC系统的适用对象 AAC系统适用于不同年龄的交流障碍病人，也适用于不同社会、经济、种族背景的交流障碍者。所有使用者的共同特征是需要提供适当的帮助，以辅助其说、写能力的不足。AAC系统的使用者通常为重度交流障碍者，这些病人的动作、口语、书写能力，受到暂时性或永久性的缺陷而无法满足交流的需要。如智力障碍、脑瘫、进行性失语症、脑卒中、自闭症等。

3. AAC系统的介入目的 AAC介入的最终目的是为使个体更有效率地从事多种交流互动。由

AAC可达成交流互动的目的有四个：①交流的需要；②信息的传递；③亲密的社会人际关系；④社交礼仪。如何将此目的与个体需要结合起来是一个重要的课题，因而AAC专业人员在为个案选择AAC系统时，需要重视AAC所能达成的交流互动的四个目的，才能使个案经由AAC之辅助达到或满足个人的最大需求。

对于能力正常的交流障碍儿童，AAC介入的目的在于帮助他们能回归普通班受教，在AAC的辅助下能与同学们一起进行正常的学习和互动。至于伴有智力障碍的交流障碍儿童，希望能经过AAC的辅助，得以学会交流表达需求的正确方式，以减少用异常行为表达需求的情形发生，更促进其基本认知能力、交流能力与社会人际关系的发展。

（二）AAC系统的性能、设计要求

1. AAC系统的性能 通常将AAC系统的性能分为三部分：人机交互性能、处理设备的性能和输出的灵活性。

（1）人机交互性能：包括控制界面、字符选择输入方式、选择字符库的内容设置和字符的显示方式。

（2）处理设备的性能：字词选择技术、速度提升和词汇扩充、词汇存储、文本编辑和输出控制方法。

（3）输出的灵活性：包括可视输出、声音输出和打印装置，有时还包括对其他外部设备的接口。

2. 设计要求 为使语言障碍者能重返社会，AAC系统的设计应尽可能满足如下要求。

（1）个人书写。

（2）能满足在不同场合的交流：在家、单位、学校、社交场合等的交流。

（3）能满足与不同对象之间的交流：与亲戚朋友、老师、同事，以及陌生人等之间的交流。

（三）AAC系统的类型

AAC系统的类型很多，有的AAC系统结构与功能都非常简单，如“语言选择板”，选择的方法就是直接用手指指出，整个交流板上的内容就是选择库的内容；有的AAC系统结构复杂、功能全面，如带智能芯片的AAC系统。

1. 交流板 交流板（communication board）又称沟通板，是为了改善与病人之间的交流，将磁性板、图片板、写字板、字母板（包括字母表）、病人的需要、人体结构图、配偶、家庭成员和医生的名字等应用于交流的辅助器具。交流板是一类简单而实用的AAC系统，即使病情很重，未经任何训练的病人也能使用。图10-8为交流板示意图，图中自左起，由上至下依次为每日起床及以后的日常生活活动内容，病人只需指点出图画，“听”者就能明白其意思。

2. 透明眼凝视系统 透明眼凝视系统（transparent eye-gaze system）实际上就是一块写有字母符号的透明板（图10-9）。使用时，“听”者将透明板放到病人眼前。如在英语系国家，病人需要“饮料”，病人可依次凝视D、R、I、N、K，“听”者跟随病人的眼光依次接收即可得到“饮料”（drink）的信息；若在汉语系国家，病人需要“饮料”，病人可依次凝视Y、I、N、L、I、A、O，“听”者跟随病人眼光就可获得病人需要“饮料”（yinliao）的信息。

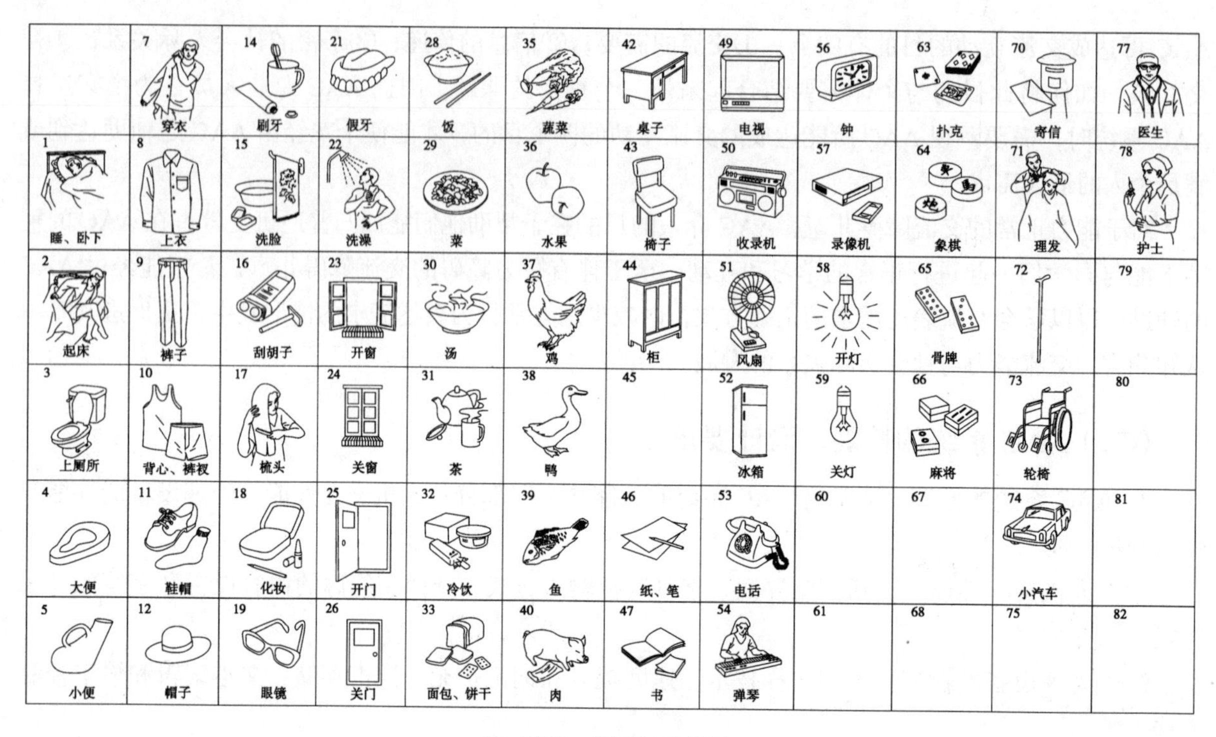

图 10-8 交流板示意图

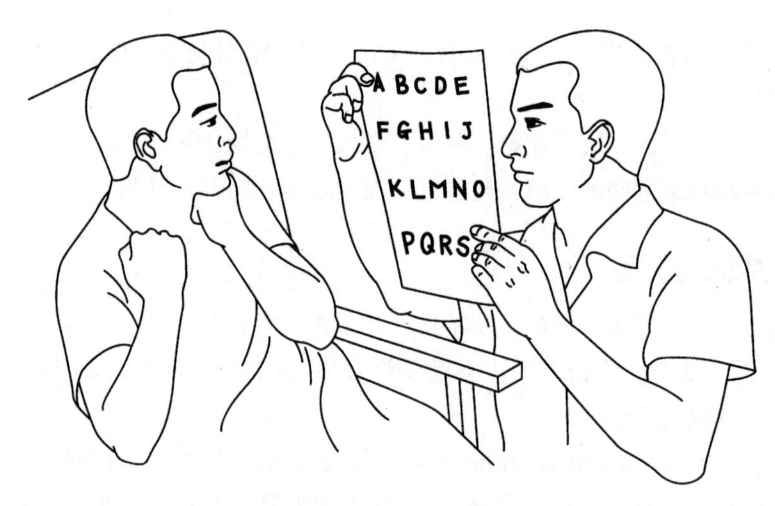

图 10-9 透明眼凝胶系统

知识拓展

眼动技术

人眼的注视点是由头的方位和眼睛的方位两个因素决定。眼动技术（eye movement technology）作为收集视觉通道信息的主要方法，已经在人机交互研究中起着主要作用，尤其是视线跟踪技术（eye tracking）。

以硬件为基础的视线跟踪技术，其基本原理是利用图像处理技术，使用能锁定眼睛的眼摄像机，通过摄入从人眼角膜和瞳孔反射的红外线连续的记录视线变化，从而达到记录分析视线跟踪过程的目的，以硬件为基础视线跟踪技术，需要用户带上特制的头盔或者使用头部固定支架。

以软件为基础的视线跟踪技术，利用摄像机获取人眼或脸部图像，然后用软件实现图像中的人脸和人眼的定位和跟踪，从而估算用户在屏幕中的注视位置。

眼动技术在辅助沟通中的应用，主要包括三方面的内容：眼控、完善多通道交互、支持基于计算机的人机对话。眼动技术可收集病人语音、动作等多通道数据，其自带分析软件将眼动数据和实际界面、声音、病人动作录像综合进行分析，它提供的典型分析方案有：①热点图：形象地分析注视点的集中趋势、停留时间等；②视线扫描路径：呈现注视点的路径与直径变化，用于分析单个用户操作行为规律；③兴趣区域：分析平均注视时间、回溯性眼跳、区域间转移等指标，获得特定区域上的具体数据。

---

3. 电子和电子计算机控制类AAC系统 随着计算机科学技术的发展，交流辅具逐渐从低科技向高科技发展，平板电脑、基于Android、IOS系统的移动终端设备开始成为新的交流辅具载体。AAC采用平板电脑作为图片交流符号系统的载体，利用计算机语音技术和多媒体动画技术实现语音输出和符号呈现，同时提供声音、动画的试听双重刺激，使辅助交流系统更具科学性、趣味性。市场产品众多，无法一一介绍。下面仅从使用AAC系统的四大环节，分别介绍此类系统的共性特点及对病人或“听”者的要求。

（1）启动方式

1）开关系统装在仪器本身内，通过视运动、声或身体运动来启动。要求：病人必须能够移动眼、发出声或活动身体有关部分。

2）设备可由外部的开关启动，外部开关的设计可依病人的实际技能而定。要求：病人的残存技能必须能启动开关。

（2）控制方式

1）直接选择：直接选择（direct selection）是指病人直接指出所需输出的信息，如病人按下标有茶杯的键，仪器即显示出茶杯的图形或发出茶杯的人工合成音。要求：病人在认知、运动、视觉等方面应能处理少量的文字、数字和较多的图形，能在仪器键盘上较快地找到所需信息。

2）扫描：扫描（scanning）是指各种信息自动地按次序出现在屏幕等输出设备上，当所需的信息出现时，按下检索键将所需信息暂时停住或标出。要求：病人必须了解扫描过程，有能力等候所需信息出现并及时用相应键将之停住或标出。

3）译码：译码（encoding）是利用较少的一组按次序出现的符号来选择较大量的信息。信息以电码、数字、符号形式的代码存储于仪器中，每一代码代表某一完整的信息。要求：病人必须能记住代码，或从代码本中找出它们，“听”者也应了解代码的意义。

（3）信息的输入、存储和显示

1）代表准确信息的一组符号、词、词汇存储在键钮或设备的表面上。要求：病人应能阅或记住信息的位置。

2）存在仪器表面的不是准确的信息，而是代表相应信息的代码。要求：病人必须能记住各代码代表什么信息，或能从代码本上查出相应的信息。

3）由仪器以固定的顺序反复提供输入信息的听觉讯号或“说”出该信息，直到病人认可这是要输入的信息为止。要求：病人必须能听懂和理解仪器的听讯号和说出的信息，以便确认。

4）由计算机监控显示一组固定或可变的词、词汇或符号。要求：病人必须能阅读。

5）显示仪器上的光标标在或接近信息、代码或符号上。要求：病人必须有视-知觉和认知技能，将运动着的光标和相应信息联系并理解。

（4）设备的输出

1）信息直接显示在屏幕上。要求：病人、听者均应有阅读技能。

2）信息直接打印在纸上。要求：同上。

3）仪器出现亮光或将光标停在所需信息之下以便阅读。要求：病人、听者均必须能阅读，且阅读的速度要能满足要求。

4）用人工合成语言说出信息。要求：病人、听者必须能听懂合成的语言。

（四）AAC系统的评估选配

1. 选配ACC系统之前，要对病人有关情况进行评定，结合个案的沟通需求、能力、意愿等因素，提出完整的辅助交流干预计划，按照计划内容为严重交流障碍者设计符合他们的辅助交流训练，从而提升交流效率及效能。另外，所选配的系统，对于"听"者，应尽量采用不需训练或仅需少量训练就能掌握的交流方式。对于病人，应尽量选用由仪器显示所有可能用到的信息，只需病人加以选择即可的方式。

交流辅具用于语言康复的流程如图10-10所示：

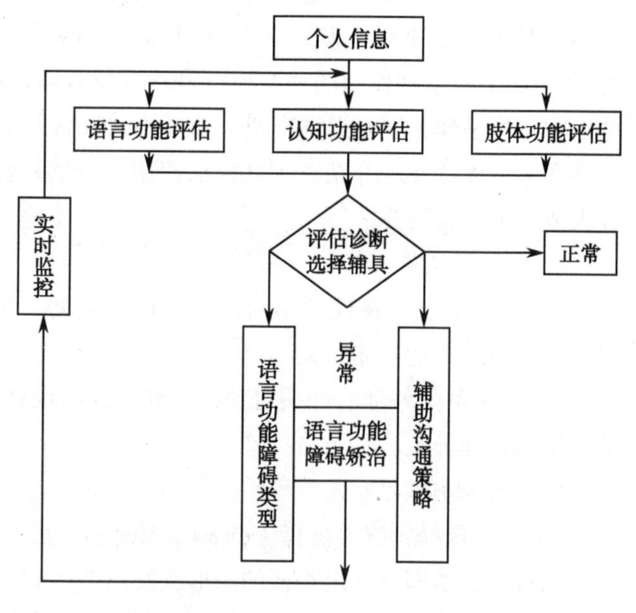

图10-10 语言康复的流程

2. 评估过程中要求专业团队评估、建议、评核，这是使用AAC服务最有效的方法。专业团队包括语言治疗师、特教老师、物理治疗师、心理治疗师、康复工程师、计算机科技人员、社工人员、职业康复人员等。专业团队的组成人员是弹性的，随着交流障碍者的需要、年龄以及障碍程度而变化。

二、人工喉

人工喉（artificial larynx or artificial throat）是一种替代喉的发声装置，是一种重要的康复工程产品。当喉被切除、丧失发声能力时，可以用人工喉作为辅助发声说话的工具。人工喉大致可分为机械式和电子式两种。

（一）机械式人工喉

机械式人工喉简称机械喉，又称气动式人工喉。

1. 结构与性能 一般是由罩杯、进气管、振动体和导音管组成。振动体内有震动发声的橡胶薄膜（人工声带），可以通过调节其松紧度换音调，使声音尽量接近自然。振动体下端通过气管及喇叭形罩杯、进气管及喇叭形罩杯与气管瘘口相通，上端有导音管通入口腔。使用时先将导音管从一侧嘴角边伸入口腔内舌面上，距舌尖约4cm，再将罩杯罩住气管瘘口（不能漏气），然后呼出气流经气管进入振动体使橡皮膜振动发出基音，声音经导音管导入口腔，通过共鸣及构音作用后形成语言。练习时可先发单元音再发双元音，然后构成词再连接成句子。每讲一句话停顿时将罩杯稍稍提起，吸气后继续说话。

2. 特点

（1）优点：操作简单，只要病人有主动说话意识，多能较快掌握。语音清晰，接近人声，用这种人工喉辅助说话，基本能够流利、连贯地表达思想，发音强度、音调、音色均接近正常人。轻巧美观，使用方便，即使掉在地上或进水后也不易损坏，而且便于清洗。

（2）缺点：口腔内的导管常常影响唇、舌的运动，少数病人虽然能很好地发声，但构音较困难，只能以一种单音调发音，改变音调需要调节橡胶松紧带。年老体弱的病人因呼吸气流不足，使用这种人工喉比较困难。另外，簧片易于粘上黏液影响发音，当唾液灌进连接管时容易发声堵塞。

（二）电子式人工喉

电子式人工喉简称电子喉，是利用电子振荡、电磁振动的发音装置代替声带振动而发音，经鼻、咽、口、舌、齿、唇等配合形成语音的人造代声工具。电子喉有各种型号，有的外观像电动刮须刀，有的像小手电筒。电子喉具有发音方法简单，使用方便，易学易懂，重新发音讲话成功率高、噪声比低等优点，是目前国际上最流行的发声康复方法。

根据结构特点，电子喉可分为嘴形、口内植入型和颈型。

1. 嘴型 常用类型是Cooper装置。

（1）结构与性能：Cooper装置由脉冲发生器、电池组、手持音调发生器（振动器）和附于音调发生器上的小嘴管组成。说话时，小嘴管置于口内，加电发音，把声音导至口腔后部，经口、舌、齿、唇等调制构音成语言，能表达大部分词句。

（2）特点：优点是发音强度大，术后早期即能使用，不受颈部软组织厚度影响，声音不易散失，基频和声强可以调节。缺点是惹人注意，用手持小嘴管放在口内，口管常被唾液堵塞需要经常清洗，语言没有颈型清晰易懂。

2. 口内植入型

（1）结构与性能：口内植入型和颈型电子喉都包括振荡器、功率放大器、换能器和电源几个部分，振荡器产生一定频率的脉冲波，可以根据病人的习惯和喜好调节频率。功率放大器将脉冲波放大到一定强度，通过换能器转换为声音。使用电子人工喉时，由于改变了生理上靠肺呼气振动声带发音的习惯，病人要重新开始学习说话。病人一方面要学会靠气管瘘口（如果有的话）控制呼吸，另一方面靠电子喉发基本音，靠口腔、舌头等器官的运动形成语言，使呼吸和发音分离。

（2）特点：需要手术将制作得很小的电子喉固定在口腔的某处，要用牙齿控制开关。特别适合戴义齿的无喉病人，因为目前多将微型电子喉放进牙托内。发出的声音经口腔、鼻腔构音形成语言。优点是不用手操作，不引人注意。缺点是衰减较大，唾液容易阻塞声音出口。

3. 颈型

（1）结构与性能：同口内植入型。

（2）特点：电子喉是将发音装置置于颈部，基频声音从颈部软组织传入口咽腔，经口腔、鼻腔，由咽、腭、鼻、舌、齿、唇等调制构音后形成语言。优点是易学易用，不需经常清洗，音量大、说话易懂。缺点是声音单调无音调变化，颈部软组织能散失部分声音，影响语言清晰度，价格昂贵，需要经常更换电池。

（何林宜）

第四节 智力障碍的辅助器具

智力障碍（intellectual disability，ID）指社会适应行为缺陷，是指在交往、自我照顾、居家生活、社交技能、社区运用、自我管理、健康与安全、实用的学科技能、休闲生活和工作等十项技能上存在两项或两项以上的缺陷，其涉及注意、记忆、理解、判断、推理等认知功能广泛性和持续性的低下。常分为：发生于发育成熟过程的儿童阶段的精神发育迟滞（mental retardation）和发生于发育成熟以后的成年阶段痴呆（dementia）。

智力障碍的辅助器具是指用于保障安全、辅助生活与提高认知能力的各类器材和设备。智力障碍者（简称智障者）辅助器具的开发远远落后于其他残障类别，不仅量少，而且不成熟。近年来，随着电子技术的发展，此类器具呈逐渐增多之势，本节主要介绍提高生活质量的辅助器具、多感官训练系统、计算机认知训练系统、卫星跟踪定位系统。

一、提高生活质量的辅助器具

（一）功能与原理

中重度以上的智障者由于认知水平低，记忆力差，与人沟通困难，不能适应复杂多变的环境。他们的身体运动控制功能不好，肢体力量不够，手指灵活性与手眼协调性差，在操作物体和生活自我照料上都困难，导致生活质量的降低。例如由于上肢力量不足、手指抓握不灵活，导致他们不能顺利地自我进食；抓握功能不良和精细动作障碍，影响其穿着能力；记忆力不好，不能记住电话号码，不能通过打电话与人交流；记忆力不好，外出不能回家，因此监护人不让其外出活动，从而长期与外界社会隔绝而缺少社会交往。提高生活质量辅助器具就是根据智障者本身残疾程度和个人特点，专门设计来帮助他们克服自身的障碍或矫正其功能，达到能更好地融入到一般的生活环境，享受普通人能够享受的生活，提高生活质量的目的。

（二）具有代表性的辅助器具

1. 进食类辅具 适用于手指变形、疼痛或握力低下者；肩肘部或腕部伤病者；老年人等。

（1）乐餐筷：使用叠层强化木质及不锈钢弹簧制作，可拆卸的树脂套与叠层强化木质筷子结合使用（筷子可取下清洗）。

（2）轻便勺：为耐高温不锈钢勺体为空心结构，勺体重量适中。同时勺把设计偏粗，便于使用，分左弯型和右弯型。可与“固定辅助带”配合使用。

（3）固定辅助带：由EDPM海面橡胶制作的螺旋设计可随意固定。可将餐具牢固地固定在手上。适用于手指轻度抓握不良者。

（4）儿童乐餐叉：勺部分为不锈钢，握柄部分为形状记忆聚合物。握柄部分浸泡在70℃热水中3~5分钟可自由确定形状，随后在20℃水中放置3~5分钟便可固定形状。握柄部分可重复变形使用。

（5）餐盘护围、防撒盘：为硬塑料，可固定于餐盘上，防止食物向外滑落。配合防滑垫使用效果更好。

2. 穿着类辅具

（1）穿脱方便的室内鞋：拉链式或开口宽大，方便穿脱；超轻量，弹性材料，穿着舒适。

（2）护理裤：免除脱卸整条裤子的麻烦，方便了病人的护理工作，减轻了病人的痛苦。

（3）成年人高腰裤：为了适应轮椅使用者，便裤后裆部位的边很高。还配有全弹力的裤腰带、平直的缝合线、宽大的后裆、装饰用的纽扣盖。

（4）透明拉锁环：可以帮助合上并打开拉链。它有一个金属的回形针，用于和拉锁的拉环连接。大环用手去拉拖。当不使用的时拉锁环可以收藏起来。

3. 记忆障碍类辅具

（1）带照片电话：为记忆力差的老年性痴呆者或中度以上智障者而专门设计的电话。将电话上的功能键位置设置为加大的按钮，每个按钮上贴有联系者的照片，当需要向某人打电话时，只要按贴有此人照片的按钮，将自动拨打相应的电话号码，从而使记不清电话号码的智障者能够顺利完成拨打电话。

（2）平板电脑：平板电脑的出现，为智障者带来了福音。智障者通过点击、触摸屏幕上的图标，很方便地进入各种程序和操作系统，实现简单的电脑操作。例如，画图制作、打字、浏览照片、照相、摄像、玩游戏、听音乐；也可以浏览网页，查看自己喜欢的内容，看电视电影；还可以在电脑上打网络电话。

（3）简化计算机桌面程序：将多余而不需要的计算机桌面图标清除，简化系统桌面程序，方便智障者使用，同时还可根据个人需要设计相应的程序图标，当点击或触摸该图标，智障者就可进入相应的应用程序，如画画、看电影、听音乐、打印图片等。电脑是多人使用时，设计个人登录图标，如用个人照片表示，当点击个人的照片就可进入个人的计算机桌面。还可以配备适合特定智障者的特殊应用程序，如多媒体输出软件、绘画与制图程序、认知沟通程序等。

二、多感官训练系统

（一）功能与原理

“史露西伦”理论指出，感官经验是人类赖以生存、学习、认识自我和环境的必需条件。如果缺乏感官经验不仅阻碍对自身的认识和机能的发展，同时在对外界环境的认知和感知上面也会发生困难。“史露西伦”强调给予有感官障碍和学习困难者一个悠闲和舒适的空间环境，并由照顾者为他们安排一个充满感官刺激的环境。

多感官训练系统是一个提供视觉、听觉、嗅觉、触觉、本体感觉、前庭平衡等多种感官刺激的特定空间环境，广泛应用于智力障碍、孤独症、学习障碍以及感觉障碍者的临床治疗。可以增加多重弱能者的专注力和对事物的反应，对中度学习困难者的沟通能力发展和增进人际关系方面都具有积极的影响。

最初的多感官训练系统主要提供视觉刺激，通过室内色彩变化、大小形状变化、宛如动画的灯光移动，引导病人视线移动追视，提高弱视者的视觉注意。现代的多感官训练系统逐渐走向多元与整合，更加强调与环境的互动和参与性。游戏器材涉及各个感觉领域，一个器材可同时刺激多个感官；器材之间具有连贯性，既可以单独使用，也可组合在一起使用。

（二）结构与组成

1. 视觉刺激设备

（1）多媒体声光组合：包括高清投影机、旋转投影机、镜球、射灯、多声道数码动态环绕音乐系统、数字集成特效灯光系统、音频处理系统、数字调控台、动画图像软件库、彩色旋转投影片等。该组合提供丰富多变的视觉刺激，伴随音乐和声响效果，引领智障者去追逐光线、图形的移动，去触摸、脚踩光线投射物体部位，同时获得听觉和触觉刺激。

（2）鼓泡塔：在盛有水的有机玻璃圆柱体内放置彩色小球、鱼类造型等玩具，底部安装有气泡发射器和彩色 LED 灯。气泡发射器发射的气泡在上升过程中受到彩色灯光的照射形成丰富多变的颜色。

（3）光纤瀑布或光纤束：用不同颜色的玻璃光纤丝做成帘布状或集结成光纤束，智障者可以触摸与抓捏彩色光纤丝，产生触觉与视觉刺激。

（4）荧光窗帘：将荧光布做成不同图案，夹在两层透光窗帘之中，产生视觉刺激。在触摸时，同时产生触觉刺激。

（5）视觉感知活动板：活动板上安置涉及颜色、形状、线条以及其他视觉形象的实物和图案。智障者可以触摸和操作这些物体，进行多种视觉刺激的游戏活动。

（6）无穷远隧道或渐进灯光隧道：将多组灯光投射到镜面上，或者投射在房间内，通过光线位置与速度的变化，产生一个没有尽头的隧道空间的错觉。

2. 听觉刺激设备

（1）音乐跳跃垫：在软垫内安装有感应灯和音乐控制器。当病人触及到感应灯时，将开启灯光和播放音乐。每种颜色的感应灯，配置的音乐不相同。

（2）声感知展示板：设置有多种可产生不同声响或音乐的简单乐器，包括拇指钢琴、竖琴和钟等，当病人敲击、拨弄这些乐器时可产生不同的声音，从而获得听觉刺激。

（3）音效游戏板：安装有多个彩色软包图形按钮，如星星、手掌、动物图案等。声音控制器设置为多种模式，如动物、交通工具、流水、音乐等，声音大小可以调节。当选择动物声音模式时，按压不同按钮可分别发出狗、鸡、猫等动物的叫声。

3. 触觉刺激设备

（1）互动触觉板：布置有不同质地的物体，如毛线、铁链、棉质绳、布块、塑胶管、纹路与质地不同的塑胶板等。多组开关以不同时间变换地控制着光纤在墙上打出不同颜色的光点。

（2）振动床垫：床垫内安装有震动器和发热控制器。病人躺在床垫上，通过振动与发热，提供触觉刺激。

（3）风速游戏板：在一块木板上安装多个风扇与风速控制器，并固定在墙上。通过设置多种模式来调节风速的大小，儿童按压开光启动风扇。按键可以设置为不同操作模式，如手指按、手指抓捏移动、手指转动转盘和发声感应控制等方式，增加趣味性。该设备除产生触觉刺激的同时还可以锻炼手指精细活动能力。

（4）灯光球池：在软垫球池底部安装三色 LED 灯，置放 PVC 透明小球。在球池边上设置有软包灯光按钮。灯开启后，彩色灯光照射在球池内透明 PVC 小球上，给儿童提供丰富的视觉刺激。儿童在球池内移动与抓摸小球时接受大量触觉刺激。

4. 嗅觉刺激设备

（1）图案配对嗅觉游戏板：一块木板固定在墙上，安装有数个风扇，每个风扇旁有一个香味盒，盒外面插有相应香味植物花卉图片，当按压启动某一风扇时，将吹出相应植物的香味。该设备在提供嗅觉刺激的同时，也让智障者学习配对，认识不同的香味。

（2）主动嗅觉装置：嗅觉训练配合四色按钮，按动响应键，会有不同水果香味喷出，刺激嗅觉。香料装置可随时更换更新。

5. 前庭刺激设备

（1）秋千灯光引导系统：在地垫上安装感应LED灯，以放射状间隔排成圆圈。在LED灯上方的房顶上安装秋千。通过不同的开关控制模式控制LED灯。①模式一：自动依次轮流开启LED灯，智障者趴悬在秋千上，移动秋千去追逐移动的灯光；②模式二：灯全部亮起，智障者趴在秋千上，手爬在地上逐一地将灯按灭；③模式三：灯全部关掉，智障者趴在秋千上，逐一将灯打开。该系统在提供前庭平衡刺激的同时也提供本体感觉、触觉与视觉刺激。

（2）声光摇摆系统：在地上安装一个圆形可以摇摆的平衡台，旁边墙上适当高度的位置安装多个不同颜色的感应式软包LED灯。智障者站在摇摆平衡台上敲打或按压软包感应灯，感应灯开启并播放相应的音乐或声音。在触摸感应灯时，智障者需要移动身体，控制身体平衡，提供前庭平衡刺激，同时也提供视觉、触觉与本体感觉刺激。

6. 本体感觉刺激设备

（1）灯光投射音乐地垫：在地垫上按圆形或其他规律排列多个彩色圆形软包感应按钮，房顶安装多个彩色射灯对准地上相应的软包按钮，当智障者脚踩软垫按钮时，射灯启动并投出相应颜色的光线照射到地垫上，同时播放相应音乐。模式控制器通过多种模式控制音量和时间。不仅提供本体感觉刺激，而且还提供视觉与触觉刺激。

（2）声光弹跳训练床：在墙上适当高度的位置安装不同色彩的圆形软包感应LED灯，当智障者在弹簧跳床上弹跳的同时，用手按压或锤子敲打感应灯，开启灯光，播放相应的音乐或声响。

（3）浮弹训练系统：多层强弹力布按一定的间距水平固定在木制或钢制框架上，一面或多面靠墙。在墙面上安装白板，在白板上放置磁力贴。或者在墙上固定面板，其上安装软包感应LED灯。智障者从地上一层一层地爬上弹力布，去按压感应灯，或将磁力贴放置到白板上。该设备提供本体感觉刺激，同时也提供触觉刺激。

三、计算机认知训练系统

（一）功能与原理

计算机认知训练系统是利用多媒体电脑提供声音影像来刺激引发兴趣、提高注意力、参与能力，增进学习效率，训练过程多样化，让病人重新获得生活能力。该系统根据智障者的心身障碍特点和康复训练目标，将训练的内容以文字、图形、符号、声音、动画影像的方式整合在一起，形成不同领域、不同难易程度的训练模式，自动生成训练任务，省去了康复治疗师自己设计训练方案与准备训练教具的麻烦。

计算机认知训练系统采取多媒体人机对话和真人语言的形式，形象化与游戏化，能够激发病人的兴趣与沟通动机，促进自发性沟通与探索行为的出现，提高自我选择与自我控制力以及语言沟通能力。通过操作键盘与鼠标完成任务，促进手眼协调和手指灵活性，提高反应能力。康复治疗师根据智障者年龄与认知特点，选择相应的训练模式引导智障者循序渐进地实施训练，最终达到提高认知能力的目的，包括促进注意力、记忆力、数概念、形状认知、颜色概念、时间概念、视觉空间能力、分类能力、归纳推理能力、因果关系和解决问题能力的全面提高。

（二）结构与组成

1. 硬件部分 包含台式或便携式电脑、触摸屏、笔式数位板、特殊键盘和大球鼠标等输入设备。输入设备经过特殊改动以适合动作不灵活的智障者操作使用。例如将键盘的按键扩大到两倍，把一些复杂的功能键取消，将功能键移到键盘旁边而防止被意外激活，或者把按键按照字母、数字、功能键区分为不同的颜色，便于智障者容易区别而防止按错键。对于伴有上肢功能障碍的智障者，可以改用脚踏键盘或脚踏鼠标。

2. 软件部分 经过专业设计开发的认知训练软件，将数字、文字、符号、图形、语言声音、动画等基本材料构建形成多媒体形式的图片库、声音库和动画影像库。根据不同的训练目标，设计形成各种不同的训练模板。每种训练模板按照难易程度，再形成不同水平的级别。在实际训练时，按照智障者的功能水平高低，选择适当难度的级别，自动生成训练任务进行训练。每次训练操作完成后的结果被保留在电脑，便于对训练效果进行阶段性自动分析评价。

训练模块一般包括以下几部分内容。

（1）注意力：通过提供视觉与听觉任务，训练智障者的注意警觉性、集中性与稳定性。

（2）观察力：在完成视觉任务过程中，培养对事物的观察与辨别能力。

（3）记忆力：通过提供视觉与听觉任务，包括文字、图形、数字和符号等的记忆，学习记忆策略，提高记忆力。

（4）数字认知：将数字、数字序列以视觉与听觉的形式呈现，学习对数字的认识、形成数概念和学习简单的数学运算。

（5）图形认知：学习认识几何图形，提高对图形的认知与理解空间概念的能力。

（6）序列认知：通过提供数序列、物体大小序列、长短序列、粗细序列、高矮序列、时间序列等任务，学习与提高对事物之间的逻辑顺序以及事件发生的因果关系的认知能力。

（7）同类匹配：从备选图形、词汇、符号等条件中找出与某一已知条件相同或相似的对象，逐步形成类概念能力。

（8）异类鉴别：从备选图形、文字、符号或声音中找出与某一已知条件不同类的对象，训练病人的分析比较、类别鉴别能力。

四、卫星跟踪定位系统

（一）功能与原理

中重度智力障碍者的视觉空间能力和记忆力差，对于方位的判断错误，单独外出时容易迷路而走失。卫星跟踪定位系统的主要功能是对智障者进行跟踪定位，确定其当前所处位置，进行实时监控。监护人利用计算机平台上的电子地图，直观地确定智障者的具体位置，或者通过手机短信查询方式获得智障者的具体位置。

除确定病人位置外，卫星跟踪定位系统还可具备以下功能。

（1）移动轨迹查询：定时记录智障者所处位置，通过历史移动轨迹的回放，监控人对智障者的行踪进行跟踪。

（2）设置电子围栏：对智障者的活动范围进行设置，当其离开所设置的范围就自动报警。

（3）报警功能：当智障者发生紧急情况时按压定位器的按钮，发出应急报警的求救信号。

（4）双向通话：通过一键拨号功能，实现智障者与监控人之间的通话。

（5）远程录音：记录智障者与周围环境中的声音，便于对智障者所处环境及其交流的人进行分析。

（6）低电报警：当定位器电量不够时，发出报警信号给监控者。

（二）结构与组成

该系统包括跟踪定位器、传输网络和监控平台三大部分。

1. 定位跟踪器 是卫星跟踪定位系统的终端设备，可以做成手表或其他形状，佩戴在智障者的手腕、脚踝、身体其他部位，或者固定在随身携带的背包等物件上。结构上由控制单元、全球定位系统模块、通用分组无线业务模块、全球移动通信系统手机、I/O 接口及外围电路等组成。

2. 传输网络 使用通用分组无线业务模块的无线通信网络或码分多址无线通信网络，利用卫星接收与传输信号。接收与传输信号的定位卫星主要是依赖目前国际上的四大卫星系统，分别是美国全球定位系统、俄罗斯的全球卫星导航系统、欧洲伽利略全球卫星导航定位系统和我国的北斗卫星导航系统。

3. 监控平台 远程监控管理平台是卫星追踪定位系统的核心部分。监控平台包括用户资料等相关数据库、电子地图、气体绝缘开关设备、业务处理终端、前端接入设备、相关应用软件等。

跟踪定位器上的 GPS 模块发出的位置信息通过无线网络传输到监控中心，在监控中心的电子地图上看到智障者所在的直观位置。监控人通过计算机登陆监控管理平台，查询到智障者的具体位置，从而实现对智障者的远程监控。另外，监控中心可以将智障者所在位置通过短信发送到监控人的手机上，使监护人及时了解智障者的行踪与位置。

（丁　桃）

附 录

《辅助器具-分类与术语》

（根据国际标准 ISO 9999—2011 Assistive products for persons with disability — Classification and terminology）

主类 04 个人医疗辅助器具　　下分 18 个次类和 64 个支类

04 03　呼吸治疗辅助器具：03 吸入气体预处理器；06 吸入器；12 呼吸罩；18 供氧器；21 吸引器；24 呼吸台和垫子；27 呼吸肌训练器；30 呼吸计量器。

04 06　循环治疗辅助器具：06 用于上肢、下肢和身体其他部位的抗水肿袜套；09 治疗血液循环障碍的充气服和加压装置。

04 07　预防瘢痕形成的辅助器具。

04 08　身体控制和促进血液循环的压力衣。

04 09　光疗辅助器具：03 紫外线 A 段灯；06 可选的紫外线光疗法和紫外线 B 段灯；09 光疗护目镜。

04 15　透析治疗辅助器具：03 血液透析装置；06 持续流动的腹膜透析装置；12 透析器械组。

04 19　给药辅助器具：04 确保正确用药的药物剂量、调剂或改变辅助器具；06 注射枪；09 一次性使用注射器；12 可重复使用注射器；15 一次性使用注射针；18 可重复使用注射针；24 输液泵；27 无动力输液系统；30 插入栓剂的辅助器具；33 给药辅助器具的配件。

04 22　消毒设备。

04 24　身体、生理和生化检测设备及材料：03 尿分析设备；06 细菌培养基和设备；09 血压计；12 血液分析仪器、设备和材料；15 心电图仪；18 体格检查和评价材料材料；21 测量人体身体和生理特性的辅助器具；24 体温计；27 体重秤；30 测量皮肤状况的辅助器具。

04 25　认知测试和评估材料：03 语言测试和评估材料；06 心理测试和评估材料；09 教育能力测试和评估材料。

04 26　认知治疗辅助器具。

04 27　刺激器：06 减痛刺激器；09 肌肉刺激器（不作矫形器用）；12 振动器；15 声音刺激器；18 刺激感觉与灵敏度的辅助器具；21 刺激细胞生长的辅助器具。

04 30　热疗或冷疗辅助器具：03 热疗辅助器具；06 冷疗辅助器具。

04 33　保护组织完整性的辅助器具：03 保护组织完整性的坐垫和衬垫；04 保护组织完整性的靠背垫和小背垫；06 保护躺卧时组织完整性的辅助器具；09 保护组织完整性的特殊设备。

04 36　知觉训练辅助器具：03 训练知觉辨别和知觉匹配的辅助器具；06 训练知觉协调的辅助器具；09 训练感觉统合的辅助器具。

04 45　脊柱牵引辅助器具。

04 48　动作、肌力和平衡训练的设备：03 训练和功率车；07 行走训练的辅助器具；08 站立架和站立支撑台；12 手指和手训练器械；15 上肢、躯干和下肢训练器械；18 负荷环带；21 斜面台；24 运动、肌力和平衡训练的生物反馈装置；27 治疗期间身体定位的辅助器具；30 颚训练器械。

04 49 伤口护理产品。

主类 05 技能训练辅助器具 下分 10 个次类和 49 个支类

05 03 交流治疗与交流训练辅助器具：03 语音训练和言语训练辅助器具；06 阅读技能开发训练材料；09 书写技能开发训练材料。

05 06 增强与替代交流训练辅助器具：03 指拼读训练辅助器具；06 手势语训练辅助器具；09 唇读训练辅助器具；12 提示语言训练辅助器具；15 盲文训练辅助器具；18 除盲文外其他可触摸符号训练辅助器具；21 图标和符号训练辅助器具；24 象形语言（Bliss）交流训练辅助器具；27 图片和绘画交流训练辅助器具；30 莫尔斯（Morse）电码交流训练辅助器具。

05 09 失禁训练辅助器具：03 失禁报警器。

05 12 认知技能训练辅助器具：03 记忆训练辅助器具；06 排序训练辅助器具；09 注意力训练辅助器具；12 概念启发训练辅助器具；15 分类训练辅助器具；18 训练解决问题辅助器具；21 归纳 / 演绎推理训练辅助器具；24 因果关系启发理解辅助器具。

05 15 基本技能训练辅助器具：03 早期计算训练辅助器具；06 书写语言编码和解码辅助器具；09 时间理解训练辅助器具；12 货币理解训练辅助器具；15 度量衡理解训练辅助器具；18 基本几何技巧训练辅助器具。

05 18 各种教育课程训练辅助器具：03 母语训练辅助器具；06 外语训练辅助器具；09 人文科学课程训练辅助器具；12 社会科学课程训练辅助器具；15 数学与物理科学课程训练辅助器具。

05 24 艺术训练辅助器具：03 音乐技能训练辅助器具；06 绘图和绘画技能训练辅助器具；09 戏剧和舞蹈训练辅助器具。

05 27 社交技能训练辅助器具：03 休闲娱乐活动训练辅助器具；06 社会行为训练辅助器具；09 个人安全训练辅助器具；12 旅行训练辅助器具。

05 30 输入器件控制和操作产品及货物的训练辅助器具：03 鼠标控制训练辅助器具；06 操纵杆控制训练辅助器具；09 开关控制训练辅助器具；12 打字训练辅助器具；15 选择技能训练辅助器具。

05 33 日常生活活动训练辅助器具：03 矫形器和假肢使用训练辅助器具；06 个人日常活动训练辅助器具；09 个人移动训练辅助器具；12 家务训练辅助器具。

主类 06 矫形器和假肢 下分 9 个次类和 101 个支类

06 03 脊柱和头部矫形器：03 骶髂矫形器；04 腰矫形器；06 腰骶矫形器；07 胸矫形器；08 胸腰矫形器；09 胸腰骶矫形器；12 颈部矫形器；15 颈胸矫形器；18 颈胸腰骶矫形器；21 头矫形器；24 腭矫形器；27 脊柱矫形器铰链。

06 04 腹部矫形器：03 腹肌托带；06 腹疝托带。

06 06 上肢矫形器：03 指矫形器；06 手矫形器；07 手 - 手指矫形器；12 腕手矫形器；13 腕手手指矫形器；15 肘矫形器；19 肘腕手矫形器；20 前臂矫形器；21 肩矫形器；24 肩肘矫形器；25 上臂矫形器；30 肩肘腕手矫形器；32 手 - 手指铰链；33 腕铰链；36 肘铰链；39 肩铰链。

06 12 下肢矫形器：03 足矫形器；06 踝足矫形器；09 膝矫形器；12 膝踝足矫形器；13 小腿矫形器；15 髋矫形器；16 髋膝矫形器；17 大腿矫形器；18 髋膝踝足矫形器；19 胸腰 / 腰骶髋膝踝足

矫形器；20 足趾铰链；21 踝铰链；24 膝铰链；27 髋铰链。

06 15 功能性神经肌肉刺激器和混合力源矫形器。

06 18 上肢假肢：03 部分手假肢；06 腕离断假肢；09 前臂假肢；12 肘离断假肢；15 上臂假肢；18 肩离断假肢；21 肩胛胸廓假肢；24 假手；25 钩状手；26 特殊功能假手用器械或工具；30 腕组件；33 肘组件；36 肩组件；39 上肢假肢的外部关节；40 肱骨旋转组件；41 附加肱骨屈曲组件（屈肘倍增器）。

06 24 下肢假肢：03 部分足假肢；06 踝离断假肢；09 小腿假肢；12 膝离断假肢；15 大腿假肢；18 髋离断假肢；21 半骨盆假肢；24 半体假肢；27 踝足装置；30 减扭器；31 减震器；33 膝组件；36 髋组件；37 下肢假肢的外部关节；40 内衬套；41 预制接受腔；45 下肢假肢的对线装置；48 下肢临时假肢。

06 30 不同于假肢的假体：03 假发；06 假头发簇和男子假发；09 假睫毛和假眉毛；12 假髭和假胡须；15 背部填充物；18 假乳房；21 义眼；24 假耳；27 假鼻；30 面部合成假体；33 假腭；36 义齿；39 皮肤覆盖物。

06 33 矫形鞋：04 预防畸形的矫形鞋；05 减少畸形的矫形鞋；07 控制畸形的矫形鞋；12 限制踝足关节活动范围的矫形鞋；15 增大踝足关节活动范围的矫形鞋；18 加长腿部和足部的矫形鞋（补高鞋）；21 改善腿部和足部外形的矫形鞋（补缺鞋）；24 补偿肌力的矫形鞋；27 控制肌肉过度活动的矫形鞋；30 减小或分散组织受力的矫形鞋（免荷鞋）。

主类 09 个人生活自理和防护辅助器具 下分 18 个次类和 128 个支类

09 03 衣物和鞋：05 外衣；09 帽子；12 分指手套和不分指手套；15 短外套和衬衫；21 半身裙和连衣裙；24 内衣；27 长筒袜和短袜；30 睡衣；33 浴衣；39 围嘴和围裙；42 鞋和靴；45 鞋和靴的防滑辅助器具；48 钉扣装置和纽扣；51 特殊系戴方式的领带。

09 06 穿着式身体防护辅助器具：03 头部防护辅助器具；06 眼睛和面部防护辅助器具；09 耳防护或听力保护辅助器具；12 肘或前臂防护辅助器具；15 手部防护辅助器具；18 膝或腿防护辅助器具；21 足跟、足趾或足部防护辅助器具；24 躯干或全身防护辅助器具；27 气道防护辅助器具。

09 07 稳定身体的辅助器具

09 09 穿脱衣物的辅助器具：03 穿短袜和连裤袜的辅助器具；06 鞋拔和脱靴器；09 穿衣架；12 穿脱衣钩或穿脱衣棍；15 拉链拉动装置；18 系扣钩。

09 12 如厕辅助器具：03 坐便椅；06 坐便器；09 坐便器座；12 框架型加高的坐便器座；15 嵌入型加高的坐便器座；18 安装在坐便器上加高的坐便器座；21 内置升降装置的坐便器座；24 安装在坐便器上的扶手和靠背；25 落地式坐便器的扶手和靠背；27 手纸夹；30 卫生间里的滚动架子（手纸盒）；33 便盆；36 作为坐便器附件的冲洗器和吹干器；39 安装在墙上的尿池；43 移动卫生间。

09 15 气管造口护理辅助器具：03 气管造口套管；06 气管造口保护器。

09 18 肠造口护理辅助器具：04 一件式封口造口袋；05 两件式封口造口袋；07 带防回流阀的一件式开口造口袋；08 带防回流阀的两件式系统开口造口袋；09 造口袋支撑和压固辅助器具；13 造口护理压盘和带子；14 造口护理胶粘器具；15 造口袋密封件；18 造口护理用气味吸收器和除臭剂；21 造口袋的护套；24 灌肠辅助器具；30 造口防护罩；33 造口导液管；36 造口护理用冲洗注射器；39 一件式开口造口袋；42 两件式开口造口袋；45 造口护理皮肤遮盖层；

48 术后造口袋及配件。

09 21 护肤和洁肤产品：03 褪胶剂；06 洁肤剂；09 消毒剂；15 密封材料；18 护肤剂。

09 24 排尿装置：03 长期留置导尿管；06 间歇性导尿管；09 阴茎尿套；12 尿引流器；15 女用佩戴式软尿壶；18 自我导尿辅助器具；21 男用佩戴式软尿壶。

09 27 大小便收集器：04 封口贮尿袋；05 开口贮尿袋；09 非佩戴式尿壶和贮尿瓶；13 集尿器吊带和紧固器具；18 尿收集系统；21 粪便收集袋。

09 30 吸收大小便的辅助器具：12 儿童用一次性失禁用品；15 儿童可洗失禁用品；18 成人一次性衬垫；21 成人一次性尿布；24 成人一次性防护内衣；27 男性一次性失禁用品；30 无防水材料的一次性成人失禁用品；33 成人一次性大便失禁用品；36 可洗成人失禁裤；39 大小便吸收贴身用品固定辅助器具；42 非贴身一次性大小便吸收用品；45 非贴身可洗大小便吸收用品。

09 31 防止大小便失禁的辅助器具：03 阻尿器；06 阻便器。

09 33 清洗、盆浴和淋浴辅助器具：03 浴盆或淋浴椅（有轮和无轮）、浴缸坐板、凳子，靠背和座；06 防滑浴盆垫、防滑淋浴垫和防滑胶带；09 淋浴器及其元件；12 洗浴床、沐浴桌和更换尿布桌；15 洗盆；18 坐浴盆；21 浴缸；24 浴缸架；27 减少浴缸长度或深度的辅助器具；30 带有把手、手柄和握把的洗澡布、海绵和刷子；33 肥皂盘、肥皂架和给皂器；36 自我擦干的辅助器具；39 漂浮辅助器具；42 潜水通气管；45 浴室温度计。

09 36 修剪手指甲和脚趾甲的辅助器具：03 指甲刷；06 指甲锉和砂纸板；09 指甲剪和指甲钳；12 磨茧锉。

09 39 护发辅助器具：03 用洗发剂洗发的辅助器具；06 梳子和头发刷；09 吹风机。

09 42 牙科护理辅助器具：03 非动力（手动）牙刷；06 动力（电动）牙刷。

09 45 面部和皮肤护理辅助器具：03 修胡须刷、剃刀和（电动）剃须刀；06 化妆品使用辅助器具；09 脸部保养用的镜子。

09 54 性活动辅助器具：03 仿造性器官；06 勃起辅助器具；09 振动器和按摩器具；12 性适应训练和性康复辅助器具。

主类 12 个人移动辅助器具 下分 16 个次类和 103 个支类

12 03 单臂操作助行器：03 手杖；06 肘拐；09 前臂支撑拐；12 腋拐；16 三脚或多脚手杖；18 带座手杖；21 单侧助行架。

12 06 双臂操作助行器：03 框式助行器；06 轮式助行器；09 座式助行器；12 台式助行器。

12 07 助行器配件：05 助行器支脚；12 正确握持助行器的器具；15 支撑身体特定部位的助行器配件；18 防止擦伤或皮肤损伤的垫子、衬垫和其他助行器配件；21 执行器座椅、24 固定或携带物品的助行器配件；27 停放助行器的固定器具；30 帮助操纵助行器的配件；33 轮式助行器和框式助行器调节高度的配件；36 助行器的灯和安全信号装置；30 助行器的轮胎和轮子。

12 10 轿车、厢式货车和敞篷货车：03 底盘高度可调节的轿车、厢式货车和敞篷货车；06 低速汽车；09 高顶棚轿车、厢式货车和敞篷货车。

12 11 公共交通车辆：03 底盘高度可调节的公共汽车；06 低地板火车。

12 12 车辆配件和车辆适配件：04 控制车速的车辆配件和适配器；05 控制停车制动器制动、啮合或松开的车辆配件和适配器；07 操纵驾驶系统的车辆配件和适配器；08 操纵必要附属功能的车辆配件和适配器；09 机动车安全带和背带；12 机动车座和垫子及与车辆座椅有关的配件和适配件；15 移动未坐轮椅车的人进出车辆的移位机；18 移动坐着轮椅车的人进出车辆的辅助器具；21 把空载轮椅车搬到车上或车内的辅助器具；24 车里固定轮椅车的辅助器具；27 车底盘和车体改装；30 运载放在车内的空载轮椅车的辅助器具或运载放在车后的轮椅车的拖车。

12 16 机动脚踏两用车和摩托车：03 两轮两用车和摩托车；06 三轮两用车和摩托车。

12 17 替代机动车：03 爬楼梯器具；06 站驾式机动车。

12 18 自行车：04 脚踏自行车；05 手摇自行车；06 单人脚踏三轮车和四轮车；09 手摇三轮车；12 单脚推进的无动力代步车；15 两人或两人以上乘坐的串翼自行车；三轮和四轮自行车；21 自行车适配件。

12 22 手动轮椅：03 双手轮驱动轮椅；06 摇杆驱动轮椅；09 单手驱动轮椅；12 动力辅助手动轮椅；15 脚驱动轮椅；18 护理者控制的手动轮椅；21 护理者控制的动力辅助轮椅。

12 23 动力轮椅：03 手动转向的电动轮椅；06 动力转向的电动轮椅；09 机动轮椅；12 护理者控制的电动轮椅；15 爬楼梯轮椅。

12 24 轮椅配件：03 轮椅转向和控制系统；09 手动轮椅推进装置；12 轮椅车灯和安全信号装置；18 轮椅车闸；21 轮椅轮胎和车轮；24 轮椅电池和电池充电器；30 轮椅乘坐者约束系统；34 轮椅和轮椅上的人防晒和防降水的装置；39 轮椅加装的便于上下楼梯的装置；42 安装在轮椅上悬挂或携带物品的辅助器具；45 轮椅周围环境观察装置。

12 27 替代人力车：04 运输椅；07 轻便手推车；10 雪橇和雪车；15 爬行车和移动板；18 推床、踏板车和玩具车；24 手动站立式移动工具。

12 31 转移和翻身辅助器具：03 滑板和滑垫及翻身床单；06 转台；09 用于起身的自立式扶手；12 抓梯；15 抬人用的带子和背带；18 搬运椅、搬运背带和搬运筐；21 传送台。

12 36 升降人辅助器具：03 带吊索座转移坐着者的移动移位机；04 转移立者的移动移位机；06 带硬座转移坐着者的移动移位机；09 转移躺着者的移动移位机；12 安装在墙上、地板或天花板上的固定移位机；15 固定、安装在另一个产品上的固定移位机；18 固定式自立移位机；21 移位机的身体支撑部件。

12 39 导向辅助器具：03 盲杖；06 电子定位辅助器具；09 听觉导向辅助器具；12 指南针；15 触觉地图；18 触觉导向材料；21 视觉导向材料。

主类 15 家务辅助器具　　下分 5 个次类和 46 个支类

15 03 准备食物和饮料辅助器具：03 准备食物和饮料的称重和测量辅助器具；06 准备食物和饮料用的切、砍和分割辅助器具；09 清洗和削皮辅助器具；12 烘烤辅助器具；15 用于食物准备的机器；18 烹饪和油煎辅助器具；21 烹调用具；24 冰箱和冰柜。

15 06 清洗餐具辅助器具：03 洗涤槽；06 洗盘用刷和瓶刷；09 盘子滤干器；12 下水滤网和溢管；15 抹布绞干机；18 洗碗机。

15 09 食饮辅助器具：03 供应食物和饮料的辅助器具；06 食物分发器；09 塞子和漏斗；13 刀叉餐具、筷子和吸管；16 大酒杯、玻璃杯、杯子和碟子；18 盘子和碗；21 食物挡边；24 鸡蛋杯；27 喂食器械；30 喂管。

15 12 房屋清洁辅助器具：03 簸箕、尘刷和扫把；06 刷子、海绵、掸子、抹布和拖把；09 真空吸尘器；12 干用地毯清扫器；22 拖地器械；24 地板上光机；27 垃圾储存或处理的辅助器具。

15 15 纺织品编制和保养辅助器具：03 缝纫机；06 缝纫箍、针垫和织补器具；09 编织机；12 编织针、钩针、缝纫针和织补针；15 缝纫和编织花样；19 手工缝纫辅助器具；21 剪刀；24 熨烫机和熨斗；27 熨烫板和桌；30 装有小脚轮的洗衣篮；33 洗衣机；36 洗衣用绞干机；37 晾衣夹；43 干燥衣服的辅助器具；48 鞋清洁器具。

主类 18 家庭和其他场所的家具及其适配件　　下分 12 个次类和 72 个支类

18 03　桌：06 书桌、课桌和讲台；09 绘图桌和绘画桌；12 饭桌；15 床桌。

18 06　灯具：03 普通灯；06 阅读灯和工作灯；09 讲台灯和黑板灯。

18 09　坐具：03 椅子；06 高脚凳和站立椅；09 髋关节椅；15 躺椅和安乐椅；21 特殊坐具；24 椅子升降和移动装置；39 组合座位系统。

18 10　坐具配件：03 靠背；06 坐垫和衬垫；09 扶手；12 头托和颈托；15 腿托和足托；18 躯干托和骨盆托；21 加装在椅座上帮助上起身或坐下的垫子或系统；24 可安装在座椅上的膝下托盘和桌子。

18 12　床具：04 不可调节的床和可拆分的床板（床架）；07 手工调节的床和可拆分的床板（床架）；10 电动调节的床和可拆分的床板（床架）；12 床升降机架；15 床上用具；18 床垫和床罩；21 毯子支撑架；24 分离可调靠背和腿托；27 床栏杆和固定在床上用于自己站起的栏杆；30 床缩短辅助器具；33 床伸展器。

18 15　可调节家具高度的辅助器具：03（家具）腿增高器；06 高度可调的支座和支架；09 底座和高度固定的支座、支架。

18 18　支撑手栏杆和扶手杆：03 手栏杆和支撑栏杆；06 固定抓握栏杆和拉手；10 可移动扶手杆和拉手；11 铰链式栏杆和扶手。

18 21　大门、门、窗和窗帘开关器：03 门开关器；06 窗开关器；09 窗帘开关器；12 遮阳棚开关器；15 锁。

18 24　家庭和其他场所的结构构件：03 管线装配和水龙头；06 窗；09 门；12 门槛；15 地板覆盖物；18 楼梯。

18 30　垂直输送辅助器具：03 电梯；05 固定式升降台；07 自立式升降台；08 便携式升降台；10 楼梯升降椅；11 楼梯升降台；15 可移动坡道；18 固定坡道；21 斜梯和站立梯。

18 33　家庭和其他场所的安全设施：03 地板和楼梯的防滑材料；06 窗户、楼梯和电梯的安全栅栏、围栏和门；09 燃气安全阀；10 厨房或其他烹饪区域防止烧伤和意外火灾的辅助器具；12 营救设备；15 地面和楼梯用触感材料；18 防火地面覆盖物。

18 36　储藏用家具：03 搁板；06 橱；09 床头柜；12 药品柜；15 搁板、橱、柜的配件。

主类 22 交流和信息辅助器具　　下分 13 个次类和 91 个支类

22 03　视觉辅助器具：03 滤光器（吸收滤光器）；06 眼镜和隐形眼镜；09 放大镜、放大镜片和镜片系统；12 双筒望远镜和单筒望远镜；15 扩大视野和视角的辅助器具；18 影像放大视频系统。

22 06　听觉辅助器具：03 助听筒；06 佩戴式（盒式）助听器；09 眼镜式助听器；12 耳内助听器；15 耳背式助听器；18 骨导助听器；21 植入式助听器；24 头戴式耳机；27 助听辅助器具配件。

22 09　发声辅助器具：03 语音发生器；06 个人用语音放大器。

22 12　绘画和书写辅助器具：03 手动绘画和书写器具；06 书写板、制图板和绘画板；09 签字导向槽、印章及书写框；12 手写盲文装置；15 打字机；18 特制书写纸 / 塑膜；21 便携式盲文记录器具；24 文字处理软件；27 制图和绘画软件。

22 15　计算辅助器具：03 手工计算器具；06 计算器；09 计算软件。

22 18 记录、播放和显示视听信息的辅助器具：03 录音机和播放器具；06 录像机和播放器具；09无线电接收机；12双向无线对讲机；15电视机；18闭路电视系统；21图文和文本解码器；24 无线电频率传输系统；27 音频信息红外分析系统；30 感应线圈式装置；33 麦克风；36 扬声器；39 视听和视频系统的配件。

22 21 面对面交流辅助器具：03 字母和符号卡、板；06 通讯放大器；09 对话装置；12 面对面交流用软件。

22 24 电话传送（信息）和远程信息处理辅助器具：03 普通网络电话；06 移动网络电话；09 文本电话；12 电话亭；15 电话应答机；18 电话交换机；21 电话配件；24 远程交流和远程信息处理软件；27 内部通话系统；30 应门对讲电话。

22 27 报警、指示、提醒和发信号辅助器具：03 视觉信号指示器；06 声信号指示器；09 机械信号指示器；12 时钟和计时器；15 日历和时间表；16 帮助记忆的产品；18 个人紧急报警系统；21 环境紧急报警系统；24 监测和定位系统；27 标记材料和标记工具。

22 30 阅读辅助器具：03 有声阅读材料；06 大号字体印刷的阅读材料；09 多媒体阅读材料；12 翻书器；15 书支撑架和书固定架；18 阅读框和版面限定器；21 字符阅读器；24 触摸阅读材料；27 特殊多媒体演示软件。

22 33 计算机和终端设备：03 台式电脑；06 便携式电脑和个人数字助理；09 公共信息交易终端；12 操作软件；15 浏览器软件和交流软件；18 用于计算机和网络的附件。

22 36 计算机输入设备：03 键盘；12 替代输入设备；15 输入配件；18 输入软件；21 定位屏幕指针和选择计算机显示器显示内容的辅助器具。

22 39 计算机输出设备：04 可视计算机显示器和配件；05 盲文计算机显示器；06 打印机；07 可听计算机显示器；12 特殊输出软件。

主类 24 操作物品和器具的辅助器具　　下分 8 个次类和 38 个支类

24 06 操作容器的辅助器具：03 开启器；06 挤管器。

24 09 操控设备的辅助器具：03 按钮；06 固定把手和固定球形手柄；09 旋转把手和旋钮；12 脚踏板（机械）；15 手轮和曲柄把手；18 电气开关（开关或其他功能）；24 配电盘；28 可调电源；30 定时开关。

24 13 远程控制辅助器具：03 环境控制系统；06 个人环境控制软件。

24 18 协助或代替臂部、手部、手指或其组合功能的辅助器具：03 抓握装置；06 握持适配件和附件；09 佩戴式抓握器；12 物品稳定器；15 操纵杆；18 指示灯；21 送纸夹；24 文稿夹持架；27 手工活动用的前臂支撑托。

24 21 延伸取物辅助器具：03 手动抓取钳；06 电动抓取钳；09 无抓握功能的延伸器。

24 24 定位用辅助器具：03 固定位置系统；06 旋转和滑动系统；09 升降和倾斜系统。

24 27 固定用辅助器具：03 吸盘；06 防滑垫；12 夹子和弹簧夹；18 磁铁、磁条和磁夹。

24 36 搬运和运输辅助器具：03 搬运辅助器具；06 脚轮装置；09 行李车和购物推车；12 平板推车；15 与自行车或轮椅车一起使用的运输辅助器具；18 小汽车拖车。

主类 27 用于环境改善和评估的辅助器具　　下分 2 个次类和 17 个支类

27 03 环境改善辅助器具：03 控制内部气候的辅助器具；06 空气清洁器；09 降噪辅助器具；12 降低振动的辅助器具；15 照明控制辅助器具；18 水净化器和软化器。

27 06 测量仪器：03 测量长度的辅助器具和工具；06 测量角度的辅助器具和工具；09 测量体积的辅助器具和工具；12 测量质量（不包括人）的辅助器具和工具；15 测量电性能的辅助器具和工具；18 测量压力的辅助器具和工具；21 测量气候状况的辅助器具和工具；24 测量颜色的辅助器具和工具；27 测量声级的辅助器具和工具；30 测量液体密度的辅助器具和工具；33 单元计数的辅助器具和工具。

主类 28 就业和职业训练辅助器具 下分 9 个次类和 44 个支类

28 03 工作场所的家具和装饰元素：03 工作桌；06 作业台；09 工作椅和办公椅；12 工作场所用高脚凳和站立辅助器具；15 存放工具和加工材料的器具；18 工作场所用垫子；21 隔断墙。

28 06 工作场所运输物品的辅助器具：03 工作场所的推车、敞篷货车和轨道货车；06 手动升降车；09 用于提升和搬运材料的动力工业车辆；12 输送机。

28 09 工作场所用的物品吊装和变换位置的辅助器具：03 起重机、滑车和负载处理附件；06 操纵器（机械手）和重力平衡机构；09 工作场所用于起重和定位的系统；12 工作场所用升降平台。

28 12 工作场所固定、探取、抓握物品的辅助器具：03 运送和夹持工件和工具的辅助器具；06 固定和定位工作和工具的辅助器具。

28 15 工作场所用机械和工具：03 手工操作工具；06 动力手持工具；09 生产和加工商品的机械；12 景观美化和建设机械；15 工作场所的清洗机；18 机械和工具附件；21 工作场所用机器人。

28 18 工作场所测试和监控设备：03 工作场所用测量仪器和设备；06 工作场所用质量保证设备。

28 21 工作中办公室行政管理、信息存储和管理的辅助器具：03 纸质文件整理、分类和归档辅助器具；06 邮件处理辅助器具；09 办公机器和办公设备；12 办公软件和工业软件。

28 24 工作场所健康保护和安全辅助器具：03 工作场所个人防护设备；06 工作场所照明控制辅助器具；09 工作场所降低振动的辅助器具；12 工作场所空气清洁器；15 工作场所降噪辅助器具；18 工作场所及工作周围区域的安全设备；21 预防和减轻身体或精神压力的特殊软件；24 工作过程中状态恢复的辅助器具。

28 27 职业评估与职业训练辅助器具：03 职业评估和职业指导辅助器具；06 一般职业训练辅助器具；09 办公和业务技能训练辅助器具；12 编程和信息处理训练辅助器具；15 远程通讯训练辅助器具；18 职业和商业课程训练辅助器具。

主类 30 休闲娱乐辅助器具 下分 10 个次类和 28 个支类

30 03 玩耍辅助器具：03 玩具；06 游乐场设备；09 游戏用具。

30 09 运动辅助器具：03 团队球类运动辅助器具；06 箭术辅助器具；09 划船辅助器具；12 保龄球辅助器具；15 马术辅助器具；18 击剑辅助器具；21 飞行辅助器具；24 高尔夫辅助器具；27 球拍和球板类运动辅助器具；30 游泳和水上运动辅助器具；36 冬季运动辅助器具；39 其他运动辅助器具。

30 12 奏乐和作曲辅助器具。

30 15 相片、电影和录像制作辅助器具。

30 18 手工工艺工具、材料和设备：03 纺织品手工艺工具、材料和设备；06 制陶工艺工具、材料和设备；09 木工工艺工具、材料和设备；12 金属加工工具、材料和设备；15 图案设计工具、材料和设备；18 其他材料的手工工艺工具、材料和设备。

30 21 个人用园艺和草坪照料辅助器具：03 室外园艺工具；06 改造的花床；09 园艺劳动身体防护

和支撑辅助器具；12 室内园艺和插花工具。

30 24 打猎和钓鱼辅助器具：03 打猎辅助器具；06 钓鱼辅助器具。

30 27 野营和旅行辅助器具。

30 30 吸烟辅助器具。

30 33 宠物护理辅助器具。

（舒 彬）

推荐阅读

[1] 中华人民共和国国家标准 . 康复辅助器具 - 分类与术语 . 北京：中国标准出版社，2016.

[2] 舒彬，孙强三 . 骨骼肌肉康复学治疗方法 . 北京：人民卫生出版社，2015.

[3] 舒彬 . 临床康复工程学 . 北京：人民卫生出版社，2013.

[4] 喻洪流 . 假肢矫形器原理与应用 . 南京：东南大学出版社，2011.

[5] 金德闻，张济川 . 康复工程与生物机械学 . 北京：清华大学出版社，2011.

[6] 肖晓鸿，方新 . 康复工程技术 . 武汉：华中科技大学出版社，2011.

[7] 舒彬 . 创伤康复学 . 北京：人民卫生出版社，2010.

[8] 朱图陵 . 残疾人辅助产品基础与应用（上册）. 北京：求真出版社，2010.

[9] 朱图陵 . 残疾人辅助产品基础与应用（下册）. 北京：求真出版社，2010.

[10]（澳大利亚）阿瑟 · E. 查普曼 . 人体基本运动的生物力学分析 . 金季春，译 . 北京：北京体育大学出版社，2010.

[11] 王珏 . 康复工程基础 - 辅助技术 . 西安：西安交通大学出版社，2008.

[12] 王亦璁 . 骨与关节损伤 .4 版 . 北京：人民卫生出版社，2007.

[13] 金季春 . 运动生物力学高级教程 . 北京：北京体育大学出版社，2007.

[14] 方新 . 假肢师 . 北京：中国社会出版社，2006.

[15] 黄晓琳，尤春景 . 康复医学临床指南 .2 版 . 北京：科学出版社，2005.

[16] 荣国威，译 . 骨科内固定学 .3 版 . 北京：人民卫生出版社，2001.

[17] 缪鸿石 . 康复医学康复理论与实践 . 上海：上海科学技术出版社，2000.

[18] 孙葆忱 . 临床低视力学 . 北京：华夏出版社，1999.

[19] Metring NL，Gaspar MI，Mateus-Vasconcelos EC，et al.Influence of different types of seat cushions on the static sitting posture in individuals with spinal cord injury.Spinal Cord. 2012，50（8）：627-631.

[20] International standard.Assistive products for persons with disability—Classification and terminology.5th ed，ISO 9999—2011.

[21] Brokaw EB，Murray T，Nef T，et al. Retraining of interjoint arm coordination after stroke using robot-assisted time-independent functional training. J Rehabil Res Dev 2011，48（4）：299-316.

[22] Giner-Pascual M，Alcanyis-Alberola M，Millan González L，et al. Shoulder pain in cases of spinal injury：influence of the position of the wheelchair seat. Int J Rehabil Res 2011，34（4）：282-289.

[23] Roy A，Forrester LW，Macko RF. Short-term ankle motor performance with ankle robotics training in chronic hemiparetic stroke. J Rehabil Res Dev 2011，48（4）：417-429.

[24] Connelly L，Jia Y，Toro ML，et al. A pneumatic glove and immersive virtual reality environment for hand rehabilitative training after stroke. IEEE Trans Neural Syst Rehabil Eng 2010，18（5）：551-559.

[25] Fazlollahtabar H. A Subjective framework for seat comfort based on a heuristic multi criteria decision making technique and anthropometry. Appl Ergon 2010，42（1）：16-28.

[26] Lucca LF. Virtual reality and motor rehabilitation of the upper limb after stroke：a generation of progress. J Rehabil Med 2009，41（12）：1003-1005.

[27] Krebs HI，Volpe BT，Williams D，et al. Robot-aided neurorehabilitation：a robot for wrist rehabilitation. IEEE Trans Neural Syst Rehabil Eng 2007，15（3）：327-335.

[28] Colombo R，Pisano F，Mazzone A，et al. Design strategies to improve patient motivation during robot-aided

rehabilitation. J Neuroeng Rehabil 2007，4（1）：3.

[29] Amirabdollahian F，Loureiro R，Gradwell E，et al. Multivariate analysis of the Fugl-Meyer outcome measures assessing the effectiveness of GENTLE/S robot-mediated stroke therapy. J Neuroeng Rehabil 2007，4（1）：4.

[30] Perry J，Rosen J，Burns S. Upper-limb powered exoskeleton design. IEEE/ASME TRANSACTIONS ON MECHATRONICS 2007，12（4）：408.

[31] Holden MK，Dyar TA，Dayan-Cimadoro L.Telerehabilitation using a virtual environment improves upper extremity function in patients with stroke. Neural Systems and Rehabilitation Engineering.IEEE Transactions on Neural Systems & Rehabilitation Engineering A Publication of the IEEE Engineering in Medicine & Biology Society，2007，15（1）：36-42.

[32] Kommu S. Rehabilitation Robotics. I-Tech Education and Publishing. Viena；2007.

[33] Rahman T，Sample W，Jayakumar S，et al. Passive exoskeletons for assisting limb movement. J Rehabil Res Dev 2006，43（5）：583-590.

[34] Hesse S，Schmidt H，Werner C. Machines to support motor rehabilitation after stroke：10 years of experience in Berlin. J Rehabil Res Dev 2006，43（5）：671-678.

[35] Griffiths IW. Principles of Biomechanics and Motion Analysis. The United States of America：lippincott Williams & Wilkins，2006.

[36] Dohyung LA，Roland HD，James B. Finite element analysis for evaluation of pressure ulcer. RESNA 29th Int Conf.Atlanta：RESNA，2006.

[37] Burnett TA，Mann EA，Stoklosa JB，et al. Self-triggered functional electrical stimulation during swallowing. J Neurophysiol 2005，94（6）：4011-4018.

[38] Colombo R，Pisano F，Micera S，et al. Robotic techniques for upper limb evaluation and rehabilitation of stroke patients. IEEE Trans Neural Syst Rehabil Eng 2005，13（3）：311-324.

[39] Boian RF，Bouzit M，Burdea GC，et al. Dual stewart platform mobility simulator. Conf Proc IEEE Eng Med Biol Soc 2004，7：4848-4851.

[40] Smith DG，Michael JW，Bowker JH. Atlas of amputation and limb deficiencies：surgical，prosthetic，and rehabilitation principles. 3rd ed，American Academy of Orthopaedic Surgeons 2004.

[41] Hamill J，Knultzen KM. Biomechanical basis of human movement. The United States of America：lippincott Williams & Wilkins 2003.

[42] Foreman N，Stanton D，Wilson P，et al. Spatial knowledge of a real school environment acquired from virtual or physical models by able-bodied children and children with physical disabilities. J Exp Psychol Appl 2003，9（2）：67-74.

[43] Hesse S，Schmidt H，Werner C，et al. Upper and lower extremity robotic devices for rehabilitation and for studying motor control. Curr Opin Neurol 2003，16（6）：705-710.

[44] Lee JH，Ku J，Cho W，et al. A virtual reality system for the assessment and rehabilitation of the activities of daily living. Cyberpsychol Behav 2003，6（4）：383-388.

[45] Weiss PL，Naveh Y，Katz N. Design and testing of a virtual environment to train stroke patients with unilateral spatial neglect to cross a street safely. Occup Ther Int 2003，10（1）：39-55.

[46] Zhang L，Abreu BC，Seale GS，et al. A virtual reality environment for evaluation of a daily living skill in brain injury rehabilitation：reliability and validity. Arch Phys Med Rehabil 2003，84（8）：1118-1124.

[47] North MM，Schoeneman CM，Mathis JR. Virtual reality therapy：case study of fear of public speaking. Stud

Health Technol Inform 2002，85：318-320.

[48] Cho BH，Ku J，Jang DP，et al. The effect of virtual reality cognitive training for attention enhancement. Cyberpsychol Behav 2002，5（2）：129-137.

[49] Seymour R. Prosthetics and Orthotics. Philadelphia：Lippincott-Williams & Wilkins，2002.

[50] Costa RM，de Carvalho LA，Drummond R，et al. The UFRJ-UERJ group：interdisciplinary virtual reality experiments in neuropsychiatry. Cyberpsychol Behav 2002，5（5）：423-431.

[51] Burgar CG，Lum PS，Shor PC，et al. Development of robots for rehabilitation therapy：Understanding and treating arm movement impairment after chronic brain injury：progress with the Palo Alto VA/Stanford experience ARM guide. J Rehabil Res Dev 2000，37（6）：663-736

[52] Reinkensmeyer DJ，Kahn LE，Averbuch M，et al. Understanding and treating arm movement impairment after chronic brain injury：progress with the ARM guide. J Rehabil Res Dev 2000，37（6）：653-662.

[53] Krebs HI，Volpe BT，Aisen ML，et al. Increasing productivity and quality of care：robot-aided neuro-rehabilitation. J Rehabil Res Dev 2000，37（6）：639-652.

[54] Hesse S，Uhlenbrock D. A mechanized gait trainer for restoration of gait［J］. J Rehabil Res Dev 2000，37（6）：701-708.

[55] Gourlay D，Lun KC，Lee YN，et al. Virtual reality for relearning daily living skills. Int J Med Inform 2000，60（3）：255-261.

中英文名词对照索引

E

F

G

H

J

K

T

W

Z